普通高等教育"十一五"国家级规划教材

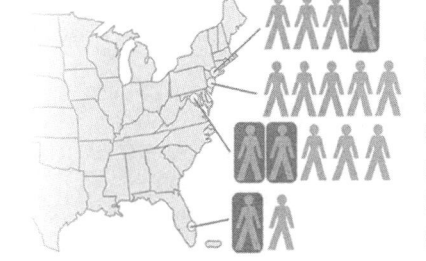

医学科研方法
——设计、测量与评价

SHEJI CELIANG YU PINGJIA

熊鸿燕 易东 主编

西南师范大学出版社

编委会

主　编：　熊鸿燕（第三军医大学流行病学教研室）
　　　　　易　东（第三军医大学卫生统计学教研室）
编　者：（以姓氏笔画为序）
　　　　　马翔宇（第三军医大学流行病学教研室）
　　　　　龙　泳（第四军医大学流行病学教研室）
　　　　　刘　岭（第三军医大学卫生统计学教研室）
　　　　　朱才众（第三军医大学流行病学教研室）
　　　　　牟李红（重庆医科大学预防医学院）
　　　　　许汝福（第三军医大学流行病学教研室）
　　　　　闫永平（第四军医大学流行病学教研室）
　　　　　张　路（第三军医大学流行病学教研室）
　　　　　李　革（重庆医科大学预防医学院）
　　　　　李亚斐（第三军医大学流行病学教研室）
　　　　　汪　洋（重庆医科大学预防医学院）
　　　　　易　东（第三军医大学卫生统计学教研室）
　　　　　林　辉（第三军医大学流行病学教研室）
　　　　　张　耀（第三军医大学流行病学教研室）
　　　　　岠　怡（第三军医大学社会医学与卫生事业管理教研室）
　　　　　贺　佳（第三军医大学社会医学与卫生事业管理教研室）
　　　　　钟朝晖（重庆医科大学预防医学院）
　　　　　黄国荣（第三军医大学流行病学教研室）
　　　　　董兆君（第三军医大学流行病学教研室）
　　　　　曾　缓（重庆医科大学预防医学院）
　　　　　熊鸿燕（第三军医大学流行病学教研室）

再版前言

医学是自然科学的重要组成部分,是以科学证明为基础的学科。医学研究者的实验、医生的医疗操作都必须是科学和准确的。但是在严谨的科学标准面前,依据严格的科学证明去评估时,我们发现,现代医学仍属于经验科学的范畴,与数学、物理、化学等理性科学相比明显缺乏精确性。这种不精确性一方面是由于研究对象的生物效应特征所致,另一方面是由于人类本身的认识能力和研究手段的限制所致。在以人群为对象的研究和实践中,如何恰当处理理性与经验,摆脱虚假,接近真实,更客观地认识和掌握人群健康与疾病的规律是医学工作者长期探索的目标,也是世界医学领域极度关注的问题。

20世纪70年代后期,国外在临床医学领域发展起来了一门新兴学科——临床流行病学(clinical epidemiology)。它采用现代流行病学、生物统计学、临床经济学及医学社会学的原理和方法来改善临床科研和临床工作,通过严格的临床科研设计、测量与评价(design, measurement, evaluation)步骤,使医学科研水平和质量的提升得以保证。在国际医学界和各国政府的重视和促进下,从20世纪90年代开始,临床流行病学开始进入临床医学领域。在社会、医学和人才发展需求的促进下,临床流行病学的内容和范畴迅速延伸,不断地冲破传统医学模式和手段,建立新的理念,给临床实践和临床医学研究的理性发展带来了动力和条件。作为一门临床科研的方法学,它建立了自己的学科体系,以证据求决策的思维理念和实施原则,对现代医学的整体发展产生了深远的影响,得到了国际医学领域的高度评价和接受,被誉为临床医学的"建筑学"。

为适应医学各科读者的需要,本书以临床流行病学的基本概念、原理及方法为主线,针对以人群为对象的医学实践和医学研究理念、原则和标准进行了描述和剖析，重点探讨了医学中有关病因研究、防治方法研究、诊断技术研究、预后研究等问题。全书观点鲜明，论证深刻，穿插实例，有利于读者掌握和应用。通过学习，读者可以充分掌握医学科研的"游戏规则"，学会客观严谨地从事科研工作，增强科学研究能力，建立清晰科学的思维方式，改善逻辑思维习惯和阅读习惯，从而更有效地利用资源，正确识别信息、鉴别信息、应用信息，更新知识，不断提高决策的正确率，加快自身在科研事业中成长的速度。

此书的编写引用了近年来相关领域的新成果，读者可以从中感受到全新的信息。同时，书中许多内容的充实也得益于我们编写组成员长期从事流行病学、临床流行病学和医学统计学教学工作经验的积累，得益于我们教研组前辈编写的《临床科研方法》和《临床流行病学》。这是许多人对工作的贡献。希望这本浸透辛劳汗水的教材能给读者带来知识和力量。

该书于2005年12月首次出版以来，在教学活动中得到了广泛应用。通过学习，学生能在现场实践中不同程度地理解和掌握该书的理念、原则、概念和方法，为相关科研工作的顺利开展奠定了良好的基础。时隔四年，在国家教育部和相关单位的支持下，我们不仅从实际需求出发，对医学伦理、人群研究方法、实验室基本规范等内容予以了扩展，还根据各章节特点补充了新的科研进展和实例，进一步丰富和完善了相关内容，希望更受读者喜爱。

本书的读者对象是研究生和刚刚入门的科研人员，同时也可作为临床医生、医学研究人员、医院科研管理人员、医学专业本科生及教师的参考用书。

本书有不当之处，请读者批评指正。

编者

2009年5月

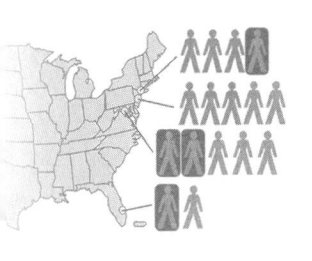

目 录
CONTENTE

◇ 第一章 绪论/1

◇ 第二章 医学科研遵循的原则/11
    参考文献/25

◇ 第三章 医学科研伦理及基本要求/26
    第一节 医学科研与道德规范/26
    第二节 人体实验的伦理原则及法规/27
    第三节 尸体解剖中的伦理要求/33
    第四节 医学科研中的伦理案例/34
    附录 赫尔辛基宣言/37
    参考文献/39

◇ 第四章 科研设计的思想方法/40

◇ 第五章 病因研究的设计与评价/49
    第一节 病因的概念/49
    第二节 病因研究的步骤与方法/56
    第三节 病因研究的评价原则/64
    参考文献/69

第六章　诊断性研究的设计与评价/70

第一节　诊断性研究的设计/70

第二节　诊断性试验的评价指标/72

第三节　诊断性试验研究的评价原则/84

参考文献/91

第七章　疾病防治研究的设计与评价/92

第一节　疾病防治研究的重要性/92

第二节　疾病防治研究设计的内容和方法/93

第三节　疾病防治研究常用的设计方案/107

第四节　疾病防治研究常见的偏倚/118

第五节　疾病防治研究的评价/120

附表/124

参考文献/127

第八章　疾病预后研究的设计与评价/129

第一节　概　述/129

第二节　疾病预后相关概念/131

第三节　疾病预后研究设计/135

第四节　疾病预后研究中常见的偏倚及其控制/138

第五节　疾病预后评价指标与分析方法/140

第六节　疾病预后研究评价原则/150

参考文献/152

第九章 医学决策分析/153

第一节 医学决策分析概述/153

第二节 常用的医学决策分析方法/157

第三节 临床决策分析/170

第四节 临床决策分析评价/178

第五节 临床经济分析评价/180

参考文献/185

第十章 系统评价和 Meta 分析/186

附录 Meta 分析软件简介/196

参考文献/198

第十一章 医学科研的质量控制/200

第一节 概　述/200

第二节 常见偏倚及其控制/202

第三节 机　遇/221

第四节 交互作用/223

参考文献/228

第十二章 循证医学概述/229

第一节 EBM 产生的背景/229

第二节 实施循证医学的步骤/230

第三节 Cochrane 协作网/233

第四节 系统综述/237

第五节 临床应用实例/243

参考文献/246

- 第十三章 逻辑思维方法与医学科学研究/248

    参考文献/258

- 第十四章 医学科研常用的研究方法/259

    第一节 描述性研究/259

    第二节 分析性研究/269

    第三节 流行病学实验研究/288

    参考文献/292

- 第十五章 定性研究/293

    第一节 定性研究简介/293

    第二节 常用的定性研究技术/294

    第三节 定性研究特点及与定量研究的联系/301

    第四节 定性研究在公共卫生领域的应用/303

    参考文献/303

- 第十六章 实验室管理及基本要求/305

    第一节 实验室基本管理要求/305

    第二节 实验室常规操作/312

    第三节 实验室安全/316

    参考文献/317

第一章　绪　论

科学研究是社会发展中极其重要的人类活动。科学家受到社会和公众的尊敬和信任，也承担着压力和责任。科学家拥有充满幻想和自由的空间，拥有从事其他任何职业都无法体验的人生感受：从辛勤劳动和竞争环境中感悟知识和智慧的力量；从新发现中获得兴奋和满足；从社会贡献中获得快乐；从与具有奉献精神、充满智慧、心胸开阔的同行的合作和交流中获得信任和友谊；在一定范围内自由选择课题、设立假设，通过确定方案、选择手段、验证假设，达到认识事物、掌握规律、获得新发现的目的——这是一个充满自由气氛的领域。

但是，科学研究也给人们带来挫折和失望，即使是资深科学家也面临这些问题。一项研究可能由于试验设计不周、技术难度过大或环境条件控制不力而告失败，也可能在经历了一个相当长时间的研究后才发现课题的假设是错误的，整体研究的方向不能再继续延伸。满足、信任、自由、挫折、失望，这些交替聚集的精神体验是科学研究者最具特征的人生经历。科学研究者为其着迷，又为其不安。

在科学工作中，科研方法是一个重要的问题。19世纪法国著名生理学家伯尔纳说："正确的研究方法能使我们更好地发挥和应用才能，而拙劣的方法则可能阻碍才能的发挥。科学研究中难能可贵的创造才华由于方法的拙劣可能被削弱，甚至被扼杀；而正确的方法却会增长促进这种才华。"诺贝尔生理学和医学奖获得者巴甫洛夫也指出："研究方法的进步是科学发展的基础。对自然科学家来说，一切在于方法，在于有求得坚定不移的真理的机会。正确的方法是研究成功的钥匙。"如何准确地观察、描述和认识世界，最大限度维持科学研究的可靠性，维持科学事业的职业和社会信誉，一代代科学研究者从来没有放弃过追寻。

医学，特别是临床医学是以人为研究对象的科学。人的尊严和价值，人个体差异的多样性，人复杂的生理和心理反应，复杂的自然和社会环境给人带来的多层次和多方位的影响……这些有别于其他任何物质群体。生物群体的作用和表现特点使以人和人群为研究对象的科学研究跟其他科学研究相比更为复杂和困难，对医学研究在方法学上提出了更高的要求。生命现象复杂、谬误来源繁多的特点使医学科研方法必须在遵守严谨原则的基础上同时重视个体差异、排除环境影响、维护伦理道德、追求社会效益。

在长期的医学研究中，研究者在辛勤的科研活动中不断积累、构建和总结出不同学科、不同层次的研究方法和技术手段，使科学研究方法也经历着不断充实、提高和完善的过程。随着人类社会的进步，科研方法学仍将不断地创新和发展。

在科学研究中,实验观察、归纳、分析、比较是主要的研究方法,其中涉及第一要素实验观察(观察法、实验法)和第二要素理论思维(概念、判断、推理、分析与综合、抽象与概括等)。归纳起来,医学研究存在三种形式的方法,即技术层次方法、逻辑层次方法和哲学层次方法,它们共同构成了医学方法的基本内容。这三种层次的方法各自从不同的高度指导着科学研究工作,在特定的范围内发挥着重要作用,三者之间互相补充和促进,共同构成了研究方法学的完整体系。

不同的学科和不同的课题要求研究者选择相对独特的研究技术和方法。如形态学研究要选用光镜观察、电镜观察、组织(细胞)培养、组织化学、细胞化学等方法;功能(机能)学研究要选用生化反应测定、电生理测定、免疫学反应、酶活性反应等技术;基因水平的研究要选用斑点杂交、原位杂交、多聚酶链反应、肽指纹图谱分析、膜脂质流动性分析等;利用数学模型进行疾病的预后分析可选用 Cox 模型、logistic 回归模型、通径分析、灰色预测模型、线性预测模型等。这些技术层次的方法是医学最基本和最具体的方法。

逻辑层次方法是医学各科和不同类型研究共同使用的基本方法,指导研究某一(或几个)学科领域内带共性和普遍性问题的方法学,在一定程度上也要受到学科本质特征的限制。它包括描述法、分析法、实验法等。这一层次的研究方法介于哲学层次和技术层次的研究方法之间。流行病学方法以及临床流行病学就属于这一层次的研究方法。此外,信息论、系统论、控制论等也包括在此层次中。逻辑层次方法指导不同(或某些)医学学科的研究,但是它不能替代技术层次的研究方法。

哲学层次方法具有很高的概括力,适用于一切学科,是科学研究中最普遍的方法,是其他科学方法必须遵循的普遍原则,对逻辑层次和技术层次科学方法具有指导作用。医学研究中常用的因果逻辑推理、归纳和演绎就属于这一层次。辩证唯物主义也属于这一层次。

一、定义和发展

属于逻辑层次的流行病学方法是以宏观角度认识事物的。其独特的认识事物的手段使流行病学这一古老而又充满活力的学科当之无愧地成为重要医学基础学科之一。流行病学研究方法的精深和应用范围博大的特点使其渗透在医学各科的研究中。

流行病学方法用于临床由来已久。20 多年来,由于临床与流行病学双方面的发展和需要,它们已逐渐形成为一门独立的学科——临床流行病学。临床流行病学是临床医学、流行病学、社会医学、卫生经济学与统计学五门学科的边缘科学,以研究临床科研的设计、测量与评价(design,measurement,evaluation)为主要内容,故又简称 DME。其提倡的对照、随机、盲法和重复原则已成为临床医学研究严密设计的指导原则。

临床流行病学这一名词最早由美国耶鲁大学传染病及公共卫生学家 John Poul 在 1938 年提出。他认为公共卫生学的流行病学是社会人群的流行病学,而临床流行病学则是以临床病人为主要对象。他强调临床医生与流行病学家要紧密联系,协作共事,但当时尚未引起广泛重视。20 世纪 70 年代后期,美国耶鲁大学流行病学家 Alvan Feinstein 和加拿大 McMaster 大学的临床医学家 David Sackett 等人再次提出临床流行病学的观点和概念,并广泛推广和传播。他们指出,临床流行病学是研究如何将流行病学与卫生统计学的原理和方法应用于临床,并用以指导临床日常工作与科研工作,提高临床医疗质量与科研工作的水平,其核心是临床医生要树立人群的观点。他们认为,由于疾病问题千变万化,同一种致病因素或同一种防治措施作用于不同的人可能产生千差万别,甚至完全不同的效应,而临床医生所接触的只是医院中收治的一小部分病例,这些病例并不能代表整个患病人群的全貌。又由于不同的病人临床表现不同,要求治疗措施不能千篇一律,必须因人而异,对症下药,故日常诊疗活动强调的是个体特征。这种来源于个别病人的实践经验是否具有普遍的意义,必须经过人群的验证才能回答。他们将群体观念引入到长期以来以个体为对象的临床实践中并强调其重要性。Alvan Feinstein 和 David Sackett 为临床流行病学的建立作出了突出贡献。

临床流行病学的研究内容和指导作用得到了临床医学界广泛的重视和欢迎。1982 年在洛氏基金会(Rockfeller Foundation)、世界银行、世界卫生组织和联合国国际开发总署的支持下,建立了国际临床流行病学网络(International Clinical Epidemiology Network,简称 INCLEN)。该组织以人群为基础,面向临床医生开展科研和教育活动。其第一期项目是在美国、加拿大和澳大利亚建立 5 个国际临床流行病学资源与培训中心(Clinical Epidemiology Resource and Training Center,简称

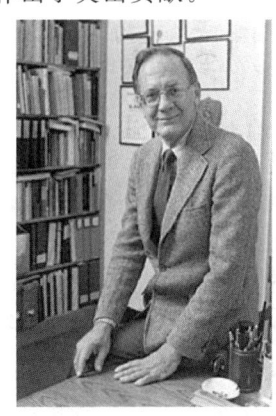

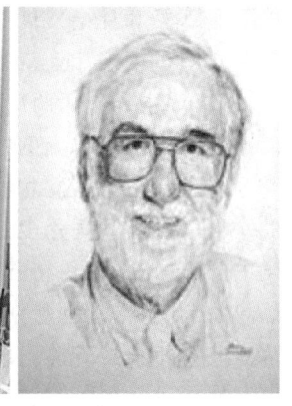

Dr. Alvan Feinstein　　Dr. David Sackett

CERTC),负责为部分国家的医学院校培训临床流行病学人才,先后在 16 个国家的 27 所医学院校建立临床流行病学单位(Clinical Epidemiology Unit,简称 CEU),其中包括我国华西医科大学和上海医科大学。目前,INCLEN 正在执行其总体计划的二期项目,将发展良好的 CEU 升级为 CERTC,同时建立更多的 CEU。INCLEN 每年召开学术会议一次,并编辑出版《临床流行病学杂志》,以促进该学科的交流和发展。目前,该网络涵盖 18 个国家的 46 个研究中心(见附表 1-1),其教育和实践活动在世界各地蓬勃兴起。许多 CERTC 可以提供硕士学位课程并授予学位。

我国政府和卫生部非常重视临床流行病学这一新兴学科的发展。在国际机构的促进和指导下,我国在 20 世纪 80 年代初即开始引入该学科,于 1983 年在华西医科大学、上海医科大学与广州中医学院建立了 3 个培训中心,并在有关医学院校中相继建立了相关教研室或咨询委员会,开设临床流行病学课程,培养专业人员,在国内外进行了广泛的学术交流。1989 年中国临床流行病学网络(China Clinical Epidemiology Network,简称 ChinaCLEN)建立,1993 年成立了隶属于中华医学会的全国临床流行病学会,拓宽了交流、推广的途径,将临床流行病学理论传播与实际应用工作向前推进了一大步。目前,我国有 5 个研究中心,其中华西医科大学和上海医科大学在 1996 年已从 CEU 升为 CERTC。临床流行病学在我国医学和临床医学领域正在发挥着重要作用。

INCLEN 在 20 世纪 90 年代就明确提出了其工作的宗旨,即在最可靠临床依据和有效使用卫生资源的基础上,促进临床医学实践,改善人民健康。为此目的,工作网络的各国临床医生、统计师及社会学家需共同奋斗,以获得建立和维持科学研究和医学教育最佳且可靠水平的能力。

目前,临床流行病学的定义得到了明确描述,即临床流行病学是临床、流行病学和卫生统计三学科相结合的边缘学科。它将流行病学的群体观念引入临床,用以探讨疾病的病因、诊断、治疗、预防和预后等临床问题,属临床基础学科之一。

临床流行病学从临床科研的设计、测量与评价各个重要环节入手,力求排除各种主观或客

观因素对研究的影响,以保证所得结果与结论更科学、更准确、更切合客观实际。临床流行病学的兴起为医学和临床医学的研究和实践活动提供了重要的发展条件,其不断完善和规范的科研设计和评价原则为医学科研指出了正规和理性的运行轨迹。正是随着临床流行病学的推广和应用,20 多年来,国内外临床医学研究的水平得到了显著提高,培养了无数高水平的医学人才,产生了众多高质量的科研论文。在此基础上,一个响应医学全面和深入发展要求,具有革命性理念的交叉学科——循证医学(evidence based medicine,简称 EBM)诞生了。EBM 的发展是医学和社会发展的必然。它与临床流行病学、Cochrane 协作网、卫生技术评价组织等新兴学科的发展相互依存,紧密结合,是跨学科交叉、多学科深度融合的产物。

EBM 主要包括两部分内容,第一是树立一种理念,即以实证为依据开展实践工作,从指导思想上重视系统研究的结论,批判性地接受新的研究成果,客观地看待权威意见。这部分内容与某些传统医学理念相悖,是一种潜在的力量,对推动医学的进步有着重大的意义,其特有的关乎医学整体和医疗卫生事业发展的魅力已引起了医学界的广泛注意。第二是提供了一种科学的实践方法,即保持强烈的好奇心,科学地提出实践中遇到的问题,有效地寻找解决问题的信息资料,科学地评价繁杂的信息资料,并选择其中最佳的技术应用于实践中。这一过程的训练是一种专业特殊能力的训练,包含着知识、实践、思考三者的自然结合。医学人才一旦自觉地掌握了这一技能,其自身的发展速度和能力将是不可估量的。因此,在本书的其他章节也将重点介绍循证医学的内容。

二、研究对象与任务

长期以来,临床医生比较重视个体病人。因为医院的病人大多数是以个体为单位来就诊的。医生接触的也就是一个个具体的病人。一个高明的医生决不会千篇一律地用同一种方法治疗一群病人,往往通过对某一具体病人的询问和检查来确定他患的是什么病,再根据病人的具体情况对症下药进行治疗。这是临床工作的特点与需要,本来无可非议。但这种仅从个体出发来考虑的方法,对有些问题就难以回答。如某一症状或体征或某种处理方法所取得的效果是偶然的还是普遍的? 其出现的概率是多少? 不经一定数量病人的研究,就无法回答。

例 1.1

一位中医医生治疗一名经病理确诊的原发性肝癌病人,经望、闻、问、切、辨证施治,病人在确诊后还存活了 3 年多,一般情况明显好转,取得了意想不到的效果。该医生认为此种方法有可能是肝癌治疗上的重大突破,因此继续开展相同的治疗,但经更多病例验证却均无效。

问题:为什么会产生这种现象?

在实际生活中,一般能够收住入院的病人大多为有明显临床表现或重症病例。临床医生一般也不太重视那些不显性病人或轻症病人。如果选用医院的病例进行研究,对了解疾病的自然史,认识疾病的全貌,观察和评价治疗效果、诊断效果是有缺陷的,可能会产生选择偏倚(详述于其他章节),使研究结果发生误差。因此临床医学的研究在选用临床病例的同时,必须辅之以社会人群来弥补其不足。流行病学是研究人群中疾病分布及其影响分布因素的学科。它以人群为研究对象,包括病人、无病的健康人和未患该种疾病的其他病人。其宏观和全面的观察特点正可以弥补临床医学的不足。因此,临床流行病学引入流行病学的研究方法来解决临床医学的相关问题,是一门交叉学科。

临床现场是临床流行病学研究的基地,临床实践活动提出的问题是临床流行病学研究的主要内容。这些决定了临床流行病学一定不能脱离临床,否则将成空中楼阁,形同虚设。当然,临床医生与临床流行病学工作者也各有其工作重点。前者主要就其专科,对病人进行诊治工作;后者则不受专科与病种的限制,重点研究带有共性的科研方法,使其更为科学、规范。

根据医学临床工作的中心任务,临床流行病学研究的主要任务有下列几方面:
(1)研究疾病的病因及危险因素,为有效防治疾病提供科学依据;
(2)探索新的诊断方法,以提高临床诊断水平;
(3)开展临床试验研究,对疗效进行科学评价,提高临床救治水平;
(4)开展疾病的自然史和干预措施的研究,探索改善疾病预后的方法;
(5)进行科学的临床诊断治疗措施决策分析和医学管理决策分析。

三、研究内容

在不同的研究任务中,临床流行病学的研究重点涉及三个方面,即设计、测量与评价。有关临床科研设计、测量与评价的基本原则将详述于其他章节。在此,主要介绍科研设计的基本步骤和要点。

(一)设计

设计好比一项工程的蓝图,没有优良的工程蓝图,绝不可能建设质量良好的工程。不言而喻,没有良好的科研设计,也不可能完成质量良好的科研。有学者说:"制定好一份质量优良的设计,科研工作就已完成一半了。"这句话充分体现了科研设计的重要性。设计的错误和不完善将导致研究工作的失败,浪费巨大的人力、物力和时间。这种情形并不罕见。

1. 设立假设

设立科学假设是科研设计的核心和灵魂。医学科研是提出假设、验证假设、得出结论的过程。因此,假设的正确与否已从根本上决定了设计及后续工作的成功与失败。假设水平的高低也初步决定了科研设计和成果水平的高低。建立假设要进行严格、细致的推敲,既要有科学依据(符合自然科学的基本原则,被他人或自己的实践所证实),还要有先进性(非重复性工作,具有创新性)。

例1.2

有人观察到公鸡在寒冷的冬天仍然能够引颈长鸣,从不患气管炎。于是创造性提出假设:公鸡的血液中一定有抗气管炎的成分,公鸡血能够治疗气管炎。因此,在人群中开展用公鸡血治疗气管炎病人的试验,但一无所获。

问题:所设立的假设有什么问题?

2. 科研设计

设计是科研课题的实施方案,涉及的内容包括受试对象、对照与分组、处理因素、实验方法、观察指标、误差控制、统计处理等。科研设计是积极的思维活动,设计的每一步骤都需要专业知识和科学研究方法的指导,要求查阅文献、收集资料、进行预试验等工作,以获得设计所需的资料和数据。设计要体现科学性,即要严密、合理,保证试验的正确无误,还要求具有高效性,即在可信、可行的基础上,加速科研进程,缩短研究周期。

根据以上所述,在设计和评价一项科研工作的质量时,首先要按照一些基本原则对设计进行评价。

(1)根据研究目的,选择恰当的受试对象。纳入研究的受试者诊断必须确定,要具有代表性。

(2)设置合理的对照。有比较才能鉴别,临床研究大部分均通过对比研究来进行,因此选定能说明问题的对照组十分重要。

(3)研究对象的分组与抽样应尽可能采用随机化的方法,以保证其均衡性。

(4)试验因素要明确、标准与量化,并尽可能简单化,以避免发生沾染与干扰。

(5)选定适当的设计方案。原则是既要力求具有较高的论证强度,又切实可行,要结合具体情况而定。

(6)评定指标与标准要求客观、可靠、量化。一般尽可能用不受主观因素影响的硬指标,并制定措施,保证从始至终不管由何人执行均统一不变。

(7)科学估计合适的样本数量,以能达到研究目的为标准,防止因样本太少得不到应有结论,或者样本过大造成人力物力的浪费与拉长研究周期。

(8)选择正确收集、整理与分析数据的方法,制定必要的统计表格。

(9)注意分析机遇,控制偏倚,减少误差,识别交互作用。力争用盲法处理并争取受试者有良好的依从性。

(二)测量

所谓测量是指用定量的方法来衡量临床科研工作中所发生的各种问题与现象,主要包括下面几方面。

(1)疾病发生频数与分布的测量,即各种率与比。

(2)症状与体征的分布规律及其变化。

(3)疾病带来的肉体、精神、经济及社会的影响。

(4)疾病带来的费用消耗及如何提高临床工作的经济效能(efficacy)、效果(effectiveness)和效率(efficiency)等问题。

测量的主要问题是指标的选择,即选择适当的指标,以科学地、准确地反映出其研究结果的问题。除上述设计中所论及的问题外,还要注意以下问题。

第一,所选指标的目的性。所选用的指标必须与研究的目的有本质的联系,如对一个肝脏病患者,为了反映其肝细胞损害的情况应选用ALT(GPT),反映肝细胞合成蛋白的功能应选蛋白电泳或白/球蛋白,反映肝脏的解毒分泌功能则以BSP与ICG为宜。指标的高、新、尖固然重要,因为它能将效应表达得更深刻和精密,但有时它与研究目的并不一致,这就没有什么意义,反而会造成浪费。因此要注意所用指标的选择。

第二,指标的客观性。临床数据有硬、软两种。描述人群中疾病的发生与分布的指标,如死亡率、病死率、患病率及标化死亡比等,数据比较明确,属硬数据。其他如体温、各种皮疹、实验室检查的数据,以及因疾病引起的费用消耗数据等,也较明确地属硬数据。但有些问题,如疼痛、乏力等症状,以及肿瘤、烧伤病人治疗后的生存质量等,则不容易用明确的数字来表达,属软数据。

第三,敏感性(sensitivity)与特异性(specificity)。详见其他章节。

第四,准确度与精密度。准确度表示测得的结果与真实结果接近的程度,主要受系统误差的影响。精密度则表示重复测定时,其多次结果彼此接近的程度。准确度与精密度并不一定并行不悖,可能准确度好,但精密度差;反之亦然。所选指标应兼顾这两个方面,详见其他章节。

（三）评价

所谓评价指运用科学的方法，制定出某些标准，并运用这些标准来评价各种临床问题。有关临床的文献多如繁星，许多问题又常是褒贬不一，众说纷纭。如何在浩如烟海的文章中去粗取精，去伪存真，必须有一个科学的标准与方法，这也是 DME 工作中非常重要的部分。McMaster 大学的临床流行病学家系统地介绍了部分研究内容的评价标准，现转录如下，以供参考。

1. 诊断试验的评价标准

(1) 是否与公认可靠的标准方法进行对照研究？
(2) 所观察的病例是否包括了多种不同的临床情况，包括轻的、重的、治疗过的和未治疗过的，以及那些容易混淆的其他疾病？
(3) 是否介绍了观察组和对照组病例的来源，是如何选择的？
(4) 该试验测定的精确性、准确性如何，其观察误差的大小如何？
(5) 正常值的确定是否合理？
(6) 若该试验是作为一组试验或作为序列试验之一应用于临床者，则应当检验该试验在该组试验总效力中的作用。
(7) 对该试验的操作方法及注意事项是否作了详细介绍？
(8) 该试验的实用性如何。

2. 病因和因果关系研究的评价标准

(1) 该论断是否从真正的临床人体实验研究中获得？
(2) 暴露于该因素和发生疾病之间的联系强度如何？
(3) 不同地区的不同研究者用同样的研究方法所获得的结论是否一致？
(4) 先后关系是否正确，即是否先暴露于该因素而后发病？
(5) 是否有剂量-效应梯度？
(6) 其联系是否有医学上的意义？
(7) 其联系是否有特异性？
(8) 这种联系是否和以前已被证实的病因联系相类似？

3. 防治措施效果的评价标准

(1) 是否用真正的随机方法将观察对象分配到治疗组和对照组？
(2) 是否报告了所有临床上有关的结局？
(3) 文中是否介绍了研究对象的临床情况，如诊断标准、病例来源等？
(4) 是否同时考虑了统计学和临床的意义？
(5) 所介绍的治疗措施是否具有实用性？
(6) 在下结论时是否交代了所有的观察对象？

4. 预后估计的评价标准

(1) 所观察的病例是否是从最早出现症状时开始观察的，即观察病程的起点是否统一？
(2) 是否介绍了观察病例的来源？

(3)是否所有的病例都随访到了,失访率是多少?

(4)是否有客观的预后指标?

(5)是否应用盲法来估计预后指标?

(6)对其他影响预后的因素是否经过统计学的校正?

评价尚包括经济评价,即运用卫生经济学的方法来评价各种防治措施。医疗保健措施的成本-效益核算,还能应用于卫生行政管理,评价卫生事业投资的方向、卫生管理措施的质量、经济效益和社会效益等,此外还可应用于教学效果的评价。

综合以上描述,我们已经认识到科研设计是医学研究中最重要的一步。它不仅涉及广泛的知识领域,也要求有丰富的实践经验。其中一些科学研究方法是研究人员应当首先学习的,这样可以加快研究能力的提升速度。

讨论:科研水平的高低可否按以下方式分类?

① 高水平(高水平的假设+严格、规范的设计+高、精、尖的观察手段)

　　　（高水平的假设+严格、规范的设计+一般观察手段）

② 一般水平(低水平的假设+严格、规范的设计+高、精、尖的观察手段)

　　　（高水平的假设+不严格、不规范的设计+高、精、尖的观察手段）

③ 低水平(低水平的假设+不严格、不规范的设计+高、精、尖的观察手段)

　　　（低水平的假设+不严格、不规范的设计+ 一般观察手段）

（熊鸿燕）

附表1-1　国际临床流行病学网络成员国及其研究中心和网址

国家及研究中心	网址
Argentina	
University of Tucuman	http://www.unt.edu.ar
Australia	
University of Newcastle, The Centre for Clinical Epidemiology and Biostatistics	http://www.health.newcastle.edu.au/disciplines/cceb/ccebmain.htm
Bolivia	
Universidad Mayor de San Andres, Facultad De Medicina	http://www.umsanet.edu.bo/fac/medi
Brazil	
Universidade Federal de Sao Paulo Escola Paulista de Medicina	http://www.epm.br/english http://www.epm.br/english(English)
Universidade Estadual de Londrina	http://www.uel.br http://www.uel.br/home_page/euel1.html(English)
State University of Marilia, Faculdade de Medicina de Maria	http://www.famema.br
Universidade Federal Do Ceara	http://elis.npd.ufc.br
Universidade Federal do Rio de Janeiro	http://www.ufrj.br
Canada	
McMaster University Department of Clinical Epidemiology & Biostatistics	http://www-fhs.mcmaster.ca/ceb

续表

国家及研究中心	网址
University of Toronto, Clinical Epidemiology and Health Care Research	http://utl2.library.utoronto.ca/www/medicine/index.htm
Chile	
Universidad de La Frontera	http://www.ufro.cl
Universidad de Chile, Facultad de Medicina	http://www.uchile.cl/facultades/medicina
China	
Fourth Military Medical University	http://www.fmmu.edu.cn
Peking Union Medical College Hospital	http://www.pumch.ac.cn
Shanghai Medical University Hua Shan Hospital	http://www.shmu.edu.cn/ http://www.shmu.edu.cn/EHSYY.HTM
West China University of Medical Sciences	http://www.wcums.edu.cn//index.html http://www.wcums.edu.cn/WCUMSHOME.htm(English)
Zhejiang University	http://www.zju.edu.cn
Colombia	
Universidad del Cauca	http://www.ucauca.edu.co
Pontificia Universidad Javeriana	http://www.javeriana.edu.co
Universidad Industrial de Santander	http://www.uis.edu.co
Universidad Nacional	http://www.usc.unal.edu.co/ http://www.usc.unal.edu.co/ingles/index.html(English)
Ethiopia	
Addis Ababa University	http://www.cs.indiana.edu/hyplan/dmulholl/ethiopia/aau_home.html
France	
Universite Claude-Bernard Lyon	http://laennec1.univ-lyon1.fr
India	
All India Institute of Medical Sciences	http://members.xoom.com/1313/aiimsmedicine
Christian Medical College & Hospital	http://vellorecmc.org//hospital.htm
Indonesia	
Airlangga University	http://www.unair.ac.id
Japan	
Kyoto University, Faculty of Medicine	http://www.med.kyoto-u.ac.jp
Mexico	
Instituto Nacional de la Nutricion	http://www.innsz.mx/homesp.html http://www.innsz.mx/homeng.html (English)

续表

国家及研究中心	网址
Del Instituto Mexicano del Seguro Social	http://www.imss.gob.mx
Peru	
Universidad Peruana Cayetano Heredia, Facultad de Medicina	http://www.upch.edu.pe/FAMED/upch.htm
The Philippines	
List of Philippine health related web pages	http://www.skyinet.net/~villarta/health.htm
University of the Philippines, College of Medicine	http://www.upm.edu.ph/upm-cm.html
University of Santo Tomas	http://www.ust.edu.ph
De La Salle University College of Medicine	http://www.hsc.dlsu.edu.ph/http://www.hsc.dlsu.edu.ph/college.htm
South Africa	
University of Pretoria, Faculty of Medicine	http://www.up.ac.za/academic/medicine/index.html
Spain	
University of Barcelona	http://www.ub.es
La Ciutat Sanitia Universitia de Bellvitge	http://www.csub.scs.es
Thailand	
Chulalongkorn University, Faculty of Medicine	http://md2.md.chula.ac.th
Chiang Mai University, Faculty of Medicine	http://www.medicine.cmu.ac.th
Khon Kaen University, Faculty of Medicine	http://www.md.kku.ac.th
Mahidol University, Faculty of Medicine at Siriraj Hospital	http://www.si.mahidol.ac.th
Pramongkutklao Hospital	http://www.pmk.ac.th
Uganda	
Makerere University, School of Medicine	http://www.muk.ac.ug/faculty/medicine/index.html
U.S.A.	
University of North Carolina at Chapel Hill, School of Medicine	http://www.med.unc.edu/welcome.htm
University of Pennsylvania, Center for Clinical Epidemiology and Biostatistics	http://cceb.med.upenn.edu/index.html
Zimbabwe	
University of Zimbabwe, Medical School	http://www.uz.ac.zw/medicine/index.html

（资料来源：国际临床流行病学网 http://www.inclen.org）

第二章　医学科研遵循的原则

医学科研与任何科研活动一样是一项社会性的事业。科学研究与社会整体是相互作用和牵连的。科研的发现和进步将对社会产生重大影响；同样，研究者的科研工作内容和结果也必须得到社会和同行的承认、支持才称得上成功。虽然科学界极力提倡和鼓励科学创新和发挥研究者个人的决策能力与特色，但科研活动必须遵守科研工作者广泛遵从的科研道德，遵循具体研究领域的科研设计标准和原则，使研究同行相互充分理解并认同。科研工作者共同遵循和维护的这些原则，既是科学责任所在，也是科学进步的基本要求。对于刚入门的研究者，应当首先掌握这些原则，重视消除科研中因方法的易错性偏倚导致的研究失败，维持科学的准确性。

一、科研道德原则

科研道德是以信誉为基础的科学原则，是科学界在长期的实践活动中，在经验与教训中逐渐形成的。长期以来，科研道德的传播一般无正式的学习方式。在许多国家和地区，青年科学家往往通过与资深科学家或科研小组一起工作，耳濡目染，观察得到。1989年美国科学院出版了《这样当一名科学家》一书，介绍了如何处理科研活动中面临的职业道德问题。该书被引入研究生课堂教学和讨论会中，为刚刚入门的青年研究者重视科研道德，懂得科学研究在社会中的责任，正确维持和提高自己的创造力指明了要求。本书在此对其概括描述如下。

（一）注意研究方法的易错性，保持怀疑态度

在一些前沿研究工作中，要掌握事物的本质是相当困难的。研究的易错性，往往是最大的障碍。面临技术不成熟、信息繁杂、观察结果相互矛盾、观察信号与本底噪音难以区分、未知错误来源多等问题时，研究者很难选取可靠数据和得出正确结论。

追求科学真谛的道路从来都不是平坦的。因此，在科学研究中，研究者拥有的怀疑态度与创新能力和严谨风格同样重要。研究者应当对研究数据和结果连续考察，排除其可能出现的错误，以防止教条和偏见侵入科学成果，而不要欣喜地接受或轻易接受预期的结果。微生物学家巴斯德针对科学研究中的错误发生，曾深刻地说道："最大的心理错乱是相信某些事情而只因为有人希望事情如此。"

例2.1

1966年，前苏联科学家B.V.杰尔扎金在英格兰报告，一种新形态水已经被另一名前苏联

科学家 N.N.费久金发现。将水加热,让其在石英毛细管中冷凝,一种不规则水就产生了。不规则水密度比正常水大,黏度为正常水的 15 倍,沸点高于正常水,冰点低于正常水。在随后的几年中,科技杂志发表了几百篇关于不规则水性质和机制探讨的科研报告。但通过进一步验证,科学家发现,不规则水不存在。报告者是被控制不好的实验方法所误导。

问题:在此研究中,怀疑态度是否能避免错误的发生?

(资料来源:《怎样当一名科学家》,案例二)

(二)保持客观态度

科学研究的结果来自于人为过程,这个过程不可避免地将受到研究者道德品质、价值观(个人信念)、个人学术水平和认识能力的影响,也将受到研究设备条件、合作组成员技术、研究经费、信息资源、行政管理与干预等社会因素的影响。结果判断是研究的手段之一,在这一过程中经验性思维往往占据上风;研究工作中一些不确定性因素,如直觉、好奇心、灵感、创造性等是研究者经常的行为,这些必要的研究手段和风格往往也是不符合理性分析的。由此可见,个人行为和社会行为是容易影响科学研究的,这种影响有利有弊。一些价值观和个人信念可导致科学的巨大进步,而另一些却会扭曲研究工作,危害研究者的科学生涯。因此,科研工作者应当认识并重视这些存在于自己工作背后的影响因素,学会把握和利用外在条件,以促进自己的研究工作。

反复检查观察结果与假设(理论)的一致性是克服环境影响的方法之一。如果假设与观察结果不一致,应当考虑是否是假设错了或者是观察证据错了。此外,将科学报告送交集体评议,从不同的角度评价和审视研究结果也将有利于消除这类影响。

例 2.2

查尔斯·赖尔是 19 世纪著名的地质学家。他相信上帝是不变的驱动者,必定会维护自己创造的世界。在这个世界里,相同的原因和结果循环不息,形成一个统一的地质史。因此,在地质观察中他支持地质变化是逐变,而不是灾变的学说。

问题:宗教观念对科学发展的影响是什么?

(资料来源:《怎样当一名科学家》)

(三)减少利益冲突,注重合理的荣誉分配

1. 利益冲突

在科学研究中任何个人和单位都将遇到利益冲突问题。如研究者所作的科学决策面临对自身利益影响时,研究者收到的评议申请书的研究内容与自己单位或个人的内容相同或相近时,研究者验收论证的科研结题项目是自己的合作伙伴或有争议的研究竞争同行时,这些局面将给研究者带来困难的选择。

从科学的诚信出发,科研单位、政府行政管理部门应当设立处理科研中利益冲突的明确政策和措施。实践证明,有效措施的核心是向公众或研究同行公开利益冲突,并利用外部监督机构控制可能出现的偏见。

2. 研究成果的荣誉分配

科学研究是社会性事业,研究成果不是个人经验,也不是个人财富,而是全人类物质世界

和精神世界的共享知识。从 17 世纪后期开始,为保证研究发现者的权利,同时加强科研信息的交流和传递,科学界开始探索建立有效的社会公约和措施。这些公约的目的一方面是保证研究结果信息的准确性,另一方面是保证研究者的成果拥有权利和荣誉。其中学术杂志和同行评议就是在这种公约下诞生的产物。将科研结果在通过以同行评议作为质量控制的环节后,在正规学术期刊上发表,是目前公布科学成果的标准方式。其他专业会议的墙报、摘要、报告和文集等属非正式的成果公布方式。

长期以来,科学界的惯例是在学术杂志上发表研究结果时,某项发现的大部分荣誉由第一发表人获得,而不是第一个发现的人获得。一个观点或发现一旦发表,别人就可以自由地用来扩展知识。但是,使用结果的人必须利用引文(参考文献)来承认发现者的贡献和荣誉,直到结果成为常识。同样,发表者也把研究成果被同行引用和承认作为工作成绩和奖励。但值得注意的是,研究结果发表或公布前研究者是享有特权的,其他人引用了这些结果就属于盗窃知识产权。当然,研究者为了促进工作交流,也可以将研究的初始理论和结果在发表前提供给研究同行,但别人不能刻意要求。为保证科研成果的精确性,研究者也有权利对研究数据进行保密。

发表论文体现了个人对科学的贡献,同时也承担着个人对科学的责任。因此,在论文署名中,作者应当是参加了研究工作的人员。排名顺序也应当根据贡献大小和责任大小而定。将未参加研究的人员作为署名作者,或不按照贡献大小颠倒作者排名顺序,均属于科学研究的违规和不负责任的行为。

在研究团队中,学生、助理研究人员和高级科研人员在分配科研成果的荣誉时没有严格的标准,但国际通行的惯例是:如果一个高级研究人员设计并开始了一个研究项目,一个中级研究人员(或学生)被邀请参加,主要的荣誉应当属于高级科研人员,即使获得新发现时高级科研人员不在现场。当然初级研究人员(或学生)的贡献也同样得到承认,可以作为联合作者或资深作者署名。

(四)科学中的错误、疏忽和不轨行为

1. 科研中的错误

从事科学研究的人员都不能否定科研成果是可能出错的。研究者即使是资深的,也具有高度的责任心,但由于受观察手段、工作时间和物质资源所限制,被控制不好的实验误差所误导,也会无意识地犯错误。这种错误一旦被发现,一定要及时、公开地承认,在发布错误信息的杂志上承认错误。

科研中的错误所带来的结果会给科学的严谨性、准确性和可信性带来损害。因此,研究者应当尽力在科研设计、测量、评价中严格把关,避免和减少错误。当然,及时发现并公开承认错误,这种行为将得到同行的认可,而不会被指责。

2. 科研中的疏忽

科学研究者应当是诚实、严谨的。但在科研工作中,由于匆忙、粗心大意、缺乏耐心等引起的研究错误又应当归属于另一类"错误"。科学研究者犯这类错误是没有理由的,是危险的,应当受到较严厉的处理。

草率和粗心的研究,会把可以避免的人为的错误带入科学工作中,发布的错误信息不但会

使社会和公众对科学的信任受到冲击,也将伤害科学界整体的名誉和成就,使研究群体受到损失。此类错误的发生往往是研究者由于工作压力而丧失严谨和耐心,诱使一些人为应付压力而牺牲研究工作的质量所致。此外,在实际中出现的一些不规范的科学研究行为,如一稿两投(或近似的研究结果在两个不同的地方发表);以较小篇幅发表研究结果,得到长长的出版目录;做一些水平不高的研究工作,编一个长长的出版目录等,也将伤害科学的名誉,影响同行的工作和失去公众的信任。

疏忽导致的错误属于科学界的内部事务,可以通过同行评议、系统评估、行政措施等来处理。

3. 科学中的不轨行为

科学中的不轨行为是一类欺骗行为。其中,制造数据和结果属于伪造行为;改变实验数据和结果属于作假行为;没有取得同意或没有给予适当的荣誉就利用别人的数据、观点(或原话)属于剽窃行为。这些行为是有意识进行的,是极端不道德的,后果严重。科学中的不轨行为不仅损害科学进步,侵蚀科学事业的价值核心,还浪费公众资源,滋生社会腐败,给研究领域和团队造成严重破坏。因此,即使是小的犯规,也应当严厉处罚。这类行为应当由国家、政府、新闻媒体及司法机关介入处理。

例2.3

唐是一年级的研究生,他想申请国家科学基金会的博士前基金。他在一个实验室做的旋转研究项目后来被别人成功地完成了,并拟写一篇论文在夏季末发表。但基金申请的截止日期是6月1日。唐决定不与老师和同事商量,认为自己编造一篇"已投稿"的论文较好,他写了个题目和作者名单,作为"已投稿论文,引用在他的申请书中"。申请寄出后,一个实验室成员看到了,并到老师那里要"已投稿"文章的手稿。唐承认伪造了投稿文章,并解释说在工作中这类事是普遍存在的。唐所在系的老师要求他撤销基金申请,并取消他的研究生资格。

问题:你同意科研工作者在文字材料中经常夸大他们工作的发表情况吗?

你认为系里取消他的研究生资格的处罚太严厉了吗?

你认为"良好行为"是接受高级学位的必备条件吗?

例2.4

梅是二年级的研究生,正在准备资格考试写作部分。她从一些发表的论文中逐字地整句整段抄录。她没有使用引号,但来源被表明"细节请看……"。资格考试委员会的成员注意到文中不同段落的写作风格不一致,并检查了来源,发现了梅的剽窃。

老师们讨论后,梅的行为被反映给了研究生院院长,院长负责评议此类事件。研究生院规定"剽窃,指在论文、短文或其他文字材料中没有承认从其他地方借用的观点、研究或语言文字",特别禁止剽窃。院长根据规定,将梅从研究生名单中除名,她可以在下一学年重新申请。

问题:这种剽窃经常发生吗?

什么情况下梅的行为可以被原谅?

梅可以重新申请当研究生吗?

(资料来源:《怎样当一名科学家》,案例九,案例十)

(五)科学家在社会上的作用

科学研究者应当具有高度的责任感。这种责任感是宽广的,它包括了对社会、对团队和对自己的责任感。美国科学家阿尔文·温博格指出,"在分辨一个科学家是不是科学共和国的合格公民的所有特征中,我们要把责任感放在首位。一个科学家可以是英明的、富于思考的、手巧的、渊博的、宽广的、专门的。但是,除非他是负责的,否则他就不像是个科学家。"研究者从入门开始就应当树立一个明确、基本的观点,即科学技术是社会的重要组成部分,科学研究者必须关心社会问题。

科学研究者的工作内容可以是不同的,但其工作的结局都可能对社会产生重大影响。因此,研究者在探讨某一领域的问题时,要注意预测其给社会带来的利益和损害,有责任去唤起社会对有关公共问题的注意。研究者应当积极地与不同见解的专家一起,建立适当的公共论坛,并将达成一致的意见及时向社会公布。

此外,科学研究者还应当承担促进科学知识广泛应用于社会生产和生活的责任。关心社会群体,学会融入社会,喜欢并善于与社会团体、大众合作。

例 2.5

在分子生物学技术中,重组 DNA 技术的建立,使人工改建任何物种结构和生物功能成为现实,这种技术的发展对社会的影响是一种双刃剑。作为建立并开发应用这项技术的科研人员,应当考虑的问题是什么?如何采取负责的行动?

例 2.6

马克是一位优秀的研究人员。但是他不喜欢与社会群体合作,不愿意参与社会活动。他认为,这种责任会分散他的精力,浪费宝贵的时间,干扰实验室工作。你怎样评价这种观点?

(资料来源:《怎样当一名科学家》)

二、医学科研设计原则

医学属生命科学范畴,医学科研的任务是揭示人体生命的本质,认识健康与疾病相互转化规律,并据此来达到救死扶伤,提高人民健康水平的目的。因此它既有一般科研的共同特点和要求,更有其本学科不同的特点与要求。临床医学研究是以人为研究对象,即使有些研究可借助动物模型来进行,但这些从动物试验中所得到的结果,最终必不可少地要经过人体试验后,其理论假设才能够得到肯定。临床医学研究最基本的出发点,在于阐明疾病的病因、诊断、治疗、预防、自然病程及其预后等方面的重要问题,因此临床科研具有其自身的特点和原则。

(一)临床科研的共同特点

1. 个体差异大、实验条件不易控制

众所周知,人是最复杂的生命体,人体的生命现象是最高级的物质运动形式,不但有生理、病理活动还有心理思想活动;不但有生物性活动,还有社会活动。人体之间的差异十分显著,实验条件难以标准化是其一大特点,它不同于一般生物实验,更不同于理化实验。

2. 临床研究涉及医德与伦理学问题

一切研究都必须在保证不危害受试者的生命与健康及伦理准则的前提下才能进行。如对病因及有关致病因素的研究,就不允许用有可能致病或使病情加重的因素作为实验因素,用人来做试验。对一些疗效尚不确定或不清楚是否有可能引起严重的毒副作用之前,绝不允许贸然进行临床试验。也就是说,有许多研究因医德问题,不允许用人来做实验研究,因而只能用论证强度较低的观察或调查分析的方法来进行研究。

3. 临床研究的内容广泛，涉及的学科众多

由于疾病发生的模式已从生物医学向生物-心理-社会医学模式转变，临床研究涉及的学科繁多，除临床各科外，还包括了病理学、病理生理学、药学、微生物学、心理学、社会学、卫生经济学、流行病学、营养学、环境卫生学、职业卫生学、毒理学、统计学等。从学科的联系和内部结构来看，研究领域主要包括：①研究健康与疾病相互转化的机制与规律的基础医学；②防止由健康向疾病转化的预防医学；③患病后促使病人由患病向健康转化的临床医学三大部分。

(二)临床研究的基本原则

科学研究的原则和方法不能背离科学的特点，即以不能阻碍研究者思想的自由创造和自由表达为原则。但从利于明确学术问题，便于学术积累，易于研究结果的比较和交流的角度出发，科学研究又必须遵守一些规则，使研究过程和技术规范化，同时避免引入错误。临床科研方法主要是运用流行病学和卫生统计学的原理和方法解决临床实践中所遇到的疾病病因学、诊治、预后等问题。以下就一些临床研究的共性原则，如坚持伦理道德，维持研究结果的科学性、准确性、可信性及实用性等原则作概括的介绍。

1. 医德与伦理学原则

前已述及，医学研究是以人为研究对象，涉及人道主义与伦理学的要求。原则上讲，科学研究必须捍卫受试者的人权和健康，受试者的利益高于一切。不允许用人来做试验性研究，防治方法的研究也必须先对治疗药物的药理、毒理作用有比较全面的了解后才能进行临床试验，而且一切试验措施均需要得到受试者的同意后才能进行。当研究目的、研究方法与受试者利益发生冲突时，应当无条件地维护受试者利益，不惜降低研究的论证强度或改变研究目的。

为维护医学实践的伦理道德，世界医学协会早在1964年就起草了医学研究的道德原则，即赫尔辛基宣言，并分别在1975年、1983年、1989年、1996年和2000年在世界医学协会联合大会上修改完善。该宣言是一份道德原则的陈述，对人作为受试对所受的生物医学研究进行了严格伦理要求和条件限制，从中可以体验到医学实践活动中医德伦理的至高无上。研究者应在科研过程中高度重视并遵守这些规则。本书的第3章将详细介绍相关内容。

例2.7

某眼科医生收治了3名眼角膜损伤患者。患者急需进行角膜移植，但当时无角膜供体。该医生考虑到病人的急需，进行了以下操作：晚上值班时，他悄然进入医院太平间，将刚因癌症死亡的一名患者眼球摘除，以义眼代替，并希望不被其他人员和死者家属发现。然后利用死者眼球的眼角膜为3名患者成功进行了移植手术。

问题：眼科医生的行为符合临床实践的要求吗？他应当怎样做？

2. 对比研究原则

有比较才有鉴别。许多问题就是在对比中得到澄清的。临床研究由于个体差异大，影响因素多，实验条件难以标准化，如果没有严格的对照，许多问题很难得到肯定的结论。例如感冒、肺结核、病毒性肝炎等许多疾病都有明显的自愈倾向。即使是恶性肿瘤等病死率极高的疾病也不一定100%地全部死亡，存活时间也会长短不一，参差不齐。至于像高血压、类风湿性关节炎、慢性肾炎等慢性病，整个病程中常有自行缓解与反复发作的情况。因此在判定某些药物的疗效、某种因素对预后的影响等研究中，没有严格的对照就难以说明问题。

进行疾病的鉴别诊断或进行流行病学的三间分布描述时,对结果的分析往往是通过对比的方法来进行。这种对照可以是可比性较差的历史对照或相互对照。即使是叙述性研究,如某种疾病的自然史研究,疾病的临床表现分析,以及对无对照组的病例防治效果的分析等。虽然是无对照的叙述性研究,但在分析结果时仍然要与过去的经验或文献报告相比较,才便于说明问题或提出见解。在临床科研中,对比研究受到普遍重视,要求非常严格。以下介绍常用对照类型。

(1)空白或安慰剂对照:"空白"(blank)是指对照组不施加任何处理。"安慰剂"(placebo)是指用一种对自然病程不产生任何影响的制剂作为对照。常用者有淀粉、乳糖等,并将其制成与试验组外形完全一样、气味相同的剂型,以便于盲法的实施。空白或安慰剂对照是论证强度很高的对照方法。二者共同的特点是保证对照组能够保持其固有的自然特征,可清楚地看出处理因素的作用。即凡能改变自然过程者,均可认为是有作用者。

临床研究多采用安慰剂对照,空白对照很少使用。动物试验则以空白对照为常用。本对照方法的缺点为临床上容易产生医德纠纷。一般人常将其理解为"假药",误认为欺骗病人而拒绝接受。因此安慰剂的使用应严格掌握适应症。安慰剂对照只适用于:①所研究的疾病是目前尚无特效治疗方法的疾病;②有明显自愈趋势的疾病;③自然病程复杂多样,个体差异很大或短时间不治疗对预后无明显影响者。凡不符合这三个条件者,不允许采用。

例 2.8

肝泰乐、辅酶 Q_{10} 对急性肝炎的疗效分析。本研究的对照是安慰剂,原料为淀粉,做成与肝泰乐、辅酶 Q_{10} 外形完全一致的糖衣片以供研究用。微量淀粉肯定不至于影响肝炎病例的自然过程,外观完全一致又便于盲法的实施,因而此种对照方法的论证强度很高。结果见表 2-1。

表 2-1 肝泰乐、辅酶 Q_{10} 治疗急性肝炎的疗效分析

试验分组	总例数	临床痊愈 例数	临床痊愈 %	好转 例数	好转 %	无效 例数	无效 %
肝泰乐	40	33	82.5	4	10.0	3	7.5
辅酶 Q_{10}	40	32	80.0	6	15.0	2	5.0
对照	40	35	87.5	2	5.0	3	7.5

$P>0.05$

结论:不能肯定肝泰乐与辅酶 Q_{10} 对急性肝炎的治疗有效。

(2)标准对照:所谓"标准"(standard)是指肯定为有效的处理方法。如杀灭病原菌有特效的抗生素或其他抗菌药;退热、抗心衰、降血压、降血糖等有肯定效果的对症处理。标准对照既能得到肯定的结果,又符合人道主义的医德要求,是一种很好的对照,是治疗研究中最常用的对照方法。但对一些目前尚无特效治疗方法的疾病,则无标准对照可寻,这是其不足之处。有人主张将目前惯用的或大家讨论协定的方法也列入标准对照,对此有不同意见。基础医学的研究中常采用此对照类型。

(3)实验对照:实验(experimental)对照是指与实验组相比,给予对照组除实验因素之外的所有伴随因素,以作对照。如研究胆道梗阻后引起胆道感染的感染来源与机制时,用狗做实验动物,进行胆总管结扎术。此时对照组的动物就必须给予同样的手术过程,只是不做结扎胆

总管这一步骤,以排除手术过程的其他因素对结果的影响。有些治疗措施要通过如静脉注射或静脉滴法来处理,对照组就应该采用同样的溶剂注射或滴注,以避免该种溶剂对结果的影响,此种方法也可算是实验对照。

实验对照大多是在动物实验时采用,临床实验中较少引入。

(4)相互对照:相互(mutual)对照是指两种处理或同一种处理两种不同剂量或不同给药途径之间的相互比较。可用以比较不同实验措施的差异。在相互对照中,由于用作比较的各组作用效应不肯定,因而实验结果也就不能肯定。如表2-1所示,如没有安慰剂对照,就难以肯定肝泰乐与辅酶Q_{10}两种药物治疗效果是全有效,还是全无效。因此,此类对照应当与安慰剂对照和标准对照进行联合应用。

实验对照的种类还有多种,如描述性研究中的历史对照(潜在对照)、分析性研究中的自然人群对照、防治研究中的自身前后对照等。根据研究的目的、方法和论证强度不同,对照组的设计和要求也不相同。但是,对照组是对比研究的表现形式,在实验观察和分析中举足轻重,非常重要。

3.均衡原则

为了保证对比研究所得的结果准确、可靠,除要选择合适的论证强度较高的对照外,非常重要的是对比组之间的可比性问题。所谓可比性就是试验组与对照组之间比较的背景(background)相同或近似的程度必须是两组相差无显著性,即在均衡性良好的情况下才能排除其他伴随因素的混杂,保证对比结果的准确与可靠。常说的齐同对比(control at the same background)就是这个意思。

理论上讲,任何研究的效应(effect,E)都必须是该研究的处理因素(treatment,T)的处理结果,即T→E,才有实际价值。但以人为对象的研究,很难达到这个要求,会不可避免地受到同时伴随的其他非处理因素(S)的影响,产生非研究效应(E_s),使结果发生偏倚,变为下列模式:

$$T+S \rightarrow E+E_s$$

如果将两种处理因素(T_1,T_2)或研究因素(T)与安慰剂(O)进行对比时,则模式是:

$$T_1(T)+S_1 \rightarrow E_1+E_{s1}$$
$$T_2(O)+S_2 \rightarrow E_2+E_{s2}$$

由于个体差异的客观存在,研究中无法完全避免非处理因素的作用。即使是动物实验时采用纯种、纯系动物来进行实验,以减少因动物种系间的差异造成偏差,其实际效果也不是绝对理想的。以人为研究对象时更无法用此种方法来进行研究。因而非处理因素的影响是难以完全避免的,只能用两组非处理因素分配均等($S_1=S_2$)的方法来抵消其影响,以获得正确的研究效应。此类影响导致的结果偏倚和控制方法将详述于本书的其他章节。

齐同对比是保证结果准确可靠的非常重要的原则。达到均衡性良好的方法有以下三种。

(1)匹配:匹配(matching)也称配比,要求对照在某些因素和特征上与试验组(或病例组)保持一致。目的是在对两组进行比较时排除匹配因素的干扰。本法适用于病例对照、队列研究和流行病学实验(临床试验)等的设计方案的研究。配比条件包括性别、年龄、职业、文化水平、经济收入、营养状况等一般情况,也包括病型、病情、病程等疾病情况。匹配分为群体匹配(频数匹配)和个体匹配。

需要注意的是,凡对结果有影响的非处理因素不能漏掉。同时也必须注意防止要求过严,以免因过严而给挑选对照造成困难,有时甚至难以找到符合条件的对照;所研究的处理因素绝不能列入配对条件,因为两组之间处理因素的构成无显著差异,则此种处理因素的实际意义将被掩盖,即称之为配对过度(over matching)。因此必须充分利用专业知识,选择好必要的配对条件,以利工作的顺利进行。

诊断试验研究中对一份标本同时用两种方法进行检测,也是配比处理的另一种方式。前瞻性研究中的自身前后(左右)对照试验或交叉试验,也是配比的一种形式,其可比性均较好。但在实际工作中,尤其是用病人来做前瞻性研究时,难以遇到有两个条件相似的病人同时入院接受研究,因而限制了配比设计的实施。

(2)分层:分层(stratification)是先按对结果会有影响的因素进行分层,将一些条件近似的人群归入一层,再在此层中进行分组接受不同的处理,以求有较好的可比性。如按年龄分层,则老年人与老年人比,中青年人与中青年人比,儿童与儿童比,分别观察其结果,以防止年龄对结果的影响。其注意点与配对相同,关键是找准分层条件。分层不宜过细,以免实施困难。有人主张研究实施过程不分层,而在分析结果时进行分层分析,以排除混杂与交互作用对结果的影响。

(3)随机化:随机化(randomization)是指抽样调查或分组时,样本来自同一总体,并按机会均等的原则进行抽样或分组的方法。随机化分组或抽样是保证组间均衡的比较简便的方法。随机化方法将在本书的其他章节详述。

4.重复性原则

随机化分组与抽样、匹配、分层分析等研究方法较好地消除了非处理因素所造成的偏倚,但并不能消除机遇所造成的误差。理论上讲,只要是抽样研究,就一定会有因抽样误差造成的机遇存在,机遇只能缩小而不能完全消除。临床医师及基础研究人员在进行医学研究的过程中,常会遇到一些意想不到的成功或失败。如牛痘苗的发明就是Jenner在做实习医师时,偶然遇到一个挤牛奶女工,听女工说,他们挤奶工很少患天花,从而得到的启发。经过他锲而不舍的研究,终于肯定了牛痘苗有预防天花的作用。这是一个很成功的例证。但更多的偶然发现常是机遇的偶然结果,大多经不起实践的考验而自然被淘汰了。实践是检验真理的唯一标准,重复(replication)就是多次实践。因此,任何研究必须是经多次重复得到相同或相似的结果,即可以复制的结果,才是准确可信的。由此可见重复原则的重要性。

一般的说,重复的次数越多,即样本数越大,越能反映机遇变异的客观真实情况。但这并不能说样本越大越好。因样本越大,实验条件越难控制,并且对每一个具体受试对象的观察就不可能做得很细。另一方面,样本越大,参加研究工作的人数也必须增多,彼此之间在操作、观察、评价等方面都很难做到完全一致,又反而会带来许多误差。从实验费用上讲,样本越大,经费也一定会越大。因此,盲目追求大样本是不值得提倡的。那么,要多大的样本才是合适的呢?这就涉及样本大小的估计问题。样本大小的估计方法应根据设计方案而定,共同的要求是:

(1)规定所允许的Ⅰ型错误(α)与Ⅱ型错误(β)标准。一般来讲,多定α为0.05、0.01;β为0.1、0.2。要求越高,所需样本数越多,其可靠性就越强。

(2)根据可能出现的结果,确定是单侧检验还是双侧检验。确定正常值研究时,如高于或低于正常范围均为不正常者为双侧分布;如只有高于正常或只有低于正常才定为不正常者则为单侧分布。如定 $\alpha=0.05$,双侧检验 $2\alpha=0.05$,即每一侧的 $\alpha=0.025$;单侧检验 $\alpha=0.05$。β 值无单双之分。

(3)根据资料性质规定必需的标准。计数资料要求定出试验组与对照组总体率(π)。因实际中很难得到 π 值,一般均用样本率 P_0,P_1 来代表。P_0 为空白(安慰剂)对照的率,可从文献中查到。P_1 为试验组的率,一般也可从文献中查到,如实在查不到时,可以人为地规定试验组要求比空白(安慰剂)高出多少,方能认为处理是有实际意义,以计算出 P_1。

计量资料要求定出 $d(d=X_1-X_0$,即两个均数之差)与 S_d(差数的标准差)。X_0 可从文献中查到。X_1 一般也可查到,实在查不到时可考虑人为规定的方法(方法同 P_1)。S_d 一般不容易从文献中查到,只能用求合并方差的方法进行计算。

样本大小常用的估计方法有查表法与公式计算法。查表法比较简便,但条件是固定的,不符合其条件者,无表可查。后者则计算比较繁琐。

常见医学研究的样本大小估计方法详见本书其他章节。样本大小估计中应注意的几个问题如下。

第一,样本的大小受下列几个因素的影响。①α,β 值,即允许的Ⅰ型错误与Ⅱ型错误的大小。α、β 值越小,U_α、U_β 值则越大,要求的样本量也就越大;反之,α、β 值越大,要求的样本量就越小。②组间的差距,包括 P_0 与 P_1 或 X_0 与 X_1 差距越大,所要求的样本量就越小。③受组间差值标准差大小的影响,标准差越大所需样本也就越大。故在科研设计中应注意选择差异较大的人群来进行研究,希望组间差距较大,以便容易得到阳性结果。评价指标、诊断指标应力求准确、精确,可以使组内变异较小,即标准差较小;α 与 β 值不宜定得过严,一般的说,只要差异有显著性($P<0.05$)就可以了,因为这样也可以减少样本量。当然,一切必须实事求是,尤其是在注意防止为了减少病例,而不切实际地要求过大的差距的时候。

第二,样本的大小仅仅是一个估计,不可能很准确。因为估计时所引用的数据大多是文献或过去实践中的经验数据,与本次研究的实际情况很少是完全相同的,有时还可能会有很大的差距。因此在研究过程中要根据真实的情况进行多次调整,否则仍将犯样本过大或过小的错误,尤其要防止估计数过小,达不到显著性标准,而犯假性错误。故估计的数字一般均要稍大一点。

第三,如得出的结果为阴性,就要计算把握度(power),即 $1-\beta$ 值。把握度要多大才有意义呢?目前意见还不一致。有人主张,至少要大于 80% 才有价值,另有人主张只要 50% 就够了。所以要结合具体情况来决定。

5.根据研究目的选择合适的研究对象

基础医学一般多以动物模型进行研究,取得一定的结果后,在不违背医德的前提下可进行人体的验证。临床医学中的治疗研究多以病人为研究对象,观察治疗的效果;诊断性研究多在基础医学研究的基础上,用一定数量的确诊为某病的病人与健康人或与该病无关的其他病种的病人为对象进行对比,以了解其敏感度、特异度、假阳性率、假阴性率等,为过渡到临床使用提供必要的资料;病因与致病危险因素的研究则多以健康人为研究对象,观察其在接受致病因素的暴露后发病的情况;预防医学的研究则多以易感人群为研究对象,观察其对接受了致病因子的攻击后的预防效果。由此可见,不同领域的研究对象的标准差异很大,但应该共同注意的事项有下面几项。

(1) 诊断要有确实的根据。用一种新的诊断方法进行临床验证时,除要包括确诊为某病的病人外,还要有健康人或与该病无关的其他病种的病人两部分人群。这就要求,病例组必须确诊患有所研究的疾病,对照组同样必须肯定未患有该种疾病,包括必须排除患有该种疾病的隐性或亚临床的病例。即无论是试验组或对照组,诊断都必须确凿无疑。否则,将导致选择偏倚,使研究结果出现误差。诊断准确的重要性,不言而喻。要求诊断必须有金标准(gold standard),即确凿无疑的根据,这是进行研究时十分重要的前提。

一般的说,肿瘤及其他便于采集到组织(细胞)标本者要以病理检查为金标准;手术治疗的疾病要求以手术所见与病理检查为准;感染性疾病要求以临床表现加病原学、血清学检查综合判断为准,单凭临床表现或单纯的检验结果不能作为金标准。如腹泻、脓血便的病原仅细菌就不下 20 种。此外,病毒、寄生虫也可引起腹泻,甚至肠癌、过敏性结肠炎等非感染性疾病也都会有腹泻、脓血便的表现。另一方面单凭病原学检查,又因有带菌者的问题,故不能单凭粪便培养有真菌就诊断为真菌性肠炎。至于血清学检查,尤其是特异性抗体的检查,必须区别是既往感染还是现症感染的问题。有些病程较长、发展缓慢的疾病,可根据随访观察,从整个病程的发展特点来做诊断。对于既无组织学病变,又无特殊检查可以诊断的功能性、心理性疾病,只能根据症状进行诊断者,应根据权威性的教科书或全国性会议的协定标准进行诊断,这些教科书和协定也可认为是金标准。

(2) 诊断要有明确的纳入标准与排除标准。医学研究因个体差异大,研究条件难以严格控制,而容易受与研究因素伴随存在的其他非处理因素的干扰,使结果发生变化,甚至可能会有很大的误差。如一次全军性的学术会议上关于重症肝炎的治疗研究,其近期存活率为 13.1%~71.4%,相差 5.45 倍。尤其有意思的是:一个市有 3 篇文章,其近期存活率分别为 13.1%、28.5% 与 39.6%,但分析其治疗方法则大同小异,无明显差别。通过进一步研究发现,出现这种结果的原因是两所医院的病理诊断标准不一致,其中近期有效率为 39.6% 者较 13.1% 的诊断标准相对地较宽。也就是说,将一部分不足以诊断为重症的病例也诊断为重症而纳入研究。疗效为 28.5% 的这篇文章是将两个医院的病例汇集在一起进行总结的结果,因而得出 3 个截然不同的结果,可见诊断与纳入标准对结果的影响多么巨大。

为了保证结果的准确,一般将有并发症,病情复杂,病情特重或特轻者作为排除标准,将固定的性别,适宜的年龄范围,适宜的病程、病型、病情等作为纳入标准。

(3) 受试对象的代表性。临床医学科研多用抽样调查的方法。因此就有抽样调查的结果能否代表总体实际情况的问题,这就是样本的代表性。

例 2.9

为了解××市乙肝病毒的感染情况进行了人群调查。其样本来源可归纳为下列几种(见表 2-2)。

表 2-2 某医院乙肝病毒感染调查结果

样本来源	样本数
××医院传染科门诊病人	1 032 例次
××医院传染科肝炎住院病人	652 例次
××研究所查体	234 例
××幼儿园查体	566 例
合　计	2 484 例次

结果:HBsAg 阳性率为 44.92%,HBV 感染率为 93.94%,均明显高于全国平均水平。

此调查存在明显的误差。因为现况调查必须满足调查人群的代表性。而此调查中,652 例次来源于传染科肝炎住院病人,其中大部分为乙型肝炎病人;1 032 例次来源于传染科门诊,其中大部分也是肝炎病人或可疑患肝炎者。这两部分不能代表自然人群,而是肝炎或可疑为肝炎的人群。这就是其结果明显高于全国水平的原因。也就是说,是人群选择的代表性很差,造成了研究结果的错误。按要求,这类研究必须在该市不同地区、不同年龄、性别、职业、经济状况、文化程度等人群中分别抽取一定的人数参加。一定要是自然人群,而不应用病人集中的医院人群作此类研究。此调查的另一错误是不应以例次为单位,而应以例为单位,更不应将例数与例次混在一起统计,因为 1 个阳性病人查 10 次与 10 个阳性病人查 1 次,按结果算均为 10 例次,但其内涵完全不同。

诊断、治疗、预后等研究也存在代表性的问题。如果研究对象病情较重,会出现诊断指标的结果偏高或偏低,治疗效果偏低,预后较差的问题;反之,病情较轻,则会得到相反的结果。因此受试对象也要有代表性,各种情况的病人都应有一定的数量参加研究。

6. 选定论证强度高且切实可行的设计方案类型

(1)实验性研究与分析性研究的选择:实验性研究是医学研究设计方案中论证强度最高的一种,而分析性研究的论证强度次于实验性研究。从理论上讲,一切医学研究都必须经过人体实验研究验证后才能得出确实的结论。也就是说,一切医学研究都必须以人为实验对象进行研究后才能最后下结论。对于这一要求,有的研究是可以做到的。例如,治疗研究在进行充分的药理、毒理试验,估计可以有治疗效果并无严重的毒副作用后,可以过渡到临床研究,进行临床验证。完全可以用实验研究的设计方案进行研究,而且以随机双盲对照试验设计为首选。慢性病的对症治疗可以采用自身前后对照或交叉对照试验设计;皮肤病损及眼、耳等左右双侧分布的器官的病损可用自身左右对照。同样理由,预防性研究也以随机双盲对照法为首选。预后因素研究凡可以人为控制的预后因素均应采用随机对照试验的设计方案。但是,有些医学研究涉及人体固有特点,如遗传、机体素质及年龄、性别等因素,皆为客观存在而无法人为控制,此时就只能采用分析性研究方法,如队列研究或病例对照研究。一些对人体有害的预后因素研究也不允许采用实验性研究,只能采用分析性研究。

病因研究是一个复杂的过程,研究步骤必须循序渐进。一般在研究的初始阶段采用描述和分析性研究方法,在后期则采用实验性研究予以进一步验证。经过实验性研究证实的病因学说是最具有说服力的。

(2)前瞻性研究与回顾性设计方案的选择:前瞻性研究(以队列研究为代表)是一种由因及果,从现在看未来的研究路线;回顾性研究(以病例对照为例)则是一种由果推因,从现在回顾过去的研究路线(见图 2-1、图 2-2 的实例)。

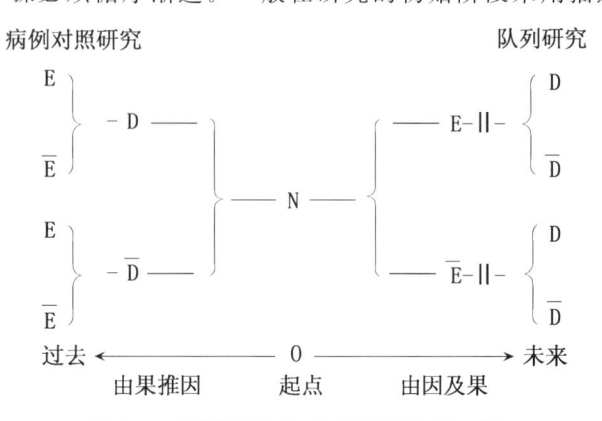

图 2-1 病例对照研究与队列研究模式图

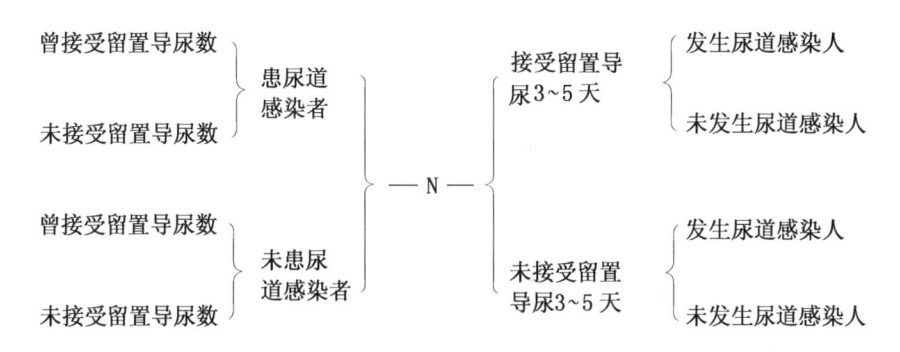

图 2-2 模拟病例对照与队列研究实例

图 2-2 是模拟病例对照与队列研究的实例图解,均为研究留置导尿与尿道感染的病因联系。队列是从未患尿道感染的病例开始研究,按是否接受留置导尿分组,经过前瞻性随访,比较两组的尿道感染率,以分析留置导尿与尿道感染的因果联系。病例对照研究是从已患尿道感染的患者进行研究,以未患尿道感染者为对照,分别调查两组病例 7 天内有无留置导尿史,比较两组留置导尿的暴露率,以分析两者的因果联系。不难看出,前瞻性队列研究的整个研究过程是从无病开始,到研究结束,全在研究人员直接观察下进行,观察比较细致准确,不存在回忆性偏倚,因而结果比较可靠,论证强度较高。但其缺点是设计方案研究周期长,需要样本量大,所花研究经费多,而且一次队列研究的暴露因素只有少数几个。因此对某些发生强度低(发病率低)、潜伏期长、致病因素尚不清楚者,不宜采用队列研究的设计方案。

病例对照研究是在事件结果已经明确后,回顾既往暴露史,因而属回顾性研究路线。既然是回顾性,回忆性偏倚就难以避免,所研究的因素也很难标准化,因此其可靠性差,论证强度低。但本设计方案也有其独特的优点,如适用于发病率低的疾病病因研究和病因还不十分明确的疾病危险因素探索,可以避免一些医德伦理问题,所耗研究时间较短等。队列研究与病例对照研究优缺点的比较概括如表 2-3。

表 2-3 病例对照与队列研究的比较

	病例对照研究	队列研究
研究时间	短	长
研究费用	少	多
样本需要量	少	多
因果顺序	可能混淆不清	比较明确
剂量梯度	难以确定	容易设计
调查因素	能同时调查几种因素	不能
调查疾病	只能调查一种疾病	能同时调查几种疾病
计算发病率	一般不能	能
选择性偏倚	多	少
回忆性偏倚	多	无
失访偏倚	多	有
测量偏倚	多	较少
医德纠纷	无	有
适用对象	罕见病,潜伏期长者	相对常见病,潜伏期较短者
论证强度	较差	较好

(3)描述性研究的选择。描述性研究是一种没有对照或仅有历史(潜在)对照的设计方案,如基础医学研究形态或功能的描述,临床医学的病例报告,临床分析,未设对照组的治疗,诊断总结报告及预防医学中的暴发(流行)调查,疾病自然史的描述等均属此类型。它既可从原因看结果,如从治疗看疗效,也可从结果找原因,是通过前瞻与回顾均可进行的研究设计方案。由于没有对照组的设计,描述性研究数据的分析结果的论证强度也相对较低,其强度弱于分析性研究。

描述性研究设计方案适用性广,许多研究的起步阶段常以此为起点。在对研究问题有一定认识后,再逐步采用论证强度较高的设计方案进行深一层次的研究。对于一些自然病史已了解得比较清楚者,用此设计方案进行研究,凡能明显改善其自然病程者,就可认为有效(已介绍于前文的历史对照部分)。对许多病因已知的疾病的暴发(流行)调查中,只要证据确凿也可得出明确结论。但对一些原因不明或比较复杂的问题,为排除偶然机遇造成的假象,常需在描述性研究的基础上进一步深入研究。

对横断面研究(现况调查)设计方案,有人主张也属描述性研究的一种。它既非前瞻也非回顾,只对调查当时的情况进行描述,其适应范围广泛,除用作疾病现况的调查外,还可用作带菌(虫)率调查,生理健康状况调查与各种正常值调查之用,常用于各种情况的本底情况调查。纵向连续性横断面调查,可用于了解某一事件的动态变化,对了解防治方法的效果有帮助。

横断面研究的缺点主要为该研究所得结果是一种静态资料,如病程较短,在发病后不久即可痊愈或死亡,常常漏诊。如果人群活动性大,调查的失访率会明显增加,检查结果就可能有较大的误差。此外,横断面研究需要足够的人群样本,这给保证调查、检测的质量带来了难度,一般容易出现信息偏倚和测量偏倚。

7.试验处理因素要明确、标准和量化

在实验性研究中,试验处理因素是可以人为控制的。为保证研究的准确性,必须使处理因素达到明确、标准和量化的要求。如研究一种新药对乙型肝炎的治疗效果,其处理因素就应当明确是新药,其他处理措施和药物就不能夹杂应用,而且新药的应用剂量和时间应当严格确定,不能随心所欲,任意改变。对于化学和物理处理因素要注意采用恰当的方法和仪器,对有效物质的含量、成分、强度等进行准确的测量。

在分析性研究和描述性研究中,研究因素对人的作用虽然不是由研究者来控制的,但在进行资料收集时也应当注意在调查指标中将其进行明确和量化。如在调查饮食与健康关系时,对饮食的种类调查要尽量细化,如"香蕉、苹果、牛奶、馒头、米饭、鱼、猪肉"等,而不是"碳水化合物、肉类、蔬菜、水果";对饮食的摄入量进行调查时,应当细化到"克(g)"、"毫升(ml)",而不是"多"、"少"、"杯"、"碗"等。

8.结果评定指标要求客观、准确、先进、稳定

结果评定是研究中重要的工作环节。在实际工作中要根据具体情况进行相关指标的设计。如果研究内容有国际或国内的评定标准,则应当首选这些标准,如对标准有改动,要作出说明。如果没有评定标准,一般应注意尽可能采用不受主观因素影响的硬指标,软指标只能作为辅助指标,而且对选用的指标要设定质控措施(如设定重复操作次数,设计多指标相互验证,

设定多组对照等),保证评定指标的准确性。如在细菌性痢疾的治疗效果评定中,客观的指标是观察病人大便中病原体的检出情况,而不是症状的轻重;准确而稳定的检测痢疾杆菌的方法是培养法,而不是直接涂片。在测定乙肝病毒的感染时,一般选用结果稳定的免疫反应测定法,而不选用结果稳定性较差的多聚酶链反应(PCR);为求得更好的敏感性,一般更主张选用放射免疫测定法,而不是酶联免疫测定法。

9.选择正确收集、整理、分析数据的方法

在医学研究中,资料的收集、整理和分析内容贯穿了整个工作过程。其方法选用的正确性、先进性及实施的细致程度将直接影响研究结果的水平和质量。有些研究者在科研设计时,由于认为资料的整理、程序的分析属于研究的后续工作,一般不予以考虑,而在研究进行到工作总结时,才临时查找资料,直接套用一些统计方法,简单组装总结材料。这种方法是不严谨的科研设计。它不仅会直接降低研究质量,还会损失许多研究信息,造成极大的资源浪费。

在科研设计时应当充分考虑研究工作中资料收集的方法和来源。有些研究方法(如现况调查和病例对照研究)的主要手段就是进行资料的收集和分析。此类研究的设计就更需要在资料和数据的收集工作上予以高度重视,把好资料收集的质量关。这样做的主要目的是获得真实可靠的数据,为资料分析及下游研究奠定正确、可靠的基础。因此,一般来讲,资料的收集应当有确定的来源,即资料均需要来自可靠的机构或部门。如医院的病历、国家医学研究机构的存档资料、国家统计局的人口资料、公安局的死亡或灾害数据、国家气象局的气象数据,正规的学术杂志、出版物、官方网站的报告等。如果这些机构的数据仍然不能满足要求,研究者则应当自己动手,采用专业的手段收集所需的资料。

资料的整理和分析主要根据统计学的方法和原理进行。研究者应当根据研究的目的和数据特点选定适宜的统计学方法。选用的原则是方法合理,充分利用数据资源,尽量应用先进的方法。

有关研究资料的收集、整理、分析方法将在本书其他章节具体介绍。

(熊鸿燕)

参考文献

1. 何传启.怎样当一名科学家——科学研究中的责任行为.北京:科学出版社,1996
2. 刘建平,冷泰俊.临床科研方法——理论与实践.北京:军事医学科学出版社,2000

第三章 医学科研伦理及基本要求

医学科研的目的是为了维护和增进人类健康和造福于人类。医学科研不同于其他学科科研活动的关键是它虽然不涉及和病魔的直接斗争，但对于大众的健康却具有举足轻重的作用。医学科研是一种求真、求实的实践活动。求真是追求真理，求实则是一种道德要求。医学科研是集真、善、美于一体的神圣探寻，它吸引着无数的有志者为之奉献自己的智慧和汗水。不论医学科研工作者是否意识到，整个医学科研活动都会始终在人类的道德天平上接受道德的检验。

第一节 医学科研与道德规范

一、医学伦理及原则

医学伦理（medical ethics）研究源于美国在上个世纪60年代对于生命伦理学的关注和研究。随着研究发展的进程，确立了安全优先、知情同意、病人自主、禁止器官买卖、保护病人隐私等医学道德规范和生物研究规范，为伦理原则的确立奠定了基础。1978年，美国国家保护人类生物医学与行为研究对象委员会发表了贝尔蒙报告，提出了尊重、有利、公正三项原则，并认为可以广泛应用于医疗卫生服务。1979年，贝奥切普和查德里斯出版了《生命伦理学的基础》，提出了自主、有利、不伤害、公正四原则。现在这些原则已成为国际医学伦理学和生命伦理学界著名的四项基本原则。

自主原则的实质是对病人自主权利的尊重和维护。自主原则明确承认和规定：具有独立人格和正常理性的病人，有权根据自己的医疗需求，自主选择医生，享受优质服务；有权根据自己对疾病的认知理解，医务人员所提供诊治方案的优劣比较，诊治效果的利弊权衡，自主做出是否接受某项医学决策的决定，尤其是对病人有伤害、有风险的医学决策。

有利原则是指把有利于病人健康放在第一位，并切实为病人谋利益。有利就是该行为能够带来客观利益好处。有利原则是医学伦理学的首要原则。

不伤害原则是指在医学服务中不使病人受到不应有的伤害。不伤害原则的真正意义不在于消除任何伤害,而在于强调培养医务人员为病人高度负责的、保护病人健康和生命的理念和作风,正确对待诊治伤害现象,在医学实践中努力使病人免受不应有的伤害。

公正原则是指医学服务中公平、正直地对待每一位病人。公正的一般含义是公平正直,没有偏私。公正观由形式层面的公正与内容层面的公正组成。形式公正是指同样的人给予相同的待遇,不同的人给予不同的待遇;内容公正是指依据个人的地位、能力、贡献、需要等分配相应的负担和收益。

二、医学科研道德规范

医学科研旨在通过基础研究、动物实验、人体实验、尸体解剖等方法来揭示人体生命活动的本质和规律,探索人体疾病发生、发展的机理以及防治对策,维护和促进人类的健康。与其他所有科学研究一样,医学科研可以造福人类,也可以给人类带来灾难。有时候,这种灾难是由于我们认识的局限性所造成的;有时候是由于疏忽,甚至是有意为之的结果,比如细菌、病毒的研究被用于制造生物武器。此外,由于医学实验的对象有时候是人体,因此人体实验问题也就成为医学科研的一个焦点。

在第二章中,我们谈到了科学的道德准则,强调了科学研究人员在科学研究工作中应遵守诚实守信、信任与质疑、相互尊重和公开性四项基本的科学道德准则。同时我们详细阐述了科研中的错误、疏忽和不端行为,并通过案例,倡导在科学研究工作中,应注意研究方法的易错性,保持怀疑态度和客观态度,注重合理的荣誉分配,减少利益冲突和保持高度的社会责任感。这些道德准则是对科研工作者的基本科研道德要求。由于医学研究的特殊性,需要通过基础研究、动物实验、人体实验、尸体解剖等方法来揭示人体生命活动的本质和规律,因此医学科研工作者在医学科研活动中,还应遵守医学科研道德和相关的医学伦理法规。只有这样才能保障医学科研符合医学伦理的基本要求,保证医学科研成果造福于人类社会。

为此,我们需要了解以下问题:在人体上做实验是道德的吗?如果是,在多大的程度上是?在动物身上做实验是道德的吗?甚至,在死者身上做实验是道德的吗?如果人体实验会给实验对象带来伤害,那么这种伤害是不是符合道德的呢?这些问题引发了我们对医学研究的伦理探讨,明确了在医学研究过程中的行为规范和道德约束,让医学真正起到造福人类的作用。

第二节 人体实验的伦理原则及法规

一、人体实验的概念

(一)人体实验的含义

人体实验(human body experiment)指的是以人体作为受试对象,有控制地对受试者进行观察和研究,以判断医学假说的真理性的行为过程。其中受试者既可能是病人,也可能是健康人。

在医学科研中,人体实验是医学新技术、新药物在基础理论研究和动物实验之后,常规临床应用之前的中间研究环节。由于人与动物的差异性,决定了任何一种医学新技术、新药物在经历了动物实验等多种研究之后,必须经过一定的人体实验,证实无害或利大于害时,才能正式推广使用。

(二)人体实验的类型

人体实验可分为天然实验和人为实验两大类型。

天然实验指的是不对实验对象进行任何干涉,而是根据对象病情的发生、发展和后果的自然演进来进行研究的实验。严格地说,这种实验更多的是一种观察性、回顾性的分析和总结,医学研究人员仅仅是通过对客观现象的调查和分析获得研究成果,而不是我们通常意义上对实验对象进行"控制"、比照的那种人体实验,因此不存在严格的伦理问题。

人为实验是按照随机的原则,对受试者进行有控制的观察和实验研究,以检验假说的实验研究。这类实验多数是前瞻性的,也就是我们通常谈到的在对实验对象进行人为干涉下所进行的研究和探索。

根据实验的性质,可将人为实验划分为自体实验、自愿实验、欺骗实验和强迫实验。

自体实验　指的是医学研究人员利用自己的身体进行实验研究,以获得相关医学信息的实验。

自愿实验　也就是受试者在一定的社会目的、治疗目的或经济目的支配下自愿参加的实验,是人体实验中最常见的一类。

欺骗实验　是那种为了达到某种目的,医学研究人员利用受试者的某些欲望而编造谎言去欺骗受试者参与的实验。

强迫实验　指的是在一定的武力或政治压力下,医学研究人员违背受试者意愿而使之不得不参加的人体实验。在当今社会中,欺骗实验和强迫实验均遭到了普遍的抵制。

相比之下,第一种实验体现了医学研究人员对医学事业的献身精神和高度责任感。由于它是研究者自愿参加,并不涉及他人的实验,因此不存在道德问题。而第二种实验则是在医学研究中最常见并被普遍使用的人体实验,也是我们讨论的重点。

二、人体实验的内在道德矛盾

(一)利与害的矛盾

许多人体实验,尽管目的是为了提高诊疗水平,医治疾病,但实验本身往往利中有弊、弊中有利,处于利与弊的矛盾状态中。许多新疗法和新药物的试用,都存在着利与害的矛盾。

(二)科学利益与受试者利益的矛盾

科学利益与病人利益,从根本上看是一致的,但在实践过程中又是矛盾的。人体实验自始至终存在着科学利益与受试者利益之间的冲突。如果是临床性实验,而且实验内容与受试者所患疾病的治疗有关,那么这种冲突一般可以得到缓和;如果是非临床性实验,实验内容与受试者所患疾病的治疗无直接关系,或者受试者是健康人,那么这种冲突就容易激化。

(三)自愿与无奈的矛盾

人体实验是以人体作为受试对象的,因此作为受试的人应是自愿的。但有的自愿者是由于受金钱诱惑、生活所迫而同意或签字的,有的自愿者是出于对自己疾病救治的企望,这种情况在道德上就会出现自愿与无奈的矛盾。至于非自愿实验,即迫于武力或政治压力,受医师的欺骗、胁迫、诱导而参加的实验则不是真正的自愿。

(四)主动与被动的矛盾

在人体实验中,实验者完全明确实验的目的、要求、途径和方法,在一定程度上对后果的利与害也有所估计,并且对可能出现的危害制定了相应的补救措施,所以实验者是主动的。而受试者则对实验的目的、要求和方法大多不了解或不太明确,对可能发生的危害亦无相应的措施,因此是被动的、盲目的。

三、人体实验的伦理文献及法规

1946年纽伦堡国际军事法庭在审判纳粹医生后制订的《纽伦堡法典》(The Nuremberg Code)是关于人体实验的第一个国际性伦理文件。它明确规定:人体实验只有当它的结果有利于社会,并且在实施"符合道德、伦理、法律概念"的基本原则时,其正当性才能得到论证。1964年在芬兰的赫尔辛基召开的第18届世界医学协会(WMA)大会上,又通过了包括人体实验在内的生物医学研究的第二个国际性伦理文件,即《赫尔辛基宣言》(Declaration of Helsinki),该宣言是对《纽伦堡法典》的进一步完善和发展,并且在1975年~2000年间进行了多次修改。1975年修订的《赫尔辛基宣言》规定:"每个涉及人类受试者的实验程序的设计和执行均应在实验方案中清楚地说明,并提交给特别任命的独立委员会进行考虑、评议及指导。"1991年国际医学科学组织理事会(CIOMS)与世界卫生组织(WHO)联合制定了《流行病学研究伦理审查的国际准则》(International Guidelines for Ethical Review of Epidemiological studies)。2000年世界卫生组织(WHO)制定了《评审生物医学研究的伦理委员会工作指南》(Operational Guidelines for Ethics Committees That Review Biomedical Research)。2002年国际医学科学组织(CIOMS)与世界卫生组织(WHO)合作修订了《涉及人的生物医学研究的国际伦理准则》(International Ethical Guidelines for Biomedical Research Involving Human Subjects),其中"准则二"专门谈到伦理审查委员会,即"所有涉及人类受试者的研究申请书必须呈送给一个或更多的科学与伦理审查委员会,以便对其科学价值和伦理的可接受性进行审查。审查委员会必须独立于研究组织之外,委员会从研究中可能获得的直接经济利益或其他物质利益不应影响其审查结果。研究者在进行研究之前,必须得到伦理审查委员会的批准或准许。伦理审查委员会必要时可在研究过程中作进一步审查,包括监督研究进程"。

其他国际组织制定的有关基因组、人类克隆等的有关文件、宣言也是伦理审查委员会审查相关问题的依据。另外还应特别提出:1966年美国制定了第一个保护人类受试者的联邦政策,要求伦理审查委员会(IRB)中对每个由美国卫生部资助的研究项目进行审查。1969年美国卫生部修订了IRB准则。1974年美国卫生教育福利部(DHEW)再次修订了上述准则,并以联邦法规的形式予以公布。该法规于1991年修订后通称《共同准则》(Common Rule),其中除IRB的规定外,还有脆弱人群的规定。1978年美国的贝尔蒙报告(Belmont Report)是有关医学伦理学的重要报告,它既有伦理学的重要原则,又有应用办法。以上两个文件也是伦理审查委员会在审查中可以借鉴的文件。

以上是关于人体实验的国外法规,而国内的法规有:1998年颁布的《中华人民共和国执业医师法》,1998年科技部与卫生部联合颁布的《人类资源管理办法》,1998年卫生部颁布试行的

《涉及人体的生物医学研究伦理审查办法》,2002年中国人类基因组计划 ELSI 委员会的声明,2003年卫生部颁布的《人类辅助生殖技术和人类精子库伦理原则》,2003年中华人民共和国食品药品监督管理局3号局长令《药物临床试验质量管理规范》,2004年科技部与卫生部联合颁布的《人胚胎干细胞研究指导原则》等。

从《纽伦堡法典》颁布至今,60多年来医疗科研迅猛发展,国际国内的医学伦理及法律法规的相关文件也在逐渐完善。(见表3.1和表3.2)

表3.1 国际组织有关医学科研伦理文件

制定组织	名称	时间
纽伦堡国际军事法庭	纽伦堡法典	1946年
WMA(世界医学协会)	赫尔辛基宣言	2000年修订
CIOMS(国际医学科学组织理事会)	流行病学研究伦理审查的国际准则	1991年
CIOMS/WHO	涉及人的生物医学研究的国际伦理准则	1993年制订,2002年修订
UNAIDS(联合国艾滋病规划署)	艾滋病预防疫苗研究中的伦理学考虑	2000年
OHCHR(联合国人权高级专员办公室)/UNAIDS	HIV/AIDS与人权国际宣言	1997年制订,2002年修订
UNESCO(联合国教科文组织)	世界人类基因组与人权宣言	1997年
WHO(世界卫生组织)	医学遗传学与遗传学服务中伦理问题的国际准则	1998年
WHO	评审生物医学研究的伦理委员会工作指南	2000年
NBAC(美国国家生命伦理学顾问委员会)	国际性研究中的伦理与政策问题:发展中国家的临床试验	2001年
HUGO(国际人类基因组组织)	关于人类基因组数据库的声明	2002年
WHO	伦理审查工作的监督与评估,对评审生物医学研究的伦理委员会工作指南的补充准则	2002年
UNESCO(联合国教科文组织)	人类遗传数据库国际宣言	2003年

表3.2 我国有关医学科研伦理的文件

制定组织	名称	时间
卫生部	涉及人体的生物医学研究伦理审查办法(试行)	1998年
国家食品药品监督管理局	药物临床试验质量管理规范	2003年
卫生部	人类辅助生殖技术和人类精子库伦理原则	2003年
科技部和卫生部	人胚胎干细胞研究伦理指导原则	2004年
科技部	国家科技计划实施中科研不端行为处理办法(试行)	2006年
中国科学院	中国科学院关于科学理念的宣言	2007年
中国科学院	中国科学院关于加强科研行为规范建设的意见	2007年

四、人体实验的伦理原则

(一)维护受试者利益的原则

医学的进步是以研究为基础的。这些研究最终在一定程度上有赖于以人体为对象的试验,它要求研究人员以"人道"的方式来进行实验。在人体医学研究中,应以受试者的健康为最优先考虑,甚而优先于科学和社会的兴趣。医学研究应服从道德标准,以增进对人性的尊重,保护人的健康和权利。人体实验必须在有关专家和具有丰富经验的医生参与或指导下进行,并且要寻求安全、科学的途径和方法,以避免实验的盲目性。在人体实验开始前,还要对本实验过程中所有可能出现的特殊情况作出充分估计,事先准备好可靠的应急或补救措施。在实验中,一旦出现伤害受试者身心的情况时,无论实验多么重要都要立即终止,以将受试者受到的不良影响减少到最低限度。在医学研究中,保护受试者的生命、健康,维护他们的隐私、尊严,也是研究者的职责。研究者应随时注意尊重受试者的隐私,为病人的资料保密,并且将对受试者身体和精神以及人格的影响减至最小。

对于特殊的受试者,还有特殊的伦理要求:

1.以病人为受试者

对于临床试验性治疗,病人有可能是在常规的治疗手段无效或效果不明显的情况下才愿意接受实验的,心态上有无奈之感。因此对于以病人为受试者的人体实验,研究人员应该以更加负责的态度对待实验和受试病人,要将实验严格限制在病人所患疾病的范围内,任何离开或扩大实验的做法都是不道德的。

2.以犯人为受试者

一般情况下,是不允许用犯人做实验的。即便是以犯人作为受试者,也必须首先考虑其是否具备受试者的条件。以犯人为受试者,因其所处的依附地位是很难自愿的。因此有人提出应进行额外的安全审查,以保护特殊脆弱人群的利益。

3.以儿童为受试者

有些实验(如某些儿童预防药物实验)只有在儿童身上进行才能取得有意义的结果,而儿童正处于身心发育时期,还不能做出理智、全面的判断,因此以儿童为受试者必须得到其监护人的同意,而且事先必须经过动物或成人实验证明其有益无害。国外以儿科医师巴索洛米(Bartholome)为代表的人士提出了以下伦理准则:实验方案经有关部门审核批准;实验有重要价值或提供有用知识;只有在儿童身上实验才能取得有意义的结果;不会有危害性或使其家庭生活引起不快;已在成年人身上进行过同样实验,确定无害;父母同意;实验者和受试者各保存一份同意书;实验在伦理道德监督机构的监督下执行。这些要求,对于维护儿童健康权益非常必要。

(二)知情同意的原则

知情同意包含两方面的内容。所谓"知情"就是让受试者了解实验的相关信息。它要求医学实验人员给那些准备参加人体实验的受试者提供足够的、正确的实验信息,包括实验的目的、方法、资金来源、可能发生的利益冲突、科研人员所属机构的从属关系、预期的益处和潜在的危险，以及实验可能引起的受试者的痛苦或不适等。同时，受试者还应当被告知：他们有权不参加人体实验，可以在任何时候撤销同意，并且不会因此遭到报复。而所谓"同意"则指的是准备参加实验的人在"知情"的基础上表示愿意参加实验。研究者应当获得受试者自愿给予的知情同意，以书面形式为好。如果不能得到书面的同意书，则必须正规记录非书面同意的获得过程并要有见证。研究者应当确保受试者必须是自愿参加，并且对研究项目有充分的了解。

临床上的人体试验，医生应当充分告知病人治疗的哪一方面与研究有关，病人拒绝参加研究绝不影响病人与医生的关系。在取得知情同意书时，应特别注意受试者与其是否有从属关系或是否被迫同意。

对于某项研究中受试者在法律上没有资格，如身体或精神状况不能做出决定，法律规定不能做出决定的未成年人时，研究者必须在法定授权代表处得到知情同意。比如未成年儿童，即使能够表达参加研究的意愿，研究者除得到本人同意外，也还必须得到法定授权代表人的同意。

在知情同意中有两点值得关注。第一点与"知情"相关：在一些复杂的实验或者涉及最新技术的实验中，如何保证受试者真正理解实验的关键之处。另一点与"同意"相关，"同意"的前提实际上是需要一个人具有一定的理解和决定能力。那么，对于那些缺乏行为能力的人，比如痴呆、精神障碍或者婴儿，该怎么办呢？这时，如果需要进行实验，医学研究者通常会征得其亲属或监护人的同意。但问题是，如何保证亲属的意愿就是当事人自己的意愿呢？当面对那些治愈希望渺茫，并且给家属带来巨大负担的情况时，比如老年性痴呆，亲属或者监护人尽可以抱着"死马当做活马医"的心态来看待实验，甚至受到利益的驱动而表示"同意"，但是当事人或许并不希望参加实验，并不想冒这个风险。那么，这里的"同意"岂不是失去了它应有的意义吗？

（三）伦理审查原则

为了保障在人体实验中相关道德原则的执行，人体实验必须在程序上经受严格的"监视"，这就是伦理审查委员会的审查。这种审查是一个技术性很强的程序，涉及诸多步骤和规则。

成立医学伦理委员会已经成为国际医学界的常规做法。根据国际有关医学伦理规范文件和国内有关法律文件的规定，医学伦理委员会在促进生物医学发展、规范医学科研行为、保护受试者和研究者合法权益方面有着重要的作用。我国的许多医疗机构、大学、卫生行政机构等都成立了医学伦理委员会。1998年11月，我国卫生部宣布成立了卫生部涉及人体的生物医学研究伦理审查委员会（简称为卫生部医学研究伦理委员会）。2000年3月6日卫生部又成立了卫生部医学伦理专家委员会，委员会的职责是负责行业科技发展中有关伦理问题的咨询和审查。从上世纪80年代后期开始，国内各医科大学纷纷效仿国际做法，相继设置伦理委员会，各级各类医疗机构也设立医院伦理委员会。

依照《赫尔辛基宣言》规定，每一项人体试验的设计和实施均应在试验方案中明确说明，并将试验方案提交给专门任命的伦理审查委员会进行审核、评论、指导，可能的话，还要经过审查批准。该伦理委员会必须独立于研究者和申办者，并且不受其他方面的影响。委员会应当遵守试验国的法律和制度。研究人员有责任向委员会提交监察资料，尤其是所有的严重不良事件的资料。研究人员还应当向委员会提交其他资料以备审批，包括有关资金、申办者、附属研究机构以及与其他对受试者有潜在利益冲突方面的资料。

伦理审查的内容包括研究项目的科学审查和伦理审查，主要关注人体实验研究的科学根据、安全性与风险、募集受试者的程序、项目受益情况、保密措施、知情同意的程序、安慰剂的使用、中止研究与制裁的规定、完成研究的时间表、成果的处理办法,等等。其中有对知情同意书的审查,确认是否向受试者通俗地说明了研究的目的、方法、程序、时间表、预期结果,受试者是否能够充分理解和提出问题,是否向受试者介绍了可能得到或带来的益处以及可能遇到的风险和不适,等等。有涉及脆弱人群的伦理审查,也就是受试者是那些不能保护自己权利和利益或者容易受到伤害的人,比如儿童、妇女、精神病人、孕妇、智力障碍者、老年人、犯人时所进行的审查。一般的说,脆弱人群既不能被随便征募为受试者,也不应被随意排除在研究之外,征募这些群体为受试者或将其排除在试验之外,均需有合理性论证,而他们一旦被选中,必须采取保护他们权利和福利的严格措施。此外,还有流行病学研究中的伦理审查以及国际合作项目的伦理审查,等等。

对于伦理审查的方式,一般而言,如果受试者的预期风险不超过日常医疗工作中所遇到的风险,则可以通过通讯的方式进行评审;如果实验复杂,风险较大,则应召集全体委员会评审。不管何种评审,参审的伦理委员会委员不得少于2/3,而且通过的评审不得少于参审委员的2/3,最后由主任委员签发。同时,对否定性决议应有明确解释。此外,伦理审查委员会审查的资料及与此相关的审查记录、参会委员签名、结论等,作为档案一般在研究结束后保存3年。我们国家的《药物临床试验质量管理规范》要求申办者应保存资料至实验药物被批准上市后5年。

第三节　尸体解剖中的伦理要求

尸体解剖是临床和医学科研的重要组成部分,它可以帮助临床医生和科研人员弄清楚一些复杂、疑难和意外死亡疾病的原因、发病机理,提高诊断、治疗和科研水平,从而促进医学科学的发展。同时,它还可以为妥善解决医患纠纷、侦破案件提供科学客观的证据。

在医学发展的历史中,反对尸体解剖的思想一直占据上风,古今中外都是如此。我国传统道德认为"身体发肤,受之父母,不敢毁伤,孝之始也",认为损坏人体的任何部位都是不孝之举,因此尸体解剖也就当然地被禁止,被认为是大逆不道的事情。据《南史·顾恺之传》记载,一个妇女因遵照丈夫遗嘱,解剖了丈夫的尸体,结果以伤夫五脏"不道"的罪名被判处徒刑,其子也因不能劝阻,竟以"不孝"之罪被杀头。在中世纪的欧洲,在教会的统治和思想禁锢下,人体解剖被视为违背《圣经》之举,也属于不道德的行为而被禁止。尸体解剖虽然经历了一段非常坎坷的路程,但也正是尸体解剖推动了近代医学的发展。

尸体解剖应当遵循以下道德规范:

一、知情同意或征得亲属同意

我国卫生部1979年颁布的《解剖尸体规则》第三条规定:解剖尸体必须经过医师进行死亡鉴定,签署死亡证明后,方可进行。反之,如果不经死者生前或死后亲属同意且又未办理合法手续或经特定部门批准而进行的尸体解剖或摘取器官的行为,是不合乎道德的。也就是说,一个人在处于健康状态或临终状态时,立下了生前意愿或遗嘱,自愿同意在其死后进行尸体解剖,并办理了合法手续;或者一个人在生前意愿或遗嘱中没有表示死后反对尸体解剖,而亲属又同意尸体解剖并签署了知情同意书。在这两种情况下,医务人员进行尸体解剖是合乎医学道德的。反之,病人生前没有意愿且未征得亲属的同意而进行尸体解剖或摘取死者的器官是不道德的,也是违法的。

二、用于医学或法律目的

尸体解剖的目的是为了明确死亡原因,从而提高临床诊治水平或帮助法医鉴定。普通尸体解剖为教学服务,有助于培养医学生和促进教学研究;病理解剖为医疗和临床研究服务,因为查清疾病发生发展的规律,总结疾病的病理变化、死亡机理,有利于深化医学对疾病的认识;法医解剖为社会司法服务,对维护法律严肃性和社会秩序的安定,判断死者的死因、性质、身份等都有重要意义,且涉及法律上的量刑定罪,符合社会道德要求。上述尸体解剖是用于医学或法律目的,符合医学道德的。用于非医学和非法律目的尸体解剖是违背医学道德的。

三、严守操作规程,尊重爱护尸体

病人或亲属同意进行尸体解剖是洒向人间的爱,也是对医学发展的无私奉献。因此,医务人员在进行尸体解剖时要爱护和尊重死者,因为对尸体的尊重,就是对死者的尊重;对死者的尊重,就是对人格尊严的维护。在具体操作上要坚持科学性,切口要规范,留取标本要考虑保持尸体外形的完整,缝合要符合要求;操作中要严肃,不可随便摆弄、乱切乱放尸体,不可有嬉闹言行;尸检术毕,要使尸体清洁无味、五官端详、肢体舒展、易于鉴别,并佩戴好原饰物;对其贵重物品要登记保管并向死者家属移交。这些内容既是尸体解剖的技术规范和道德要求,也是对死者的尊重和对家属的安慰。遵循这些道德要求进行尸体解剖,既是人类认识自身的有效途径,也是人类文明不断进步的标志。

第四节 医学科研中的伦理案例

随着医学科研的不断发展进步,人类在疾病诊疗和增强健康方面取得了长足的进步。但是在享用医疗科技进步给我们带来更多便利和福音的同时,诸如基因研究、器官移植、高科技生殖技术、生物技术、克隆技术(图3.1)等方面的医学科研也日益面临更多的伦理问题考验。对于面临的问题,我们选取以下三个案例进行讨论,目的是引发进一步的思考。

一、"人兽杂交"胚胎的技术争议

人在从普通动物分化出来的过程中积累了很多道德规范,形成了属于人类的特殊思维。"半兽人"(图3.2)该如何定位,是近年来讨论的热门话题。"半兽人"出现后,英国政府下属的"人工授精和胚胎研究管理局"(HFEA)正式批准了一种人兽杂交胚胎实验。英国卫生部公布的一项法律草案允许科学家培育人兽混合胚胎进行科学研究,科学家今后可以进行三种类型的人兽混合胚胎研究:将动物的细胞注入人类胚胎中;将动物的遗传物质DNA注入人类胚胎中;将人类细胞的细胞核注入遗传物质已被去除的动物卵子细胞中。草案同时规定,人兽混合胚胎研究只能用于医疗目的,科学家只能在实验室中培育这种混合胚胎,而且在 14 天之后必须将其销毁,也不能将其植入人体内。目前,加拿大、法国、德国、意大利和澳大利亚等国都禁止进行人兽混合胚胎的研究,并立法宣布此类研究为非法行为。如加拿大 2004 年通过了《辅助人类生育法》,明确禁止把非人类细胞导入人类胚胎中,也禁止把人类细胞导入非人类胚胎中。

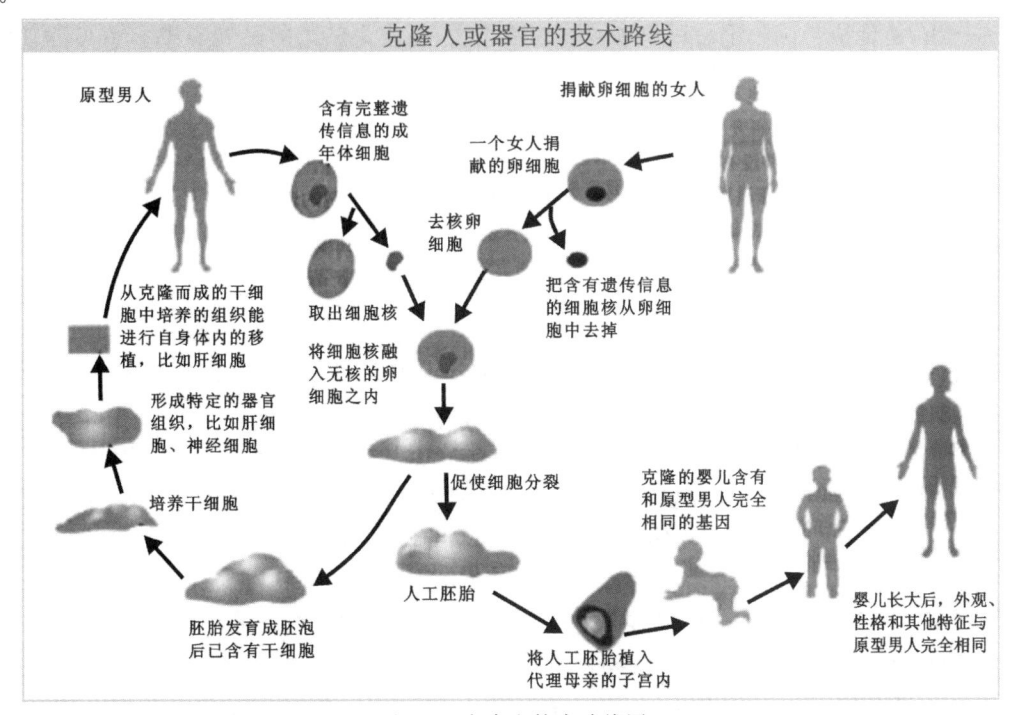

图 3.1 克隆人技术路线图

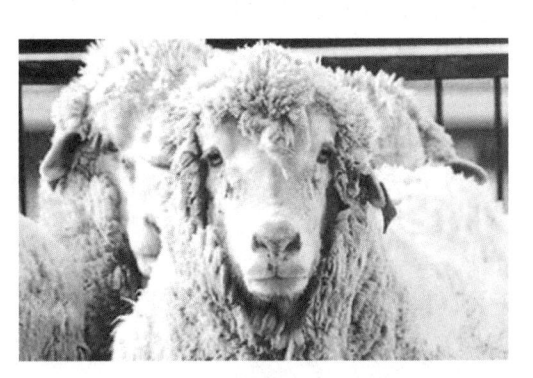

图 3.2 世界上第一只"人兽羊",有 15% 的细胞来自人类

人兽胚胎超出了人类对胚胎的惯有认知,这种将人类干细胞与动物胚胎相结合产生的新物种的研究,在世界范围内引发了部分宗教人士、人权学家和伦理学界的反对以及民众的广泛争议。反对者认为,杂交胚胎违背人类尊严,人兽杂交胚胎的发展可能违反了自然物类界限,可能导致更多未知领域无法掌控的疾病和灾难。但从有益于公众和促进科学发展的角度来看,它避免了直接从人胚胎提取干细胞的种种限制。目前科学界制造混合胚胎的目的有两个:一个是为了提取干细胞,进行干细胞研究;另一个是用建立动物模型的方法来研究治疗人类的疾病。科学家希望通过这些混合胚胎的研究,寻找治疗帕金森症、中风、老年性痴呆症等疾病的办法。可以明确的是,需要在伦理道德及法律的约束下进行的科学研究,才能控制科研朝无

法控制的局面进行。

二、黄禹锡"采卵风波"中的伦理违反行为

曾经是韩国最优秀的科学家黄禹锡于 1995 年培育出全球首只克隆狗,在胚胎干细胞方面的研究造诣,使他成为国际生命科学领域的权威人物,也成为韩国的民族英雄。2005 年 11 月 24 日,黄禹锡公开承认 2004 年发表在《Science》的论文,采集了两个研究生的卵子,并用金钱购买了部分卵子,在伦理上犯了错误。12 月 23 日,韩国首尔大学调查委员会发布中期报告,认定黄禹锡 2005 年发表在《Science》上的论文造假,所称 11 个胚胎干细胞至少有 9 个是伪造的,另外两个是否属实仍有待验证。29 日,调查委员会进一步查明黄所谓克隆出与患者相匹配的胚胎干细胞,纯属子虚乌有。2006 年 1 月 10 日,调查委员会公布最终调查结果:黄禹锡 2004 年的《Science》论文也是造假的,但《Science》所载全球首条克隆狗属实。最终调查报告严肃指出,这种行为只能是对科学界和公众的彻底欺骗。韩国政府撤销了黄禹锡"最高科学家"的称号并解除其一切公职;《Science》也宣布撤销黄禹锡的造假论文。黄禹锡等六人因涉嫌欺诈罪、挪用公款罪并违反《生命伦理法》被提起公诉。其违反伦理法的主要内容如下:

黄禹锡的科研组在获取卵子过程中存在过度取卵现象。韩国生命伦理审议委员会于 2006 年 2 月 2 日发表声明称:黄禹锡科研组从 2002 年 11 月起,从 199 名女性体内竟提取了 2221 颗卵子。研究人员并没有给实验者讲述过度取卵的危害,也没有严格按标准进行,违背了科学家的基本科研道德。

黄禹锡科研组在取得卵子的过程中,并没有向捐献卵子的女性解释取卵后的副作用,同时要求她们在"捐卵子同意书"上签名,违背了知情同意原则。

用金钱购买卵子。从 2002 年到 2003 年末,为保证卵子的充足来源,曾向捐卵女性每人支付了约合 1450 美元的补偿金。而韩国相关法律规定,关于人体部分组织作为研究对象的实验,不能通过金钱买卖获取。

胁迫两位女研究员捐献卵子。该小组的女研究员是在黄禹锡的强迫下捐献卵子的。理由是在实验室不小心打翻了一个装有卵子的培养皿。这违反了《赫尔辛基宣言》关于"在取得受试者的知情同意时,医生应特别注意受试者与自己有无上下级关系,或同意是否是在胁迫状态下进行的"的伦理规定。

三、哈佛大学获取中国基因的违规操作

20 世纪 90 年代,美国哈佛大学公共卫生学院等机构与我国一些单位合作,在安徽等地采集血样,进行某些疾病的遗传基因研究。据称这些项目的基因取样"达到 2 亿中国人",仅在安徽的哮喘病样本筛选就"涉及 600 万人"。世界著名学府哈佛大学在中国农村进行的 15 项人体研究,不但缺乏完善的监管,而且没有向参与研究的中国人说明有关研究的危险性,同时也未确定接受实验者是否自愿接受测试。美国联邦政府官员指责哈佛大学的科研做法,质疑哈佛大学在对世界上最令人垂涎的"遗传信息宝库"——中国农村人口进行科研时的道义问题。在美国"人类研究保护办公室"发给哈佛大学两家机构的信中,美国联邦官员指出了在发展中国家进行人体研究实验引发的道义问题,并指出其在中国进行的科研项目中的一系列不合理行为:比如说,哈佛声称他们在中国农村进行的科研项目得到了"接受实验者的同意",但实际

上,科研项目所用同意书却使用了一些中国农民根本无法理解的复杂语言。在实际执行时也谎称以体检、查肝炎等方式获取血样。

显然,在公众对知情同意尚缺乏深入认识和理解的背景下,科学家和研究者负有更大的责任。由发达国家资助的国际研究项目,不能因为发展中国家的法律和监督机制不健全,当地群众的自我保护意识不强,就不尊重他们的知情权,更不能允许在发达国家不可以做的事,在发展中国家畅通无阻。

在医疗科技不断发展给人类带来丰厚回馈的今天,医学界比以往面临更多的诱惑与考验,医学科研工作者需要强化道德责任意识,伦理委员会也要充分发挥道德评判和监督作用,使科研工作能够在伦理道德的指引下有序地进行。

(贺 加 岜 怡)

附录 赫尔辛基宣言

世界医学会赫尔辛基宣言
以人类为对象的医学研究的伦理学准则
World Medical Association Declaration of Helsinki
Ethical Principles for Medical Research Involving Human Subject

A.简介

1.世界医学会建立了赫尔辛基宣言,作为一项伦理学声明,该宣言对以人类为对象的医学研究,为医生和其他参与者提供了指导准则。以人为对象的医学研究包括人体标本和资料的研究。

2.促进和保护人民的健康是医生的天职,医生的知识和良心促使其献身于这一使命。

3.世界医学会日内瓦宣言对医生的要求是:"病人的健康是我的首要考虑";而且国际医学伦理学准则宣告:"当提供的医疗措施可能损害病人的身体和精神状况时,医生只能依照病人的利益行事。"

4.医学的进步是以研究为基础的,在一定程度上这些研究最终均有赖于以人类为对象的实验。

5.在以人类为对象的医学研究中,受试人的健康应该高于科学和社会的利益。

6.以人类为对象的医学研究,其主要目的是改进预防、诊断和治疗的方法以及了解疾病的病因与发病机制。即使已证实为最佳预防、诊断和治疗方法,亦需不断研究检验其有效性、效率、可接受性和质量。

7.在现代医疗实践和医学研究中,绝大多数预防、诊断、治疗方法对病人都是有风险和负担的。

8.医学研究必须服从于尊重全人类和保护其健康及权益的伦理学标准。对有些较脆弱的受试人群则需要特殊的保护。必须认识到研究引起的经济和医疗上的不便的特殊需求。此外,对于那些不能自主同意或拒绝签署知情同意者、可能屈服胁迫而同意者、个人不能从研究受益者以及那些研究和治疗结合为一体者也需要给予特殊关注。

9.研究进行者应该知晓本国对人体研究的伦理、法律和规章要求以及应用于国际的相关要求。该宣言不允许国家的伦理、法律和规章可以减少或消除前述任何对受试人的保护。

B.所有医学研究都必须遵守的基本准则

10.保护受试人的生命、健康、隐私和尊严是从事医学研究医生的职责。

11.以人为对象的医学研究必须符合普遍接受的科学原则,必须在对科学文献、其他相关资料透彻理解的基础上,在充分的实验室(在适当的情况下)和动物实验的基础上进行。

12.在实施可能对环境有影响的研究时,需特别谨慎,必须尊重所用实验动物的福利。

13.每项涉及人体的实验步骤均应于实验方案中清楚阐明其设计和操作。该方案应当提交讨论、评价和指导,并在合适的时候,提交专门指定的伦理审查委员会批准,该委员会必须独立于研究者、赞助者或任何其他不适当的影响之外。这个独立的委员会应当遵守研究所在国家的法律和规定。委员会有监督试验进行的权利,研究者有向委员会提供监督资料的义务,尤其是有关严重副作用的资料。为了便于审查,研究者还应该向委员会提交有关基金、赞助者、机构隶属以及其他与研究对象有潜在利益冲突方面的资料。

14.研究方案应包括有关伦理问题的陈述,并应指出其与宣言精神相符。

15.以人类为对象的医学研究应由合格的科研人员指导,并且应在胜任临床工作的医务人员的监督下进行。即使受试人提供了知情同意,也必须始终由一名合格的医务人员对其负责,绝不能由受试者本人负责。

16.对每项以人类为对象的研究计划,在进行前均应对研究对象或其他人的预期危险及负担与收益进行仔细的比较和评价。这并不排除医学研究中健康志愿者的参加。所有研究设计均应当是可公开的。

17.除非医生确信已充分评估了涉及的各种风险并能满意地加以处理,否则应当避免进行以人为对象的研究计划。如果发现风险超过潜在收益或者存在明确的阳性或有益结果证据,医生应停止研究。

18.以人类为对象的研究只应在研究目的的重要性超过对研究对象不可避免的危险和负担时才能进行。当受试人为健康志愿者时此点尤其重要。

19.只有存在受试人群可从研究结果获益的合理的可能性时,医学研究才是正当的。

20.研究计划的对象必须是自愿且知情的参与者。

21.必须始终尊重研究对象,保护他们的权利不受损害。应采取一切预防措施尊重受试人的隐私和病人资料的保密性,应尽量减轻研究对受试人身心健康和人格的影响。

22.任何涉及人类的研究,均需对每例可能的研究对象详细说明研究的目的、方法、基金来源、可能的利益冲突、研究者的机构隶属、研究预期收益、潜在危险以及可能带来的不适。还应告知研究对象有随时放弃参加研究或撤回参加研究同意书的权利,而且不会遭到报复。确保研究对象了解了上述情况后,医生应当随后取得其自愿的知情同意,最好是书面的。如不能获得书面同意,非书面的同意必须正式记录存档并且要有目击证人。

23.医生为研究计划征求知情同意时,如果研究对象对医生有依赖关系或者有被迫同意的可能,医生应当特别注意。此时,应当由一位不参与该研究、完全没有业务关系并熟悉情况的医生来征求知情同意。

24.对无法律资格的研究对象,例如由于身体或精神上的原因无法给予同意,或者未达法定成年年龄,研究者必须按照合适的法律程序从法律授权的代表处获得知情同意书。除非研究对于促进这部分人群的健康是必需的,并且这项研究又不能由有法律资格的人替代,否则不应该把这些人入选到研究中。

25.当研究对象被认为无法律资格时,例如未成年儿童,他们虽然能够做出同意参与研究的决定,研究者亦必须征得其法律授权代表的同意。

26.对于不可能获得本人及其代理人知情同意的研究,只有当身体、精神状况均不允许获得知情同意为研究人群的必需条件时,才能进行该研究。造成研究对象不能提供知情同意情况的特殊原因应该在实验方案中说明,以便审查委员会考虑和批准。研究方案还应说明将尽快从当事人或其法律授权代理人获得参加研究的同意书。

27.作者和出版者均有伦理学义务。发表研究结果时,研究者有义务保持结果的准确性。否定性和肯定性结果均应发表或让公众知晓。基金来源、机构隶属以及任何可能的利益冲突均应在论文中公布,不遵守本宣言规定准则的实验报道不能发表。

C.医学研究与医疗保健相结合时的附加准则

28.医生只有在医学研究潜在的预防、诊断和治疗价值在正当范围时,才可将医学研究与医疗保健结合在一起。医学研究与医疗保健结合时,使用附加标准保护受试者。

29.一种新方法的益处、危险、负担和效果应当与现行最佳的预防、诊断和治疗方法权衡比较。这并不排除安慰剂的使用或不给予治疗(在尚无已证实的预防、诊断和治疗方法的研究中)。

30.当研究结束时,应保证每例入选的研究病例均可从研究证实的最佳预防、诊断和治疗方法中获益。

31.医生应对病人充分说明与研究有关的医疗保健内容,任何时候都不能因患者拒绝参加研究而妨碍医患关系。

32.对病人进行治疗时,在没有已证实的预防、诊断和治疗方法或虽有一些方法但却无效的情况下,如果医生判断,新措施具有挽救生命、恢复健康或减轻病痛的希望,在征得病人同意后,医生可以使用尚未证实的新的预防、诊断和治疗措施。可能时,应当将这些作为研究的目的,设计评价其安全性与有效性。任何情况下,新的资料均应该记录并在适当的时候发表。此外,还应当遵循本宣言的其他相关准则。

(资料来源:《美国医学会杂志中文版》,2001)

参考文献

1.李本富. 医学伦理学. 北京:北京大学医学出版社,2002
2.李本富,李曦. 医学伦理学十五讲. 北京:北京大学出版社,2007
3.马文元. 医学伦理学.大连:大连出版社,2002.363~365
4.陈元方,邱仁宗. 生物医学研究伦理学. 北京:中国协和医科大学出版社,2003
5.李建会. 从黄禹锡事件看伦理学对科学的重要性.医学与哲学,2006,(27)2:14~18
6.雷毅. 黄禹锡沉浮录.世界知识,2006(3):34~35
7.http://news.xinhuanet.com/photo/2006-01/10/content_4034093.htm 体验还是实验. 追踪哈佛大学违规研究内幕
8.瞭望. 哈佛大学在中国基因项目再调查. 美国医学会杂志中文版,2003(38)
9.赵博. 赫尔辛基宣言. 美国医学会杂志中文版,2001,20(5):215~216

第四章　科研设计的思想方法

医学科学研究是一个探索自然规律的过程,其结果是真实的、可靠的、可推广的,是对人民健康负责并且有效的。所以,医学科研也是寻找真理的过程。在这个寻找的过程中,会存在种种意想不到的问题和困难,也会有不少的冲突和矛盾。因此在开始研究之前,如果对这些问题、困难、矛盾、冲突设想得越周密,就会使研究过程越顺利,结果越可靠。否则,就难以得出预想的结论,或者所得出的结论经不起历史的检验。

希腊约阿尼纳大学的 Ioannidis 等人对 1990 年~2003 年期间发表在 New England Journal of Medicine、JAMA 和 Lancet 三大著名医学杂志上,而且引用次数在 1000 次以上的文献进行了调查。结果显示,在 49 篇高引用率的原始文献中,有 45 篇声称干预方法有效。而报告结果被以后的研究所否定的有 7 篇(15.6%),最初报告的疗效被夸大的有 7 篇(15.6%),亦即接近 1/3 的研究结果没有经受住时间的检验。

科研设计的目的,是用较少的人力、物力和时间,获得较为可靠的结果,使误差减少到最低限度,并对结果的误差大小做出准确的估计,以达到研究高效的目的。

所谓科研设计,就是对研究的具体内容和方法进行设想、计划与安排,以保证研究的精确性和准确性,使其结果可靠并有推广意义。科研设计本身也是一个研究过程,它要经过反复推敲,才能最后确定一个周密的方案。显然,在这个过程中,作者的思维方式对方案的设计会产生明显的影响。换言之,科研方案体现了作者的思维水平。

一、科研设计中的科学思维

进行科研设计需要有科学的思维方法。科学思维方法具有跨学科的特征。科学思维方式的客观基础是科学研究对象和科学本身存在着共同的属性与规律,这些共同的属性与规律通过客体向主体、客观向主观的转化,形成了各门科学通用的思维规则和手段,即各门科学共同的思维方法。

(一)科学思维的内涵

科学思维最基本的含义是,在进行科研设计时,思想上要有如下意识:

尊重科学　即研究目标必须要有物质基础,而不是虚无缥缈的。曾几何时,有人想制造出

"永动机",也有人想用水制造出"油"。这些痴人说梦式的设想有其很大的蛊惑性,也曾经诱使某些企业或个人投资研究,但最终都被科学所唾弃。

尊重规律　即把握其个性特征。如调查研究的关键在于调查表的设计质量和调查过程中的质量控制;临床试验研究的关键在于伦理道德的考虑、受试者的纳入和排除标准的制订、受试者依从性的提高和临床试验实施过程中的质量控制;而试验研究的关键在于试验设计三要素、四原则和设计类型高质量的安排和落实。

尊重方案　即对自己所制订的方案要高度负责。当理论和实践都可能实现的目标一旦确立时,研究人员就应牢牢锁定它,所做的一切考虑和所采取的各种措施都要多快好省地为实现方案规定的目标服务。所以作者的方案应该是深思熟虑的。

对于临床科研设计,要高度关注的研究对象是人不是其他的动物,而人是有社会属性的,受精神因素、心理因素影响很突出。因此科研设计中要体现医学伦理的要求。

(二)科研设计中的统计思维

生物医学科研对象是具有极大变异性的生物体。研究这种对象某些现象的变化规律离不开统计学的思维方法和技术手段。因此,统计学在医学科研中起着不可替代的作用。我国胡良平和刘惠刚提出了医学科研统计思维的"八性",即延展性、概括性、随机性、均衡性、系统性、代表性、自悖性和相合性。在此基础上,他们又提出了"八思维"模式,即从静态思维到动态思维模式、从正向思维到逆向思维模式、从简单思维到复杂思维模式和从横向思维到纵向思维模式。这些统计思维特点和思维模式,高度概括了科研设计的严谨性和科研创造的思想基础,值得医学科研人员在科研选题和设计时参考。

二、科研设计的基本内容和原则

(一)基本内容

科研设计的内容很多,包括确立科研目的和理论假说,选择研究对象,估算合适的样本量,确定研究的观察指标和观察期限,确定正确的资料分析方法,确定安全和正确的措施,确定严格的质量保证措施,确立研究设计方案,等等。概括起来,科研设计有两种类型,即专业设计和统计研究设计。前者是从专业知识角度分析问题并制定解决这些问题的计划或安排;后者是以统计学为基础考察问题并制定解决这些问题的计划或安排。有时这两种设计是彼此独立的,但在多数情况下它们是密切相关的。一般的说,应以专业知识为主导,以统计学知识为辅助进行科研设计。

统计研究设计可进一步划分为实验研究设计、临床试验设计和调查设计三种。

1.实验研究设计

实验研究设计通常是指以动物为实验对象,在实验室内进行的小规模实验研究设计。它包括各种单因素设计(如单组设计、成组设计等)和多因素设计(如随机区组设计、交叉设计、析因设计、重复测量设计等)。

实验研究设计中,各试验因素可由研究者根据专业知识选定,非试验因素也比较容易控制。科学的实验研究设计可同时考察多个试验因素及其交互作用对观测结果的影响,可将重要的非试验因素的干扰和影响控制在最低水平。

2.临床试验设计

临床实验设计的受试对象是正常人和患者。这种科研设计最重要的内容是怎样设置对照组,怎样遵守伦理道德,怎样选择和剔除受试者,怎样提高受试者的依从性,怎样控制整个临床试验过程中可能产生的偏性问题等。

3.调查设计

调查设计指在没有人为干预措施的前提下,对客观存在的事物或现象进行被动地观察。它包括横断面设计、队列设计、病例对照设计、混合设计等。这种科研设计需要根据任务,结合专业知识和统计学知识,周密地考虑现场可能碰到的各种问题,以免在调查结束后才发现遗漏了调查项目。

(二)基本原则

医学科研设计中要注意以下基本原则:

1.对照原则

没有比较就没有鉴别。设立对照是研究设计中的常规项目。通过对照,对非处理因素加以控制,就可以鉴别研究过程中有关因素对疾病的发生或结局的影响,以提高研究结果的真实性和可靠性。对照的种类包括空白对照、安慰剂对照、标准对照、自身左右对照、历史对照等多种类型。其中,空白对照常用于预防性干预措施的评价;安慰剂对照常用于干预措施特异性疗效的评价。

2.随机原则

为了能使被抽取的观察对象最好地代表其所来源的总体,并使试验组和对照组间具有最大程度的可比性,通常采用随机的方法。随机化原则包括随机抽样和随机分配两类。前者指每个研究对象都有同等的机会被从总体中选择出来进入研究,后者表示研究对象具有同等的机会被分配进入试验组或对照组。随机抽样的方法有系统随机抽样和多级随机抽样。随机分组的方法包括简单随机、分层随机、区组随机等。完整的随机化应当包括产生随机分组的方法和随机序列,以及在对象分配过程中对分配方案的隐藏。常用的随机分组方法有单纯随机分组、区组随机分组和分层随机分组。

3.盲法原则

盲法原则(blind method)旨在有效地减少研究者或受试者的主观因素所导致的实施和测量偏倚。在研究过程中进行指标观测、数据收集、疗效评定及结论判断时都应采用该原则。根据设盲的对象,可将盲法分为单盲、双盲、三盲甚至四盲。临床试验在报告盲法时必须报告盲的对象和盲的实施过程。

4.重复原则

重复原则(replication)是能在相同实验条件下做多次独立重复实验。临床研究也要在类似的病例中进行多次反复验证,即要遵循重复的原则。重复性要求研究样本对于相应的总体具有代表性,即具有"性质"和"数量"两方面的特征。"性质"即研究样本与相应总体的同质性,"数量"即足够的样本含量。这是为了保证从研究样本中获取的信息和研究结论具有外推性。

5.伦理学原则

医学伦理学日益受到人们的重视,已成为开展临床研究不可缺少的组成部分。临床研究中的伦理学原则集中体现在伦理委员会的审查批准和每位研究对象的知情同意。

三、创新性思维与科研选题

科学研究工作本身是一个不断提出问题和解决问题的过程。选题是科研设计的真正起点,是科研工作的第一步。选题决定着科研工作的主攻方向、奋斗目标,规定着应采取的方法和途径。科学史表明,影响研究成功的因素有多种,其中一个最明显的因素是选题得当。只有研究者选出恰当的课题,才有成功的可能。医学科研选题应遵循以下基本原则:

(一)需要性原则

需要性原则注重解决科学问题。在医学科研选题过程中需要首先提出问题,而所提出的问题并非是简单随意的问题,应该是与人类文明、国家进步、人民健康密切相关的有价值、有意义的科学问题。

研究项目的提出对科学家的科学素质有比较高的要求。它要求科学家既懂得课题的来源,又理解选题的价值意义,还要富有想象力,对自己的科研方向有浓厚的兴趣,并且要有相当的知识储备。

在进行科研选题时,要注意它的实用价值和理论意义。一般来说,医学科研选题应与疾病或公共卫生密切相关,所提出的问题应是医学上亟待解决的理论或实践的科学问题。这些科学问题一般有三个来源:

1.源自国家提出的医疗卫生重大理论和实践问题

如新发疾病的病因问题。20世纪中期,在巴布亚—新几内亚Fore族的高地居民中出现了一种怪病。患者数以万计,以女性和未成年儿童居多,病死率为100%。病人以小脑共济失调为首发症状,并贯穿该病全过程,之后出现震颤、脑退化和痴呆,逐渐发展为完全丧失运动能力。常于3~6个月内因衰竭而死亡。

现在已经明确这是人类第一个致死性朊蛋白病,称作Kuru病。但在当时,人们却因病因不明而对其束手无策。美国医学家盖杜赛克(C.Gajdusek)选其作为科研方向,对该病的病因学进行了长达20年的现场调查、实验室研究和干预研究。发现该病与患者食用亡故亲人的肉有关,是食人葬俗的不良后果。1968年病区停止该习俗后,病情得到控制,从而拯救了一个部落的人群。盖杜赛克为此获得了1976年诺贝尔医学奖。

科学的发现始于问题的提出,正确地提出问题等于解决了问题的一半。发现和提出问题,意味着找到了从已知信息通向未知信息的桥梁。

2.源自本地区医疗卫生工作实践中遇到的理论和现实问题

如三峡大坝建成后库区水源质量及其控制问题。它虽然仅涉及库区内广大居民的身体健康,但却是当地政府直至国家所关注的大问题。

提出一个问题往往比解决一个问题更重要。后者仅是一个数学上或实验上的技能而已,而提出新的问题却需要创造性的想象力,它标志着科学的真正进步。

3. 源自科研工作者本人在医疗实践中的发现

如医疗器械的研制和改造问题,老药新作用的研究问题等。

(二)创新性原则

创新性原则注重提出创新观点或者创新技术。医学科学研究是对未知医学领域的探索;是把未知变成已知,把知其然变为知其所以然的行为;是发现新的医学事实、阐明新的医学规律、建立新的医学理论、发明新的医疗技术的劳动。这种劳动与其他劳动的本质区别就是它的探索性和创新性。

科研选题方向能否取得专家的认同,最重要的是所选项目的价值大小和是否有新意,即对某个观点、现象、技术有新的看法、新的见解,亦即有创新性。有了创新性,项目就有了灵魂,有了值得探索的价值。

项目的创新性主要具有以下两种体现方式:

1. 观点的创新

观点的创新即理论的创新。这类项目一般会有很高的学术价值,研究结果会为医学科研开辟新的方向。有的创新性观点甚至会影响医学科学的发展历程。

创新点究竟存在于何处?总的来说,它存在于各种各样的矛盾点上,尤其是新旧之间的矛盾点上。比如新事实与旧理论的矛盾;新理论与旧理论的矛盾;不同学科之间的矛盾等。如DNA双螺旋结构的发现,对现代生物学具有划时代的意义,但它的发现也是在前人工作基础之上的。

1953年2月,沃森、克里克通过维尔金斯看到了富兰克琳在1951年11月拍摄的一张十分漂亮的DNA晶体X射线衍射照片。他们根据这张照片和富兰克琳与维尔金斯的初步判断,提出了DNA双螺旋结构理论。他们分析得出了该双螺旋的各种参数,认为磷酸根在螺旋的外侧构成了两条多核苷酸链的骨架,方向相反;碱基在螺旋内侧,两两对应。DNA双螺旋模型的建立,不仅意味着探明了DNA分子的结构,更重要的是还提示了DNA的复制机制:由于腺嘌呤总是与胸腺嘧啶配对、鸟嘌呤总是与胞嘧啶配对,这说明两条链的碱基顺序是彼此互补的,只要确定了其中一条链的碱基顺序,另一条链的碱基顺序也就确定了。因此,只需以其中一条链为模版,即可合成复制出另一条链。

上述矛盾突出表现在科学发展的前沿地带,学科之间的空白地带,不同理论观点、学派的相争地带,研究工作遇到挫折、失败的困难地带,等等。因此,科研人员要不断地学习。通过学习既可以了解学科发展的历史渊源和发展动向,又能培养自己对问题的分析和判断能力,还能增强自己洞察事物的水平。

所谓创新,既可以是在局部性的课题上具有创新性,如解决一个多因素的大课题中尚未解决的一个小问题;也可以是在别人研究成果的基础上加以扩大,有自己新的见解、补充或改进;还可以是纠正别人的错误。总之,创新性可大可小,可难可易。该如何选题,应根据各人的具体条件而定。

2.技术的创新

技术与科学是孪生姐妹,都是推动社会发展的第一生产力。如造纸术改变了人们记述事实的方法;火箭为人类提供了运载工具;PCR为生命科学提供了研究手段等。

技术总是以科学理论为基础的。技术的发展也是伴随基础科学的发展而发展的。技术的创新中必然蕴含着科学理论的创新,而技术的创新自然要求研究者对相关学科基础理论有较深厚的基础。

(三)科学性原则

科学性原则注重选题依据。科研选题要有确实的事实依据或科学理论依据。任何新课题以至新成果,都是在继承的基础上的创新。巴甫洛夫说过,实事就是科学家的空气。没有实事,永远飞腾不起来。

一般来说,选题时依据的事实和理论并不是全面的、彻底的,它有一定的局限。随着实践的不断深化发展,新的认识、新的发现、新的发明会对已有事实和理论进行新的审查。所以在选题时,既要尊重事实,又不拘泥于事实;既要接受已有理论的指导,又要敢于突破传统观念的束缚,采取辩证的有分析的态度。

(四)可行性原则

可行性原则注重实现目标的条件要求。科研工作是探索性、创造性的活动,实施过程需要一定的支持条件。恩格斯说过:我们只能在我们时代条件下进行认识,而这些条件达到什么程度,我们便认识到什么程度。如果选题不具备可以完成的条件,再好的选题也只能是一种愿望。因此,可行性原则是决定选题能否成功的关键。

实施科学研究的条件主要有:

1.现实的主观条件

它主要是指科研人员的知识结构、研究能力、对课题的兴趣、理解程度、责任心等。

2.现实的客观条件

如资料、经费、时间、协作条件。对应用性课题,还应考虑成果的开发、推广条件,用户采用接受的条件。

3.潜在的条件

对那些暂不具备的条件,可以通过努力去创造。知识不足可以补充,设备经费不足可以设法弥补。有时也可以通过艰苦奋斗克服一些困难。如情况不明,可以先进行调查研究等。选题时应根据已具备的或通过努力可以获得的条件,扬长避短,利用有利条件,克服不利条件,选择基本符合自己情况的研究课题。

(五)专一性原则

专一性原则即科研课题不宜太大,要选择其未发现、未涉猎的领域。在深入专一的研究中,可发现一些新现象、新问题,并成为进一步研究或选题的新起点,这就是题目的再扩大或科研的延伸。开展深入的专一研究,有利于新的突破和培育独特的专长,使自己始终站在领先的高度,甚至形成学派权威或学术思想体系。题目选得过大和手段方法定得过高,甚至脱离现实和客观条件,是选题中常出现的问题。在进行课题设计时,要本着量力而行的原则,实事求是地设计自己的研究项目。

(六)效益性原则

效益性原则包括社会效益、经济效益、科技效益和生态效益等,此不赘述。

四、创新性思维特点与问题的发现

创新性思维实际上就是创造性思维。它是一种具有开创意义的思维活动,即开拓人类认识新领域、新成果的思维活动,是人们以感知、记忆、思考、联想、理解等能力为基础,以综合性、探索性和求新性为特征的高级心理活动。

创新性思维需要人们付出艰苦的脑力劳动。一项创造性成果的取得,往往要经过长期探索、刻苦钻研,甚至多次挫折之后才能取得。而创造性思维能力也要经过长期的知识积累、素质磨砺才能具备。至于创造性思维的过程,则离不开繁多的推理、想象、联想、直觉等思维活动。

创新性思维是发散性思维。这种思维方式不受现有知识的限制和传统方法的束缚,能从多角度、多侧面、多层次、多结构去思考某一个问题,并寻求解决这个问题的答案。这种思维路线是开放的、扩散的。它解决问题的方法不是单一的,而是在多种方案、多种途径中选择。

创新性思维对于人类发展有非常重要的作用,它可以不断增加人类知识的总量,提高人类的认识能力,为实践活动开辟新的局面。人类所创造的一切成果,都是创造性思维的外化与物化。创新性思维的成功,还可以反馈回来激励人们去进一步进行创新性思维。

(一)创新性思维的特点

新颖性 创新性思维的显著特点是新。或者是思路选择新,或者是思考技巧新,或者是思维的结论新。在某种理论或者某个问题上,它具有前无古人的独到之处。或者是对前人观点的否定;或者是在前人基础上有新的见解、新的发现、新的突破。所以,创新性项目都具有一定程度的首创性或开拓性。

灵活性 创新性思维一般无现成的思维模式或程序,它不会循规蹈矩,而是自由地发挥想象力。

艺术性 创新性思维具有艺术性和非拟化的特点,它的对象多属"自在之物",而不是"为我之物"。

(二)发现问题的方法

1.观察事实

人体是神圣的,所以临床医生诊治病人所使用的方法多是固定的和权威的。而从科学发展的角度看,许多医学问题尚未解决。医务工作者要养成细致观察的习惯,在事物的运动、发展中寻找有意义的科研课题。

2.分析资料

既往的知识点存在于教科书或者文献中,随着实践的发展、研究的深入,对这些知识点可以进行再认识。只有平时注意收集和分析资料,才能在这些资料中发现新的问题。临床资料也是发现科研问题的宝藏,应对其进行分类收集和整理,变一般资料为有用资料(useful data)和可用资料(usable data)。

3.从非寻常的事件中发现问题

一个非同寻常的医学事件,可能会预示着重大医学科学问题的出现。科技工作者应该学会从突发的事件中找到科学的增长点。如艾滋病的发现及其病毒的分离就是典型的例子。1980年~1981年,美国洛杉矶有三个医院收治了5例卡氏肺囊虫肺炎,其中2例同性恋者,3例吸毒者。同时,纽约大学向国家疾病预防控制中心报告了26例卡波济肉瘤,患者全是男性同性恋者,平均年龄39岁。由于此类疾病新病例的不断增加,1980年为58例,1981为231例,1982年为883例,预示着可能有一种严重威胁人类健康的新型疾病正在传播。这引起了科学家的高度关注和政府的重视,并将其命名为艾滋病。经过多个实验室的共同努力,1984终于分离出了人嗜T淋巴细胞病毒Ⅲ。1986年将其命名为人类免疫缺陷病毒HIV。

五、创新性思维与科研假说

(一)假说的作用和地位

1.假说的作用

假说是从观察事实出发,通过概念、判断、推理对所探索的问题提出初步的、推断性的、带有假定意义的理论解释,是将人们的认识变成科学理论的桥梁,是未经实践证明的理论。它是人们发现、认识事物内部规律,建立新的科学理论必须经历的一个重要阶段和不可缺少的形式与方法。恩格斯说:"只要自然科学在思维着,它的发展形式就是假说。"有了假说,就能促使人们为达到某种结果而有计划地进行各种观察和实验,所以它也是科学研究中的重要步骤和基本程序。

假说可能来源于人们对前人的实践经验、科学积累进行的分析和综合,也可能来源于自己或者他人在医疗实践中所观察到的事实或理论。它是研究者对被研究问题的规律性认识的推测。

2.假说的地位

观察和实验是科学的躯体,假说和理论是科学的灵魂。科学研究的全过程就是提出假说和验证假说的过程。它是科学研究的主线,贯穿于整个科研过程,所有工作程序都要紧紧围绕着这条主线有次序地、有要求地严格进行安排。

(二)建立假说的思维方法

科学假说是确定科研选题之后为论证和解决该选题所搜集的经验事实和理论证据,并用这些经验事实和理论证据去论证原先提出的科学设想。在科研假说中要注意以下几个问题:

1. 创新性

意即科学研究强调创新,但创新与求是具有辩证统一的关系。假说来源于已有的事实材料,要以一定的科学理论为依据,不是随意的幻想和毫无根据的猜测。但是科学理论不是绝对的真理。例如,Harvey 提出的血液循环假说。

2. 假定性

假说是对未知的研究问题及其规律的推断,是通向真理的先导和桥梁。几乎所有的科学理论,在其探索和完全确立的过程中,都要先经过假说阶段,通过科学假说而达到真理。

但是,假说有待于实践的检验。检验的结果有可能证明假说是正确的,而使其发展为理论;也有可能证明假说是错误的,而将其淘汰。实践是检验真理的唯一标准,科研工作只能依据实验结果,对假说作出接受或者排除的结论。

3. 不同假说的"争鸣"有利于学术繁荣

不同的假说是从不同的侧面对客观事物本质和规律的探索,它们之间的争论,有助于揭露矛盾、启发思考、相互补充,有利于更全面、更深刻地揭示事物的本质。

(三)建立假说的常用方法

差异法　根据观察事物的差异,提出假说。
共变法　根据某现象伴随另一现象的发生,提出二者间可能有因果关系的假说。
类推法　根据已知事实或事物规律,推论未知事物的方法。
类同法　根据事物发生的一致性,提出假说。
剩余法　利用排除法逐步去掉影响某结果的影响因素,剩下的就是可能的影响因素。

(四)假说的验证

科研假说提出后,要进行试验或者观察,最后才能综合结果对假设作出接受或者淘汰的结论。

(董兆君)

第五章　病因研究的设计与评价

病因研究是一切医疗实践活动的重要理论基础,在医学研究领域中始终占有重要地位,任何疾病的正确诊断、有效的预防、治疗措施以及预后的估计都有赖于病因学基础。因此,了解疾病是如何发生的,探讨疾病的病因是医学研究的重要任务之一。随着相关学科的发展和医学模式的转变,人们对病因的认识也在不断发展。从宏观和群体的水平,运用独特的研究方法及因果推论的理论与技术来研究病因,对预防医学和临床医学实践均有重要的指导作用。本章将介绍病因研究的设计与评价。

第一节　病因的概念

一、病因的定义

疾病的病因(agent)是指引起人群发病概率升高的因素,包括生物、理化、社会以及人体自身的心理和遗传方面的因素。

致病因子导致人体发病是一个相当复杂的效应过程。该过程既取决于机体内的各种病理生理和免疫防卫机制的应答反应,也受外界社会以及自然环境的影响。病因学(etiology)研究是寻找疾病的病因、各种病因因素的相互关系和它们对疾病发生的影响。在临床医学中病因学研究是疾病诊断、预防和治疗的基础,具有重要的意义。

二、疾病病因学的发展

人们对病因的认识是不断发展的。1882年Koch提出了Koch法则,确定了传染病的必要病因,其主要内容是:①所有受检的特定病人都能发现致该病的病原体;②该病原体不仅能从受检的特定病人体内分离出来,且能培养出纯种;③用此纯种接种至易感动物或人,必须能复制出这种疾病。在Koch之前,人们认为,由许多不同的细菌会引起一种特定的疾病。Koch法则的提出,使人们认识到:每一种疾病是由某一种特异的病原物引起的,这就是"特异病因学说",也可称之为单一的病因论。

随着科学的发展,人们发现许多疾病都不能用 Koch 法则来确定病因,疾病的产生不单纯依赖于特异的病原物,还与环境和机体(或宿主)的状况有密切关系,并出现了疾病的"多因性学说"。例如,仅仅感染结核杆菌并不一定引起结核病,而居住条件、营养状况、心理和精神因素以及免疫状况等在引起结核病中都起着重要作用。20 世纪 80 年代,美国流行病学家 A.M. Lilienfeld 提出了病因的概念,"那些能使人们发病概率增加的因子就有病因关系存在;当它们之中一个或多个不再存在时,发病频率就会下降。"这个概念充分认识到了疾病的多因性,考虑到了影响疾病发生的各个环节,能帮助我们冲破传统的单一病因概念的束缚来研究病因,从而加速疾病防治的实际进程。

流行病学的病因一般称为危险因素(risk factor),就是使疾病发生概率升高的因素。必须确定该危险因素发生在疾病之前,并且疾病升高的概率未受到其他因素干扰。

三、疾病病因模型

疾病病因模型包括三角模型、轮状模型、疾病因素模型和病因网络模型,其中三角模型、轮状模型属于生态学模型。

(一)三角模型

三角模型又称流行病学三角(epidemiological triangle)。它将机体与环境作为一个整体来考虑,认为疾病是致病因子(agent)、宿主(host)及环境(environment)三要素相互作用的结果,强调病原体、环境、人相互作用的关系(图 5-1)。在正常情况下,三要素相互作用保持动态平衡,机体处于健康状态。如果三要素之间的平衡被破坏,就会导致疾病发生。流行病学三角对病因的解释明显优于单病因学说,对解释致病因子明确的疾病(如传染病和寄生虫病)比较好,但不适用于解释病因不明和无特异性病原微生物的疾病。三角模型将病因、宿主、环境截然分开,并强调三者处于同等地位,显然也有不妥之处。

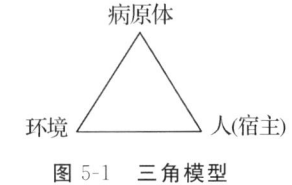

图 5-1 三角模型

(二)轮状模型

20 世纪 80 年代,人们又提出了疾病的轮状模型(wheel mode)(图 5-2)。该模型强调了环境与宿主的密切关系,机体占据了轮轴的位置,强调遗传物质的重要性,环境因素占据轮子的外围,分为生物环境、理化环境和社会环境。该模型强调了环境的多样性以及机体内有遗传因子,且轮子的各部分所占比例可以变化,显然比三角模型更接近于疾病发生的实际情况,有利于疾病病因的探索及疾病的防治。

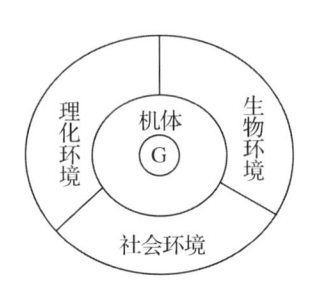

图 5-2 轮状模型

生物环境:先天因素(包括性别、遗传、出生缺陷等)和后天因素(包括年龄、生长与发育、营养、体格、行为类型、心理特征、获得性免疫、既往史等)。

理化环境:生物因素(包括细菌、病毒、其他微生物、寄生虫、动物传染源、媒介节肢动物)以及生物群落(包括植被、土壤及一定生活环境中的各种高等、低等动物及植物)、化学因素(包括营养素、天然有毒动植物、化学药品、微量元素、重金属等)和物理因素(包括气象、地理、水质、大气污染、噪声、振动、电离辐射等)。

社会环境：人口因素(包括密度、结构、家庭等)、政治经济(包括政策、劳动就业、社会资源配置、福利、交通、战争、社会灾害等)和文化习俗(包括教育文化、饮食习惯、宗教、民风民俗等)。

(三)疾病因素模型

疾病因素模型将致病因素分为致病机制的近因和外围的远因(图5-3)。外围的远因包括社会经济因素、生物学因素、环境因素、心理行为因素和卫生保健因素。流行病学的危险因素主要是指外围的远因,其中一个或多个因素不存在时,疾病发生的概率就会下降。该因素充分反映了疾病发生的多因性。例如,结核杆菌仅是结核病发病的直接近因,但是结核病的发生除特异病原并有一定毒力及数量外,还须具备特异病原进入宿主的条件(即间接原因),如居住拥挤、生活卫生习惯不良以及机体抗病能力低下,如缺乏免疫力,营养不良或极度疲劳等(图5-4)。又如疟疾是疟原虫引起的,但疟疾流行则与按蚊大量繁殖有关;按蚊大量繁殖又与当地气候、地形、地貌适于按蚊繁殖有关,还可引申至防蚊灭蚊措施不力、经济文化水平低、社会制度落后等原因。

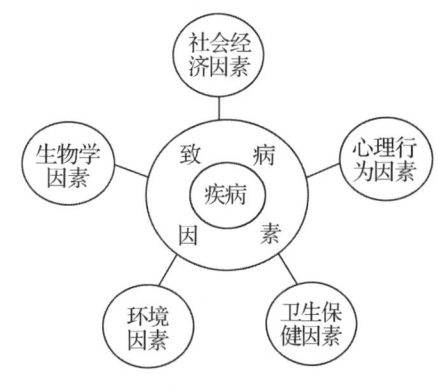

图 5-3 疾病因素模型

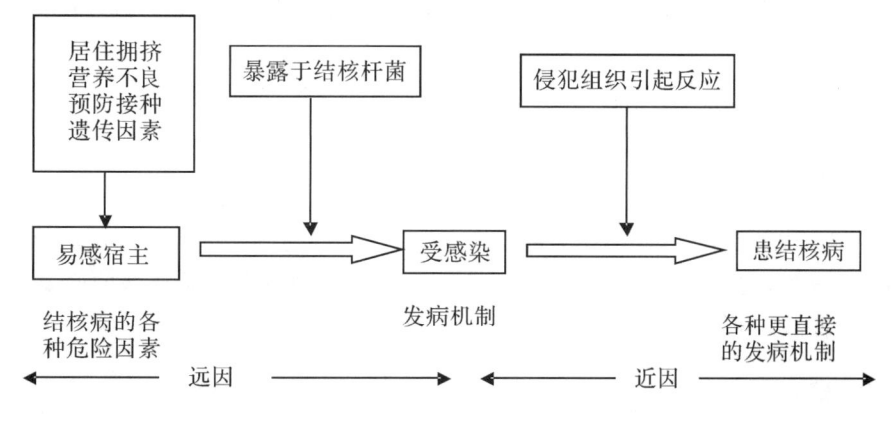

图 5-4 结核病的病因模式图

疾病流行的重要原因大多数是：病原变异、毒力增强；有适于病原媒介物生长繁殖的气候和地理环境,使媒介增多;风俗习惯不良,生活生产条件恶化;经济卫生水平降低;制度不严,管理不善;战争或灾害降临等。

对病因学研究和发病机制的认识是从直接到间接,从远因到近因层层深入的过程。从预防和治疗的实际意义看,有效的防治措施不一定要等到终极的直接病因找到才能实施,许多间接病因(远因)对防治十分有效。只有将疾病的直接病因和间接病因结合起来,同时用宏观和微观的研究方法,才能深入阐明真正的病因。

(四)病因网络模型

一种疾病的发生或流行可能存在多种危险因素,不同的病因因素或危险因素可以单独作用影响疾病的发生,也可以形成病因链(chain of causation),按一定的作用机制表达其致病作用。多个病因链交错联接起来就形成一张病因网(web of causation),这就是病因网络模型。例如,肝癌的病因网络(图5-5)可看成是由乙肝病毒感染、黄曲霉毒素污染食品和饮水中的藻类毒素三个主要病因链交错形成的。病因网络模型提供因果关系的完整路径,能够清晰地表达疾病的病因。若要系统探索病因,就必须建立病因网络,这样才能进行全面的探讨。

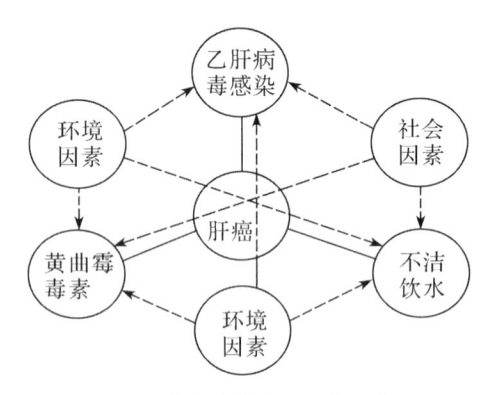

图 5-5　肝癌发病的病因网络示意图

四、疾病发生的多因性

如上所述,现代流行病学的病因观承认各事物之间的相互联系,不论因素与疾病之间的链接方式如何,与疾病发生有关的所有因素均可看做是疾病的病因,这就充分强调了疾病的多因性。了解疾病的多因性对疾病流行的控制和预防具有重要的指导意义。

流行病学病因研究的目的是了解与疾病发生有关的诸因素及其与疾病之间的链接方式,了解哪些是主要因素,哪些是非主要因素,从而为疾病的诊断、治疗及预防措施的制定提供依据。

(一)按致病因素作用分类

1. 必要病因

必要病因也称必需病因,是指在某种疾病的发生中占主导地位的因素。若这种因素缺乏,疾病就不可能发生,这在传染性疾病中尤为明显。例如,伤寒杆菌为肠伤寒的必要因素,没有这种杆菌的感染,就不会引起伤寒病。

2. 充分病因

充分病因是指有该病因存在,必定导致疾病发生。对充分病因的理解必须明确,就绝大多数疾病而言,充分病因的组成因素不是一个,而是一组,特别是慢性非传染性疾病,其充分病因并未完全明了,一般只证实或初步证实了充分病因中的一个或几个因素。目前认为,大多数慢性非传染性疾病,其充分病因不止一个,有的可能有多个充分病因,各充分病因的组成因素也可能不同,因而这些疾病就可能没有必需病因。如目前认为,高脂血症是高血压的一个病因,但有的高血压病人的血脂并不高,提示导致这部分病人发生的充分病因中可能不包括高血脂。

(二)按病因来源分类

1. 宿主方面

来自宿主(host)方面的病因最重要的是遗传因素。目前认为,有许多慢性非传染性疾病都与多基因遗传有关。另外,与疾病发生有关的宿主因素还有年龄、性别、体质、心理及免疫状况等。

2. 生物因素

生物因素(biological factors)是指能引起疾病的细菌、病毒及其他病原微生物、寄生虫、有毒动植物、动物传染源和媒介节肢动物等。大多数生物致病因素引起的疾病为传染性疾病。

3. 理化因素

理化因素(physical factors)包括化学因素(如营养、天然有毒动植物、化学药品、微量元素、重金属等)和物理因素(如气象、地理、水质、大气污染、噪声、振动、电离辐射等)。例如,长期、大剂量暴露于日光之下,可以诱发皮肤癌。从事X线照射的医生,患白血病的危险性增加。现已表明,有数千种化学物质有明显或潜在的致病作用,其中有数十种可诱发癌症,如多环芳烃类化合物等。

4. 社会因素

社会因素(social factors)与多种疾病有关,社会因素的改变可为某些疾病的发生创造条件,常较其他因素更易引起疾病。

(三)病因作用模式与疾病预防的关系

研究病因之间的作用模式,不仅有助于了解致病机理,更主要的是它能够提供预防和控制疾病的重要信息。许多传染病的病因作用模式为病因链(chain of causation),而对于多病因的复杂疾病,其病因作用模式为病因网(web of causation)。在链式病因模式中,链条的强度取决于最薄弱的那一环,通过这一环就容易找到预防和控制的关键环节;而在网状病因模式中缺乏所谓的最薄弱环节,不容易找到预防和控制的关键。流行病学病因研究的任务之一,就是发现对预防起重要影响的因素。例如伤寒由伤寒杆菌引起,这是对引起个体发病而言的。要引起伤寒流行,还应存在被伤寒杆菌污染的水或食物,存在饮水卫生、饮食卫生及其管理制度不良的问题,因为伤寒杆菌要使大批人发病大多是通过饮水和饮食传播的,这样的看法更有利于伤寒病的预防及控制。图5-6呈现出了遗传、个性、社会因素、心理压力、行为因素与冠心病间多维网状结构的关系,各种因素在多个维度上相互关联。值得强调的是模型中四个行为因素后面有一个潜在因子在支配着,这个潜在因子就是心理压力,它是这些行为因素的根,是十分重要的行为源病因因素。只要将潜在因子控制住,这些行为因素就有可能在某种程度上得以控制,这对于疾病的预防具有非常重要的作用。

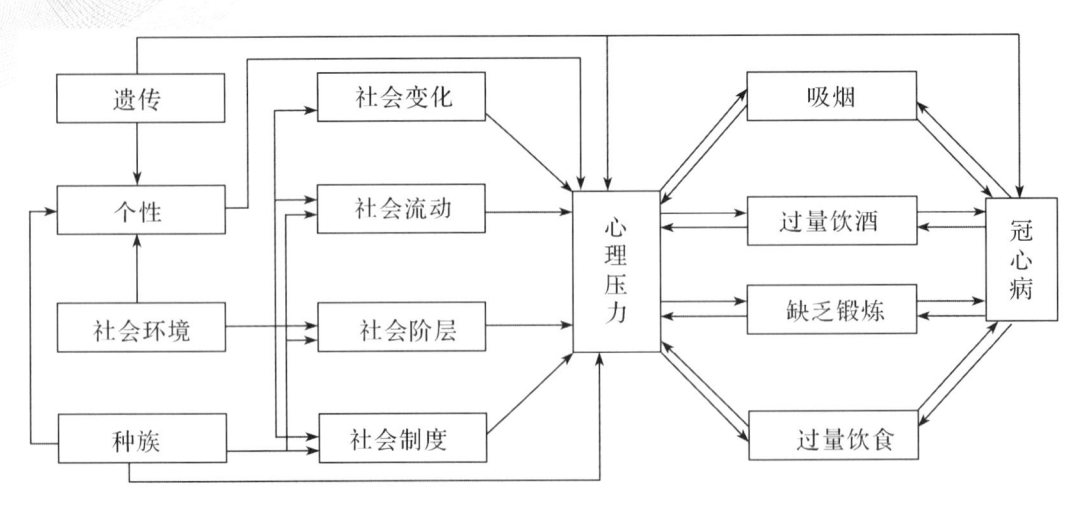

图 5-6　遗传、个性、社会因素、心理压力、行为因素与冠心病间的病因网络关系图

(资料来源:《中华流行病学杂志》,2002)

五、病因假说推理方法

根据描述性流行病学研究、临床资料和基础医学研究提供的病因线索建立病因假设时,必须立足于客观资料,根据相关的医学知识进行综合推理。在形成病因假设的思维、分析和推理中,经常应用的方法包括假设演绎法和 Mill 的逻辑推理方法(即 Mill's 准则)。

(一)假设演绎法

1. 假设演绎法的推理形式 I

因为假设 H,所以推出证据 E;因为获得证据 E,所以反推假设 H。
从假设推出具体证据,然后在实验中检验这个证据,如果证据成立,则假设成立。
例如,假设 H:乙型肝炎病毒(HBV)持续感染导致原发性肝癌;根据假设 H 和相关背景知识,推出具体经验证据:E_1(肝癌病例的 HBV 感染率高于对照组),E_2(HBV 感染者肝癌发生率高于非 HBV 感染者),E_3(控制 HBV 感染后,肝癌发生率下降)。如果证据 E_1、E_2、E_3 成立,则假设 H 成立。

2. 假设演绎法的推理形式 II

如果假设 H 而且条件 C,则推出证据 E;如果证据 E 不成立,则假设 H 或(和)条件 C 不成立。
例如,如果乙型肝炎病毒感染引起原发性肝癌(H),先行条件是 C(其他重要危险因素要一致),则在乙型肝炎病毒感染率相同的地区,肝癌的发病率应相同(E)。如果 E 不成立,可能否定的是先行条件 C(其他重要危险因素要一致),而不一定否定假设 H(乙型肝炎病毒感染引起原发性肝癌)。

(二)Mill's 准则

1. 求同法

求同法(method of agreement)即异中求同,是指根据不同病例的某些共同特点,寻找可能的致病因素。例如,在一起食物中毒的暴发调查中发现,尽管中毒者的年龄、性别、职业等不同,但所有患者均吃过某种食物,则该食物就可能是导致该次食物中毒暴发的污染食物。

2. 求异法

求异法(method of difference)即同中求异,是指根据条件相同人群事件发生的不同情况之间的差异(如对群体而言,发病率高与低之间的差异;对个体而言,发病者与不发病者之间的差异)寻找不同的线索。如果同一种疾病的发病率在不同环境因素下差异较大,则这些不同的环境因素就可能成为导致疾病发生的危险因素。例如,在一起食物中毒的暴发调查中发现,吃豆浆比未吃豆浆者的发病率明显增高,由此可认为,豆浆可能是本次食物中毒的危险因素之一。又如 A、B 两队肠道传染病发病率显著不同,两队条件基本相同,但 A 队饮消毒水,B 队饮未消毒水,则可假设饮水消毒与否与该病流行有关。

3. 共变法

共变法(method of concomitant variation)是指如果某因素出现的频率或强度发生变化时,某疾病发生的频率与强度也随之变化,则该因素很可能是该病的病因。例如,在对不同地区的龋齿患病情况和饮水氟含量进行的调查中发现,饮水中氟含量越低的地区龋齿患病率越高,而饮水中氟含量越高的地区龋齿患病率越低,说明饮水中氟含量低是患龋齿的一个危险因素。又如,某传播媒介的季节消长与某病发病的季节消长平行,则可假设某传播媒介与某病流行有关。

4. 类推法

类推法(method of analogy)是指如果某种病因不明疾病的分布与某已知病因疾病的分布有某种一致性,则可考虑两者有某种共同的危险因素。例如,湖北农村流行一种原因不明、以偏瘫和失语为特征的疾病,经调查发现其时间分布与钩端螺旋体病的流行月份相似,推测本病可能与钩端螺旋体有关。又如,克山病与动物白肌病的地区分布相似,临床病理变化类似,已知白肌病与缺硒有关,故推测克山病也与硒有关。

5. 排除法

排除法(method of exclusion)是指某病流行的因素可能有几种,经逐一分析排除,可初步提出最有可能的因素为病因。例如,某病因不明的传染病流行,排除了通过接触、虫媒、肠道的传播,则可假设为呼吸道传播,并进一步进行实验研究。

第二节 病因研究的步骤与方法

病因研究首先是依靠描述性研究探索流行因素,运用逻辑推理提出病因假说;然后选用病例对照研究或队列研究对病因假说进行检验,有时还需要通过实验研究进一步证实假说,病因研究的步骤见图5-7。提出病因假说的描述性研究方法有病例报告、病案系列研究、基础医学研究、现况调查、生态学研究。验证病因假说的常用方法有病例对照研究、队列研究、流行病学实验(具体方法详见流行病学书籍)。

一、病因研究的基本步骤

在探讨病因时,要确定暴露因素与疾病是否有关联,需要作病因推断。所谓关联(association)是指两个或两个以上事件或变量间有关。当发现某因子与某病有关联时,不能单凭经验主观判断因果联系,而需要大量的流行病学资料,需要严密的推理,需要排除抽样误差、假关联和间接关联的可能,同时根据各种实验检查结果和公认的医学理论,才能进行因果关系的推论。因果推断的基本步骤如图5-8所示。

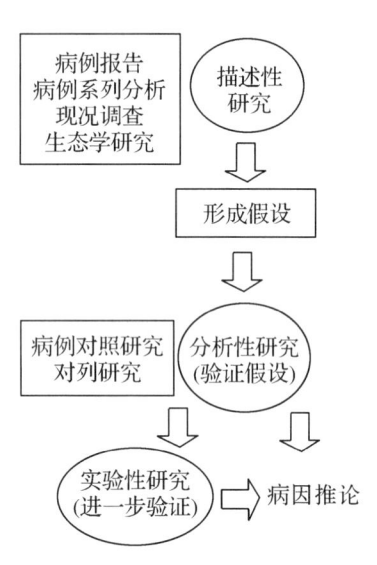

图5-7 病因研究步骤示意图

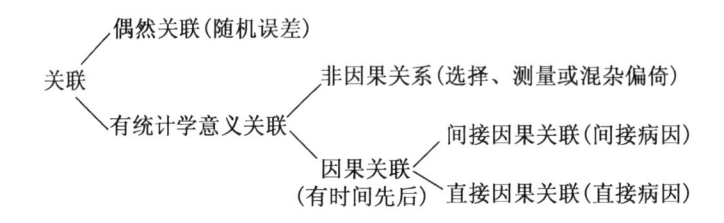

图5-8 病因推断的基本步骤示意图

1.确定两事件间是否存在统计学上的联系

绝大多数的病因学研究均为抽样研究,抽样研究不可避免地存在抽样误差。因此,当看到某因素与某疾病存在关联时,首先要排除抽样误差的影响。为此,需作统计学假设检验。作统计学假设检验时,还要注意被比较的两组的可比性。

2.判断两事件间统计学关联的性质,排除虚假关联和间接关联

有了统计学的联系不一定就是因果联系。若抽样及观察存在偏倚、选择观察对象或对照不当、观察主观、检测仪器灵敏度不一、资料不全、逻辑错误或各种偏倚都可使研究结果不真实,导致关联强度的变化,甚至出现完全虚假的关联。如有人用病例对照研究方法探讨冠心病与喝咖啡的关系,并选择同一医院的非冠心病的其他慢性病患者为对照,结果冠心病组喝咖啡

的量和次数显著地大于对照组,提示出喝咖啡可能是冠心病的一个原因。但进一步调查显示,这些慢性病患者较急性病患者或正常人喝咖啡少,提示出该研究所选的对照组不是全部非冠心病病例的一个无偏样本,而可能包含了严重的选择性偏倚,从而导致了喝咖啡与冠心病有关的"假关联"结果。因此,判断结果时,要仔细分析研究设计,了解所用方法是否正确,是否有偏倚存在的可能。如果怀疑有偏倚存在,应尽可能进行调整和控制。只有确信方法正确,在各种可能偏倚均已得到有效控制的条件下,才能排除虚假关联的可能性。

当两类毫不相干的事件(如疾病)均与某因素有关联时,则这两类事件会呈现明显的统计学关联,这种关联称为间接关联,又称继发关联(secondary association)。疾病 A 与 B 若与 C 因素都有联系,则 A 与 B 也可能存在统计学上的联系,这是间接联系。例如,公共卫生不好的地区,个人卫生习惯差的人群都易患伤寒和痢疾,伤寒发病率高,痢疾发病率也高,存在统计学联系,这种联系是间接联系,不能互为病因。又如,年龄与白发有关,与癌症也有关,则白发多癌症也多,不能说白发为癌症之因。

3.检验是否符合因果联系的判断标准

在排除了抽样误差、假关联及继发关联的可能性后,两事件间的关联才有可能是因果关联,可以用因果联系的判断标准,进行病因推导。

4.进行科学的概括与抽象,作出判断

通过以上过程,结合其他资料和现有知识进行科学的概括、推理,就能作出是否为因果关系的判断。

二、病因研究方法

(一)描述性研究

病因研究首先由病例报告、病案系列研究、现况调查及生态学研究等描述性研究方法提出病因假设。

1.病例报告

病例报告涉及疾病的症状、体征、诊断、转归、治疗、病理等方面的信息,对可能的病因或暴露因素提供最早的线索,进而提出病因假说。

例 5.1
美国《癌症》杂志1977年报道了一例口腔癌病人的病历报告。病人是一名22岁的男性,患口腔粘膜鳞状细胞瘤。此病人过去不吸烟,不饮酒,口腔卫生状况良好,无口腔溃疡史,家族史无异常,只有可疑的职业暴露史,从8岁起就开始做缠绕电线的工作,在工作中养成了用嘴咬电线外壳塑料包线的习惯,有时也咬其他塑料,每天咬塑料7~8小时。当时已有关于聚氯乙烯是可疑致癌物的报道。该病人对聚氯乙烯有14年的暴露史,于是作者提出聚氯乙烯可能是口腔癌的危险因素的假说。

2.病案系列研究

病案系列研究通过对一系列相同病例特点的描述,往往能发现一些共同特点,从而提出与该病种有关的病因假说。

例5.2

李群伟等应用流行病学方法,对发生在某地的不明原因的下蹲困难综合征进行病因研究。发现11例患者均为21岁以下,体格发育良好,身高体重均正常,无肌肉萎缩现象,无家族聚集性,无民族选择性,无明显性别差异。全部患者双侧臀肌有不同程度的紧张,有的局部有硬结,2例臀肌挛缩、凹陷,2例臀部注射部位有手术疤痕。患者幼年多病,经常接受臀部肌肉注射,都有明确的肌注史;发病与肌肉注射时间大多数在3~4岁左右;肌注时间与发病时间前后顺序一致,肌注后,患儿长时间哭闹不止;年龄最大的患病儿童的发病时间与该村村医上任时间相吻合。提示:臀肌挛缩症与肌肉注射关系十分密切,肌注频率、肌注剂量等是引发肌肉挛缩的重要危险因素。

3.现况调查

现况调查也称横断面调查或现患率调查,是应用普查或抽样调查的方法收集某一人群特定时间内有关因素与疾病或健康状况的描述性资料,探索暴露因素与疾病或健康的关系,为病因研究提供线索。

例5.3

宋春花等以现况调查方法对商丘地区两个村18周岁以上固定居民835人进行问卷调查,有效表格816份。调查变量主要为家族史(高血压、脑卒中、肥胖)、吸烟、饮酒、饮食状况、文化程度、体重指数、腰臀围比等共23项。结果显示816人中有高血压患者453人,患病率为55.51%;男女间差别不显著;随着年龄上升,男性、女性的高血压患病率均呈明显上升趋势(见表5-1)。

表5-1 不同性别、年龄与高血压患病情况

年龄(岁)	男性 调查数	男性 患病数	男性 患病率(%)	女性 调查数	女性 患病数	女性 患病率(%)	合计 调查数	合计 患病数	合计 患病率(%)
18~	13	2	15.38	22	10	45.45	35	12	34.29
25~	50	18	36.00	101	44	43.56	151	62	41.06
35~	64	29	45.31	125	55	44.00	189	84	44.44
45~	64	38	59.38	100	61	61.00	164	99	60.37
55~	63	40	63.49	80	62	77.50	143	102	71.33
65~	58	35	60.34	76	59	77.63	134	94	70.15
合计	312	162	51.92	504	291	57.74	816	453	55.51

BMI指数(身高体重指数)三个等级之间高血压患病率比较有显著性差异($\chi^2=28.58$,$P=0.001$),随着BMI指数升高,高血压患病率也逐渐升高;WHR(腰臀比)两个层次之间有显著性差异($\chi^2=12.855$,$P=0.001$),说明向心性肥胖与高血压关系密切(见表5-2)。

表5-2 身高体重指数、腰臀比与高血压患病情况

	BMI指数 <23	BMI指数 ≥23	BMI指数 ≥25	WHR ≤0.8915	WHR >0.8915
调查数	458	174	184	424	392
患病数	225	95	133	228	225
患病率(%)	49.13	54.60	72.28	53.77	57.40

吸烟各组之间无显著性差异($\chi^2=0.057$,$P=0.972$),饮酒者高血压患病率高于不饮酒者和已戒酒者($\chi^2=10.831$,$P=0.001$)(见表5-3)。

表 5-3　吸烟、饮酒与高血压患病情况

	吸烟			饮酒		
	吸烟	已戒	不吸烟	饮酒	已戒	不饮酒
调查数	155	65	596	65	41	710
患病数	86	37	330	43	20	390
患病率(%)	55.48	56.96	55.37	66.15	48.78	52.70

高血压家族史及脑血管病家族史人群的高血压患病率较高,但不具统计学意义(见表 5-4);有肥胖家族史者高血压患病率高于无肥胖家族史者($\chi^2=5.655, P=0.017$)。

表 5-4　家族史与高血压患病情况

	高血压家庭史		脑血管病家族史		肥胖家族史	
	是	否	是	否	是	否
调查数	208	608	152	664	231	585
患病数	121	332	89	364	165	309
患病率(%)	58.17	54.61	58.55	54.82	71.43	52.82

文化程度与高血压患病情况关系密切(文盲、小学、中学及以上三组文化程度高血压患病率差异显著$\chi^2=19.404, P<0.001$)(见表 5-5);体力活动与高血压患病率关系密切(体力活动重、一般、轻三组高血压患病率差异显著$\chi^2=17.709, P<0.001$)(见表 5-6)。

表 5-5　文化程度与高血压患病情况

文化程度	调查数	患病数	患病率(%)
文盲	495	305	61.62
小学	139	67	48.20
中学及以上	182	81	44.51

表 5-6　体力活动与高血压患病情况

体力活动	调查数	患病数	患病率(%)
重	191	85	44.50
一般	435	248	57.01
轻	164	109	66.46

综上所述,年龄、文化程度、体力活动、饮酒、身高体重指数、腰臀比、肥胖家族史与高血压有关系。

4.生态学研究

生态学研究(ecological study)是以群体为观察单位,研究人群的生活方式与生存条件对健康或疾病的影响,通过描述不同人群中某因素的暴露情况与疾病的频率,分析该因素与疾病的关系,为病因研究提供线索。

例 5.4

叶为民等采用生态学研究的方法,随机抽取 14 个县市,各县市随机抽取部分乡镇,共调查 68 个乡,每个乡调查 200 人,年龄在 45~57 岁。调查内容包括一般情况、慢性胃病史、吸烟史、饮酒史和饮食史。发现鱼露月平均摄入量、有吃鱼露习惯的人群比例、有生沾吃鱼露习惯的人群比例、生沾吃鱼露月平均摄入量与胃癌死亡率之间存在显著正相关,说明鱼露摄入可能是福建省胃癌高发的重要病因之一。

(二)分析性研究

1.病例对照研究

病例对照研究(case-control study)是以确诊的患有所研究疾病的人群为病例组,以不患所研究疾病但具有可比性的个体为对照组,分别调查其既往暴露于某个(或某些)危险因子的情况及程度,以判断暴露危险因子与某病有无关联及关联程度大小的一种观察研究方法。它属于观察性研究方法,观察方向由"果"及"因",只能推测判断暴露与疾病是否有关联,不能确实证明暴露与疾病的因果关系。主要用于:①广泛探索疾病的可疑危险因素:在病因不明的阶段,可从广泛的机体内外环境诸因素中筛选可疑的危险因素。例如在胃癌的研究中,可从精神因素、血型、遗传、职业、饮食、微生物、生活方式等诸多因素中探索可疑的危险因素。②深入检验某个或某几个病因假说:经过描述性研究或探索性的病例对照研究,初步形成病因假说后,利用精心设计的病例对照研究加以检验。譬如经过探索性研究发现吸烟与肺癌的发生有很强的关联,于是重点调查吸烟量、吸烟年限、吸烟方式、被动吸烟、吸烟种类等有关吸烟的详细情况,以验证吸烟与肺癌有关的假设;③为进一步进行前瞻性研究提供明确的病因线索:利用病例对照研究得到的明确线索,需进一步进行队列研究或实验流行病学的现场试验,以进一步证实该病因假设。由于该研究需要的样本量较少,故特别适用于罕见病的病因研究。

(1)成组病例对照研究资料分析:成组病例对照研究资料整理见表 5-7。

表 5-7 成组病例对照研究的四格表

暴露因素	病例组	对照组	合计
暴露	a	b	a+b
未暴露	c	d	c+d
合计	a+c	b+d	N

常用分析指标包括:

①用 χ^2 检验比较两组的暴露率有无显著差别。

$$\chi^2 = \frac{(ad-bc)^2 N}{(a+b)(c+d)(a+c)(b+d)} \qquad \nu=1 \qquad (公式5-1)$$

②计算比值比 OR 及 OR 95% 可信区间。

比值比(odds ratio,OR):描述暴露组发生疾病的危险性是非暴露组的多少倍。

$$OR = \frac{病例组的暴露比值}{对照组的暴露比值} = \frac{a/c}{b/d} = \frac{ad}{bc} \qquad (公式5-2)$$

OR 95% 可信区间:

$$OR\,95\%\,CI = OR^{1\pm 1.96/\sqrt{\chi^2}} \qquad (公式5-3)$$

③多因素 logistic 回归分析。

(2)配对病例对照研究资料分析:1:1 配对病例对照研究资料整理见表 5-8。

表 5-8 1:1 配对设计病例对照研究的四格表

对照组	病例组 有暴露史	病例组 无暴露史	对子数
有暴露史	a	b	a+b
无暴露史	c	d	c+d
对子数	a+c	b+d	t

常用分析指标包括:

①用 χ^2 检验比较两组的暴露率有无显著差别。

$$\chi^2 = \frac{(b-c)^2}{b+c} \qquad \chi^2 = \frac{(|b-c|-1)^2}{b+c} \qquad \nu=1 \qquad \text{(公式 5-4)}$$

②计算比值比 OR 及 OR 95% 可信区间。

$$OR = \frac{c}{b} \qquad OR\,95\%CI = OR^{1 \pm 1.96/\sqrt{\chi^2}} \qquad \text{(公式 5-5)}$$

③多因素 logistic 回归分析。

例 5.5

鲍萍萍等采用全人群病例对照研究,共调查胃癌病例 511 例,对照 1 579 例。吸烟与男性胃癌发生有关,调整 OR 为 1.67,并且随着吸烟年龄的提前、吸烟年限的延长、每日吸烟量的增加,患胃癌的危险性显著增大;未发现女性吸烟与胃癌发生有显著性联系。发现男性饮酒与胃癌无密切关系,但重度饮酒可能与女性胃癌发生有关,饮酒增加男性吸烟者患癌的危险。提示:吸烟是胃癌发生的危险因素;单独饮酒与胃癌发生无明显关系,饮酒不是胃癌的一个独立危险因素;饮酒增加吸烟者患胃癌的危险;两者有协同作用。

例 5.6

李来等在"承德市胃癌危险因素病例对照研究"中,以承德市几所重点医院经胃镜及病理检查确诊的 118 例胃癌患者为病例组(男性 86 例,女性 32 例。年龄在 35~78 岁之间,平均年龄 54.6 岁,稳定居住在承德地区)。从本地区健康人中随机抽取对照组 118 例(按同性别、年龄相差不超过 3 岁、同民族、同居住地 1:1 配比)。采用直接询问法,对病例组和对照组进行流行病学调查,内容包括一般社会学特征、家族患癌史、既往胃病史、膳食结构、生活方式、精神因素等。

单因素条件 logistic 回归分析:腌菜食品、煎烤食品、辛辣食品、动物肉类、吸烟、慢性胃病与胃癌有明显关系,为胃癌的危险因素,而蔬菜水果、清淡饮食是胃癌的保护因素。生活习惯中尤以吸烟(20 支/日)持续 3 年以上者胃癌危险性较大,烫食、饮酒、精神抑郁与胃癌亦有一定关系(见表 5-9)。

表 5-9 承德市不同因素与胃癌关系单因素条件 logistic 回归分析

变量	β	P 值	OR	OR 95%CI
腌菜食品	1.59	0.000 1	4.91	2.44~6.41
煎烤食品	1.31	0.002 8	3.63	2.20~5.92
辛辣食品	0.89	0.008 4	2.38	1.48~4.52
蔬菜水果	−2.63	0.005 3	0.31	0.02~0.43
动物肉类	0.54	0.008 6	1.81	1.29~2.30
烫食	0.49	0.006 4	1.78	1.14~2.21
吸烟	1.92	0.000 3	5.98	1.89~8.43
饮酒	0.82	0.009 1	2.40	1.45~3.89
饮茶	0.03	0.384 9	0.76	0.63~1.27
抑郁	2.41	0.013 2	4.27	2.34~6.56
慢性胃病	2.03	0.012 4	5.42	2.12~8.87

多因素条件 logistic 回归分析:吸烟、腌菜食品、煎烤食品和慢性胃病为胃癌的危险因素(见表 5-10)。

表 5-10　胃癌多危险因素条件 logistic 回归分析

变量	β	P 值	OR	OR 95%CI
吸烟	1.52	0.000 8	5.21	1.74～8.21
腌菜食品	1.43	0.000 1	4.72	2.46～5.74
煎烤食品	1.29	0.009 2	3.11	1.84～4.87
慢性胃病	1.93	0.014 5	4.32	1.76～6.42

2.队列研究

队列研究(cohort study)是将人群按是否暴露于某危险因素分为暴露组和未暴露组,追踪其各自的发病结局,比较两者发病结局的差异,从而判定暴露因子与发病有无因果关联及关联大小的一种观察研究方法。队列研究属前瞻性研究,也设有对照,观察方向由"因"及"果",能确实证明暴露与疾病的因果关系,其论证强度高于病例对照研究。但是队列研究不适于发病率很低的疾病的病因研究,因为它需要的对象数量很大,但实际上难以达到;研究常常需要观察一段较长时间,但对象不易保持依从性,容易产生各种各样的失访偏性;整个研究的组织和后勤工作很复杂,花费较大。

队列研究资料整理形式见表 5-11,常用分析指标包括:

表 5-11　队列研究的四格表

暴露特征	病例	非病例	合计	发病率
暴露组	a	b	$a+b=n_1$	a/n_1
非暴露组	c	d	$c+d=n_0$	c/n_0
合计	$a+c=m_1$	$b+d=m_0$	N	

①用 χ^2 检验:比较两组的发病率有无显著差别。用公式 5-1 计算。

②计算相对危险度及其 95% 可信区间:相对危险度(relative risk, RR):描述暴露组发生疾病的危险性是非暴露组的多少倍。

$$RR = \frac{\text{暴露组发病率}}{\text{非暴露组发病率}} = \frac{I_e}{I_0} = \frac{a/n_1}{c/n_0} = \frac{a/(a+b)}{c/(c+d)} \quad \text{(公式 5-6)}$$

RR 95% 可信区间及假设检验:

$$RR\,95\%CI = e^{\ln RR \pm 1.96\sqrt{Var(\ln RR)}} \quad \text{(公式 5-7)}$$

$$Var(\ln RR) = \frac{1}{a} + \frac{1}{b} + \frac{1}{c} + \frac{1}{d} \quad \text{(公式 5-8)}$$

$$u = \frac{\ln RR}{\sqrt{Var(\ln RR)}} = \frac{\ln RR}{\sqrt{\frac{1}{a}+\frac{1}{b}+\frac{1}{c}+\frac{1}{d}}} \quad \text{(公式 5-9)}$$

③计算因归危险度及其百分数:归因危险度(attributable risk, AR)也称率差(rate difference, RD),描述暴露增加的发病率的大小。

$$AR = \text{暴露组发病率} - \text{非暴露组发病率} = I_e - I_0 \quad \text{(公式 5-10)}$$

归因危险度百分比(attributable risk percent, ARP, AR%)也称病因分值(etiologic fraction, EF),描述暴露人群中的发病率归因于暴露的部分占全部发病的百分比。

$$AR\% = \frac{\text{暴露组发病率} - \text{非暴露组发病率}}{\text{暴露组发病率}} = \frac{I_e - I_0}{I_e} \times 100\% \quad \text{(公式 5-11)}$$

④计算人群归因危险度及其百分数:人群归因危险度(population attributable risk,PAR)描述总人群中发病率中归因于暴露的发病率。

$$PAR = 总人群发病率 - 非暴露组发病率 = I_t - I_0 \quad (公式 5-12)$$

人群归因危险度百分比(population attributable risk percent,PARP,PAR%)也称人群病因分值(population etiologic fraction,PEF),描述总人群中发病率归因于暴露的部分占全部发病的百分比。

$$PAR\% = \frac{总人群发病率 - 非暴露组发病率}{总人群发病率} \times 100\% = \frac{I_t - I_0}{I_t} \times 100\% \quad (公式 5-13)$$

剂量反应关系:以最低暴露水平组为对照组,计算各暴露水平的相对危险度和归因危险度。

例 5.7

陈坤等将 64 650 名观察对象按是否具有肠息肉分为暴露组(753 人,其中男性 332 人,女性 421 人)和非暴露组(63 897 人,其中男性 30 911 人,女性 32 986 人),从 1990 年 5 月～2000 年 1 月进行随访。男性暴露组的结直肠癌发病率(159.134/10 万)显著高于非暴露组的结直肠癌发病率(33.952/10 万)。Logistic 回归分析表明,控制年龄因素后,男性有肠息肉史者结肠癌的相对危险度是无肠息肉史者的 10.79 倍。男性肠息肉史与结肠癌的发病有关,肠息肉史是男性结肠癌的重要危险因子。

例 5.8

张新力等以 510 例乙型肝炎住院病人为暴露组,同期 3 598 例非乙型肝炎住院病人为非暴露组,以服用中药 3 个月以上的乙肝患者为对照组,分析乙型病毒性肝炎与胆结石之间的因果关系,结果见表 5-12。暴露组胆结石发生率显著高于非暴露组($\chi^2 = 104.416, P < 0.000\ 1$),$RR = 2.512, AR\% = 60.19\%$,提示乙肝的慢性病变是胆结石的病因之一。

表 5-12 各型乙肝患者胆石症发病率的 RR 统计

组别	观察例数	胆结石例数	患病率(%)	卡方值	RR	AR	AR%	u 值
乙肝全组	510	136	26.67	104.416	2.512	16.05	60.19	8.09
急性肝炎	98	14	14.29	1.342	1.346	3.67	25.68	1.01
慢性肝炎	162	41	25.31	33.513	2.384	14.69	58.05	4.61
重症肝炎	34	16	47.06	45.842	4.432	36.44	77.44	4.28
淤胆性肝炎	41	7	17.07	1.770	1.608	6.46	37.81	1.13
肝硬化	175	58	33.14	82.198	3.122	22.53	67.97	6.72
服中药组	128	15	11.72	0.158	1.104	1.10	9.40	0.35
非暴露组	3 598	382	10.62					

(资料来源:《中华实验和临床病毒学杂志》,2002)

(三)实验研究

病因研究中的流行病学实验以人群为研究对象,主要包括临床试验(clinical trial)和现场试验(field trial)。试验研究的特点是研究者可以主动控制试验措施或病因素,其论证强度比队列研究高。但应注意,在病因学研究中,应用试验性研究的前提条件是:拟研究的可能致病因素必须证明对人体确实没有危害性,但它又不能排除与疾病的发生有关。

1. 临床试验

临床试验是在医院或其他医疗照顾环境下进行的实验,以病人(住院病人和未住院病人)作为研究对象,对某种干预措施的效果进行检验,其中论证强度最强的是随机对照试验。

随机对照试验(randomized clinical trial,RCT):选定患有某种疾病的病人,随机分为试验组和对照组,对试验组病人施加干预措施,随访观察一段时间,比较两组病人的发病结局,判断干预措施的效果。RCT 是有对照、有干预措施、随机抽样分组、盲法试验的前瞻性研究。

例 5.9

妇产科为预防早产婴儿因缺氧带来的大脑损害和对今后智力发育不全的影响,曾对早产婴均施以高浓度的氧气疗法,且几乎被常规应用。后来发现经这种治疗的婴儿,出现了眼晶体后纤维组织增生的问题,导致了不同程度的视力障碍,严重者失明。经分析推论,认为这可能与高浓度氧疗有关。为证实这种因果效应,采用了随机对照试验,一组早产婴儿继续用高浓度氧疗,另一组则用低浓度氧疗。经追踪观察分析,上述视力障碍确与高浓度氧疗有关。后来,临床上就淘汰了这一疗法,这一病征被命名为 Terry's syndrome。

2. 现场试验

现场试验是在社区(一定区域内的人群)或现场环境下进行的实验,以尚未患所研究疾病的人群作为研究对象,包括个体试验(individual trial)和社区试验(community trail)。

(1)个体试验:接受处理或干预措施的是未患所研究疾病的个体。为提高试验的效率,通常在高危人群中进行研究。

(2)社区试验:以未患所研究疾病的人群作为整体进行试验观察,接受处理或干预措施的是整个社区,也可以是某一人群的亚人群。如在食盐中加碘预防低碘或碘缺乏症,在饮水中加氟预防龋齿等均属于社区试验。

例 5.10

河南省林州市(原林县)是中国食管癌高发区。1959 年在河南省林州市(原林县)建立了全国食管癌防治研究基地。1969 年成立了多学科参加的病因学预防研究协作组,并根据食管癌流行病学和病因学研究,发现了主要的可疑致癌因素、促癌因素和保护因素。1972 年该协作组开始组织实施预防食物霉变、改变不良饮食习惯、改造有害生活环境、改良饮食营养卫生、减少致癌性亚硝胺及其前体物的暴露水平五项综合性预防措施,结果使食管癌标化发病率呈显著下降趋势。2003 年与 1980 年相比,男性下降了 56.33%,女性下降 45.07%;林州市居民体内致癌性亚硝胺和霉菌毒素的暴露水平明显下降;体内维生素 A、B2 水平明显增高,个人行为与社会环境危险因素明显减少,保护因素明显增加,食管癌高发区居民食管癌发病率显著降低。

第三节 病因研究的评价原则

一、病因研究是否采用了论证强度高的研究设计方法

病因研究方法的论证强度直接影响研究结果的可信度。各种研究方法论证的强度见表

5-13,论证强度最高的是流行病学试验研究中的随机对照试验,特别是多个随机对照试验的系统评价。但是如果对健康者作病因学试验,显然不符合伦理学要求。队列研究属于前瞻性研究,是由原因追踪结果,其论证强度较高。病例对照研究属于回顾性研究,是由结果追查原因,其论证强度中等。现况调查和一般描述性研究的论证强度较低。

表 5-13 病因研究方法论证强度比较

	描述性研究	病例对照研究	队列研究	流行病学试验研究
方法	观察法	观察法	观察法	实验法
研究方向	回顾性、现况	回顾性	前瞻性	前瞻性
对照	无	有	有	有
取样	随机抽样	随机抽样	随机抽样	随机抽样、随机分组
干预措施	无	无	无	有
检验假设	不能	能	能	能
检验效能		低	低	高
论证强度	+	++	+++	++++

二、实验组与对照组的暴露因素和结局的测量方法是否一致

如果试验组与对照组的暴露因素和结局的测量方法不一致,容易产生测量偏倚,得到的病因结论不可靠。其原因:一是危险因素与疾病的关联可能是假关联,而不是真正的病因关联;二是危险因素与疾病的关联可能是真关联,但由于偏倚的影响,使病因关联不能显现出来。

三、病因研究是否采用盲法试验

当实验观察者了解受试者是病人时,就可能仔细寻找与病因假说相关的因素,而当实验观察者知道受试者不是病人时,就可能放弃仔细寻找与病因假说相关的信息。例如在某危险因素的干预试验中,如果实验观察者知道哪组是干预组(试验组),哪组是对照组时,可能对干预组的干预措施比较关心,尤其是观察指标为主观指标时,更容易产生偏倚,影响结果的真实性。因此,为了保证研究结果的真实性,尽可能采用盲法试验。

四、病因学效应的先后顺序是否合理

任何疾病都是在机体受到致病因素的作用之后才发病,其病因学效应的先后顺序是前因后果。回顾性研究和描述性研究很难说明病因学效应的先后顺序,只有前瞻性研究才能明确病因学效应的先后顺序。可疑因子出现在前,疾病发生在后,这是因果联系的一个必要条件。

五、病因学研究的因果相关性如何

关联强度以相对危险度(RR)或比值比(OR)来表示。RR(或 OR)值越大时,有因果联系的可能性越大。表 5-14 列出了 $RR(OR)$ 值的大小与联系强度。也可计算归因危险度(AR)、归因危险度百分比($AR\%$)、人群归因危险度(PAR)、人群归因危险度百分比($PAR\%$)或

NNT 等指标。

表 5-14 相对危险度(RR)和比值比(OR)大小与联系强度

RR(OR)	危险因素与疾病的联系强度	RR(OR)	保护因素与疾病的联系强度
1.0~1.1		0.9~1.0	
1.2~1.4	弱	0.7~0.8	弱
1.5~2.9	中	0.4~0.6	中
3.0~9.0	强	0.1~0.3	强
>9.0	很强	<0.1	很强

六、危险因素和疾病之间是否有剂量-效应关系

某些化学、物理等有害毒物(如铅、汞)对人体的危害,常常与接触的剂量和时间呈正相关关系。当机体在安全范围内接触或在一定剂量范围内接触不会致病,但当接触剂量和时间达到一定的水平时,则可能导致疾病发生。当因子可定量或可分等级,因子的量变影响人群的发病率时,两者之间存在因果联系的可能性较大。例如,在吸烟与肺癌的研究中,平均每日吸烟支数越多的人,死于肺癌的概率越大;在以往吸烟的人群中,戒烟年限越长,肺癌的死亡率越低。危险因素与疾病之间是否有剂量-效应关系可用 OR 或 RR、等级相关系数和积差相关系数等来表示。

七、病因学研究结果是否符合流行病学规律

对流行病学规律进行宏观探讨,常常能为病因学研究提供有力的证据,进而为疾病的控制和消灭作出有价值的决策。例如,在亚非地区原发性肝癌发病率较高,乙型肝炎发病率较高,乙型肝炎病毒感染较高,乙型肝炎患者癌变率也较高;而在欧美地区原发性肝癌和乙型肝炎发病率均较低。流行病学研究发现,乙型肝炎病毒与原发性肝癌有明显关系。

八、病因致病效应的生物学依据是否充分

分子生物学研究可为病因学有因果相关的确定提供有意义的生物学依据。生物学的病因依据,可来自人体的研究,也可以来自动物试验。在临床病因学研究中,生物学的病因依据越充分,则因果关系的说服力越强。例如,临床病因学研究中发现吸烟可致肺癌,生物学研究发现香烟的烟或焦油里证实有苯并芘、砷、一氧化碳等 25 种化学致癌物存在,同时让狗吸入香烟的烟,曾成功地使狗发生肺癌。可见吸烟可致肺癌的临床病因学研究得到了生物学的病因依据支持。

九、在不同研究中病因致病的因果关系是否一致

在同一疾病与同一因子的关联研究中,如果在不同地区和单位、不同人群、不同时间,由不同的研究者,采用不同的或相似的研究方法,获得同样或类似的阳性结果,而且重复出现类似

结果的次数越多,则该病的病因结论就越可信。例如,关于吸烟与肺癌问题的流行病学研究,世界上至少有30起病例对照研究和队列研究的结果表明,吸烟与肺癌有很强的关联,每日吸烟20支以上者尤为显著。由于实验技术和条件不尽相同,有时对同一疾病的病因学研究可能得出不同的结论。在评价研究病因结论一致性的时候,一定要保持审慎的批判性态度,严格评价,切忌人云亦云。

病因评价要达到以上各项标准是很困难的,符合的项目越多,推断的病因就越可靠。此外,尚须从反面提出假设,若反面假设被否定,则推断的病因更可靠。

【评价实例】

血清铁蛋白与原发性高血压关系病例对照研究

采用病例对照研究方法,探讨血清铁蛋白与高血压的关系,旨在为高血压的病因研究提供依据。

1. 对象与方法

在黑龙江省电力医院健康检查中心选择确诊为高血压患者78例;按照年龄、性别可比的原则,选择非高血压病人78例,年龄均为40~85岁;两组均排除能够导致血清铁蛋白升高或降低的恶性肿瘤、急性炎症、遗传性血色素沉着病等疾病。使用事先计划好且经过预调查检验的问卷调查表进行调查。其内容包括医学人口学指标(姓名、性别、年龄、文化程度、婚姻状况等)、吸烟和饮酒、既往病史(高血压、心绞痛、糖尿病、脑卒中史等)、现场测量(血压、身高、体重、腰围及臀围)等。同时现场每人采集夜空腹血5 ml,分离血清,检测血清铁蛋白水平、胆固醇(TC)、甘油三酯(TG)、高密度脂蛋白胆固醇(HDL-C)、低密度脂蛋白胆固醇(LDL-C)、空腹血糖等指标。

2. 结果

(1)不同因素与原发性高血压的关系。年龄、性别、吸烟、饮酒等因素均无统计学意义(均$P>0.05$)。甘油三酯升高、低密度脂蛋白胆固醇升高在高血压组的构成比明显高于非高血压组,而总胆固醇、高密度脂蛋白胆固醇的变化无统计学意义。空腹血糖受损及糖尿病的构成在高血压组高于非高血压组。体质指数(BMI)、腰臀比(WHR)与高血压有关联,$BMI \geq 24.0$者发生高血压的危险是$BMI<24.0$者的3.90倍($95\%CI=1.99\sim7.65$);$WHR \geq 0.90$者患高血压的危险是$WHR<0.90$者的2.86倍($95\%CI=1.43\sim5.69$)。

(2)血清铁蛋白与原发性高血压单因素分析。以男性血清铁蛋白水平小于250 $\mu g/L$或大于、等于250 $\mu g/L$,女性小于120 $\mu g/L$或大于、等于120 $\mu g/L$分组进行比较。结果显示,在未扣除混杂因素的影响下,高水平血清铁蛋白组发生原发性高血压的危险是正常组的3.41倍($95\%CI=1.46\sim7.93$;$\chi^2=8.648$,$P=0.003$)。

(3)血清铁蛋白与原发性高血压多因素分析。在单因素分析的基础上,结合目前高血压研究的现状,调整年龄、性别、饮酒、甘油三酯、空腹血糖、BMI,使用多因素logistic回归分析方法,观察血清铁蛋白与原发性高血压的关系。结果显示,血清铁蛋白与原发性高血压有关联($P<0.05$),高水平血清铁蛋白组患原发性高血压的危险是正常血清铁蛋白组的2.78倍($95\%CI=1.13\sim6.83$)。

(4)血清铁蛋白与收缩期、舒张期高血压的关系。分别以有无收缩期高血压(SBP)、舒张期高血压(DBP)为因变量,结合目前高血压研究的现状,调整年龄、性别、饮酒、甘油三酯、空腹血糖、BMI,使用logistic回归分析,观察血清铁蛋白与收缩期高血压、舒张期高血压的关系。

结果显示,血清铁蛋白与收缩期高血压的关系差异无统计学意义($P>0.05$);而与舒张期高血压有关联,$OR=2.60,95\%CI=1.09\sim6.21$,高水平血清铁蛋白组患舒张期高血压的危险是正常血清铁蛋白组的 2.60 倍。

统计表 5 个、统计图 2 个(略)。

3. 讨论

经确认的高血压危险因素有肥胖、胰岛素抵抗、饮酒、高盐摄入等,但是这些因素不能完全解释原发性高血压的发病机制,而传统的危险因素只能解释高血压病因的 50%,这说明还有其他不确定的危险因素存在。因此,探讨高血压的其他危险因素仍是有待深入研究的课题。有学者研究发现,献血引起的铁损耗与心血管疾病的发病率降低有关。提示献血可能降低了血清铁蛋白,减少了氧化应急损伤,从而降低了心血管疾病的发生。2002 年 Piperno 等研究发现,在男性高血压患者中,血清铁蛋白普遍增高(占 21%),而对照组为 0。提示血清铁蛋白升高的男性高血压患者更容易发生代谢的改变。

本文结果显示,单因素分析时,血清铁蛋白与原发性高血压、收缩期高血压、舒张期高血压都有关联。使用 Logistic 回归分析调整年龄、性别等混杂因素后,血清铁蛋白仍与原发性高血压、舒张期高血压有统计学关联,但与收缩期高血压没有关联。

目前,铁对血压的影响机制尚不清楚,可能与铁离子引发血脂代谢紊乱导,致动脉硬化有关。铁离子是自由基反应强有力的催化剂,它参与将超氧化物转变为极其活跃的羟自由基和氧自由基的反应,而产生的自由基不仅能够损伤 DNA,破坏膜的结构与功能,造成多种细胞成分的损伤,还能启动脂质过氧化,最终引起内皮细胞损伤,促使动脉硬化的发生。因此,铁对血压的影响机制仍需要进一步研究。

【评价】

1. 采用病例对照研究,论证强度中等。
2. 两组采用相同的测量方法。
3. 未采用盲法试验。
4. 病例对照研究属于回顾性研究,不能证明病因学效应的先后顺序。
5. 高水平血清铁蛋白组发生原发性高血压的危险是正常组的 3.41 倍($OR=3.41$),高水平血清铁蛋白组患原发性高血压的危险是正常血清铁蛋白组的 2.78 倍($OR=2.78$),高水平血清铁蛋白组患舒张期高血压的危险是正常血清铁蛋白组的 2.60 倍($OR=2.60$);$BMI\geqslant24.0$ 者发生高血压的危险是 $BMI<24.0$ 者的 3.90 倍($OR=3.90$);$WHR\geqslant0.90$ 者患高血压的危险是 $WHR<0.90$ 者的 2.86 倍($OR=2.86$)。
6. 采用定性评价,未涉及剂量-效应关系。
7. 未涉及流行病学规律。
8. 分析了生物学依据。
9. 有一致的研究报告。

综上所述,该论文是一篇较好的病因研究论文。

(许汝福 车李红)

参考文献

1. 熊鸿燕,易东. 医学科研方法——设计、衡量与评价.重庆:西南师范大学出版社,2005.28~41
2. 王宇明,朱长连.临床医学科研程序与方法.北京:人民军医出版社,2004.79~90
3. 赵水平,彭道泉.现代临床科研方法学.长沙:中南大学出版社,2001
4. 王家良.临床流行病学——临床科研设计、衡量与评价(第2版).上海:上海科学技术出版社,2001.238~257
5. 李立明.流行病学(第6版).北京:人民卫生出版社,2007.55~99
6. 杨廷忠,Brand Broshrook. 多维网状结构:流行病学病因研究的一种思路与方法. 中华流行病学杂志,2002,23(6):470~472
7. 李群伟,王绍萍,鲍文生.臀肌挛缩症病因流行病学研究.疾病控制杂志,2002,6(3):195~197
8. 宋春花,杨文杰,冯丽云.商丘地区农村居民高血压现况调查.河南预防医学杂志,2004,15(1):21~23
9. 叶为民,周天枢.食用鱼露与福建省胃癌死亡率关系的流行病学研究.中国公共卫生,1997,13(3):188~190
10. 鲍萍萍,陶梦华,刘大可.吸烟、饮酒与胃癌关系的病例对照研究.肿瘤,2001,21(5):334~338
11. 李来,韩贵俊,刘劲松.承德市胃癌危险因素病例对照研究.疾病监测,2004,19(11):428~430
12. 陈坤,舒国通,马新源.肠息肉与结直肠癌发病关系队列研究.中国公共卫生,2004,20(2):168~170
13. 张新力,田江克,董政.乙型病毒性肝炎与胆结石患病率的分层抽样病因学队列研究.中华实验和临床病毒学杂志,2002,16(4):398~399
14. 杨文献,陆士新,刘桂亭.中国林州市食管癌高发区人群病因学预防效果观察.中国肿瘤,2008,17(7):548~552
15. 赵景波,王建炳,李健杰.血清铁蛋白与原发性高血压关系病例对照研究.中国公共卫生,2008,24(2):198~200

第六章　诊断性研究的设计与评价

在临床医疗实践中,临床医师常根据患者的病史、体格检查、各种实验室检查对患者所患的疾病做出诊断。为了提高临床诊断水平和效率,医师不仅需要不断研究高水平的诊断性试验供临床应用,还需要对现有的诊断性试验进行科学的评价,研究其特征和临床诊断价值,以指导临床医师正确的选用。临床流行病学中的诊断性试验(diagnostic test)研究,侧重于对一种新的诊断方法的研究,通过临床现场验证或与原来老的诊断方法进行比较,评价其科学性、优越性、实用性,以协助临床的诊断。诊断性试验研究是新的诊断方法从实验室过渡到临床推广前必不可少的一步,也是临床医师应该掌握的基础知识之一。

第一节　诊断性研究的设计

诊断性试验研究的设计,首先必须确立标准诊断方法;其次是选择研究对象,根据标准诊断将研究对象区分为"有病"者和"无病"者;然后用待研究的诊断性试验同步、盲法测定所有研究对象,将获得的结果与标准诊断方法比较,应用某些指标来评价该诊断性试验的诊断价值。为了减少偏倚,在评价中应实行盲法的原则。

一、确定金标准

金标准(gold standard)是当前临床医学界公认的标准诊断方法,是区分"有病"与"无病"的依据,包括病理学诊断、外科手术所见、特殊影像诊断、临床综合诊断标准及长期临床随访所获得的肯定诊断。如诊断冠心病的金标准是冠状动脉造影,诊断肾炎的金标准是肾活检,诊断胆结石的金标准是手术所见。但在实际应用中,不是所有疾病都能找到金标准,应注意有些疾病诊断的金标准是相对的。随医学的发展和对疾病认识的加深,金标准也在不断地完善之中,不同研究目的所采用的金标准也可能不同。如在临床研究中,铁缺乏的金标准应该是组织储存铁的缺乏,应以骨髓活检铁染色来明确有无储存铁的缺乏和消失。但如果某试验是用来进行人群缺铁的筛选,在对其评价时就不能在人群中以骨髓活检作为金标准,因为骨髓活检缺乏可行性。因此,在大规模的人群研究中,可采用铁剂治疗反应作为替代金标准。

金标准的选择及其可靠性直接影响着对诊断性试验的评价。对同一组对象,用不同的金标准可能得出不同的配对四格表和不同的结论。

二、选择研究对象

诊断性试验的研究对象包括被金标准确诊的患者("有病"者)和由金标准证实无该病的患者("无病"者)。为保证诊断性试验具有临床实用价值,选择的研究对象应为临床某病的疑诊病例。"有病"者应包括不同严重程度、不同病期、不同类型的各种临床病例,如早期、中期、晚期的病例,轻型、中型、重型病例,典型病例与非典型病例等;"无病"者应包括相当比例的易于与该病混淆的、需要鉴别诊断的其他病例,不宜将正常人纳入"无病"者。选择研究对象时,要注意"有病"者和"无病"者之间各种临床类型的构成比例应尽可能符合目标人群的实际情况。如果"有病"者重型病例的比例较多,则灵敏度偏高;如果"无病"者中难鉴别的病例比例偏高,则误诊率会偏高。如果将正常人纳入"无病"者,则会提高诊断性试验的特异度,影响研究结果的真实性。

例如,评价用淀粉酶来诊断急性胰腺炎的价值时,应选择具有腹痛症状的所有急腹症病人,以急性胰腺炎患者作为"有病"者,其他患者作为"无病"者,其结果才与临床的实际情况相符;如果"无病"者均为正常人,那么就会过高估计试验的特异度。

三、估计样本含量

诊断性试验的样本含量计算公式为:

$$n_1=\frac{u_\alpha^2 Sen(1-Sen)}{\delta^2} \qquad n_2=\frac{u_\alpha^2 Spe(1-Spe)}{\delta^2} \qquad (公式6-1)$$

式中:n_1 为病例组样本量估计值,n_2 为对照组样本量估计值,Sen 为灵敏度,Spe 为特异度,δ 为允许波动的范围(允许误差),α 为第一类错误的概率,u_α 值由 u 界表查得。一般用于筛选试验的灵敏度要求较高,用于肯定诊断的试验特异度要求较高,灵敏度、特异度的估计值应通过查阅文献或预试验获得。

例 6.1

应用检测血清肌酸磷酸激酶(CPK)的阳性结果($\geqslant 80U$)诊断心肌梗死,据初步试验资料知,灵敏度为 90%,特异度为 85%,设 $\alpha=0.05,\delta=0.08$,求样本大小。

$\alpha=0.05,\delta=0.08,u_{0.05}=1.96,Sen=0.9,Spe=0.85$

病例组样本量 $n_1=\dfrac{1.96^2 \times 0.9 \times (1-0.9)}{0.08^2}=54$

对照组样本量 $n_2=\dfrac{1.96^2 \times 0.85 \times (1-0.85)}{0.08^2}=77$

该诊断试验需要观察有心肌梗死病例 54 例,无心肌梗死病例 77 例。

四、确定临界值

评价诊断性试验时,需要把疑诊病人按试验结果的阳性和阴性进行分类。但大多数诊断性试验,特别是实验室诊断性实验多为生理性的连续指标,需要选择一个(或多个)区分正常与异常的临界值(cut off point),将定量测定的数据转换成阳性与阴性两类定性结果,将观察对象分为阳性和阴性。临界值水平的选择会直接影响到灵敏度和特异度等评价指标,选择临界值水平主要取决于诊断性试验的目的以及漏诊和误诊利弊的权衡(详见第二节)。目前,采用ROC曲线法确定临界值是较为理想的方法。

正常参考值的计算方法包括正态分布法及百分位数法。要求资料必须来源于健康人的检测结果,同时要注意不同人种、地区、性别、年龄、检测方法等对参考值的影响。正态分布法要求资料呈正态分布,且样本含量要大(至少在100例以上),以保证样本的代表性和结果的稳定性。资料呈偏态分布时,要求使用百分位数法。区分正常与异常的临界点可根据变量的临床意义选取正常参考值范围的双侧、单侧上限或单侧下限(详见有关统计书籍)。

五、采用同步盲法

诊断性试验是一种观察性研究,在整理资料时才按金标准对患者进行分组。如果由了解前一试验结果的人判断后一试验结果,则会发生判断倾向性,使两种方法的一致性增高。当评估试验的医生了解受试者是病人,就会潜意识地寻找可能存在的阳性结果;相反,如果知道受试者不是病人,则可能放弃仔细寻找阳性信息的机会,使可能存在的阳性信息遗漏,从而导致灵敏度和特异度高于真实值。因此,为了避免偏倚对评价指标真实性的影响,要求采用同步盲法,让所有受试病人同时接受诊断性试验和金标准方法,由不同的观察者按照诊断标准独立、客观地对诊断性试验或金标准结果做出判断。

第二节 诊断性试验的评价指标

按照诊断性试验的设计方案,分别用金标准和某诊断性试验方法对研究对象进行检查,将结果列成配对四格表(见表6-1),计算各项评价指标。

表 6-1 诊断试验配对四格表

某诊断试验检测结果	金标准 有病 D_+	金标准 无病 D_-	合计
阳性 T_+	a	b	a+b
阴性 T_-	c	d	c+d
合计	a+c	b+d	N

表中 a 为金标准确定有病而诊断试验检测结果阳性,即真阳性(实际患病且被诊断试验诊断为患者);
b 为金标准确定无病而诊断试验检测结果阳性,即假阳性(实际未患病但被诊断试验诊断为患者);
c 为金标准确定有病而诊断试验检测结果阴性,即假阴性(实际患病但被诊断试验诊断为非患者);
d 为金标准确定无病而诊断试验检测结果阴性,即真阴性(实际未患病且被诊断试验诊断为非患者)。

一、评价指标

诊断性试验的评价主要是真实性评价。所谓真实性(validity,效度),指测量值与实际值相符合的程度,又称准确性(accuracy)。用于评价真实性的指标有灵敏度与漏诊率、特异度与误诊率、阳性预测值与阴性预测值、阳性似然比与阴性似然比、Youden指数、比值比等。

1. 灵敏度与假阴性率

灵敏度(sensitivity, Sen 或 Se)是实际患病且被诊断试验诊断为患者的概率,即患者被诊断为阳性的概率,又称真阳性率。反映检出患者的能力,该值愈大愈好。灵敏度(Sen)估计值及标准误 SE(Sen)的计算公式为:

$$Sen = P(T_+/D_+) = \frac{a}{a+c} \times 100\% \qquad SE(Sen) = \sqrt{\frac{ac}{(a+c)^3}} \qquad (公式 6-2)$$

假阴性率(false negative rate, β)是指在采用金标准诊断为"有病"的病例中,被诊断性试验诊断为阴性例数的比例,即实际"有病"者被诊断性试验诊断为阴性的概率,又称漏诊率(omission diagnostic rate),反映患者被错误诊断的可能性。其计算公式为:

$$\beta = P(T_-/D_+) = \frac{c}{a+c} \times 100\% = 1 - Sen \qquad (公式 6-3)$$

2. 特异度与假阳性率

特异度(specificity, Spe 或 Sp)是指在采用金标准诊断为"无病"者中,被诊断性试验诊断为阴性例数的比例,即实际"无病"者被诊断性试验诊断为阴性的概率,又称真阴性率(true negative rate),反映鉴别非患者的能力。特异度愈高,说明真阴性例数愈多,误诊病例愈少,诊断性试验鉴别非患者的能力愈强。特异度(Spe)的估计值及其标准误 SE(Spe)的计算公式为:

$$Spe = P(T_-/D_-) = \frac{d}{b+d} \times 100\% \qquad SE(Spe) = \sqrt{\frac{bd}{(b+d)^3}} \qquad (公式 6-4)$$

假阳性率(false positive rate, α)是指在采用金标准诊断为"无病"者中,被诊断性试验诊断为阳性例数的比例,即实际"无病"者被诊断性试验诊断为阳性的概率,又称误诊率(mistake diagnostic rate),反映非患者被错误诊断的可能性。其计算公式为:

$$\alpha = P(T_+/D_-) = \frac{b}{b+d} \times 100\% = 1 - Spe \qquad (公式 6-5)$$

3. 阳性预测值与阴性预测值

阳性预测值(positive predict value, +PV 或 PV_+)是指在诊断性试验检测为阳性的全部病例中,"有病"者(真阳性)所占的比例,即诊断结果阳性者确为"有病"者的概率。阳性预测值 +PV 及其标准误 SE(+PV)的计算公式为:

$$+PV = P(D_+/T_+) = \frac{a}{a+b} \times 100\% \qquad SE(+PV) = \sqrt{\frac{ab}{(a+b)^3}}$$

$$(公式 6-6)$$

阴性预测值(negative predict value, -PV 或 PV_-)是在指诊断性试验检测为阴性的全部病例中,"无病"者(真阴性)所占的比例,即诊断结果阴性者确为"无病"者的概率。阴性预测值 -PV 及其标准误 SE(-PV)的计算公式为:

$$-PV = P(D_-/T_-) = \frac{d}{c+d} \times 100\% \qquad SE(-PV) = \sqrt{\frac{cd}{(c+d)^3}}$$

$$(公式 6-7)$$

4. 阳性似然比与阴性似然比

阳性似然比(positive likelihood ratio,$+LR$ 或 LR_+)是指诊断性试验的真阳性率与假阳性率之比,表明诊断性试验阳性时患病的可能性是不患病的可能性的多少倍。$+LR$ 数值越大,提示能够确诊患有该病的可能性越大。阳性似然比的计算公式为:

$$+LR = \frac{\frac{a}{a+c}}{\frac{b}{b+d}} = \frac{Sen}{1-Spe} \qquad (公式 6-8)$$

阴性似然比(negative likelihood ratio,$-LR$ 或 LR_-)是指诊断性试验的假阴性率与真阴性率之比,表明诊断性试验阴性时患病的可能性是不患病的可能性的多少倍。$-LR$ 数值越小,提示能够否定患有该病的可能性就越大。阴性似然比的计算公式为:

$$-LR = \frac{\frac{c}{a+c}}{\frac{d}{b+d}} = \frac{1-Sen}{Spe} \qquad (公式 6-9)$$

5. Youden 指数

Youden 指数(Youden index,YI)也称正确指数,是反映诊断性试验真实性的综合指标,它既考虑了灵敏度,也考虑了特异度。YI 的值在 $-1 \sim 1$ 之间,其值越大,说明诊断性试验的真实性越好,当 $YI \leqslant 0$ 时,诊断性试验无任何临床应用价值。YI 及其标准误 $SE(YI)$ 的计算公式如下,两个 Youden 指数比较用下式计算 u 值。

$$YI = Sen + Spe - 1 \qquad SE(YI) = \sqrt{\frac{ac}{(a+c)^3} + \frac{bd}{(b+d)^3}} \qquad (公式 6-10)$$

$$u = \frac{YI_1 - YI_2}{\sqrt{SE^2(YI_1) + SE^2(YI_2)}} \qquad (公式 6-11)$$

6. 比值比

比值比(odds ratio,OR),也称优势比、比数积(odd product),是"有病"者中诊断阳性数、阴性数之比与"无病"者中诊断阳性数、阴性数之比的之比,即诊断正确数与诊断不正确数之比。OR 是灵敏度与特异度的综合指标。其值越大,则诊断价值越高。当 a、b、c、d 中有数值为 0 时,各数值均加上 0.5 后再计算 OR 值。其计算公式为:

$$OR = \frac{ad}{bc} \qquad (公式 6-12)$$

7. 正确度与 $Kappa$ 值

正确度(accuracy,Acc 或 π)又称符合率或一致率(agreement rate,consistency rate),表示诊断性试验的检测结果与金标准的实际结果的符合程度,反映正确诊断患者与非患者的能力。正确率 Acc 及其标准误 $SE(Acc)$ 的计算公式为:

$$Acc = \frac{a+d}{N} = \frac{a+c}{N} Sen + \frac{b+d}{N} Spe \qquad SE(Acc) = \sqrt{\frac{(a+b)(b+d)}{N^3}} \qquad (公式 6-13)$$

正确率是灵敏度与特异度的加权平均，在很大程度上依赖于受试人群的患病率。例如，受试人群的患病率为5%，将所有样本诊断为阴性，也可有95%的正确率。两个正确率的比较用下式计算u值。

$$u = \frac{Acc_1 - Acc_2}{\sqrt{SE^2(Acc_1) + SE^2(Acc_2)}} \qquad (公式6\text{-}14)$$

$Kappa$值常用于评价两种检验方法和同一方法两次检验结果的一致性。$Kappa$值的取值范围介于-1和+1之间（见表6-2）。如果$Kappa=0$，说明两结果完全由机遇所致；$Kappa<0$，说明由机遇所致的一致性大于观察的一致性；$Kappa=-1$，说明两种结果完全不一致；$Kappa>0$，说明由机遇所致的一致性小于观察的一致性；$Kappa=1$，说明两种结果完全一致。$Kappa$的计算公式为：

$$Kappa = \frac{N(a+d) - (R_1C_1 + R_2C_2)}{N^2 - (R_1C_1 + R_2C_2)} = \frac{2(ad - bc)}{R_1C_2 + R_2C_1} \qquad (公式6\text{-}15)$$

式中：R_1, R_2, C_1, C_2分别为配对四格表中第一行、第二行、第一列、第二列的合计，N为总例数。

表6-2 $Kappa$值判断标准

$Kappa$值	一致性强度
<0	弱
0～0.20	轻
0.21～0.40	尚好
0.41～0.60	中度
0.61～0.80	高度
0.81～1.00	最强

8. 患病率

患病率（prevalence rate，$Prev$）是指全部检测病例中，被金标准诊断为"有病"者所占的比例。其计算公式为：

$$Prev = \frac{a+c}{N} \times 100\% \qquad (公式6\text{-}16)$$

例6.2

朱恒青等在"踏板运动试验在诊断冠心病中的应用体会"中，以2003年6月～2006年6月收治的疑诊冠心病的238例患者为研究对象，采用冠状动脉造影作为诊断冠心病的"金标准"，探讨踏板运动试验对冠心病的诊断价值，结果见表6-3。试对踏板运动试验对冠心病的诊断价值进行评价。

表6-3 238例疑诊冠心病患者的临床诊断性试验结果

踏板运动试验结果	金标准 有病D_+	金标准 无病D_-	合计
阳性T_+	125(a)	15(b)	140($a+b$)
阴性T_-	33(c)	65(d)	98($c+d$)
合计	158($a+c$)	80($c+d$)	238(N)

灵敏度　$Sen = P(T_+/D_+) = \dfrac{a}{a+c} \times 100\% = \dfrac{125}{125+33} \times 100\% = 79.11\%$

特异度　$Spe = P(T_-/D_-) = \dfrac{d}{b+d} \times 100\% = \dfrac{65}{15+65} \times 100\% = 81.25\%$

误诊率 $\quad \alpha = P(T_+/D_-) = \dfrac{b}{b+d} \times 100\% = \dfrac{15}{15+65} \times 100\% = 18.75\%$

漏诊率 $\quad \beta = P(T_-/D_+) = \dfrac{c}{a+c} \times 100\% = \dfrac{33}{125+33} \times 100\% = 20.89\%$

阳性预测值 $\quad +PV = P(D_+/T_+) = \dfrac{a}{a+b} \times 100\% = \dfrac{125}{125+15} \times 100\% = 89.29\%$

阴性预测值 $\quad -PV = P(D_-/T_-) = \dfrac{d}{c+d} \times 100\% = \dfrac{65}{33+65} \times 100\% = 66.33\%$

阳性似然比 $\quad +LR = \dfrac{\frac{a}{a+c}}{\frac{b}{b+d}} = \dfrac{\frac{125}{125+33}}{\frac{15}{15+65}} = 4.22$

阴性似然比 $\quad -LR = \dfrac{\frac{c}{a+c}}{\frac{d}{b+d}} = \dfrac{\frac{33}{125+33}}{\frac{65}{15+65}} = 0.26$

Youden 指数 $\quad YI = Sen + Spe - 1 = 79.11\% + 81.25\% - 1 = 60.36\%$

比值比 $\quad OR = \dfrac{ad}{bc} = \dfrac{125 \times 65}{15 \times 33} = 16.414$

正确率 $\quad Acc = \dfrac{a+d}{N} \times 100\% = \dfrac{125+65}{238} \times 100\% = 79.83\%$

Kappa 值 $\quad Kappa = \dfrac{N(a+d) - (R_1C_1 + R_2C_2)}{N^2 - (R_1C_1 + R_2C_2)}$

$\qquad\qquad\qquad = \dfrac{238(125+65) - (140 \times 158 + 98 \times 80)}{238^2 - (140 \times 158 + 98 \times 80)}$

$\qquad\qquad\qquad = 0.572$

患病率 $\quad Prev = \dfrac{a+c}{N} \times 100\% = \dfrac{125+33}{238} \times 100\% = 66.39\%$

踏板运动试验(TET)诊断冠心病的灵敏度为 79.11%，特异度为 81.25%，阳性预测值为 89.29%，阴性预测值为 66.33%，阳性似然比为 4.22，阴性似然比为 0.26，Youden 指数为 60.36%，具有一定的临床使用价值。

二、应用

(一)灵敏度和特异度的应用

1.连续变量正常与异常的临界值对诊断性试验灵敏度和特异度的影响

大多数诊断性试验，特别是实验室诊断性实验多为生理性连续指标，需要选择一个(或多个)区分正常与异常的诊断临界值，将研究对象分为有病组和无病组。当两个组的变量无重叠时(如图 6-1a)，可以同时考虑提高诊断性试验的灵敏度和特异度，降低假阳性率和假阴性率。当两个组的变量有重叠时(如图 6-1b)，若选取不同的临界值，则试验的灵敏度和特异度不同。如选择图 6-1b 中的 A 点，则试验的特异度很高而灵敏度很低，此时临床漏诊率很高；如选择图 6-1b 中的 C 点，则试验的灵敏度很高而特异度很低，此时临床误诊率很高。因此，对正常与异常的临界值的选择必须权衡假阳性和假阴性造成的后果，通常采用折中的选择，如选择图

6-1b 中的 B 点,以减少过多的假阳性和假阴性。

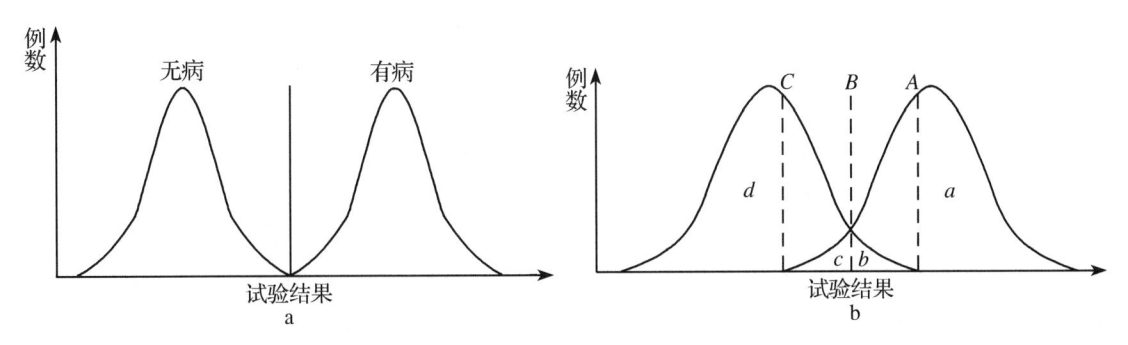

图 6-1 诊断试验灵敏度与特异度的关系

例 6.3

在 360 例疑诊急性心肌梗死(AMI)的胸痛患者中,230 例证实为 AMI,130 例无 AMI,在起病后 12~24 小时测定血肌酸磷酸激酶(CPK)的水平,其结果如表 6-4,不同 CPK 阳性水平的 AMI 诊断性试验评价指标见表 6-5。

表 6-4　360 例疑诊急性心肌梗死患者的血肌酸磷酸激酶水平

CPK 水平(U)	AMI 患者数	非 AMI 患者数
0-	2	88
40-	13	26
80-	30	8
120-	30	5
160-	21	0
200-	19	1
240-	18	1
280-	13	1
320-	19	0
360-	15	0
400-	7	0
440-	8	0
480-	35	0
合计	230	130

(资料来源:《现代临床科研方法学》,2001)

表 6-5　不同 CPK 阳性水平的 AMI 诊断试验评价指标

CPK 阳性水平	灵敏度(%)	特异度(%)	漏诊率(%)	误诊率(%)	正确率(%)	Youden 指数
≥40U	99.1	67.7	0.9	32.3	87.8	66.8
≥80U	93.5	87.7	6.5	12.3	91.4	81.2
≥120U	80.4	93.8	19.6	6.2	85.3	74.3
≥160U	67.4	97.7	32.6	2.3	78.3	65.1

如果以 CPK 水平 40U 作为 AMI 的诊断标准(即 CPK≥40U 为阳性,CPK<40U 为阴性),则灵敏度很高(99.1%),假阴性很少(0.9%),提示漏诊很少,但特异度很低(67.7%),有 32.3% 的非 AMI 患者将被误诊为 AMI。如果以 CPK 水平 160U 作为 AMI 的诊断标准(即 CPK≥160U 为阳性,CPK<160U 为阴性),则特异度很高(97.7%),假阳性率较低(2.3%),提示误诊者很少,但灵敏度很低(67.4%),有 32.6% 的 AMI 患者将被漏诊。

由此可见,如何确定合适的分界值是一个十分重要的问题。一般的说,以既照顾到灵敏度又照顾到特异度的中间值较为常用。当然也可根据正确率和Youden指数进行选择,正确率和Youden指数越高,则表示试验的假阳性和假阴性(即误诊和漏诊)之和越低。从表6-5可见,以CPK水平80U作为AMI的诊断标准较120U更合适。

由于临床病人的表现是复杂的,因此在实际工作中就会遇到应以何者为主的问题,这时要具体情况具体分析。高灵敏度试验主要用于:①筛检、初步诊断或排除诊断,筛检无症状病人且该病的发病率又较低;②因漏诊而延误诊断,会失去最佳治疗时机并造成严重后果者;③有几个诊断假设,为了排除某疾病的诊断。高特异度试验主要用于确诊有病的对象,其适应对象包括:①用于肯定诊断;②因误诊会导致病人精神和肉体上的严重伤害,或采取一些不恰当的诊断治疗措施,有可能造成严重并发症或毒副作用者,如肿瘤、AIDS等。

2.受试者工作特性曲线

受试者工作特性曲线(receiver operator characteristic curve,ROC曲线)是以灵敏度(真阳性率)为纵坐标,以假阳性率为横坐标作图所得的曲线。一般多选择曲线转弯处,即灵敏度与特异度均较高的点为分界值。由表6-4的资料作出的图见图6-2。本图也以CPK水平80U作为AMI的诊断标准较120U更合适。

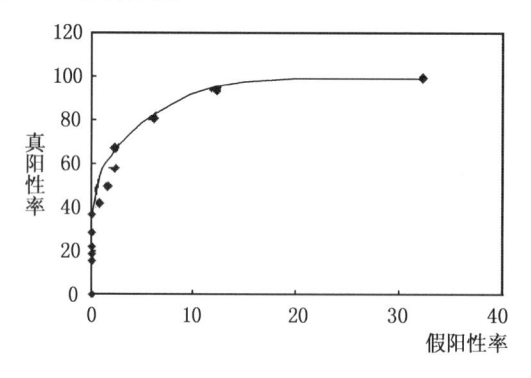

图6-2 诊断AMI中CPK的ROC的曲线

ROC曲线可用来比较两种或两种以上诊断性试验的临床实用价值,以帮助医师作出最佳选择。图6-3表示CT和放射性核素扫描诊断脑瘤的ROC曲线,由图可以直观地看出,无论灵敏度或特异度,CT均优于核素扫描。

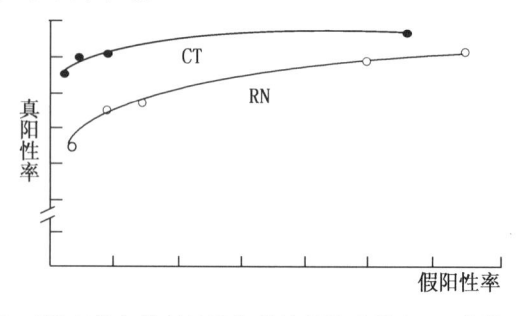

图6-3 CT扫描与放射核素扫描诊断脑瘤的ROC曲线示意图

(二)预测值的应用

预测值+PV和-PV的大小不仅与灵敏度和特异度有关,还与受试者中患者率Prev有关。阳性预测值+PV和阴性预测值-PV与灵敏度、特异度、患病率的关系用以下公式计算：

$$+PV = \frac{Sen \times Prev}{Sen \times Prev + (1-Spe) \times (1-Prev)} \quad \text{（公式6-17）}$$

$$-PV = \frac{Spe \times (1-Prev)}{Spe \times (1-Prev) + (1-Sen) \times Prev} \quad \text{（公式6-18）}$$

若受试者来自普通人群，人群中绝大多数是正常人，则患病率较小，阳性预测值较低；若受试者来自医院就诊的患者，则患病率Prev较大，阳性预测值较大；若受试者来自某病的可疑患者，则患病率Prev更大，阳性预测值更大。因此我们要注意：①当引用文献或其他医院研究所得的PV时，要结合本医院或本研究人群的患病率一起来考虑，并计算本研究人群的PV值；②在日常临床诊断工作中，应根据病人的症状、体征等临床表现，运用自己的专业知识与经验，提出诊断的初步意见。在此基础上，有的放矢地做一些特殊检查，以求得肯定或否定诊断的确切根据。不要一开始就撒大网，做许多不必要的特殊诊断检查。

例6.4

心电图运动试验是诊断潜在性冠心病的一种较好的方法，其灵敏度为80%，特异度为74%。设有下列三种情况：①有典型心绞痛临床症状的老年人（患冠心病的可能性为90%）；②心前区有阵发性疼痛不适的中年人（患冠心病的可能性为50%）；③随情绪变化而突发胸痛的青年人（患冠心病的可能性为10%）。试比较何种情况最有必要做心电图运动试验。

$$\text{情况①：} +PV = \frac{90\% \times 80\%}{90\% \times 80\% + (1-74\%) \times (1-90\%)} = 96.5\%$$

$$\text{情况②：} +PV = \frac{50\% \times 80\%}{50\% \times 80\% + (1-74\%) \times (1-50\%)} = 75.5\%$$

$$\text{情况③：} +PV = \frac{10\% \times 80\%}{10\% \times 80\% + (1-74\%) \times (1-10\%)} = 25.5\%$$

情况①患冠心病的可能为90%，做运动检验后较原估计增加了6.5%；情况②患冠心病的可能为50%，做运动试验后较原估计增加了25.5%；情况③原估计患病率为10%，做运动试验后较原估计提高了15.5%。提示：情况②提高预测值最多，最有必要进行此项检查；情况①因已基本确诊，老年人做此项检查又有一定危险性，因此以少做为宜；情况③患病率太低，阳性预测值也很低，做此项检查的实际价值不大。

（三）似然比的应用

似然比既反映了灵敏度与特异度两方面的特性，又不受患病率高低的影响，是一个较稳定的指标。对连续变量资料采用不同的临界值，可计算不同的似然比。用似然比计算试验结果为阳性的概率比较简便，尤其适用于多项试验的综合评价。在临床诊断工作中似然比的应用主要有以下几个方面。

1. 由验前概率计算验后概率

根据Bayes条件概率公式，从实施该项诊断性试验前能确定诊断的概率（验前概率），结合该项诊断性试验的似然比，可计算实施该项诊断性试验后能确定诊断的概率（验后概率）。其计算公式如下：

$$\text{验后概率} = \frac{\text{验前概率} \times \text{似然比}}{(\text{似然比}-1) \times \text{验前概率}+1} \quad \text{（公式6-19）}$$

例 6.5

某患者因急性腹痛 8 小时入院。根据其腹痛的特点,急性阑尾炎的可能性为 50%。进一步查体发现麦氏点压痛呈阳性,已知该体征阳性 $+LR$ 为 4。请问该患者患阑尾炎的可能性有多少?

因为验前概率=0.5,$+LR=4$,所以验后概率$=\dfrac{0.5\times 4}{(4-1)\times 0.5+1}=0.8$。

提示:该病例患急性阑尾炎的可能性为 80%。

利用 Bayes 条件概率公式,根据诊断试验的阳性似然比与阴性似然比或灵敏度与特异度,可分别计算试验结果阳性时就诊者患病的概率和试验结果阴性时就诊者无该病的概率。以验前概率为横坐标,验后概率为纵坐标,绘制验后概率与验前概率关系图,再根据验前概率的大小,判断诊断试验的意义。如图 6-4 是灵敏度为 80%,特异性为 90% 的 ^{201}Tl 核素显影诊断冠心病的验后概率与验前概率关系图,垂直竖线 A 表示就诊者有较低的验前概率,临床判断其患冠心病的可能性较低(1% 左右),而核素显影结果阴性时判断其患冠心病的可能性小于 1%,结果阳性时判断其患冠心病的可能性仍然小于 20%,所以核素显影对于此类病人意义不大。垂直竖线 B 表示就诊者有较高的验前概率,临床判断其患冠心病的可能性超过 90%,核素显影结果阳性时判断其患冠心病的可能性增大幅度小,结果阴性时判断其患冠心病的可能性仍然大于 80%,不能排除判断其患冠心病的可能性,核素显影对于此类病人意义也不大。垂直竖线 C 表示就诊者的验前概率适中,临床判断其患冠心病的可能性为 50% 左右,核素显影结果阳性时其患冠心病的可能性超过 85%,结果阴性时其患冠心病的可能性小于 20%,此时核素显影试验临床意义较大。

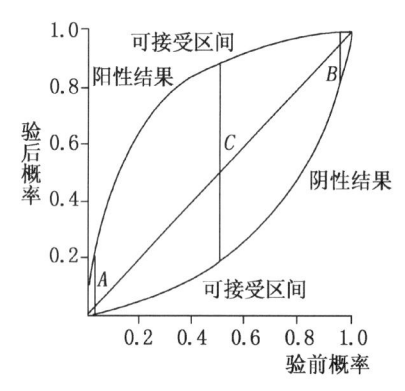

图 6-4 ^{201}Tl 核素显影诊断冠心病的意义

(资料来源:《现代临床科研方法学》,2001)

2. 多重诊断试验的验后概率计算

将前一个诊断的验后概率作为后一个诊断的验前概率,重复运用 Bayes 条件概率公式。

例 6.6

×××,女性,45 岁。主诉:突发性左侧胸痛一个多月,需要鉴别诊断的疾病有冠心病、食管或上消化道疾病及情绪紧张引起的胸痛等。从文献资料了解到,45 岁女性冠心病的患病率为 1%(验前概率)。进一步询问胸痛的规律,有向左臂内侧放射的特点,属典型心绞痛,阳性 $+LR$ 为 100。计算其验后概率。

$$验后概率_1=\dfrac{0.01\times 100}{(100-1)\times 0.01+1}=0.5025$$

进一步做心电图检查,显示 ST 段下降 2.2 mm,此项指标的 $+LR$ 为 11,用前一验后概率(0.5025)作本步骤的验前概率计算验后概率。

$$验后概率_2=\dfrac{0.5025\times 11}{(11-1)\times 0.5025+1}=0.9174$$

再抽血做 CPK 检查,结果大于 80IU,$+LR=7.75$

$$验后概率_3 = \frac{0.9174 \times 7.75}{(7.75-1) \times 0.9174 + 1} = 0.9885$$

此时,诊断该病例患有冠心病的可能性为 98.85%,可以明确冠心病的诊断。

从上述推演过程可以看出,其诊断工作的过程,与医生日常诊断工作的思路非常相似,只是医生是根据临床经验来判定,而本法则是根据调查所得的数据,用数学方法计算而得,其理论性更强,也便于初学者掌握。用计算机辅助诊断疾病就是按此原理进行的。

3.连续变量不同区间似然比的计算

将实验结果的测定值划分为不同的区间,分别计算不同区间的似然比。区间似然比($+LR$)的计算公式为:

$$+LR(x_A - x_B) = \frac{病例组试验结果在(x_A - x_B)范围内的比例}{对照组试验结果在(x_A - x_B)范围内的比例} \quad (公式6\text{-}20)$$

例 6.7

表 6-6 是将表 6-4 按照 CPK 检测结果分区间整理的结果,试计算各区间的阳性似然比。

$+LR(1\sim39) = 0.87/67.69 = 0.01$

$+LR(40\sim79) = 5.65/20.00 = 0.28$

$+LR(80\sim279) = 51.30/11.54 = 4.45$

$+LR(\geq280) = 42.17/0.77 = 54.83$

CPK 值 1~39 的阳性似然比为 0.01,CPK 值 40~79 的阳性似然比为 0.28,CPK 值 80~279 的阳性似然比为 4.45,CPK 值 280 以上的阳性似然比为 54.83。

表 6-6 360 例病例 CPK 试验多水平似然比计算结果

CPK 检测结果	有急性心肌梗死 例数	有急性心肌梗死 比例	无急性心肌梗死 例数	无急性心肌梗死 比例	似然比(LR)
1~39	2	0.87	88	67.69	0.01
40~79	13	5.65	26	20.00	0.28
80~279	118	51.30	15	11.54	4.45
≥280	97	42.17	1	0.77	54.83
合计	230	100.00	130	100.00	

(四)联合试验

由于同时具有很高灵敏度和特异度的诊断试验不多,因此需要采用联合试验的方法提高灵敏度和特异度,从而提高诊断水平。

诊断试验的联合方式包括平行试验(parallel tests)和系列试验(serial tests)两种。

1.平行试验

平行试验又称并联试验,是同时做几种诊断目的相同的试验,只要有一个试验阳性,就可以诊断患有某种疾病。平行试验与每种单项试验相比,提高了灵敏度,同时也提高了误诊率。当临床医师面临需要一种很灵敏的试验而缺乏单一的高灵敏试验时,可采用两项或两项以上不太灵敏的试验作为平行试验。

2.系列试验

系列试验又称串联试验,是设计一系列试验,决定哪一项试验先做,哪一项试验后做,只有全部试验均为阳性才能诊断患有某种疾病。系列试验提高了特异度,但降低了灵敏度,增加了漏诊机会。它主要用于某种价格昂贵或具有创伤危险性的试验。一般来讲,应先从简便、安全、经济的诊断方法开始,然后依次逐个进行,一旦出现阴性结果即可停止实验。如果认为下否定性诊断结果可疑时,再进一步做昂贵的或创伤性的检查。当临床医师所用的各单项试验特异度都不高时,适用于系列试验。系列诊断试验如何排列先后顺序,要结合专业知识全面考虑。

例6.8

王洋等在AFP、AFU、GGT、ALP联合检测对原发性肝癌诊断价值的观察中,应用电化学发光法测定甲胎蛋白(AFP),比色法测定a-L-岩藻糖苷酶(AFU)、转肽酶(GGT)和碱性磷酸酶(ALP)的活性,经CT证实为原发与继发性肝癌146例,肝硬化结节和其他肝病等48例。4种方法单独检测及平行试验和系列试验的评价指标结果见表6-7。

表6-7 AFP、AFU、GGT、ALP单独及联合检测对原发性肝癌的诊断试验评价结果(%)

检测项目	a	b	c	d	灵敏度	特异度	正确率	阳性预测值	阴性预测值
AFP	111	8	35	40	76.0	83.3	77.8	93.3	53.3
AFU	78	12	68	36	53.4	75.0	58.8	86.7	34.6
GGT	118	26	28	22	80.8	45.8	72.2	81.9	44.0
ALP	117	19	29	29	80.1	60.4	75.0	86.0	50.0
AFP+AFU平行试验	118	18	28	30	80.8	62.5	76.3	86.8	51.7
AFP+GGT平行试验	120	18	26	30	82.2	62.5	77.3	87.0	53.6
AFP+AFU+GGT平行试验	132	25	14	23	90.4	47.9	79.9	84.1	62.2
AFP+AFU+GGT+ALP平行试验	137	25	9	23	93.8	47.9	82.5	84.6	71.9
AFP+AFU系列试验	59	2	87	46	40.4	95.8	54.1	96.7	34.6
AFP+AFU+GGT系列试验	48	1	98	47	32.9	97.9	49.0	98.0	32.4
AFP+AFU+GGT+ALP系列试验	38	0	108	48	26.0	100.0	44.3	100.0	30.8

(王洋,2003)

AFP与其他3种血清标志物进行平行试验的灵敏度均有所提高。AFP与其他3种血清标志物进行系列试验的特异度均显著提高,说明AFP、AFU、GGT、ALP进行联合试验对肝癌诊断有意义,平行试验可提高灵敏度,适用于高危人群的肝癌筛检,系列试验可显著提高特异度,有利于临床诊断工作。

(五)参照试验

诊断试验研究必须与"金标准"进行比较,但用"金标准"方法往往费用高、需时长、创伤性大,有时还会涉及医德问题,所以也可考虑用参照试验方法。如果某种诊断试验与金标准经过严格的比较,已知其灵敏度、特异度,可以此为参照试验,通过它与新试验配对比较,推算出此新试验的灵敏度与特异度。其计算公式为:

$$新试验灵敏度 = \frac{(a+b) \times 参照试验特异度 - b}{N \times 参照试验特异度 - (b+d)} \quad (公式6-21)$$

$$新试验特异度 = \frac{(c+d) \times 参照试验灵敏度 - c}{N \times 参照试验灵敏度 - (a+c)} \quad (公式6-22)$$

$$新试验阳性预测值 = \frac{(a+b) \times 参照试验特异度 - b}{(a+b) \times (参照实验灵敏度 + 参照试验特异度 - 1)} \quad (公式6-23)$$

$$新试验阴性预测值 = \frac{(c+d) \times 参照试验灵敏度 - c}{(c+d) \times (参照实验灵敏度 + 参照试验特异度 - 1)} \quad (公式6-24)$$

例 6.9

已知某参照试验的灵敏度(Sen)为 92%,特异度(Spe)为 65%,以此试验为标准,与新试验方法进行配对比较,总例数(N)为 200,结果见表 6-8。计算新诊断方法的灵敏度(Sen)与特异度(Spe)、阳性预测值与阴性预测值。

表 6-8 参照试验配对比较结果

新方法	参照试验 +	参照试验 −	合计
+	88	20	108
−	48	44	92
合计	136	64	200

$$新试验灵敏度 = \frac{(88+20) \times 65\% - 20}{200 \times 65\% - (20+44)} = 76.1\%$$

$$新试验特异度 = \frac{(48+44) \times 92\% - 48}{200 \times 92\% - (88+48)} = 76.3\%$$

$$新试验阳性预测值 = \frac{(88+20) \times 65\% - 20}{(88+20) \times (92\% + 65\% - 1)} = 81.5\%$$

$$新试验阴性预测值 = \frac{(48+44) \times 92\% - 48}{(48+44) \times (92\% + 65\% - 1)} = 69.9\%$$

结果:新诊断方法的灵敏度为 76.1%,特异度为 76.3%,阳性预测值为 81.5%,阴性预测值为 69.9%。

(六)阈值分析

在申请诊断试验时,必须明确该项诊断试验对临床决策有无意义。如果诊断试验的结果对治疗决策影响不大,那么就没有必要进行该项检查。Sackett 提出了诊断试验的阈值分析(threshold analysis),即根据研究疾病的验前概率确定两个切割点 A 和 B(图 6-5),如果验前概率在 A 与 B 点之间,则需要进行诊断试验来决定是否接受治疗;如果验前概率(患病率)低于 A 点,则不必进行诊断试验,因为患该病的概率较小;如果验前概率(患病率)高于 B 点,也不必进行诊断试验,因为患该病的概率较大。

诊断阈值(testing threshold,Tt)A 点和诊断-治疗阈值(test-treatment threshold,$Ttrx$)B 点的计算公式为:

$$A = \frac{(1-特异度) \times 接受治疗的危险 + 诊断试验的危险}{(1-特异度) \times 接受治疗的危险 + 灵敏度 \times 接受治疗的益处} \quad (公式 6-25)$$

$$B = \frac{特异度 \times 接受治疗的危险 - 诊断试验的危险}{特异度 \times 接受治疗的危险 + (1-灵敏度) \times 接受治疗的益处} \quad (公式 6-26)$$

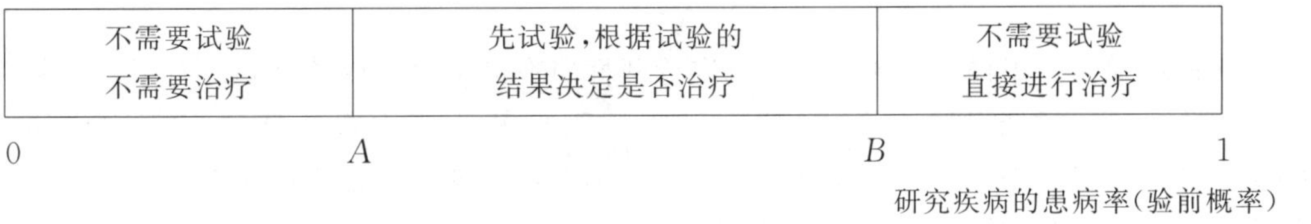

不需要试验 不需要治疗	先试验,根据试验的结果决定是否治疗	不需要试验 直接进行治疗
0 A		B 1

研究疾病的患病率(验前概率)

图 6-5 诊断试验的阈值分析

例 6.10

60 岁男性患者,表现为上腹痛和黑便,消化道钡餐显示胃大弯侧有一个 2 cm 直径的溃疡。医生认为这类溃疡恶性的可能性为 10%,适当的外科治疗的益处为 33%,外科治疗的死亡率为 2%,胃镜检查的死亡率为 0.005%,诊断试验的敏感性和特异性分别为 96% 和 98%。该病人是否必要进行胃镜及病理活检细胞学检查或手术治疗?

(资料来源:《现代临床科研方法学》,2001)

$$A = \frac{(1-98\%) \times 2\% + 0.005\%}{(1-98\%) \times 2\% + 96\% \times 33\%} = 0.14\%$$

$$B = \frac{98\% \times 2\% + 0.005\%}{98\% \times 2\% + (1-96\%) \times 33\%} = 59.69\%$$

由于病人的验前概率为 10%,位于 A 与 B 之间,因此应该进行胃镜及病理活检细胞学检查。

第三节 诊断性试验研究的评价原则

一种新的诊断方法在广泛应用于临床之前,一定要经过科学的评价和严格的鉴定。临床医生在阅读医学文献时,对某种诊断方法临床应用的报道也需要用一定的标准和原则进行客观地分析和评价,以衡量其结论是否可靠。对诊断性试验进行客观地评价,不但可以提高临床诊断性试验研究的科学性,同时有助于临床医生在阅读医学文献时对论文结论的可靠性做出客观地评价,帮助临床医生在工作中正确合理地选用各种诊断方法,科学地解释诊断性试验的结果,提高临床医生的临床诊断水平,撰写出高质量的诊断性试验评价论文。根据国际通用的评价原则(Can Med Assn J 1981,124:985)和 2000 年 Sackett 等的《循证医学》的评价原则,诊断性试验的评价原则归纳起来大概包括以下几个方面。

一、是否与金标准进行盲法对比研究

首先,诊断性试验是否与金标准进行对比。如果选择的金标准不是公认的权威的最可靠的诊断方法,则对待评价的诊断性试验就无法做出客观评价。例如对胆结石的诊断,需经静脉胆管造影和 B 超检查。B 超检查方便、安全、无创伤,而公认的诊断标准是外科手术。现在用 B 超代替静脉胆管造影,就必须与手术诊断进行比较,才能判断 B 超检查是否优于静脉胆管造影。其次,具体执行过程是否采用了盲法。诊断性试验与金标准的比较应在盲法同步的情况下进行,一般都主张将标本重新排列,另行编号,以保证测试者不知道患者分组的情况,防止检查者主观因素的干扰。

二、被检对象是否包括各型病例和容易混淆的病例

病例组和对照组样本的代表性是决定诊断性研究结果可信度的基础。对新的诊断性试验进行评价时,研究对象应包括不同病型、病情、病程的病例,还要包括患有易混淆疾病的病例。病例组和对照组的来源应该交代清楚。病例组和对照组的样本量应该足够大。较常见的问题是病例组入选的标准过严,研究对象构成的范围过窄,对照组未包含易混淆的其他疾病患者,甚至以健康体检者作为对照组或无对照组,使研究对象缺乏代表性,导致诊断性试验灵敏度和特异度偏高。

三、研究环境及病例来源的叙述是否详细

由于不同医疗条件和医疗水平的医院的就诊病人的疾病构成比例不同,从不同类型的医院选择病例时,诊断性试验的评价结果可能有所差别。一项好的诊断性试验研究应详细报告医院的性质、病例和对照的来源,以便读者根据本单位的条件,判断该诊断性试验研究是否适合应用。

四、是否测定了试验的重复性及测量变异

诊断性试验研究应报告试验的重复性和测量变异,以说明该试验研究结果的可靠性。如果多次测定同一标本的结果接近,测定数值稳定,则说明实验的重复性好,仪器性能好,操作技术熟练,方法可靠。

五、临界值的确定是否合理可靠

由于对连续变量正常与异常的临界值的确定直接影响诊断性试验的灵敏度和特异度,因此应交代清楚临界值的含义和确定依据、正常值的定义和计算方法。正常值必须源于健康人的检测结果。一般正态分布的数据,以 $\bar{x} \pm 1.96s$ 作为 95% 双侧正常值,以 $\bar{x} - 1.645s$ 作为 95% 单侧下限正常值,以 $\bar{x} + 1.645s$ 作为 95% 单侧上限正常值。非正态分布的数据,可用中位数和百分位数表示。常见错误是:样本含量较小或数据非正态分布时采用均数加减 2 倍标准差作为临界值,或论文中未交代临界值的确定依据。

六、评价指标计算是否正确

评价指标有严格的定义和明确的含义,是评价诊断性研究类论文质量和水平的科学依据。各评价指标的计算是否正确,将直接影响诊断性试验的结果。对联合试验的评价,首先要看该试验在一系列试验中是不是最正确的;其次要看联合试验总的灵敏度、特异度、准确性,同时注意单项试验的灵敏度、特异度和准确性。常见错误是计算不准确,对联合试验总的灵敏度、特异度等指标评价不当。

七、诊断技术方法是否详述

诊断性试验研究论文,应对诊断技术方法作必要的详述,以便读者推广应用或需要时重复验证。要求作者将使用的仪器、试剂规格、被检查者检查前的注意事项、样本采集贮存方法、检测方法的操作步骤和注意事项以及结果的判断叙述清楚。

八、诊断性试验的效用性如何

要考虑新的诊断方法是否方便、易行,有无不良反应,对患者有无危害,费用如何,医生和

患者能否接受,结果的判定是否容易,对假阳性和假阴性病人的最后结果是否能证实确实无病或有病,处理漏诊和误诊是否方便,是否会造成某些严重后果等临床实际情况。

【评价实例1】

胶体金法快速检测霍乱弧菌诊断试验的研究设计与分析

目前,快速检测霍乱弧菌的方法虽然很多,但都还存在各种缺陷,如技术条件要求高,设备较昂贵等,在基层中难以推广。本研究通过对诊断试验结果的对比分析,运用统计学方法对胶体金法诊断试验作科学客观的评价,以探讨其应用价值。

1. 材料与方法

(1)材料

本研究样本来源于广东省某地区收集的疑似霍乱患者的检材以及部分肠道门诊监测样品,检出的阳性菌种按规定时限上送至市疾病预防控制中心确诊(阳性样本共44株,其中包括疑似霍乱患者和接触者肛拭子33份,病家消毒前厕所坑涂抹8份和厕所地面涂抹1份,肠道门诊监测样品2份),并已上送省疾病预防控制中心鉴定证实。其他腹泻病患者肛拭子62份,分离培养阴性,本研究的实验样本共106份。

培养基:碱性蛋白胨水(pH 8.6),按《霍乱防治手册》(1995年第五版)方法,由本实验室配制;4号琼脂,由杭州微生物试剂厂生产;TCBS琼脂、克氏双糖铁琼脂,由上海医化试剂厂提供。

诊断血清:霍乱弧菌O_1群多价血清及小川型单价诊断血清均由广州市疾病预防控制中心提供,有效期内使用。

胶体金法试验:诊断霍乱采用金特敏霍乱O_1快速检测卡(国药证字 S20040024),批号:2005011002,由北京庄笛浩禾(DIHO)生物医学科技有限公司提供,有效期内使用。

(2)方法

霍乱确诊的金标准(gold standard)细菌的增菌、分离鉴定按《霍乱防治手册》(1995年第五版)开展病原菌分离培养及菌株的血清分型。

胶体金法(金特敏霍乱O_1快速检测卡)实验原理:利用特异性单克隆抗体,配合免疫胶体金标记技术和膜层析技术研制而成,用于定性检测人粪便样本中可能存在的霍乱弧菌O_1,检测步骤见试剂盒说明书。

按《霍乱防治手册》(1995年第五版)的分离培养鉴定方法和胶体金法(金特敏霍乱O_1快速检测卡)对106份样本进行同时检测,并对结果进行对比分析,以血清凝集试验作为金标准,对胶体金法的诊断试验作出评价。

数据处理与统计学分析:应用SPSS11.0 forwindows建立数据库,进行Pearson χ^2 检验,检验两种霍乱检测方法结果的关联性,计算列联系数 φ 和 $Kappa$ 值,并进行配对设计的McNemer χ^2 检验。

2. 结果

(1)胶体金法诊断霍乱与金标准比较:常规的霍乱诊断是以分离培养鉴定出霍乱弧菌为主要依据,我们以霍乱弧菌常规分离培养鉴定方法为对照,在对106份样本进行分离培养鉴定实验的同时,用胶体金法(金特敏霍乱O_1快速检测卡)作对比。结果发现,106份样本血清凝集试验阳性44份,而胶体金法试验阳性41例(见表6-9)。

表 6-9　胶体金法试验诊断霍乱结果与金标准比较

胶体金法结果	金标准 检出霍乱弧菌	金标准 未检出霍乱弧菌	合计
阳性	41	0	41
阴性	3	62	65
合计	44	62	106

（2）独立性检验（Pearson χ^2 检验）结果：$n=106$，Pearson $\chi^2=94.214$，$P=0.000<0.05$，两种霍乱检测方法的结果不独立，说明两种检测方法所得结果之间具有关联性。其列联系数 φ 为 0.943，可认为两种检测结果之间存在正关联性；Kappa 值为 0.941，表明两种方法的检测结果之间的一致性为优。

（3）配对设计的 McNemer χ^2 检验结果：McNemer χ^2 检验只输出了精确的 P 值为 0.250，即 $P>0.05$，因此可认为胶体金法诊断霍乱与金标准方法检测结果之间的差异没有统计学意义。

（4）胶体金法试验（金特敏快速检测卡诊断霍乱试验）反应结果：见图（略）。

（5）常用诊断试验评价指标的计算：

灵敏度（Sen）＝41/(41+3)×100%＝93.18%；

特异度（Spe）＝62/(0+62)×100%＝100%。

假阳性率（FPR）＝0/(0+62)×100%＝0；

假阴性率（FNR）＝3/(41+3)×100%＝6.82%。

Youden 指数（YI）＝Sen－(1－Spe)＝0.9318，Youden 指数（YI）越接近 1，说明其诊断价值越大。

符合率（π）＝(41+62)/(41+0+3+62)×100%＝97.17%，符合率（π）又称粗一致性。π 越大，说明其灵敏度和特异度之和越高，假阳性与假阴性之和越小。

阴性似然比（－LR）＝(1－Sen)/Spe＝(1－93.18%)/100%＝6.82%，其值越大，试验结果阴性者为真阴性的可能性越大。

阳性似然比（＋LR）＝Sen/(1－Spe)＝∞，其值越大，试验结果阳性者为真阳性的概率越大，说明检测方法确诊疾病的能力越强。

阳性预测值＋PV＝[41/(41+0)]×100%＝100%；

阴性预测值－PV＝[62/(3+65)]×100%＝95.38%。

可见，特异度越高，阳性预测值越高，灵敏度越高，阴性预测值越高。

3. 讨论

常规的血清凝集试验是卫生部规定检测霍乱弧菌的标准，本研究以血清凝集试验为诊断霍乱的金标准，对胶体金诊断试验进行评价。研究发现，血清凝集试验阳性的 44 份标本，胶体金法诊断为 41 份标本阳性，血清凝集试验阴性的 62 份标本，胶体金法诊断为 62 份标本阴性，两种方法的检测结果的符合率（粗一致性）为 97.17%。经过 Pearson χ^2 检验，列联系数 φ 为 0.943，Kappa 值为 0.941。由此可见，两种方法的检测结果之间存在正关联性，且具有极好的一致性。McNemer χ^2 检验，$P=0.250>0.05$，表明胶体金法试验方法与金标准方法之间的差异无统计学意义。

通过各项诊断试验评价指标的计算，胶体金法诊断霍乱弧菌的灵敏度为 93.18%（41/44），特异度为 100%（62/62），假阴性率为 6.82%（3/44），假阳性率为 0（0/62），阳性预测值为 100%（41/41），阴性预测值为 95.38%（62/65）。可以看出，胶体金法诊断试验的特异性高，假阳性率为 0，一致性较高，但灵敏度有待提高。其结果与文献中报道的不十分一致，这可能与样品未达到该方法的临床最低检出量有关，因为胶体金法试剂盒的技术要求是临床最低检出量必须不低于 $10^5/mL$。

由于有些患者服用过抗生素，标本中的菌量有所下降，因此用金特敏霍乱 O_1 快速检测卡现场直接检测疑似霍乱患者时，应注意阴性结果的标本要增菌后再用金特敏霍乱 O_1 快速检测卡检测一次，以防漏检。

目前，采用的其他霍乱弧菌辅助快速诊断方法的步骤繁杂，而本研究发现，用金特敏霍乱 O_1 快速检测卡（胶体金法）进行诊断，方法简便，报告速度快，胶体金诊断试验特异性高（100%），在基层霍乱检测工作中具有一定的应用价值。但由于胶体金诊断试验本身不能得到病原菌，无法进行分型、分子生物学实验和流行病学资料分析等一系列工作，因此尚不能代替分离培养鉴定方法，只能作为辅助方法。这与其他地区报道的情况相符。另外，该快速检测卡价格偏高，现在的价格约 10 元/人份，建议研究和生产单位降低成本，争取把价格降至约 5 元/人份以下，以便在基层实际工作中广泛推广应用，使胶体金法霍乱 O_1 快速检测卡更好地为霍乱防治工作服务。

[参考文献] 17 篇（略）。

【评价】

1. 按《霍乱防治手册》（1995 年第五版）以病原菌分离培养血清凝集试验作为金标准，未交代采用了盲法。
2. 检测样本为广东省某地区收集的疑似霍乱患者的检材以及部分肠道门诊监测样品，包括易于混淆的其他腹泻病患者。
3. 简要叙述了样本的来源。
4. 未阐明试验的重复性及测量变异。
5. 本试验为定性指标，未涉及临界值问题。
6. 各评价指标的计算正确，但符合率和阴性似然比的解释不正确。符合率 π 越大，并不能说明其灵敏度和特异度之和越高，假阳性与假阴性之和越小；阴性似然比越小，试验结果阴性者为真阴性的可能性越大。
7. 诊断技术方法阐述较清楚，可模拟重复试验。
8. 胶体金法简便易行，报告速度快，费用低，患者易接受，实用性较强。

【评价实例 2】

MRI 诊断半月板损伤的试验性评价

半月板损伤诊断的金标准——关节镜技术的诊断价值已经得到充分肯定，但由于其麻醉和有创性决定了在检查之前必须慎重考虑。磁共振成像（MRI）作为一种非侵入性的检查方法，随着设备改进和半月板特殊扫描序列的开发，可多方位清晰显示半月板内部结构，对膝关节损伤的诊断达到了与金标准相似或更佳的效果。本文采用试验诊断方法，对骨科疑诊为半月板和膝关节其他组织损伤的 118 例患者分别进行了 MRI 检查和关节镜检查，以探讨 MRI 检查在半月板损伤中的诊断价值。

1. 对象和方法

（1）对象特征：2005 年 2 月至 2007 年 10 月，我院骨科对疑诊为膝关节半月板及其周围组织损伤的 118 例患者进行了 MRI 和关节镜检查。男 72 例，女 46 例；年龄 10 岁～78 岁，平均年龄35.69±26.87岁;左/右膝关节=69/49例。临床表现膝关节疼痛,关节间隙压痛明显,有明显外伤史者108例,不明原因者10例。

(2)MRI检查:使用安科公司Open mark 3000型磁共振影像仪,采用膝关节表面线圈,取仰卧位,屈膝15°～20°,矩阵256×256,层厚/层距=4/1,常规矢状面T1加权像(TR/TE=550/15 ms),T2加权像(TR/TE=4000/110 ms),梯度回波矢状面T1加权像(TR/TE/FL=330/16.5/70°),梯度回波冠状面T1加权像(TR/TE/FL=330/16.5/70°)。信号分度参照文献标准,检查和判定由经验丰富的影像科医师完成。

(3)关节镜检查:采用Stryker型关节镜系统,根据情况选择膝关节前外、前内、髌内上入口,按内外侧、前后角体部的顺序检查,认真观察半月板股骨面、胫骨面、内侧缘、外侧缘。检查由骨外科关节镜医师完成。

(4)评定指标:一致率、敏感性(sensitivity,Sen)、特异性(specificity,Spe)、假阴性率(漏诊率)、假阳性率(误诊率)、阳性似然比(postive likelihood rate,+LR)、阴性似然比(negative-likelihood rate,-LR)。

(5)统计处理:利用SPSS11.50 forwindows完成MRI与关节镜诊断,结果采用配对四格表(McNemar法)检验。绘制MRI诊断相对工作特征曲线(relative operating charteristic-curve,ROC)。

2. 结果

(1)MRI和关节镜检查结果对照:MRI与关节镜诊断结果无统计学差异($P=0.549$),见表6-10。与关节镜比较,MRI诊断半月板损伤的敏感性、特异性等指标见表6-11。

表6-10 半月板的MRI与关节镜诊断结果对照(例)

MRI诊断	关节镜诊断 损伤	关节镜诊断 未损伤	合计
损伤	64	4	68
未损伤	7	43	50
合计	71	47	118

注:$P=0.549$

表6-11 半月板损伤的MRI诊断评价(与关节镜比较)

一致百分率	Sen(%)	Spe(%)	假阴性率(%)	假阳性率(%)	+LR	-LR
90.68	90.14	91.49	9.86	8.51	10.59	0.11

(2)MRI信号分级与ROC曲线:MRI信号分级(作为诊断界点)与关节镜诊断的吻合度见表6-12,据此绘制MRI相对工作曲线(ROC)。该曲线陡直上升至左上角,然后近乎水平地至右上角,远离机会线,图(略)。

表6-12 118例MRI影像信号分级(例)

关节镜诊断	MRI诊断信号分级 正常信号	Ⅰ级信号	Ⅱ级信号	Ⅲ级信号	合计
损伤	2	3	25	41	71
正常	28	13	5	1	47
合计	30	16	30	42	118
诊断界点敏感度		0.577 4	0.929 5	0.971 8	
诊断界点假阳性率		0.021 27	0.127 6	0.404 3	

3. 讨论

由于半月板自身的结构特点,用常规X线和CT影像诊断的敏感性和特异性极低,而用MRI不但能清晰显示半月板,还能了解关节囊、关节腔、关节面和周围组织的情况,因此在膝关节损伤诊断上MRI得到了广泛应用,可将MRI作为关节镜前的重要筛选方法,以避免不必要的关节镜检查造成的创伤。

半月板损伤的MRI表现:信号变化,即正常半月板在MRIT1、T2和质子密度加权像中呈均匀一致的低信号影。根据MRI信号变化,半月板损伤可分为4级。0级:半月板为均匀一致的低信号,其内无异常信号;Ⅰ级:半月板内有椭圆形或球形高信号,但这种高信号不能达半月板关节面(图略);Ⅱ级:半月板内高信号更趋于线状,也不能达半月板关节面,可达半月板关节囊缘;Ⅲ级:半月板高信号与半月板上或(和)下关节面相通。形态变化:半月板撕裂时可出现边缘不齐、变小或截断;表面灶性缺失。位置改变:损伤的半月板可发生位移或成为游离体,出现桶柄状征,前(后)角征,或飘移关节边缘的滑膜沟内。

半月板由纤维软骨组成,正常情况下氢质子含量极少,由于内部大分子滑液的相互作用,使质子的旋转率降低,所有脉冲序列的MRI均呈低信号。而当半月板退变或撕裂时,关节液中的氢质子在渗入退变或撕裂处的MRI信号加强。因此,采用T1加权和质子密度加权扫描可以提高半月板损伤诊断的正确率。本组病例显示:与关节镜比较,MRI诊断半月板损伤的一致百分率为90.68%,敏感性为90.14%,特异性为91.49%,与多数文献报道基本一致,ROC曲线远离机会线,表明MRI对半月板损伤有极高的诊断价值。

本组病例显示假阳性率为8.51%,假阴性率为9.86%。导致误诊和漏诊的原因有:退变的半月板内缘呈现毛刷样改变,MRI图像上可呈Ⅲ级信号;走行不规则的膝横韧带易被误认为前角的斜行撕裂,其出现率约为50%;位于内侧半月板后角和低信号关节囊之间的滑囊(主要为脂肪组织)常呈现一线状的高信号影,但它并不是半月板关节囊撕裂的信号;脂肪神经和血管结构信号被误认为是半月板外缘Ⅱ级信号;顺磁性磷酸钙盐沉积于关节软骨或半月板,可能会掩盖半月板撕裂或造成撕裂的假象;关节内出血或真空现象的低信号易被误认为撕裂;存在时间差,因为在临床上多数情况下关节镜检查和MRI检查并不同步,往往是MRI检查先于关节镜,部分损伤没有治疗即愈合;MRI机器磁场强度较低,如果调整扫描序列,将可能减少漏诊和误诊;血供丰富的半月板中也可看到高信号,但它不是半月板损伤的信号。此外MRI图像诊断的影像科医师和关节镜手术医师的业务水平均会导致假阳性、假阴性的出现,而且假阳性的后果比假阴性后果更严重,因为它可导致不必要的关节镜或关节切开手术。消除误诊率的关键是熟悉膝关节的解剖结构,通晓MRI的性能特点,合理运用成像参数等。

总之,MRI以其高清晰度、高分辨率、多参数成像、任意方位扫描等特点,能够准确提供膝关节撕裂的部位、形态并判断撕裂的稳定性,为制订治疗方案(保守治疗、半月板修复和半月板部分或全部切除)提供依据。同时,还可以实施关节镜盲区(半月板前角、半月板下面)的检查。同时也应认识到任何一种诊断技术对膝关节损伤都有其优越性和局限性,只有临床表现、关节镜和MRI三诊合参才更为完美。

[参考文献]9篇(略)。

【评价】

1. 以关节镜技术作为半月板损伤诊断的金标准,采用盲法,分别由影像科医师完成磁共振成像检查,由骨外科关节镜医师完成关节镜检查。

2. 检测对象为骨科疑诊膝关节半月板及其周围组织损伤的118例患者。

3. 简要叙述了样本的来源。
4. 未阐明试验的重复性及测量变异。
5. 采用 ROC 曲线作为 MRI 信号分级诊断界点。
6. 各评价指标的计算正确。
7. 诊断技术方法介绍较清楚,信号分级判断可模拟重复试验。
8. 诊断方法方便、易行,可避免关节镜检查对患者造成创伤,实用性强。

参考文献

1. 熊鸿燕,易东.医学科研方法——设计、测量与评价.重庆:西南师范大学出版社,2005.42～57
2. 赵水平,彭道泉.现代临床科研方法学.长沙:中南大学出版社,2001.35～59
3. 王宇明,朱长连.临床医学科研程序与方法.北京:人民军医出版社,2004.91～101
4. 王家良.临床流行病学——临床科研设计、衡量与评价(第 2 版).上海:上海科学技术出版社,2001.258～272
5. 赵耐青.临床医学研究设计和数据分析.上海:复旦大学出版社,2005.241～254
6. 章阳熙.医学科研设计与卫生统计——现代高级医学科研、发明方法学.郑州:郑州大学出版社,2005.192～201
7. 李强,郑小莉.如何正确开展临床诊断性研究.循证医学 2002,2(3):184～188,2(4):234～241
8. 朱恒青,赖昀捝,谢绍峰.踏板运动试验在诊断冠心病中的应用体会——附 238 例报告.新医学,2007,38(6):384～386
9. 王洋,余宪,张旭.AFP、AFU、GGT、ALP 联合检测对原发性肝癌诊断价值的观察.实用肿瘤学杂志,2003,17(1):23～24
10. 李少彤,栾玉明,郭钜旋.胶体金法快速检测霍乱弧菌诊断试验的研究设计与分析.中国卫生检验杂志,2006,16(3):269～271
11. 刘伟,丁丽端,李英.MRI 诊断半月板损伤的试验性评价.实用医技杂志,2008,15(15):1924～1926

(许汝福　张　路)

第七章 疾病防治研究的设计与评价

第一节 疾病防治研究的重要性

临床科研的目的是为了使患者得到最好的防治。目前,有些防治措施的确非常有效,如用抗生素治疗敏感细菌感染,通过外科手术治疗阑尾炎,采用接种牛痘的办法预防天花等。这些防治措施的价值已毋庸置疑,单凭临床经验就足以令人信服。但是在大多数情况下,防治的效果并非如此明显,各种机遇、偏倚、错误、病程中的自发改变都会掩盖治疗与效果间的真实关系,究竟防治措施是否有效,仅凭主观经验很难判断。

从动物试验、人体病例和生理学研究得到的丰富知识,可能为我们提供许多疾病防治的设想和依据。但是这些设想是否真正对人体有效,必须经过严格的临床检验。其原因是:很多疾病是复杂的,而且是多病因的,人体疾病的复杂性决定了治疗上的复杂性。目前我们对许多疾病的发病机制并未完全了解,因此,针对疾病的某种相关因素进行干预,不一定能够真正降低疾病的死亡率或改善预后。从病理生理学或基础实验研究得到的知识可以预测应该有效的一些治疗措施,可能对人体产生多方面的影响,其中有些可能减弱或抵消该治疗手段预期的有益作用,甚至在总体上表现为有害的结果。

例 7.1

许多脑卒中是由于颈内动脉的某段发生阻塞,使其远端区域发生脑梗塞的结果。设想对这类患者的病变段血管作旁路手术以改善病变区血供,可以减轻患者的症状,这在技术上也是可行的(如将颞浅动脉与颈内动脉远端作吻合)。根据生理学的知识,这一治疗的价值似乎是十分明显的,而且既往已经有类似的成功的例子,即冠状动脉旁路手术已经在临床上获得成功而被广泛应用。颈外动脉/颈内动脉旁路手术研究组进行了一项颈动脉旁路手术的随机对照试验,比较手术治疗和药物治疗的效果。手术在技术上很成功,96%的病人在术后吻合通路畅通,但是手术并没有给病人带来好处。两组患者 5 年后的病死率和脑卒中发生率相同,接受手术治疗的患者甚至死亡得更早。

(资料来源:《医学的证据——大众临床流行病学》,2000)

这一例子说明,根据我们目前已知疾病发病机制提出的某种治疗设想可能很有道理,但在对人体进行严格的检验时,可能会显示无效。

例 7.2

类固醇激素在机体对严重疾病的应激反应中起着重要作用,根据实验研究的结果,可能对人体的感染性休克具有良好作用。一项随机双盲安慰剂对照试验研究,评价了大剂量甲基强的松龙对严重败血症和感染性休克的疗效。结果显示治疗组和安慰剂对照组患者的休克发生率、纠正率和总病死率均无统计学意义的差别。在治疗前血清肌酐水平增高的患者中,给予甲基强的松龙者的 14 天病死率(59%)显著高于接受安慰剂者(29%)。甲基强的松龙治疗组中较多患者死于二重感染。因此,该研究的结果证实大剂量类固醇激素对严重败血症和感染性休克的治疗并无益处。

(资料来源:《临床流行病学》,2000)

另外,即使有些临床研究对防治措施效果进行了验证,但由于这些临床研究在设计和方法上缺乏科学性,使得研究的结果和结论不真实、不可靠,经不起实践的考验,会给病人带来极大危害。有些防治研究由于使用了论证强度较低的观察性研究方法,其结果更容易引起误导。比如大量观察性研究证明胡萝卜素和肺癌有关,雌激素替代疗法可降低心脑血管病的危险。然而,这些曾经被奉为公理的发现,却被后来的随机对照试验无情地否定了。

总之,必须用科学的方法,对防治措施的效果进行严格的评价,确保研究结果真实、可靠,为疾病治疗决策提供科学的证据。此外,循证医学作为一种新的临床思维和实践模式,已逐渐为临床医生了解并应用于临床实践。证据是实施循证医学的基石,但是,目前在如何提供证据、产生证据方面所开展的临床科研工作远不能满足 EBM 的需求。因此有必要加强临床防治研究,为循证医学提供大量可应用的、高质量的证据。

第二节 疾病防治研究设计的内容和方法

一、设计方案的选择

根据研究的目的和条件,选择合适的设计方案,要兼顾科学性和可行性。应尽量选择论证强度高的设计方案,保证研究结果是真实可靠的。同时所选的研究方案在研究条件、对象来源、人力、财力和物力等方面要有所保障。

设计方案类型见表 7-1。在临床防治研究中常用的方法是实验性研究,其中 RCT 以最简单的方式解决了长期困扰防治研究的混杂问题,盲法的运用协助控制了信息偏倚。因此,目前公认 RCT 是证明某种治疗措施有效性和安全性的金标准设计方案,是防治研究首选的最佳方案。Q-RCT 或 non-RCT,减少了随机分组的麻烦,增加了可行性。如果采用盲法,Q-RCT 与 RCT 的论证强度相近,但如果未采用盲法,则因分组方法过于机械、易被识破而破坏其随机性,使论证强度下降。non-RCT 因分组非随机化,两组之间的均衡性难以保证,盲法也无法执行,容易发生各种偏倚,论证强度大大降低,所以应尽量少用。对于需要长期维持治疗的慢性病,可采用自身前后对照试验或交叉试验的设计方案。为了节省样本,结合临床病人陆续就医的特点,可采用序贯试验设计方案。这种方案尤其适用于新药和老药或新药与安慰剂的配对比较,适合临床陆续就医,陆续分析的特点,能及时下结论,但它只适于单项指标与诸指标能综合成一个指标的试验研究。

实验性研究尽管是评价防治效果较有效的方法,但是其设计实施条件要求高,难度较大,研究费时间、费人力、花费高，而且存在医德问题。因此，在实际工作中，有时病人拒绝参加临床试验，或没有条件进行实验性研究时，可以考虑用观察性的研究方法。但是，观察性研究存在许多难以控制的偏倚，影响研究结果的真实性和可靠性，所以其论证强度相对较低。

在开发新药的过程中，对药物临床试验设计方案的选择要参考我国药品临床试验管理规范，根据不同的研究阶段，选择合适的研究方案。

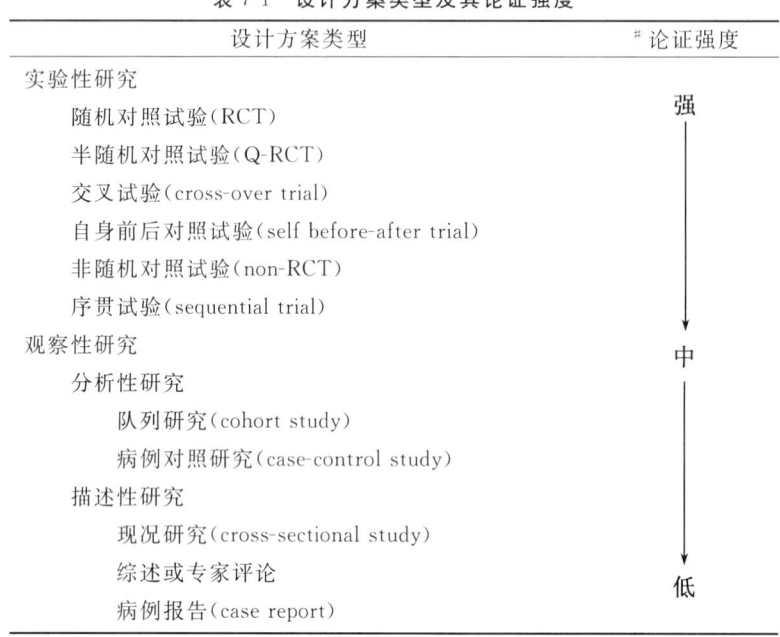

表 7-1 设计方案类型及其论证强度

设计方案类型	#论证强度
实验性研究	强
随机对照试验（RCT）	
半随机对照试验（Q-RCT）	
交叉试验（cross-over trial）	
自身前后对照试验（self before-after trial）	
非随机对照试验（non-RCT）	
序贯试验（sequential trial）	
观察性研究	中
分析性研究	
队列研究（cohort study）	
病例对照研究（case-control study）	
描述性研究	
现况研究（cross-sectional study）	
综述或专家评论	
病例报告（case report）	低

#论证强度：设计的科学性和结果的可靠性。

二、研究对象的选择

研究对象应根据研究目的来确定。首先确定对象的来源；其次应明确和统一诊断标准；在此基础上，根据研究要求制订出研究对象的纳入标准和排除标准。需要注意的是，参加研究的病人经过充分的选择，是所研究疾病病人的一个有偏性的样本，所以在将研究结果推广到一般临床场合时，需要特别谨慎。

（一）研究对象的来源

研究对象的基本来源有两个：①以医院为基础的研究对象，包括住院病人、门诊病人或医院的病案记录等；②以社区为基础的对象，包括社区人群、社区的疾病监测资料、普查、抽查、筛检的人群等。以医院为基础的研究对象容易获得，可节省费用，依从性较好，但容易产生选择性偏倚。多所医院协作虽然比一所医院代表性好，能在短期内提供足够数量的研究对象，但多所医院要通过严密组织，周密计划，统一设计，统一诊断标准，统一疗效测量方法与疗效判定标准，才能保证其结果的可靠性。若以社区为基础人群，其代表性较好，但不易得到，而且依从性相对较差。

（二）病例的诊断

研究对象确定的首要条件是，诊断一定要符合被研究疾病公认的科学的诊断标准，这是保证研究的质量和真实性的先决条件。诊断要尽可能用"金标准",应根据国际疾病分类和全国性学术会议规定的诊断标准来选择患者,因为这些标准具有权威性,便于与同类研究进行比较。有些疾病尚无公认的诊断标准,研究人员可自行拟订,此时应尽量采用客观的诊断指标。此外,对疾病的病情、病理类型等要有明确的规定,疾病诊断所采用的检验方法、试剂和仪器均应符合相应的统一诊断标准的规定。

例 7.3

"甲氨蝶呤治疗类风湿关节炎临床疗效评价——随机对照临床试验"的诊断标准为:所有病人均符合美国类风湿病协会类风湿关节炎修订分类标准(1987年)和活动性类风湿关节炎标准。活动性类风湿关节炎标准为(需满足以下4项):①休息时有中等程度疼痛;②晨僵至少1小时;③三个以上关节肿胀;④关节压痛≥5个关节;⑤ESR或CRP高于正常。

(资料来源:《中华风湿病学杂志》,1998)

(三)纳入标准与排除标准

在明确诊断的基础上,需要慎重制定研究对象的纳入标准和排除标准。设立纳入标准和排除标准是为了限制研究对象的异质性(heterogeneity),排除某些非研究因素的干扰,提高研究的质量和结果的可靠性。

纳入标准主要考虑研究对象的年龄、性别、诊断、疾病的分型和严重程度以及病人知情同意等方面。常用的排除标准有:当所选病例患有另一种影响疗效的疾病时;病例的类型、严重程度、诊断不符合诊断标准;严重的合并症、并发症;预后差(可能导致病人退出原分配的治疗组);对治疗有禁忌、过敏者;最近3个月参加过其他临床试验;不具有法律能力或法律能力受到限制;妊娠或哺乳病人;有证据显示病人的不可信赖;研究者认为不适合参加该试验的任何其他情况等。

例 7.4

"评价莫沙必利治疗功能性消化不良的疗效及不良反应"的研究,研究对象的纳入标准为:①年龄在18~65岁之间;②具有早饱或上腹饱胀症状持续8周以上;③试验前4周经胃镜检查排除胃肠肿瘤、消化性溃疡;④超声检查排除肝胆道系统疾病;⑤试验前72小时内已停用影响本试验的抗胆碱药物,解痉药和其他胃动力药;⑥病人知情同意接受本试验。排除标准为:①妊娠或哺乳期妇女;②伴有其他严重疾病患者,包括肝、肾、心血管疾病;③合并精神疾病或严重神经官能症患者;④不能表达主观不适症状者;⑤对本品过敏或不耐受者;⑥妊娠或哺乳期妇女,或准备妊娠妇女;⑦最近3个月参加过其他临床试验;⑧有任何病史,据研究者判断可能干扰试验结果或增加患者风险;⑨研究者判断依从性不好,不能严格执行方案者。

(资料来源:复旦大学循证医学中心网 http://www.zshospital.com/ebm/default.htm)

三、样本含量

样本量是研究者在设计阶段首先要考虑的问题之一。正确掌握样本含量的估计方法,是进行临床科研必备的技能之一。通常意义上认为,大样本的研究结果比小样本更可信,但是样本量过大,会增加临床研究的困难,造成不必要的人力、物力、时间和经济上的浪费。样本含量的估算是在保证科研结论具有一定可靠性的前提下,确定最少的观察例数。有足够的样本量才能保障试验结果的精确性。样本量太小,可能会因检验效能不足或机遇问题而得出假阴性结果。

通常样本量估计主要依据几个基本因素：干预措施实施前后研究人群中研究事件的发生率；α 值（即Ⅰ类错误的概率）；β 值（即Ⅱ类错误的概率）；单侧检验或双侧检验；研究对象分组的数量。可根据相应公式、软件或查表进行样本含量的计算。

另外，治疗方案的实施情况也是影响实际样本量的一个重要因素。由于此因素并不包括在常规的样本量计算公式中，因而容易被忽视。任何一项临床研究的治疗方案的实施率都不可能达到 100%，总有一部分病人因为种种原因退出（不合格、不依从、失访等）。如果退出病例过多将使实际的样本量减少，影响研究结果。因此估计样本量时，应考虑此因素，可事先估计中途可能退出病例的数量，将样本量适当加大。

在开发新药的过程中，应根据不同的研究阶段，确定合适的样本量。例如：在"评价莫沙必利治疗功能性消化不良的疗效及不良反应"的研究中，根据Ⅱ类新药Ⅱ期临床试验的要求，病例数不应少于 200 例，考虑到失访和中途可能退出试验的人数（控制在 10% 范围内），需要入选病例数为 240 例，其中试验组 120 例，对照组 120 例。

样本量较小的研究，产生假阴性结果的可能性较大。因此，对那些得出阴性结论的研究，需要判断这些结果是否是由机遇造成的。这时需要知道一项研究得出假阴性结果的概率是多少，即 β 值或Ⅱ类错误的概率。根据 β 值我们可以计算一项研究的统计效力（statistical power）。统计效力是指当实际上存在某种差异时，某项研究发现此差异在统计学上有显著意义的概率。统计效力 $=1-\beta$。例如，如果一项研究得出某项治疗措施无效，经计算其统计效力为 0.5，也就是说有 50% 的把握做出无显著差异的结论，说明此阴性结论是不可靠的，可能是由机遇造成的，应提高统计效力，加大样本量。

四、基线资料及分析

基线资料（baseline）是指在干预措施执行之前，被研究对象的基本情况。在研究中，必须收集尽可能完整的基线资料，例如一般人口学资料、病程、病型、危险因素或影响预后的因素以及并发症等等。在研究中，如果提供了全部研究对象的基线资料，就有可能将其结果与其他研究结果进行比较，就可以让临床医师正确评价研究的真实性和适用性。

在设立了对照的防治研究中，两组之间的比较，不仅要注意研究结果的分析对比，而且要注意在研究开始时，两组之间的基线资料是否有可比性。这就牵涉到临床病例的分组方法，以及分组后两组的资料数据是否均衡。因此，在实施干预措施之前，要对两组的基线资料进行分析，以便明确两组间的可比性以及对结果的影响程度。如果基线资料在两组之间差别很大，则可认为两组的基线资料缺乏可比性，其研究结果也就不宜相比。这样的结论既缺乏科学性也缺乏真实性。

对基线资料首先要进行组间的可比性分析。不论在随机对照试验或非随机对照试验中都需要作基线的可比性分析。一般来讲，随机化分配可使试验组与对照组之间各种项目分布平衡，但这不是绝对的。基线状况在一定程度上反映了随机化的好坏，不能认为随机分配后，治疗组与对照组之间的资料就一定平衡。随机分配只能避免选择性偏倚，机遇引起的组间差异仍可能存在。基线资料的可比性在非随机临床对照研究中更为重要，因为其中增加了很多人为的偏倚。评价两组间的可比性，最简单的方法是比较两组间（或多组间）的有关变量是否分布均匀。但必须根据专业知识，确定某项变量与结果或预后有关，不宜将比较的因素安排过多，否则分组很难做到理想的平衡一致，有时也是不现实的。

五、疗效衡量指标及终点选择

临床治疗的目的是为了改善病人的健康状况或预后。在临床防治研究中,必须要有明确的指标来衡量其健康状况或预后。对于疗效衡量指标的选择,首先应考虑其临床的重要性,能反映治疗措施的有效性和安全性。疗效衡量指标必须在设计方案中有明确的定义和可靠的依据。

(一)指标分类

1.主要指标

主要指标(primary outcome)又称主要终点,是与试验目的有本质联系的能确切反映治疗措施有效性或安全性的观察指标。通常主要指标只有一到两个。主要指标应根据试验目的选择易于量化、客观性强、重复性高,并在相关研究领域已有公认的标准。主要指标必须在研究设计时就确定下来,并用于样本量的估计。

现代临床流行病学和循证医学非常强调以满意终点作为疗效衡量的主要指标,即治疗对病人预后的影响、对疾病重大事件及死亡率的影响,包括有效寿命、总死亡率、疾病重要事件、生活质量、卫生经济学指标(成本-效益比)等等。例如,评价心血管事件的主要指标通常包括:心血管病死亡、非致死性心梗、非致死性卒中、全因死亡、心衰住院、心脏性猝死等。观察这类指标的研究所需样本量大,研究耗时长,费用高,难度较大。但这些指标能直接反映患者是否得益。

2.次要指标

次要指标(secondary outcome)是指与研究目的相关的辅助性指标。在设计时,也需明确次要指标的定义,并对这些指标在解释研究结果时的作用以及相对重要性加以说明。次要指标数目也应当是有限的,并且能回答与试验目的相关的问题。例如,临床治疗脑卒中的最终目标是降低病死率和残障率,改善生存质量。目前国际上缺血性脑卒中治疗试验常用死亡率或功能水平指标(残障用 Barthel 指数或 Rankin 量表测定)作为主要疗效指标,而病理水平(如实验室、影像学指标)和病损水平(如各种神经功能缺损量表)则作为次要疗效指标。

3.替代指标

替代指标(surrogate outcome)又称中间指标,是指在不能直接测定临床效果时,用来间接反映临床效果的观察指标。替代指标能否正确反映防治措施的真实疗效(即能否替代主要指标)取决于:①替代指标与试验目的在生物学上相关性的大小;②替代指标对临床结果预后判断价值的流行病学证据;③从临床试验中获得的治疗措施对替代指标的影响程度与治疗措施对临床试验结果的影响程度相一致的证据。例如,在心血管疾病防治的临床试验中常用的替代指标有血压、血脂、左室肥厚、左室射血分数、动脉粥样硬化程度以及各种心律紊乱的发生率等。观察这类指标的研究需要的病例数相对较少,观察周期短,易测定,在一定程度上可以反映治疗的效果。但是,替代指标毕竟不能完全代替主要指标。替代指标不是以满意终点为评价目标,无法评价该药物或疗法对病人的远期影响及死亡率的影响如何。因此,使用替代指标,有一定风险,有时可能会导致错误的结论。

例 7.5

硝苯地平(心痛定)曾是国内外广泛应用的一种降压药物。早期的研究证明,它可有效降低血压,对肝、肾等脏器没有不良作用。而后来的临床试验证明,硝苯地平虽可有效降低血压,但可能增加心肌梗塞的危险,剂量越高,这种风险的增加越明显。这是因为早期的研究只是以药物的降压效果及副作用为疗效评价的替代指标,而后来的研究评价的是病人使用该药物后对"生存与死亡"及"心脏病发作"影响的主要指标。

因此,在临床试验中选用和分析替代指标时要慎重。目前,在临床试验中,愈来愈多的研究开始使用反映满意终点的主要指标来衡量疗效。

例 7.6

以抗高血压药物的临床疗效考核为例,高血压患者用药 6～8 周后血压下降,这只能说明药物的短期降压效果。单纯降压效果并未提供抗高血压药物的治疗能使高血压病人健康得益的证据。近年来进行的一些大规模、多中心随机对照试验,以高血压病人远期心脑事件(脑卒中和心肌梗死)的发生率作为评定指标,证明用利尿剂或 β 受体阻滞剂治疗轻中度高血压患者,在降压的同时可显著降低心脑事件的发生率,从而证明了这两类抗高血压药对轻中度高血压患者健康的有益作用。

(资料来源:《临床流行病学》,2000)

(二)选择指标时需要注意的问题

1.指标的客观性

在临床实践中,观察指标从性质上说可分为客观和主观指标两类。客观指标是指那些不易受主观因素影响的并能客观记录的指标,如死亡率、血管造影和化验数据等。主观指标是靠研究对象回答或研究人员自行判断而不能客观记录的指标,如研究对象陈述的某些症状或研究人员通过体检获得的结果。值得注意的是,有些指标虽是客观指标,但主观因素却可影响结果判读。在临床试验设计中,应尽量少用主观指标,因为它易受研究对象和研究人员心理状态、启发暗示和感官差异的影响,容易产生测量偏倚。

2.指标的灵敏性和特异性

如果使用实验室检测指标,需要注意指标的灵敏性和特异性。灵敏的指标是指能如实地反映研究对象体内微量效应变化的指标。特异的指标是指易于揭示问题的本质,同时又不易被其他因素干扰的指标。如痰中结核菌的检出率是反映开放性肺结核疗效的特异性指标,也与可回答的主要问题密切相关。

六、研究对象的随访

在试验性研究中,给予干预措施后,需要对研究对象进行随访,收集与治疗措施的疗效和安全性有关的资料。在理想的情况下,所有进入临床试验的对象都应完成规定的治疗程序,这样对临床试验各组结果的比较才能提供所考核治疗疗效的真实信息。但是,实际上却会由于各种原因,造成研究对象不能完成治疗而退出研究。

退出(withdrawal)是指随机分组后研究对象离组。只要没有完成方案所规定的观察周期

的受试者,无论何时何因,均为退出病例。退出有以下几种情况:

不合格(ineligibility):入选后剔除,即不符合纳入标准的病例,或在随访中发现病人存在排除标准的问题。这部分病例不能进入疗效分析。

不依从(noncompliance):研究对象在随机分组后,不遵守研究方案所规定的要求。

失访(loss to follow-up):研究者在研究过程中与患者失去联系均可视为失访病例。原因有患者迁移或死于与研究疾病无关的其他疾病等。

退出病例过多,将对研究结果的可靠性造成一定的影响。对退出病例资料的收集不能马虎。研究对象退出后,研究者应采取登门预约、电话联系等方式,尽可能与受试者联系,询问退出理由,记录最后一次服药时间,完成尽可能完成的评估项目。研究者应详细记录受试者退出研究的主要原因,对退出病例的数据应作适当的统计分析。

七、盲法

盲法是衡量一项研究设计是否科学的标志之一。运用盲法主要是为了避免研究者和病人的主观因素影响试验结果,产生偏倚。盲法至少可分为四个层次:负责分配病人到治疗组的人不知道病人接受什么治疗;病人本身不知道自己接受什么治疗;在研究中照顾病人的医护人员不知道每个病人接受什么治疗;研究者在评价结果时无法区别谁是治疗组和对照组。具体运用时有以下方法:

(一)非盲试验

非盲试验(open trial)即开放实验。在非盲实验中研究者、研究对象都知道试验组和对照组的分组情况,试验公开进行。其优点是容易实行,容易判断意外原因而终止试验。其缺点是容易产生偏性。有的试验只能是开放试验,如手术方式。

(二)单盲试验

在单盲实验(single blind)中研究者了解分组情况,研究对象不知道分组情况。其优点是可以避免来自病人主观因素的干扰,在必要时可以及时恰当地处理研究对象可能发生的意外。其缺点是避免不了研究者的主观偏倚。

(三)双盲试验

在双盲试验(double blind)中研究者和研究对象都不了解研究的分组情况,而是由研究设计者来安排和控制试验。其优点是可以避免研究者与研究对象的主观因素造成的偏倚,使结果更真实。其缺点是实施起来较复杂,一旦发生药物意外,不易发现是哪一组。所以进行双盲试验时,要注意观察病情,必要时应及时破盲。

双盲、双模拟法(Double-Blind,Double-Dummy)是用于 A 与 B 两种药的外观或气味均不相同但又无法改变的情况,这时可制备两种安慰剂,使其外观或气味分别与 A 或 B 相同。分组服药时,服 A 药组加服 B 药安慰剂,服 B 药组加服 A 药安慰剂,两组均分别服用一真一假两种药,其外观与气味均无不同(表7-2)。

表 7-2 双盲、双模拟法的服药方法

服药分组	服药种类
试验药组	●＋△
对照药组	○＋▲

注：●A 药；○A 药安慰剂；▲B 药；△B 药安慰剂。

（四）三盲试验

在三盲试验（triple blind）中不但研究者和研究对象均不了解研究的分组情况，就连负责资料收集和分析的人员也不了解分组情况。其优点是能更好地控制偏倚。其缺点基本上与双盲试验相同，实施起来更加困难。

认真实施双盲法，既可以有效防止研究者的主观偏性，又可以避免受试者的心理作用。将它与随机、对照联合使用，称为随机双盲对照试验。这是国际公认的理想的临床试验方法（广义的双盲将三盲也包含在内），但实际操作起来有一定难度。其关键在于：①有关人员的认识与理解。②药品模拟、编码、保管与分发。③建立健全并严格执行保密与安全制度。有许多重要的临床问题（如手术、放射性治疗、饮食或保健措施的效果）几乎不可能对病人和医师用盲法。即使有些治疗可以用盲法，也常常是言过其实。有些药物可使服用的患者经常出现某些特征或症状，可让接受盲法治疗的病人和医师猜出哪些人接受哪种治疗。下面几个例子充分说明了盲法在实际操作中的困难。

例 7.7

上世纪 70 年代盛传"维生素 C 可以减轻感冒的症状并缩短病程"。有人通过双盲试验来验证：试验组加服维生素 C，对照组加服安慰剂。试验结果起初看来似乎是证实了维生素 C 的作用。但后来发现，由于维生素 C 的酸味使一部分受试者知道自己属于何组，双盲试验实际上已被破坏。有研究者对这次失败的双盲试验重新进行深入而客观地分析，将已知和不知道自己属于何组的受试者分别进行统计，发现二者结果不同：前者支持"维生素 C 可以减轻感冒症状并缩短病程"这种说法；而后者（双盲尚未被破坏那部分）的结论是"维生素 C 的作用并不比安慰剂强"。

例 7.8

在一项对心血管病初级预防的研究中，使用了一种近乎完美的安慰剂。有些病人服用消胆胺（cholestyramine），有些则服用有相同外观、气味与味道的粉剂。但是，消胆胺组病人显然出现较多副作用。在试验一年结束时，试验组（消胆胺组）副作用的出现率均比对照组高：便秘（前者 39%，后者 10%）、心灼热（前者 27%，后者 10%）、打嗝和腹胀气（前者 27%，后者 16%）及恶心（前者 16%，后者 8%）。病人就这些新症状马上可以猜出自己在接受什么治疗。

（资源来源：《医学的证据——大众临床流行病学》，2000）

例 7.9

有一个双盲随机试验想要测试心得安是否可预防首发心肌梗塞的病人复发。当在试验结束但还未解盲时，研究者请病人及临床工作人员猜猜病人的分组情况。结果在病人中，心得安组中有 79.9% 猜对，安慰剂组中有 57.2% 猜对，医师与临床工作人员大多也猜对了。临床工作人员可由观察心率而猜中，至于病人为什么能猜对则不太清楚。

（资源来源：《医学的证据——大众临床流行病学》，2000）

八、结果分析和解释

(一)统计学分析的步骤和内容

正确抉择统计分析方法,应充分考虑分析的目的、研究的设计方法、搜集的数据资料类型、数据资料的分布特征与所涉及的数理统计条件等。此外,统计分析方法的选择应在研究的设计阶段来完成,而不是在研究终结时面对各种资料才加以考虑。否则,必然影响研究的质量。数据分析所采用的统计分析方法和统计分析软件应是国内外公认的,统计分析应建立在正确、完整的数据基础上,一般可概括为以下几个方面:

1.描述性统计分析

描述研究对象的一般特征,包括基线资料和安全性资料,对主要指标(或替代指标)和次要指标的统计描述。

2.均衡性检验

比较组间影响疗效的基线资料是否相似或齐同。

3.统计推断

统计推断包括参数估计、可信区间和假设检验。在试验方案中,应当说明要检验的假设和待估计的处理效应、统计分析方法以及所涉及的统计模型。对处理效应的估计应同时给出可信区间,并说明估计方法。假设检验应明确说明比较的类型,所采用的是单侧检验还是双侧检验,如果采用单侧检验,应说明理由。

(二)比较的类型

防治试验中比较的类型,按统计学中的假设检验可分为:优效性检验、等效性检验和非劣效性检验。优效性检验的目的是显示试验药的治疗效果优于对照药,包括试验药是否优于安慰剂,试验药是否优于阳性对照药,或剂量间效应的比较;等效性检验的目的是确认两种或多种治疗效果的差别大小,在临床上并无重要意义,即试验药与阳性对照药在疗效上相当;而非劣效性检验的目的是显示试验药的治疗效果在临床上不劣于阳性对照药。在显示后两种目的试验设计中,对阳性对照药的选择要慎重。进行等效性检验或非劣效性检验时,需预先确定一个等效界值(上限和下限)或非劣效界值(下限),这个界值应不超过临床上能接受的最大差别范围,并且应小于阳性对照药对安慰剂的优效性试验所观察到的差异。等效界值或非劣效界值的确定需要由主要研究者从临床上认可,而不依赖于试验统计学专业人员。试验中所选择的比较类型,应从临床角度考虑,并在制定试验方案时确定下来。通常在以阳性为对照的临床试验中,如果要说明试验药物的效果不低于阳性对照药时,多倾向于进行非劣效性检验。

(三)随机对照试验中的ITT分析原则和数据集

1.ITT分析

ITT分析即意向处理分析(Intention-to-Treat,ITT),是随机对照试验设计、实施和分析过程中的一种策略,即不论在试验中实际发生什么情况(如出现不合格、不依从或失访而退出试验），均按最初随机分组（治疗组或对照组）的情况进行结果分析，以保证对所有参加随机分组的病人均进行了分析。

ITT分析是近年来在临床试验中提倡使用的方法，主要有两个目的：一是保证真正达到随机分组的目的，即治疗组和对照组除随机误差之外，其基线情况相同，具有可比性；二是真实地反映干预措施在临床实际中的效果。因为在临床试验中受试者（不管何种原因）出现的终止或改变治疗方案的情况在临床实际中亦可能会出现，如果试验的结果建立在排除这些受试者的基础上，干预措施在临床实际中的疗效将会被高估或低估，研究的真实性将降低。

为保证进行意向处理分析，研究过程中预防和最大限度地减少失访是关键。这要求研究者在试验设计时就应确定ITT分析的原则，在研究中当受试者被随机分配后，不管发生何种情况，均应按计划进行相应结局变量的测定和完成随访。如果发生了失访，可采用几种方法进行处理：采用失访者最后一次测量结果；假设所有失访者都为最坏或最佳结局；假设治疗组失访者为最坏结局而对照组为最佳结局或相反。值得注意的是，以上处理方法均是对试验结果的估计而非确切的结论，具体的选用须对失访的原因进行分析后决定。在报告结果时，应明确指出是否采用ITT分析方法，报告未依从者及失访者发生的情况，并详细说明处理未依从及失访的方法，讨论失访对试验结果的潜在影响，将结论建立在意向处理分析的基础上。

2. 数据集

根据ITT分析的基本原则，应包括所有随机化的受试者，即需要完整地随访所有随机化对象的研究结果，但在实际操作中往往难以达到，这时可采用不同的数据集（data sets）进行分析。我国化学药品和生物制品临床试验的生物统计指导原则明确表明选择统计分析数据集的重要性，不同的分析，不同的设计，应该选用合适的数据集进行分析。

（1）数据集的分类：全分析集（full analysis set，FAS）是指尽可能接近符合ITT原则的理想的受试者人群集。该数据集是从所有随机化的受试者中，以最少的和合理的方法剔除受试者后得出的。例如，在研究中发现，研究对象不合格，或者没有任何随访数据者，应该从FAS人群中剔除。

符合方案集（per protocol set，PPS）有时称为"有效病例"、"有效样本"或"可评估受试者的样本"。它是全分析集中的一个子集，一般是指全分析集中符合下列三个条件的受试者：①主要指标的基线值完备；②不违背方案，符合入选标准和排除标准，未合并使用不许用的违用药物；③依从性好。对符合方案集的分析又称"符合方案分析（per-protocol analyses）"、"完成治疗分析（treatment received analyses）"或"依从者分析"。

安全性数据集（safety analysis set，SAS）应包括所有随机化后并至少接受一次治疗且至少有一次安全性评估的受试者。安全性分析应使用安全性数据集的分析人群。

（2）不同数据集的作用：选择统计分析数据集在随机对照试验结果的统计分析中具有重要意义，不同的分析目的、不同的设计应该选用合适的数据集进行分析。安全性分析无疑应采用安全性数据集，下面主要讨论采用FAS和PPS分析。

随机对照试验的两个基本目标是获得试验的效力（efficacy）和效应（effectiveness）。试验的效力反映的是一种理想状态下的治疗效果，即通过将研究对象限定于完全依从的条件下（参加试验者真正接受并完成该治疗）。试验的效应是指在一般的临床状态下治疗的实际效果，如同日常医疗实践中所遇到的情况，参加者可能会不依从、改变治疗方式或间断治疗，采用FAS分析（即ITT分析）的就是这种结果，即给予某种治疗方式后病人的实际结局。对于试验的效力来说，如果试验中失访、不依从的情况很少，或者各组之间的失访和不依从是均衡的，那么

FAS 分析可以得到试验效力的有效信息;但若不均衡,FAS 分析则不能够完全评价试验效力。如果试验方法确实有效,FAS 分析可能会低估治疗效果,而 PPS 分析将高估治疗效果。因此,在评价试验的效力时,FAS 分析和 PPS 分析均存在一定的局限性。鉴于此,建议同时使用上述两种分析,以获得更全面的信息,使结果的解释更为合理。如果 FAS 分析和 PPS 分析两者的结论一致,所得分析结果则更可靠、可信。如果两者不一致,则应该对两者的差别进行仔细、认真的分析讨论,找出原因和解释。一般情况下,这种不一致常常是由于 PPS 和 FAS 的人数差异过大而致。

例 7.10

用 RCT 研究一项冠状动脉旁路手术的疗效,以内科治疗作为对照,2 年随访研究中,临床转归数据如表 7-3 所示。表 7-4 显示的是分别用 FAS 和 PPS 分析的结果。可见 FAS 分析反映了两种治疗实际临床应用后的效果,但在评价治疗方法的真正疗效方面,如果试验方法确实有效,应用 FAS 分析会低估该试验的治疗效果。PPS 分析未完全遵循最初的随机分组。手术转为内科治疗的 26 人中死亡 6 人,死亡率为 23%,而内科转向手术治疗者死亡率仅为 4%。这种不依从在两组间是不均衡的,因此在用 PPS 分析时,会高估手术治疗的效果。

表 7-3 冠状动脉旁路手术 RCT 的临床结果

	分配至内科治疗		分配至手术治疗	
	接受手术治疗	接受内科治疗	接受手术治疗	接受内科治疗
随访 2 年人数	48	296	354	20
死亡人数	2	27	15	6
失访人数	0	0	0	0

表 7-4 不同分析方法的结果(死亡率)

分析方法	分配组		χ^2	P
	内科治疗	手术治疗		
FAS 分析	29/373(7.8%)	21/395(5.3%)	1.9	0.17
PPS 分析	27/323(8.4%)	15/369(4.1%)	5.6	0.018

(四)评价防治措施效果大小的指标

进行统计学检验,如果差异有显著性,需进一步判断治疗效果的大小及临床意义。因此,需要选择恰当的指标对治疗效果进行定量描述。防治措施效果的评价主要包括对疗效和安全性两方面的评价。一项研究结束后,我们可以知道研究疾病的不良结局在试验组的事件发生率 EER(experimental event rate, EER)和对照组的事件发生率 CER(control event rate, CER),以及治疗所导致的副作用在试验组的发生率 EER_b 和对照组的发生率 CER_b,以这四个数值为基础,就可以计算各种反映治疗效果大小的指标。

1. 防治措施疗效大小的评价指标

(1)相对危险度(relative risk, RR):对两组患者进行比较,疾病不良结果事件发生的相对概率。$RR<1$,说明治疗能使不良结果事件的危险度降低;如果 $RR>1$,则反而会增加不良结果事件的危险度。

$$RR = EER/CER \qquad (公式 7-1)$$

RR 的 $1-\alpha$ 可信区间为:

$$\exp[\ln(RR) \pm u_\alpha SE(\ln RR)] \qquad (公式 7-2)$$

$$SE(\ln RR) = \sqrt{\frac{1}{a} + \frac{1}{c} - \frac{1}{n_1} - \frac{1}{n_2}} \qquad \text{(公式 7-3)}$$

式中：a 和 c 分别为试验组和对照组发生不良结果事件的例数，n_1 和 n_2 分别为试验组和对照组的例数。

（2）相对危险度减少（relative risk reduction，RRR）：与对照组相比，治疗组疾病不良结果事件减少的百分比。通常 RRR 在 25%～50% 或以上方有临床意义。

$$RRR = (CER - EER)/CER \times 100\% = (1 - RR) \times 100\% \qquad \text{(公式 7-4)}$$

RRR 的可信区间可由 $(1-RR)$ 的可信区间得到，即 $1 - \exp[\ln(RR) \pm u_\alpha SE(\ln RR)]$

（3）绝对危险度减少（absolute risk reduction，ARR）：对照组与治疗组不良事件发生率之间的绝对差值，以百分比表示。其值越大，临床效果的意义越大。

$$ARR = (CER - EER) \times 100\% \qquad \text{(公式 7-5)}$$

ARR 的标准误：

$$SE = \sqrt{\frac{p_1(1-p_1)}{n_1} + \frac{p_2(1-p_2)}{n_2}} \qquad \text{(公式 7-6)}$$

式中：p_1 和 p_2 分别为试验组和对照组的不良结果事件发生率，n_1 和 n_2 分别为试验组和对照组的例数。

ARR 的 $(1-\alpha)$ 可信区间为：

$$ARR \pm u_\alpha SE \qquad \text{(公式 7-7)}$$

（4）需要治疗的人数（number needed to treat，NNT）：在一定的观察时间内，用某一防治措施需要处理多少患者，可以防止 1 次不利结局的发生，为 ARR 的倒数。

$$NNT = 1/ARR \qquad \text{(公式 7-8)}$$

由公式 7-4、5-5 和 5-7 还可以推出：

$$NNT = 1/(RRR \times CER) \qquad \text{(公式 7-9)}$$

NNT 的可信区间为 ARR 的可信区间的倒数。

NNT 具有直观易懂、操作方便、贴近医生和患者的思维特点，可指导个体病人的临床决策等优点，因此这一指标最为常用。NNT 除了用于对防治效果的直接评价外，也可以对措施的经济价值进行分析，从而更好地指导临床决策和公共卫生项目最佳干预策略的选择。NNT 数量越小，即防止发生每一次不良事件的花费越少，防治措施的临床价值就越大。例 5.11 充分说明了 NNT 相对于其他指标的优越性。

例 7.11

在一项对轻、中度高血压患者进行降压治疗的研究中，根据进入试验时的舒张压水平将病人分为轻度高血压和中度高血压两层。每层病人又随机分为降压药和安慰剂治疗两组，以脑卒中发生作为观察的终点，随访 5 年后发现，中度高血压病人中对照组与治疗组的脑卒中发生率分别为 20% 和 12%，轻度高血压病人中两组该率分别为 1.5% 和 0.9%（表 7-5）。

表 7-5 高血压病人降压治疗的疗效分析

高血压分型	脑卒中发生率 对照组（CER）	治疗组（EER）	RR	RRR	ARR	NNT
中度	0.20	0.12	0.60	0.40	0.08	13
轻度	0.015	0.009	0.60	0.40	0.006	167

该研究中中度高血压病人未治疗时的脑卒中发病的危险〔又叫基线危险度（baseline

risk),即不给予干预措施病人发生研究结果事件的危险度]是轻度病人的13倍,但两型病人的 RR 均为 0.60, RRR 均为 0.40。可见相对危险度指标不考虑病人既往病史,亦不能反映未治疗的危险,而在临床实践中,作出治疗决定之前考虑这些因素是非常重要的。例如,对于中、重度高血压病人,服用某种降压药物可以使脑卒中的发病率降低 40%,这具有统计学意义和临床重要性。但对于轻度高血压病人而言,降低 40% 的危险度可能还不足以抵消治疗的副作用和费用消耗。因此,当有害事件的基线危险度很低或很高时,仅用相对危险度指标就会高估或低估治疗的绝对影响。绝对危险度指标则考虑了病人基线危险的不同,如本例中度和轻度高血压病人的 ARR 分别为 0.08 和 0.006,二者相比也是 13 倍。但绝对危险度指标以小数或分数的形式表示,不易被医生和病人所理解,难以用于临床实践。而 ARR 的倒数,即 NNT 约为 13,它说明为预防 1 例脑卒中发生,医生需对 13 个中度高血压病人治疗 5 年,这较之 $ARR=0.08$ 更简单明了,易被接受。

此外,NNT 较相对危险度评价指标的优越之处还可以从轻、中度高血压病人的比较中看出。降压治疗对两型病人的保护率均为 40%,似乎表明两组病人应该以同样的力量来治疗。然而为预防 1 例脑卒中发生,对中度高血压病人只需治疗 13 人,对轻度高血压病人却需要治疗 167 人,显然这将导致不同的治疗决策。

由于 $NNT=1/(RRR \times CER)$,可见基线危险度和相对危险度减少值对 NNT 都有影响。一项保护率不是很高的措施,如果用于事件发生率较高的人群,可以使 NNT 较低,从而获得较大的收益。例如,在一个基线危险度为 60% 的疾病中,RRR 仅为 10% 就能得到 NNT 为 17;反之,即使一项措施的保护率很高,如果用于事件发生率较低的人群,收益仍然有限。例如,若基线危险度是 10%,则 RRR 需为 60%,才能得到 NNT 为 17。

(资料来源:《中国慢性病预防与控制》,2000)

尽管 NNT 可简明、有效地表达治疗的效果,但仍存在一定的局限性。①用 NNT 比较不同干预措施的效果时,只有在条件和结果相同时才可直接比较。即要求研究的疾病相同,主要指标相同,而且确定最终疗效的观察期限也必须一致。否则,将会引起误导。例如,如果想要比较轻度和重度高血压患者预防脑卒中的 NNT,对严重高血压患者,降压药物治疗观察 1.5 年的 NNT 为 3;而对轻度高血压患者,用降压药物观察 5.5 年的 NNT 为 128。在进行比较时,两者的观察时间不同,需要对其中之一进行矫正,矫正后,对轻度高血压患者,抗高血压药物治疗观察 1.5 年的 NNT 为 470。②对于具体的病人,NNT 没有固定值。因为一种干预措施的 NNT 不仅取决于治疗本身,还取决于基线危险度。由于病人之间的危险度不同,因此在实际应用中,文献中提供的 NNT 必须根据自己的患者的基线危险度加以调整,调整的方法参见本章第五节。

2.副作用大小的评价指标

(1)相对危险度增加(relative risk increase,RRI):与对照组相比,治疗组副作用事件增加的百分比。

$$RRI=(EER_b-CER_b)/CER_b \times 100\% \qquad (公式 7-10)$$

(2)绝对危险度增加(absolute risk increase,ARI):对照组与治疗组副作用事件发生率之间的绝对差值,以百分比表示。

$$ARI=(EER_b-CER_b) \times 100\% \qquad (公式 7-11)$$

(3)NNH(number needed to harm):在一定的观察时间内,与对照相比,用某一防治措施处理多少患者,就可以引起 1 次副作用发生。NNH 为 ARI 的倒数。NNH 值越小,说明治疗措施的副作用越大。

如果研究结果只能计算比值比(Odds Ratios,OR),则可以由下面的公式计算 NNT 和 NNH,当然也可以通过表 7-6 查得。

$$NNT = \{1-[CER \times (1-OR)]\}/[(1-CER) \times CER \times (1-OR)] \quad (公式 7-12)$$
$$NNH = \{[CER \times (OR-1)]+1\}/[CER \times (OR-1) \times (1-CER)] \quad (公式 7-13)$$

表 7-6 NNT 和 NNH

CER	\multicolumn{9}{c}{Odds Ratios(OR)}																
	0.5	0.55	0.6	0.65	0.7	0.75	0.8	0.85	0.9	1.5	2	2.5	3	3.5	4	4.5	5	10
	\multicolumn{9}{c}{NNT}	\multicolumn{9}{c}{NNH}
0.05	41	46	52	59	69	83	104	139	209	43	22	15	12	9	8	7	6	3
0.1	21	24	27	31	36	43	54	73	110	23	12	9	7	6	5	4	4	2
0.2	11	13	14	17	20	24	30	40	61	14	8	5	4	3	3	3	2	2
0.3	8	9	10	12	14	18	22	30	46	11	6	5	3	3	2	2	2	2
0.4	7	8	9	10	12	15	19	26	40	10	6	4	3	3	2	2	2	2
0.5	6	7	8	9	11	14	18	25	38	10	5	4	3	2	2	2	2	2
0.7	6	7	9	10	13	16	20	28	44	13	8	7	5	5	5	5	5	4
0.9	12	15	18	22	27	34	46	64	101	32	21	17	16	14	14	13	13	11

（五）研究结果的统计学意义与临床的实际意义

如果一项设计良好的研究,结果差异有统计学意义,并不一定意味着这个差异在临床上有实际意义。因为当样本含量足够大时,即使是极小的差异在统计学上也可能有很显著的意义,但是,这时的统计学意义并不表明该结果的临床实用价值。

例 7.12

当某种降压药经过一个疗程只能降低 4 mmHg[①] 的舒张压,但经统计检验有统计意义。这虽说明该药能够降压,但对于临床医师来说,在临床上没有什么实际意义,因为降压效果太差。但对于一位药学工作者来说,却可能有其实际意义,因为他可能从中提取有效成分,或者改变其结构以提高其疗效。

（资料来源:《临床流行病学》,2000）

例 7.13

在上世纪 90 年代初曾进行过一项名为 GUSTO 的大型随机对照试验,有 15 个国家中的 41 021 位病人参加,比较溶栓剂链激酶(streptokinase)和组织纤溶酶原激活剂(tissue plasminogen activator,tPA)对急性心肌梗塞的疗效。结果使用 tPA 后 30 天的病死率为 6.3%,而使用链激酶的病死率为 7.2% 或 7.4%(取决于肝素应用),经统计学检验 $P<0.001$。若用 tPA,要治疗 100 位病人,才能减少一位病人的近期死亡。由于 tPA 比链激酶昂贵得多,为减少一位病人的近期死亡,需要花费近 25 万美元。而且,由于 tPA 更可能引起脑溢血,因此有人置疑:将各方面因素考虑在内,使用 tPA 或链激酶,二者在病死率上的这个差异是否具有临床上的重要意义?

（资料来源:《医学证据——大众临床流行病学》,2000）

[①] 760 mmHg＝1.01×10^5 Pa

另外,当研究结果表明差异有临床意义,经检验却没有统计学意义时,不能轻易下否定的结论,否则易犯假阴性的错误。此时应计算统计效力(把握度)。如果统计效力较低,可根据现有信息估算样本含量,扩大样本量后再行研究。

第三节 疾病防治研究常用的设计方案

一、随机对照试验

随机对照试验(randomized controlled trial,RCT)是将合格的研究对象,按随机的原则与方法分成试验组和对照组,根据试验要求,分别给予预先计划的各自的处理因素,经过一段时期的观察,分析两组的差异,得出结论。随机对照试验是一种科学性较强的前瞻性研究设计方案,是目前公认的临床防治研究设计中论证强度最高的一种。

(一)设计模式

设计模式如图 7-1 所示。

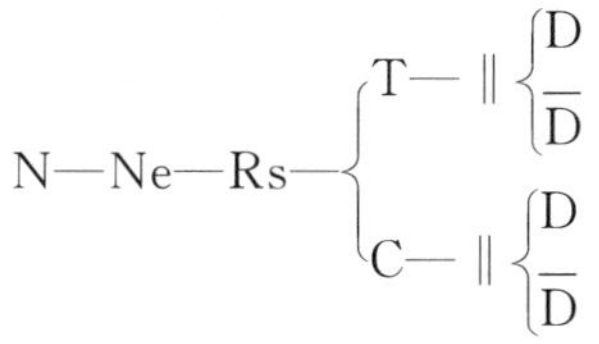

$$N - Ne - Rs \begin{cases} T - \| \begin{cases} D \\ \overline{D} \end{cases} \\ C - \| \begin{cases} D \\ \overline{D} \end{cases} \end{cases}$$

图 7-1 随机对照试验设计模式

其中:N 表示研究对象的总数,Ne 表示合格研究对象,Rs 表示随机化分组,T 表示试验组,C 表示对照组,D 表示试验结果阳性,$\overline{D}$ 表示试验结果阴性。

(二)结果分析

列出以下四格表(表 7-7),将试验结果的阳性和阴性数据填入相应的表格中,然后进行统计分析,作出效应评价。

表 7-7 随机对照试验结果分析

组 别	结果 +	结果 −	合 计
试验组	a	b	a+b
对照组	c	d	c+d
合 计	a+c	b+d	N

(三)设计方案的特点

1.随机化分组

这种分组方法使得所有的研究对象有完全等同的机会被分配到治疗组或对照组中去,增加了组间的可比性。

2.结果可靠性好

整个实施过程由研究者前瞻性实际观察。如能在盲法下进行,更能减少主观因素造成的偏倚。

3.同步试验

试验同步进行,条件一致,可避免与时间变化有关的许多偏倚。

4.缺点

在具体实施时有一定难度,对伦理学的要求更高。

二、半随机对照试验

半随机对照试验(quasi-RCT)与 RCT 非常相似,唯一不同的是用半随机方法分组,即机械随机或次序随机。可按病人入院先后、病历号等依次分组。因此随机方法比较机械,且次序固定,易被识破而破坏了随机性,所以叫做半随机法。

半随机对照试验如果真正做到双盲,病人与研究人员双方均不知道次序与药物种类之间的联系,则可避免某些人为的选择,以保证良好的随机性,其论证强度仍然较好,且可行性好。如果未采用盲法,很容易破坏其随机性,则结果可信性较差。

此设计方案的结果分析方法同 RCT。

三、非随机对照试验

非随机对照试验(non-RCT)与 RCT 的不同之处是没有随机化分组,因此难以保证两组之间的均衡性,其论证强度大大下降。它与队列研究设计相似,不同之处是试验因素受人为控制。因此将 non-RCT 仍列入试验研究范畴,又名类试验研究(quasi experimental study)。

此设计方案的结果分析方法同 RCT。

四、自身前后对照试验

自身前后对照试验(self before-after trial)是同一组病人先后接受两种不同的治疗,以其中一种治疗为对照,比较两种治疗结果的差别,以确定所考核药物的疗效。

自身前后对照试验在前后两个治疗阶段之间,需要间隔一段时间作为洗脱期(washout period),一般是所用药物半衰期的 5~7 倍。目的在于使第一阶段的作用不至于影响第二阶段的治疗效果。此外,在设计这类研究时,还要考虑治疗阶段和对照阶段的先后次序问题。如果不同的次序会导致评定结果的不同,则应采用随机分组的交叉对照试验。

(一)设计模式

设计模式如图 7-2 所示。

$$N—Ne—T_1—\|—\begin{Bmatrix}D\\D\end{Bmatrix}—\|—T_2—\|—\begin{Bmatrix}D\\D\end{Bmatrix}$$

图 7-2 自身前后对照试验的设计模式

(二)自身前后对照试验的优缺点

1.优点

①由于同一组病例先后作为治疗组和对照组而接受治疗,因此具有良好的可比性,其结果的可靠性远高于不同病例组的前后对照研究。②研究对象的人数可减少一半。③这种研究设计适用于慢性稳定性或复发性疾病,如高血压和高血脂等。

2.缺点

①每一病例的研究期限延长1倍,病人的依从性容易受到影响。②已经完成了第一阶段治疗的病人,如在第二阶段中途退出治疗,则第二阶段的结果也不能供结果分析使用。

(三)结果分析

自身前后对照实验的结果分析如表7-8。

表7-8 自身前后对照试验结果分析

T_1	T_2 有效	T_2 无效	合计
有效	a	b	a+b
无效	c	d	c+d
合计	a+c	b+d	N

计数资料用 McNemar χ^2 检验;计量资料用配对 t 检验或符号秩检验等。

五、交叉试验

交叉试验(crossover design)是对两组受试者使用两种不同的处理措施,然后互相交换处理措施,最后将结果进行对照比较的设计方法。在同一组病例的前后对照研究中,同一组病人先后作为治疗组或对照组接受两种不同的处理,但只能有一种顺序。考虑到不同顺序对疗效评定可能产生的影响,在交叉试验中,有两组或以上的受试者,以不同的顺序先后接受治疗组和对照组措施,旨在消除顺序对疗效可能产生的影响。按研究对象的分组方法不同,交叉试验可分为随机交叉试验和非随机交叉试验。

(一)设计模式

设计模式如图7-3所示。

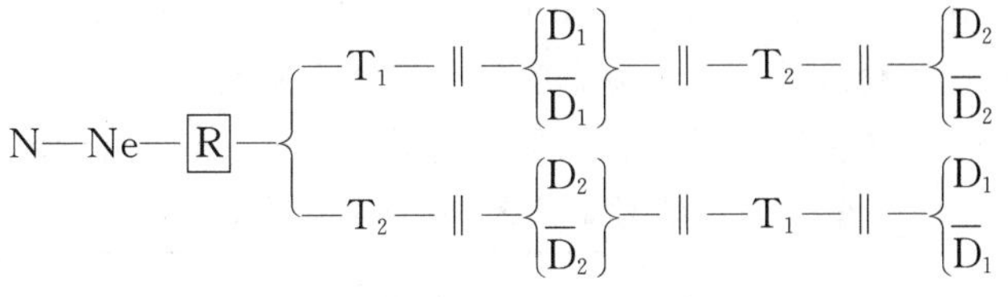

图7-3 交叉试验的设计模式

与自身前后对照试验一样,交叉试验中每例患者先后要接受两种不同的处理,两阶段之间应有一个洗脱期,以退洗第一阶段治疗药物对第二阶段的影响。洗脱期结束后,务必使受试者的评定指标与第一阶段治疗开始前基本相同,然后再开始第二阶段的治疗。

(二)交叉试验的优缺点

1.优点

①每例研究对象先后接受治疗组或对照组治疗,消除了不同个体间的差异。②随机分组可避免组间差异。③可避免人为选择偏倚。④需要病例数较少。

2.缺点

①应用病种范围受限,对于各种急性重症疾患或不能回复到第一阶段治疗前状况的疾病(如溃疡病、心肌梗死)以及那些不许可停止治疗(洗脱期)让病情回到第一阶段前的疾病,如心力衰竭、昏迷、休克等,都不能采用交叉对照试验。②洗脱期长短依所选药物的半衰期和病种、病情而定。洗脱期过短难以避免前一阶段治疗的影响,过长则使病人长期不能得到治疗。③每阶段治疗期的长度受到限制,有些药物的有效性可能在试验期内尚未得到充分发挥。④整个研究观察期较长,不能避免病情和观察指标的自然波动。⑤由于整个研究观察期较长,研究对象的依从性不容易得到保证。

(三)结果分析

本试验的每个受试者都要接受两种治疗措施,因而都有两种结果,因此对其结果的分析应采用配对卡方检验(表7-9)。

$$配对 \quad \chi^2 = \frac{(|b-c|-1)^2}{b+c} \qquad (公式7-14)$$

表7-9内的数值均为对子数。凡对方案T_1及方案T_2都有效的病例列入a格;对方案T_1有效,对方案T_2无效者列入b格;方案T_1无效,方案T_2有效者列入c格;对方案T_1及方案T_2均无效者列入d格。

表7-9 配对卡方四格表

T_1	T_2 有效	T_2 无效	合计
有效	a	b	$a+b$
无效	c	d	$c+d$
合计	$a+c$	$b+d$	N

例7.14

"随机对照交叉试验对药物预防输血发热反应效果的评估"。本文选择有输血发热反应而需继续输血的住院病例,随机分为两组,第1组36例,在输血前先用盐酸苯海拉明40 mg肌注,不论有无预防发热效果,在下次输血前均改为氢化可的松50 mg静滴。第2组37例,在输血前先用氢化可的松静滴,待下次输血前改用苯海拉明肌注。结果见表7-10。

(资料来源:《临床流行病学——临床科研设计、衡量与评价》,2001)

表7-10 预防输血发热反应效果配对四格表

苯海拉明		氢化可的松 有效	氢化可的松 无效	合计
苯海拉明	有效	47	6	53
	无效	16	4	20
	合计	63	10	73

经配对卡方检验，$\chi^2=3.68$，$P>0.05$，说明两种药物预防输血发热反应效果的差别无显著意义。

六、序贯试验

序贯试验事先不固定样本数，每试验一对研究对象后马上进行分析，然后再决定下一步试验，直到可以判断出结果，可以下结论时便立即停止试验。序贯试验起源于第二次世界大战，由 Wald 创始，最初用于军工生产的产品质量、新技术、新工艺的评价，上世纪 50 年代后用于医学研究。

（一）适用于序贯试验的基本条件

1.适用于单指标或能够将多个指标综合成单个指标的试验。如改善心律、降低血压、解热止痛等单项指征对症处理的效果评价。也可用于多指标而能综合为有效或无效，存活或死亡等单一指标。

2.获得结果的速度最好能快于新病人加入试验的速度。即在前一个结果明确后再开始下一个试验。

3.常用配对的方式来进行研究。如新药与老药，新药与安慰剂两组配对比较。

（二）序贯试验的优缺点

1.优点

（1）逐一分析结果，下结论及时。既可避免因样本量过小得不到应有的结论，又可防止盲目加大样本量造成的浪费，可节约人力、物力，缩短研究周期。据估计，一般可节约受试人数 30%～50%。

（2）病人逐步或逐个进入研究，符合临床病人逐个来院的特点。逐一研究的过程又便于及时发现问题，及时处理。

（3）计算简便，不需再做统计处理。

2. 缺点

（1）要求获得结果的速度快于病人加入的速度，故对容易发生流行或暴发的疾病，如流感、食物中毒等（因短时间内可发生许多病人），不适于用此法进行研究。对疗程较长者也不能用，因为如果每一疗程长达 3 个月，一年最多只能观察 4 对研究对象，其研究周期会拖延很久。

（2）常见病、多发病没有必要用此种方法，因为不必担心缺少病例。

（3）常用于配对研究，而临床病人又难以保证同一时间有合适的病例可供配对进入研究，实施中有困难。

（4）只适用单指标观察或诸指标能综合为单指标者。临床有时除要确定疗效外，尚需了解其副作用等，故难以兼顾。又如副作用的发生率并不高，少数病例的研究结果可能会有遗漏。

(三)设计方案的类型与基本步骤

1. 根据试验测量所得数据的性质与要求,选择适当的设计类型

本种试验可分为质反应性(计数资料)与量反应性(计量资料)、单向与双向、开放型与闭锁型三种情况。既可以组成多种设计方案,也可以事先定出有效与无效标准,进行不设对照的初步试验,还可以用于非参数资料的分析,因而设计类型很多,可根据研究的要求与条件适当选择。不同类型的主要优缺点如下:

(1)开放型较闭锁型敏感,利用较少的病例就可能达到终点。但如两种疗法的效果比较接近,则研究结果的记录可在两组之间浮动而迟迟达不到终点。

(2)单向较双向敏感,但单向只能得到 A 优于 B 或不优于 B 两种信息,不能获得 B 是否优于 A 的信息。

(3)计量反应较计数反应敏感,但需要的信息多,计算也较复杂。

2. 绘制序贯试验图

(1)根据设计要求,定出一套试验标准。规定得到阳性结论时所允许的假阳性率(α)及得出阴性结论时所允许的假阴性率(β);规定观察指标的有效水平;规定观察指标的无效水平。以上有效水平与无效水平两项也可以由参数 θ、γ 或 δ 来代替。

θ 代表计数资料双向检验时的检验标准,有

$$\theta = \frac{P_1(1-P_0)}{P_1(1-P_0)+P_0(1-P_1)} \qquad (公式\ 7\text{-}15)$$

在无对照药比较的情况下,P_0 多代表无效水平,P_1 则代表有效水平;在有对照药比较的情况下,P_0 多代表对照药的无效水平,而 P_1 则代表试验药的有效水平。具体的数据可根据以往的研究结果、文献资料或从预试验中获得,也可根据专业要求来确定。

γ 代表计数资料单向检验时的检验标准,有

$$\gamma = \frac{P_1(1-P_0)}{P_0(1-P_1)} \qquad (公式\ 7\text{-}16)$$

式中 P_0、P_1 代表的意义及计算方法均与双向同。

θ 与 γ 还可根据下列公式来进行计算:

$$\theta = \frac{SF}{SF+FS} \qquad (公式\ 7\text{-}17)$$

$$\gamma = \frac{SF}{FS} \qquad (公式\ 7\text{-}18)$$

式中:SF 代表试验药(或新药)优于对照药(或老药)的次数,FS 代表对照药优于试验药的次数。它们可根据专业知识来确定。

计量资料则要确定用做对比的两组平均数之差($d = \overline{X}_1 - \overline{X}_0$)与差数之标准差($\sigma$),可根据 $P = d/\sigma$ 求出。具体方法将在实例 7-15 中详细介绍。

(2)根据上述条件查表或按公式计算,可求得有关系数,并代入各设计类型的专用公式。

(3)根据公式中 Y 与 n 的函数关系,绘制出各类设计序贯试验图。

3. 进行试验,逐个或逐对分析并画出试验线

对于计数资料双向试验,凡结果为 S 者画一东北方向的对角线,结果为 F 者则画一东南方

向的对角线。对于单向试验，S 的画法与双向相同，但 F 应画一向东的水平线。

计量资料则要根据对比两组实际差距的大小来相应绘制。

4.做出结论

当试验线接触到序贯试验图中的任何一条线时，试验即告结束，并可根据所接触线的情况立即得出结论。

(四) 实例

1.质反应开放型双向序贯试验

例 7.15

比较抗精神病药丙氯拉嗪(prochlorperazine,P)与对照药对精神病病人的疗效。病人先服 P 一周，再服对照药(C)一周。比较 P 与 C 的疗效。设计要求双侧 $\alpha=0.05, \beta=0.05$。已知 C 药的有效率为 50%，要求 P 的有效率达到 80% 方认为有效。

本例中 $\alpha=0.05, \beta=0.05$。

$$\theta = \frac{0.8(1-0.5)}{0.8(1-0.5)+0.5(1-0.8)} = 0.8$$

本类设计的序贯试验图中的 4 条界限可根据下列方程式求得。

上界 $U: Y = a_1 + bn$

下界 $L: Y = -a_1 - bn$

中界 $M: Y = -a_2 + bn$

中界 $M': Y = a_2 - bn$

系数 a_1, a_2, b 可根据上列参数于附表 7-1 查得。

本例中 $a_1 = 5.25, a_2 = 4.29, b = 0.32$，于是 4 条界限为：

上界 $U: Y = 5.25 + 0.32n$

下界 $L: Y = -5.25 - 0.32n$

中界 $M: Y = -4.29 + 0.32n$

中界 $M': Y = 4.29 - 0.32n$

由 U, L, M, M' 可绘成双向序贯试验图(图 7-4)。横坐标代表不同对照，即 $SF+FS$，纵坐标 Y 代表 $SF-FS$。上界 U 为试验药优于对照药界限，下界 L 为对照药优于试验药界限，中界 M 与 M' 为试验药与对照药无差别界限。如果第 1 名病人为 S，则由图 7-4 坐标的 0 点起，划一道向东北方的斜对角线段。如果为 F，则划一道往东南方的斜对角线段。第 2 名病人则在第 1 名病人所划线段的终点起，根据结果用同样方式划出线段。于是随着病人陆续试验的结果，可使各线段联成一条试验线。

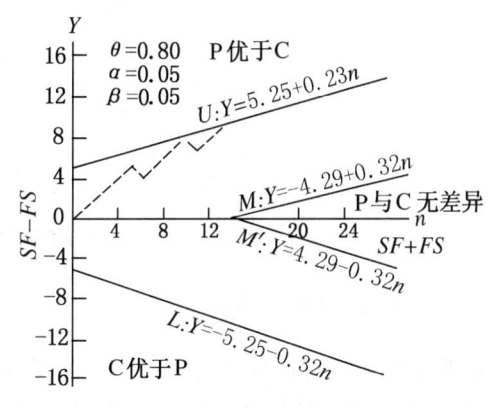

图 7-4 丙氯拉嗪(P)与对照药(C)比较的序贯试验

当试验线触及上界 U 时,试验可终了,结论为试验药优于对照药;当试验线触及下界 L 时,试验也可终了,结论为对照药优于试验药;触及中界 M 或 M' 时,试验也同样可以终了,结论为对照药与试验药无显著差异。图 7-4 为试验至第 14 名病人,试验线触及上界,因此结论为丙氯拉嗪优于对照药。此阳性结论的假阳性率与假阴性率均不超过 5%。

2.质反应闭锁型双向序贯试验

应用开放型序贯试验,其试验线有可能在两界限间游动而迟迟得不出结论。为了克服以上缺点,可应用闭锁型序贯试验来进行设计。闭锁型序贯试验的试验方法完全同于开放型,唯有序贯图不同。

例 7.16

比较樟磺咪芬(trimetaphan camsilate;阿方那特,Arfonad,A)与芬托氯铵(氯化苯乙托品,phenactropinium chloride,P)用于手术病人全身麻醉时的血压回升情况。试验者希望以上两药在停药后病人血压能尽快恢复正常,以恢复正常血压较快的药物作为优。试验方法是:在成对的手术病人中,一人接受 A,一人接受 P,观察停药后病人收缩压恢复至 13.3 kPa 时所需的时间,以恢复较快的药物为优。试验规定以下标准:

(1)$SF：FS=3：1$,P 优于 A。
(2)$SF：FS=1：3$,A 优于 P。
(3)$SF：FS=1：1$,P 与 A 无差别。
假阳性率 $2\alpha=5\%$,假阴性率 $\beta=5\%$。

对以上(1)~(3)可合并为以下检验参数:

$$\theta=\frac{SF}{SF+FS}=\frac{3}{3+1}=0.75$$

$$2\alpha=\beta=0.05$$

即 θ 为 SF 与所有总对子数($SF+FS$)的比值,取 $\theta=0.75$ 的标准是较严格的鉴别。

根据以上检验参数,由附表 7-2 可绘出闭锁型序贯试验图(图 7-5)。这个试验图的最大配对数为 62 对。研究者共试验了 53 对病人,弃去其中 3 对"相同对",试验至第 49"不同对"时,试验线触及中界。结论为樟磺咪芬与芬托氯铵停药后恢复正常血压所需时间差异无显著性,结论假阴性率不超过 5%。

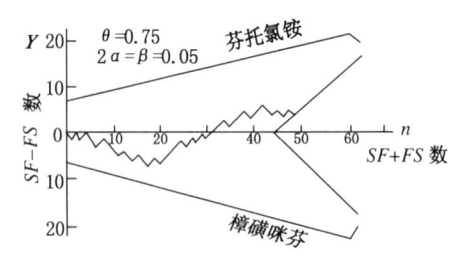

图 7-5 芬托氯铵与樟磺咪芬比较的序贯试验

3.质反应单向序贯试验

假如研究者希望通过试验能对以下三种结论作出选择:①新药优于老药;②老药优于新药;③新老药无差别,需用双向试验。但如果仅要求对新药优于老药和新药不优于老药两种结论作出选择时,可用单向试验。本试验为单向试验。

例 7.17

试药哌克昔林(冠心宁,perhexiline)与安慰剂作比较。有心绞痛病人服试验药与服安慰剂各 2 周,次序随机。在服药过程中发生心绞痛时,可加服硝酸甘油。凡服硝酸甘油数少于服安慰剂数时,则该病人的试验为 S,否则为 F。试验者规定以下试验标准:

(1) $SF:FS = 2:1$,接受试药。

(2) $SF:FS = 1:1$,拒绝试药。

(3) $\alpha = 5\%$, $\beta = 5\%$。

对以上(1)~(3)可合并为以下检验参数:

$$\gamma = SF:FS = 2, \alpha = \beta = 0.05$$

根据以上检验参数可代入下列方程作出序贯试验图的两条界限:

接受界限 $U:Y = a + bn$

拒绝界限 $L:Y = -a + bn$

系数 a 与 b 可由附表 7-3 查得。本例中 $a = 4.2, b = 0.59$。

试验进程如下:如果第 1 名病人为 S,则由 0 点起划一向东北方的斜对角线段;如果为 F,划一向正东方向的水平线段。按此序贯进行。从图 7-6 可知,试验至第 15 名病人,试验线触及上界。结论为哌克昔林优于安慰剂,从而接受试药。

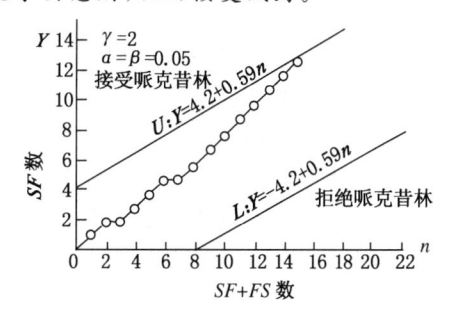

图 7-6 哌克昔林与安慰剂比较的单向序贯试验

4. 检验 P_0 与 P_1 的 Wald 设计

设试药的无效标准为 P_0,有效标准为 P_1。当试药的有效率 $\leq P_0$ 时,拒绝试药;当试药的有效率 $> P_1$ 时,接受试药。这类设计可根据专业知识与实际条件,人为地定出有效与无效标准,不需对照组,因此可大大地节省病例数,可用于初筛时设计用。

例 7.18

用猫试验氯丙嗪的抗呕吐效果。试验者已知服吐根后有 65% 的猫会发生呕吐,不呕吐者仅 35%。希望服氯丙嗪后,不呕的猫至少为 75%,才认为氯丙嗪有效。为此规定以下标准:

(1) 试药的镇吐率 $P_0 = 35\%$,拒绝试药。

(2) 试药的镇吐率 $P_1 = 75\%$,接受试药。

(3) 假阳性率 $\alpha = 0.01$,假阴性率 $\beta = 0.01$。

根据试验标准 P_0, P_1, α 与 β,可由下列方程式定出两条界限:

$U:y = a + bn$

$L:Y = -a + bn$

系数 a 与 b 可由附表 7-4 中查得。本例中 $a = 2.68, b = 0.556$。由图 7-7 可知,试验至第 10 只

猫，实验线触及上界U。结论为氯丙嗪抗呕吐达到了设计标准。

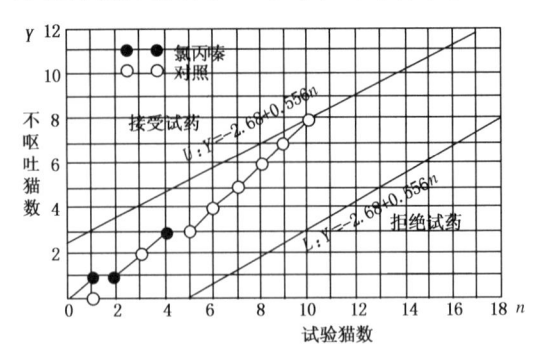

图 7-7 氯丙嗪抗呕吐检验的序贯试验

5.量反应序贯试验

量反应序贯试验用于配对试验,需在每对对子内分别接受 A 与 B 两种处理。因为 A 的反应量为 X,B 的反应量为 Y,于是每对试验结果的 A 与 B 比较可用 $d=X-Y$ 表示。如果已知 d 的标准差为 σ,则序贯试验的试验标准采用 $\delta=d/\sigma$,即 d 值用标准差为单位来计算。

例 7.19

用肾型高血压狗比较抗高血压药肼屈嗪(肼苯哒嗪)与胍乙啶的降压效果。实验狗先后服肼屈嗪与胍乙啶。以 H 表示服肼屈嗪后的血压下降量,G 表示服胍乙啶后的血压下降量。令 $d=G-H$。试验者已知 d 的标准差 $\sigma=18$ mmHg,试验者要求 $d \geq 15$ mmHg 才认为两药降压有差别,于是可要求 $\delta=d/\sigma=15/18=0.8$。表示一种药的降压量至少较另一种药多 0.8 个标准差,才认为该药优于另一药。试验者规定以下试验标准:

(1)当 $\delta=0.8$ 时,胍乙啶优。
(2)当 $\delta=-0.8$ 时,肼屈嗪优。
(3)当 $\delta=0$ 时,两药无差别。
(4)假阳性率 $2\alpha=0.05$,假阴性率 $\beta=0.05$。

根据实验标准 $\delta,2\alpha$ 与 β 可代入下列方程式,并绘出序贯图的 4 条界限:

$U: Y=a_1\sigma+b\sigma n$

$L: Y=-a_1\sigma-b\sigma n$

$M: Y=-a_2\sigma+b\sigma n$

$M': Y=a_2\sigma-b\sigma n$

系数 a_1,a_2 与 b 可由附表 7-5 查得。本例中 $a_1=4.55,a_2=3.71,b=0.40$。求出 4 条直线为:

$U: Y=81.9+7.2n$

$L: Y=-81.9-7.2n$

$M: Y=-66.8+7.2n$

$M': Y=66.8-7.2n$

表 7-11 为实验结果,图 7-8 为序贯试验图。横坐标为狗数,纵坐标为表 7-11 中的累计数,试验至第 10 条狗,实验线越出上界。结论为胍乙啶优。

第七章 疾病防治研究的设计与研究

表 7-11 胍乙啶与肼屈嗪抗高血压比较的试验记录

实验狗数	血压下降(mmHg) 胍乙啶 6 mg/kg	肼屈嗪 10 mg/kg	差值($d=G-H$)	累计($\sum D$)
1	30	0	30	30
2	18	26	−8	22
3	40	10	30	52
4	33	5	28	80
5	28	0	28	108
6	22	10	12	120
7	10	30	−20	100
8	36	20	16	116
9	22	5	17	133
10	40	−10	50	183
11	40	0	40	223

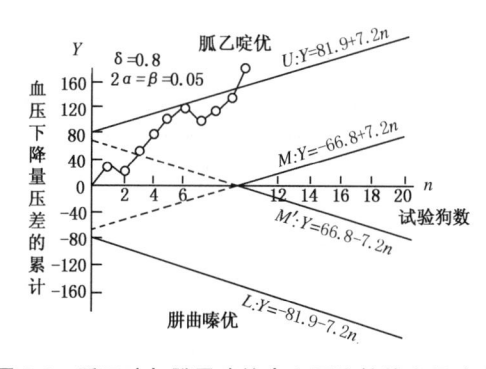

图 7-8 胍乙啶与肼屈嗪抗高血压比较的序贯试验

6. 量反应序贯 t 检验

量反应序贯试验要求预先知道反应量的标准差 σ，在标准差不知道的条件下，可用序贯 t 检验来进行研究。序贯 t 检验的试验标准要求人为地规定 δ，即以标准差为单位的差数。

例 7.20

在上例胍乙啶与肼屈嗪的降压量比较中，如果不知道两个降压量差数的标准差，则可直接规定 δ 作试验标准：

(1) 当 $\delta=0.85$ 时，胍乙啶优。
(2) 当 $\delta=-0.85$ 时，肼屈嗪优。
(3) 当 $\delta=0$ 时，胍乙啶与肼屈嗪无差别。
(4) 假阳性率 $2\alpha=5\%$，假阴性率 $\beta=5\%$。

根据以上试验标准，可绘出序贯 t 检验图（图 7-9），其上界 U 与下界 M 可根据表 7-12 绘出。表 7-13 为应用序贯 t 检验的计算步骤，其中 Y 为每条狗的纵坐标值。可见，在试验到第 11 条狗时越出上界。结论为胍乙啶优于肼屈嗪。

$$y=\frac{(\sum d)^2}{\sum d^2} \qquad \delta=0.85 \qquad 胍乙啶优(\sum d>0)$$
$$2\alpha=\beta=0.05 \qquad 肼屈嗪优(\sum d<0)$$

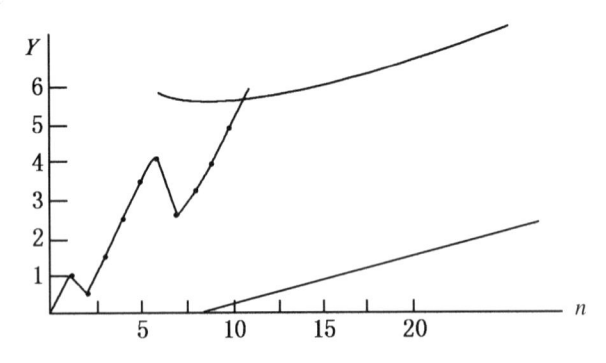

图 7-9 胍乙啶与肼屈嗪抗高血压疗效比较的序贯 t 检验

表 7-12 双向序贯 t 检验的边界数值表($\delta=0.85, 2\alpha=\beta=0.05$)

配对数(n)	6	7	8	9	10	11	12	13	14	15	16	17	18
上界(U)	5.58	5.51	5.50	5.51	5.56	5.61	5.64	5.77	5.87	5.97	6.08	6.19	6.31
下界(M)	—	—	—	0.11	0.23	0.35	0.48	0.61	0.74	0.87	1.00	1.14	1.20

配对数(n)	19	20	21	22	23	24	25	26	27	28	29	30
上界(U)	6.43	6.55	6.68	6.81	6.94	7.07	7.20	7.34	7.47	7.61	7.75	7.89
下界(M)	1.42	1.56	1.71	1.85	2.00	2.14	2.29	2.43	2.58	2.73	2.38	3.03

表 7-13 胍乙啶与肼屈嗪比较的序贯 t 检验

实验狗数	胍乙啶与肼屈嗪血压下降差值(d)	$\sum d$	$\sum d^2$	$Y=(\sum d)^2/\sum d^2$
1	30	30	900	1.00
2	−8	22	964	0.50
3	30	52	1 864	1.45
4	28	80	2 684	2.42
5	28	108	3 432	3.40
6	12	120	3 576	4.03
7	−20	100	3 976	2.52
8	16	116	4 232	3.18
9	17	133	4 521	3.91
10	50	183	7 021	4.77
11	40	223	8 621	5.77

第四节　疾病防治研究常见的偏倚

除了常见的选择偏倚、信息偏倚和混杂偏倚外,临床防治研究还可能存在以下偏倚。

一、安慰剂效应

出现于无治疗效能的安慰剂对照组中的效果称之为安慰剂效应(placebo effect)。它是一种非特异性效应,可以由环境、心理等多种因素引起,包括正面和负面效应,后者即副作用。这种效应亦可发生于治疗组中,我们可以通过比较,确定治疗组中特异性及非特异效果的比例,以除去非特异性影响面,确定防治措施的价值。

二、沾染和干扰

沾染(contamination)和干扰(co-intervention)是最常发生于防治性研究中的两类偏倚。

当对照组患者接受了试验组的治疗措施称为沾染。如对照组患者发现观察组患者与其服用的药物不同而显示较好疗效时,会主动去寻求服用治疗药物。亦可因观察者无意地给予对照组患者治疗措施而发生沾染。沾染的发生会缩小两组疗效的差异,直接影响结果的评价。

干扰是指试验组另外接受了与试验措施类似效果的治疗,人为地扩大了两组的差异,使结果偏离真实情况。此种情况既可能发生于患者治疗心切,多方求医,同时接受几种治疗措施,也可能发生于非盲法对照试验中有意无意地对试验组患者加强指导、咨询、帮助,导致增加了直接影响最终结局的结果。

沾染和干扰的控制有赖于加强管理,要做好宣传,得到受试对象通力合作。另外盲法的应用也可以有效地避免沾染和干扰的发生。

三、霍桑效应

在治疗性研究中,研究者对自己感兴趣的研究对象较对照者往往更为关照和仔细,而被关照的患者对研究人员又极可能报以过分地热情,从而对治疗反应报喜不报忧,这种人为地引起夸大客观效果的现象,称为霍桑效应(Howthorne effect)。防止霍桑效应最有效的办法有赖于盲法设计和应用。

四、向均数回归现象

有些患者的有些测试指标(如血压或某些生化指标)在初试时可以在异常水平,然而在未干预或无效治疗的条件下复试,有些可能恢复到正常水平。这种现象表明,两次测试值(高或低)都在向着均值的上或下浮动,这或许属生理性的波动,并非干预的结果。向均数回归现象(regression to the mean)可以造成误认为治疗有效的假象。克服的办法是可以采取对同一个体的有关测试指标进行不同时间的多次测定,取均值以排除其干扰。

五、依从性

依从性(compliance)是指病人按研究要求对治疗措施的依从程度。全面认真地执行治疗措施者,称为依从性好;反之,则是不依从(non compliance)或依从性不好。在研究中,患者的依从性好,结果就比较真实可靠。患者依从性不好的原因主要有:①试验或对照措施有副作用。②研究对象对试验不感兴趣。③研究对象的情况发生改变,如发生严重的不良事件,并发症、特殊生理变化或病情加重等,不宜接受继续治疗。

在改善依从性方面,首先是研究者和医务人员对患者要有高度的责任心和同情心,要对病员做好充分的解释,提高患者对疾病和依从性的正确认识,取得患者及其家属的支持与合作;防治措施应力求简单方便;运用高效低副作用的治疗措施等。

总之,认真识别研究中可能出现的偏倚,针对这些偏倚采取对应的防止措施,消除偏倚对

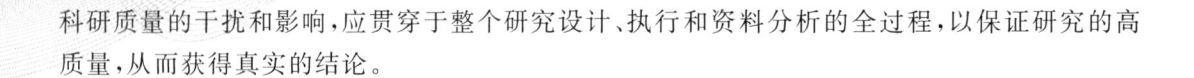

科研质量的干扰和影响,应贯穿于整个研究设计、执行和资料分析的全过程,以保证研究的高质量,从而获得真实的结论。

第五节 疾病防治研究的评价

关于疾病防治研究的质量,主要应从以下三个方面进行评价:研究结果的真实性、重要性和适用性。

一、研究结果的真实性

(一)研究对象的分组是否随机化

首先强调是否采用随机化分配研究对象,是因为随机分配比其他任何分配方法更能保证研究开始时组间的可比性。真正的随机化应符合下列原则:医生和病人不能事先知道或决定病人将被分配到哪一组接受治疗;医生和病人都不能从上一个病人已经进入的组别推测出下一个病人将分配到哪一组。

判断一个临床试验是否真正进行了随机分组,主要是评价随机分组的方法是否恰当以及是否做到了随机化隐匿(randomization concealment)。随机化隐匿即分配研究病人入组的研究者事先不知道随机表的内容,不知道下一位入选的病人将接受何种治疗,这样就避免了研究者有意或无意地破坏随机分配的方法。评价时应注意对随机化分组的具体方法是否有详细的交代。只有清楚随机分组的具体方法,读者才能判断是否做到了随机化隐匿以及真正的随机化。一个治疗性研究是否为随机分配,文章中常直接叙述,但是否做到随机化隐匿,常没有直接叙述,这时我们可以通过其采用的具体方法来判断,如是否应用密封随机编码抽签法、中心计算机数据控制的统一随机分组法等。

(二)随访病人是否完整,病人是否按随机化分组进行分析

1.随访是否完整

被研究的对象是否随访完整,对评定结果的真实性十分重要,因此研究过程中预防和最大限度地减少研究对象的失访是关键。要注意评价在研究中当受试者随机分配后,不管发生何种情况,是否按计划进行了相应结局变量的测定和完成随访;如果发生了研究对象退出的情况,应该交代退出的原因。另外,随访的完整性还体现在根据不同的疾病有足够的随访时间。

2.病人是否按随机化分组进行分析

资料分析时是否考虑ITT原则,是否按不同的数据集分析结果。

(三)是否实施盲法

对多种偏倚的控制,最好的方法是应用盲法。盲法是判断一项研究科学性的重要标志。如果是双盲试验的结果,则可以避免测量性偏倚、沾染及干扰等的影响,因而结论较之单盲或

非盲法试验的更真实可靠。在判断是否应用双盲时,应注意是否交代了具体的方法和内容,以便读者确认。

(四)防治措施实施开始时,组间的可比性如何

为了相信有关研究结论的可靠性,我们希望能够得到有关治疗组和对照组基线资料可比性的信息。如果研究者在文章中列出了治疗组和对照组患者进入试验时的基线特征并进行了分析,他们就提供了这种评估所需的信息。如果已知预后因素在两组分布均衡,则会增强研究的可靠性。随机化也并不一定能保证两组之间基线资料的均衡性。因此即使进行了随机分组,但仍需对组间的可比性进行分析。如果治疗组和对照组的基线特征不相似,也并非资料全部不可信,这时可以用统计学方法对研究结果进行校正。因此,读者应当寻找有关基线特征相似性的证据,如果存在较大的差别,就要注意研究者有没有对这种差别进行校正分析。如果未经校正和经过校正的分析都达到了相同的结论,则研究结果的可靠性显然是增强了。

(五)除了所考核的治疗外,各组病人的其他治疗是否相同

研究者是否采取措施尽量提高病人的依从性,避免沾染和干扰偏倚对研究真实性的影响。
以上 5 条标准,前 2 条是评价研究真实性的主要标准,后 3 条是次要标准。依次运用以上标准,将帮助我们评价一项临床防治研究的真实性(或可靠性)。如果研究真实,接下来则是评价研究的重要性。

二、研究结果的临床重要性

(一)干预措施的效应如何

干预措施的效应如何即判断结果是否有明确的临床意义。评价效应大小可用前述的 RR、RRR、ARR、NNT 等指标。

(二)效应值的精确性如何

所谓精确性(presicion),是要考察研究结果提供的效应值的可信区间。可信区间范围的大小,实际上由样本量的大小决定。样本量越大,可信区间越窄,研究结果越精确,越可以相信由观察得到的疗效值接近真正的疗效。因此,可信区间可以帮助我们判断研究的样本量是否足够。什么时候样本大小足够了呢?在一项"阳性结果"的研究中,如果研究者所得到的结果是治疗有效,我们应当注意可信区间的下限。例如,一项研究 RRR 的 95% 可信区间的下限为 +9%,如果认为这种程度的 RRR 仍有临床意义,则可认为研究的病例数已经足够。但如果从临床意义考虑,9% 的 RRR 尚无重要性,则尽管该研究结果的 RRR 已达到统计学上差别的显著性水平,但病例数仍属不够。可信区间还有助于解释研究的"阴性结果"。如果研究者根据研究结果得出了"新疗法并不比对照组疗法好"的结论,此时应看的是可信区间的上限,如果 RRR 的上限仍具有临床意义,则该研究结果仍未排除新疗法优于对照组疗法的可能。

三、研究结果的适用性

(一)结果能否用于治疗我的病人,研究者对治疗对象的特点是否作了仔细的描述

如果文献中列出了研究对象的纳入标准、排除标准及基线特征,我们可以将之与自己的病人作比较,判断自己的病人是否符合该临床试验的纳入标准,同时也未破坏任何排除标准,尤其是寻找有没有该研究结果不能应用于某病人的理由。

(二)治疗方法和措施是否切实可行

要注意研究者对治疗方法是否详细交代。例如对药物的给药途径、剂量、疗程,药量的增减条件,可能出现的药物不良反应及其对策,以及中止试验的标准等均应交代清楚。对某些特殊的治疗措施,应注意是否给病人交代清楚了适应征、禁忌症、手术方法、注意事项及意外事件的处理方案等。只有试验的治疗方法与措施交代清楚了,他人的再实践才有良好的参考依据。

将研究结果应用于自己的病人时,还必须考虑此项治疗措施在技术上和经济上的可行性问题。要考虑医疗环境和条件是否允许这项治疗技术的开展,病人和我们的健康保健系统能否支付得起这一治疗以及它的管理、监测和随访所需的费用。

(三)治疗措施对病人的利与弊

将一项新的防治措施应用于病人,应考虑其对病人利与弊的大小,只有能给病人带来重要临床益处时,才考虑给予病人该项治疗。在考察防治措施的利与弊时,NNT和NNH是较好的衡量指标,利用这两个指标可以将治疗带来的效果和副作用进行综合评价,以利于做出选择。

研究文献中给出的平均NNT或NNH,不能直接用于某一具体的患者,因为病人之间的基线危险度不同,因此,在实际应用中,文献中提供的NNT或NNH必须根据自己的患者的基线危险度加以调整。估计自己患者的NNT或NNH有两种方法。

1.患者预期的事件发生率

对于一个具体患者某一结局的发生率(individual,CER)被称作患者预期的事件发生率(patient's expected event rate,$PEER$)。如果患者的情况完全相似于某一项防治性研究的患者,则可直接将这一研究的CER作为$PEER$;或者研究中的某一亚组病例与之相似,即可用亚组的CER为$PEER$;或参考类似的文献报道(最好是研究类似病人预后情况的队列研究)来设定我们患者的$PEER$。由此,可直接用公式7-18来计算自己患者的NNT,有

$$NNT = 1/(PEER \times RRR) \quad\quad\quad (公式7\text{-}19)$$

假定某一研究显示,某严重疾病的预后为80%患者发生残废(即患者的$PEER$为80%)。如给予某种治疗,在相同的观察期可产生的相对危险度(RRR)减少为22%,则其$NNT = 1/(80\% \times 22\%) = 6$。

同样地,我们也可以产生一具体病人接受某种治疗发生副反应的$PEER$,由此可以推算自己患者的NNH。

2.直接估计法

这是一种简单快速的床旁估计法。它更多地依赖于临床医生的经验,可能不需要参考文献。首先需要估计 f 值,即此病人治疗前与对照组病人相比的相对危险度,以十分位数表示(f_t)。然后以 NNT 除以 f。例如,该病人治疗前发生结果事件的危险性是对照组平均危险的 3 倍,则 $f_t=3$,该治疗的 NNT 为 9,则 $NNT/f_t=9/3=3$,即对这种危险程度的病人,为预防一次不良事件的发作,需治疗 3 例类似的病人。用同样的方法亦可估计这一患者接受某种防治措施出现副作用的危险性(f_h)。例如,这一患者出现副作用的危险只有对照组患者($NNH=4$)的 $1/3$,$f_h=0.33$,则其 $NNH=4/0.33=12$,这意味着我们治疗 12 例这样的病人,才会出现 1 次副作用。

有了某一患者具体的 NNT 和 NNH,我们就可以对防治措施为此患者带来的利与弊进行综合分析,这种综合衡量指标称为防治性措施的"受益和危害的比值比(likelihood of being helped VS harmed,LHH)"。其计算公式为:

$$LHH=(1/NNT):(1/NNH) \quad (公式7\text{-}20)$$

如果考虑某一具体患者的 LHH,则应该加进 f_t 和 f_h 系数进行矫正。

$$LHH=[(1/NNT)\times f_t]:[(1/NNH)\times f_h] \quad (公式7\text{-}21)$$

在前述例子中,此患者的 LHH 为 $(1/3):(1/12)=4:1$。即此种预防措施给此患者带来的受益 4 倍于其危害。

(四)治疗方案和治疗结果能否满足你的患者的价值观和喜好

在评价一项治疗措施的适用性时,还应该考虑病人对将要预防的结果和将进行的治疗的期望是什么,治疗方案和治疗结果能否满足你的患者的价值观和喜好。

如果你的患者能够明确估计他们的价值或喜好,那么在估计 LHH 时,可考虑加进患者的选择。例如,在前述实例中,如果将患者对疾病的结局和副作用的看法及选择考虑进临床决策,可以从 0 到 1 让患者对之评分。如果患者对疾病后果(如残废或死亡)的严重性很重视,评分很高(如 0.95),而对副作用(如头晕)不太重视,评估偏轻(如 0.05),我们可以将这种患者评估的严重性(severity,s)计算到最后矫正的 LHH 中,此例的 $s=0.95/0.5=1.9$。再次矫正 LHH 的计算公式为:

$$LHH=[(1/NNT)\times f_t\times s]:[(1/NNH)\times f_h] \quad (公式7\text{-}22)$$

在前述例子中此患者的 $LHH=[(1/3)\times 1.9]:(1/12)=7.6:1$

最后结论为,该防治措施给患者可能带来的受益约 7.6 倍于其同时引起的危害。

有时,临床医生难以对受益(f_t)和受害(f_h)进行估计,患者也无法确定二者的严重性(s),因此无法进行 LHH 的矫正。解决的办法是可以引入有临床意义的 f 和 s 值,进行敏感性评价,看其 LHH 的大小和方向如何,再进行评价。

附 表

附表 7-1 质反应双向序贯试验用表

试验标准 θ	边界系数($2\alpha=\beta=0.05$)			边界系数($2\alpha=\beta=0.01$)		
	a_1	a_2	b	a_1	a_2	b
0.55	36.25	26.91	0.050	52.30	29.81	0.050
0.60	17.94	14.65	0.101	25.88	14.75	0.101
0.65	11.75	9.60	0.152	16.99	9.66	0.152
0.70	8.59	7.01	0.206	12.33	7.06	0.206
0.75	6.62	5.41	0.262	9.55	5.44	0.262
0.80	5.52	4.29	0.322	7.57	4.31	0.322
0.85	4.19	3.42	0.388	6.05	3.45	0.388
0.90	3.31	2.70	0.465	4.78	2.72	0.465
0.95	2.47	2.02	0.564	3.56	2.03	0.564

附表 7-2 质反应闭锁型序贯试验边界坐标($2\alpha=\beta=0.05, \theta=0.75$)

不同对 (n)	上下界 Y		中介联点				不同对 (n)	上下界 Y		中介联点			
			M		M'					M		M'	
	U	L	n	y	n	Y		U	L	n	y	n	Y
9	9	−9	44	0	44	0	42	18	−18				
12	10	−10	62	18	62	−18	45	19	−19				
15	11	−11					47	19	−19				
18	12	−12					50	20	−20				
20	12	−12					53	21	−21				
23	13	−13					56	22	−22				
56	22	−22					58	22	−22				
26	14	−14					60	22	−22				
58	22	−22					61	21	−21				
28	14	−14					62	20	−20				
60	22	−22											
31	15	−15											
61	21	−21											
34	16	−16											
62	20	−20											
37	17	17											
39	17	−17											

附表 7-2（续）

不同对 (n)	上下界(Y) U	上下界(Y) L	中介联点 M n	中介联点 M y	中介联点 M' n	中介联点 M' y
$\theta=0.80$ 8	8	-8	26	0	26	0
11	9	-9	40	14	40	-14
14	10	-10				
17	11	-11				
20	12	-12				
23	13	-13				
26	14	-14				
29	15	-15				
32	16	-16				
35	17	-17				
38	18	-18				
39	17	-17				
40	16	-16				
$\theta=0.85$ 7	7	-7	16	0	16	0
11	9	-9	27	11	27	-11
14	10	-10				
17	11	-11				
20	12	-12				
24	14	-14				
26	14	-14				
27	13	-13				
$\theta=0.90$ 7	7	-7	10	0	10	0
10	8	-8	19	9	19	-9
14	10	-10				
18	12	-12				
19	11	-11				
$\theta=0.95$ 6	6	-6	6	0	6	0
11	9	-9	13	7	13	-17
13	9	-9				

附表 7-3　质反应单项配对序贯试验边界系数表

γ	$\alpha=\beta=0.05$ a	$\alpha=\beta=0.05$ b	$\alpha=\beta=0.01$ a	$\alpha=\beta=0.01$ b
1.5	7.3	0.55	11.3	0.55
2.0	4.2	0.59	6.6	0.59
2.5	3.2	0.62	5.0	0.62
3.0	2.7	0.63	4.2	0.63
3.5	2.4	0.65	3.7	0.65
4.0	2.1	0.66	3.3	0.66
4.5	2.0	0.67	3.1	0.67
5.0	1.8	0.68	2.9	0.68
5.5	1.7	0.69	2.7	0.69
6.0	1.6	0.70	2.6	0.70
7.0	1.5	0.71	2.4	0.71
8.0	1.4	0.72	2.2	0.72
9.0	1.3	0.73	2.1	0.73
10.0	1.3	0.74	2.0	0.74

附表 7-4 质反应单向序贯试验边界系数表

$P_0[\%]$ \ $P_1[\%]$	5	10	15	20	25	30	35	40	45	50	55	60	65	70	75	80	85	90	95	100
0	0.74	0.63	0.57	0.53	0.51	0.49	0.47	0.45	0.44	0.43	0.41	0.40	0.39	0.38	0.37	0.36	0.34	0.32	0.30	0.21
	1.16	0.98	0.89	0.83	0.79	0.76	0.73	0.71	0.69	0.67	0.65	0.63	0.61	0.59	0.57	0.55	0.53	0.50	0.47	0.29
	0.013	0.022	0.031	0.040	0.049	0.059	0.068	0.078	0.089	0.109	0.112	0.125	0.139	0.155	0.173	0.194	0.219	0.253	0.304	0.500
5		3.94	2.43	1.89	1.60	1.40	1.27	1.16	1.07	1.00	0.94	0.88	0.83	0.778	0.73	0.68	0.63	0.57	0.50	0.30
		6.15	3.80	2.95	2.49	2.19	1.98	1.81	1.67	1.56	1.46	1.37	1.29	1.21	1.14	1.06	0.98	0.89	0.78	0.47
		0.072	0.092	0.110	0.128	0.146	0.163	0.181	0.190	0.218	0.238	0.258	0.280	0.394	0.330	0.360	0.394	0.438	0.500	0.696
10			6.36	3.63	2.68	2.18	1.87	1.64	1.47	1.34	1.23	1.13	1.05	0.97	0.89	0.82	0.75	0.67	0.57	0.32
			9.93	5.67	4.18	3.40	2.91	2.56	2.30	2.09	1.92	1.77	1.63	1.51	1.39	1.28	1.17	1.05	0.89	0.50
			0.124	0.145	0.166	0.186	0.206	0.226	0.247	0.266	0.289	0.312	0.335	0.361	0.389	0.420	0.456	0.500	0.562	0.747
15				8.45	4.63	3.32	2.64	2.22	1.92	1.70	1.52	1.30	1.25	1.14	1.04	0.94	0.85	0.75	0.63	0.34
				13.19	7.23	5.18	4.12	3.46	3.00	2.65	2.37	2.15	1.95	1.78	1.62	1.47	1.32	1.17	0.98	0.53
				0.174	0.197	0.219	0.246	0.262	0.284	0.396	0.329	0.352	0.377	0.403	0.432	0.464	0.500	0.544	0.606	0.781
20					10.24	5.46	3.84	3.00	2.48	2.12	1.86	1.64	1.47	1.32	1.18	1.06	0.94	0.82	0.68	0.36
					15.97	8.53	5.99	4.63	3.88	3.31	2.90	2.56	2.29	2.06	1.85	1.66	1.47	1.28	1.06	0.55
					0.224	0.248	0.271	0.293	0.316	0.339	0.363	0.387	0.412	0.439	0.468	0.500	0.536	0.580	0.640	0.806
25						11.72	6.14	4.25	3.28	2.68	2.27	1.96	1.71	1.51	1.34	1.18	1.04	0.89	0.73	0.37
						18.28	9058	6.63	5.12	4.18	3.54	3.06	2.68	2.36	2.09	1.85	1.62	1.39	1.14	0.57
						0.275	0.298	0.322	0.345	0.369	0.393	0.418	0.441	0.471	0.500	0.532	0.568	0.611	0.706	0.827
30							12.90	6.66	4.55	3.48	2.81	2.35	2.01	1.47	1.51	1.32	1.14	0.97	0.78	0.38
							20.13	10.40	7.11	5.42	4.38	3.67	3.13	2.71	2.36	2.06	1.78	1.51	1.21	0.59
							0.325	0.349	0.373	0.397	0.422	0.447	0.473	0.500	0.529	0.561	0.597	0.639	0.696	0.845
35								13.70	7.04	4.76	3.59	2.87	2.38	2.01	1.74	1.47	1.25	1.05	0.83	0.39
								21.52	10.98	7.42	5.61	4.49	3.71	3.13	2.68	2.29	1.95	1.63	1.29	0.61
								0.375	0.399	0.424	0.449	0.474	0.500	0.527	0.556	0.588	0.623	0.665	0.720	0.861
40									14.38	7.26	4.86	3.63	2.87	2.35	1.96	1.64	1.38	1.13	0.88	0.40
									22.14	11.33	7.58	5.67	4.49	3.67	3.06	2.56	2.15	1.77	1.37	0.63
									0.425	0.450	0.475	0.500	0.526	0.553	0.582	0.613	0.648	0.688	0.742	0.875
45										14.67	7.34	4.86	3.59	2.81	2.27	1.86	1.52	1.23	0.94	0.41
										22.89	11.45	7.58	5.61	4.33	3.64	2.90	2.37	1.92	1.46	0.65
										0.475	0.500	0.525	0.551	0.578	0.607	0.637	0.671	0.714	0.762	0.858
50											14.67	7.26	4.76	3.49	2.68	2.12	1.70	1.34	1.00	0.43
											22.90	11.33	7.42	5.42	4.18	3.31	2.65	2.03	1.56	0.67
											0.520	0.550	0.576	0.605	0.631	0.661	0.694	0.732	0.782	0.900
55												14.38	7.04	4.55	3.28	2.48	1.92	1.47	1.07	0.44
												22.44	10.98	7.11	5.12	3.88	3.00	2.39	1.67	0.69
												0.575	0.601	0.627	0.655	0.684	0.716	0.753	0.801	0.911
60													13.89	6.66	4.25	3.00	2.22	1.64	1.16	0.45
													21.52	10.40	6.63	4.68	3.46	2.56	1.81	0.71
													0.626	0.651	0.678	0.707	0.738	0.774	0.819	0.922
65														12.90	6.14	3.84	2.64	1.89	1.27	0.47
														20.13	9.58	5.99	4.12	2.91	1.98	0.73
														0.675	0.702	0.729	0.760	0.794	0.837	0.932
70															11.72	5.46	3.32	2.18	1.40	0.49
															18.28	8.53	5.18	3.40	2019	0.76
															0.725	0.752	0.781	0.814	0.854	0.941
75																10.24	4.63	2.68	1.60	0.51
																15.97	7.23	4.18	2.49	0.79
																0.776	0.803	0.834	0.872	0.951
80																	8.45	3.63	1.89	0.53
																	13.19	5.67	2.95	0.83
																	0.826	0.855	0.890	0.960
85																		6.36	2.43	0.57
																		9.93	3.80	0.89
																		0.876	0.908	0.969
90																				3.94	0.63
																			6.15	0.98
																			0.928	0.987
20																					0.74
																				1.16
																				0.987

注：上行为 $\alpha=\beta=0.05$ 的 a 值，中行为 $\alpha=\beta=0.01$ 的 a 值，下行为 b 值。

附表 7-5 量反应双向序贯试验数值表($2\alpha=0.05, \beta=0.05$)

试验标准 δ	边界系数 α_1	α_2	b
0.2	18.19	14.85	0.10
0.3	12.13	9.09	0.15
0.4	9.09	7.43	0.20
0.5	7.28	5.94	0.25
0.6	6.06	4.95	0.30
0.7	5.20	4.24	0.35
0.8	4.55	3.71	0.40
0.9	4.04	3.30	0.45
1.0	3.64	2.97	0.50
1.2	3.03	2.48	0.60
1.4	2.60	2.12	0.70

参考文献

1. 王家良.临床流行病学——临床科研设计、衡量与评价.北京:人民卫生出版社,2000. 273～283
2. 刘建平,冷泰俊.临床科研方法——理论与实践.北京:军事医学科学出版社,2000.41～61
3. 林果为,沈福民.临床流行病学.上海:复旦大学出版社,2000.67～82,251～258
4. 罗伯特·H.弗莱彻等.医学的证据——大众临床流行病学.周惠民译.青岛:青岛出版社, 2000.159～191
5. 李晓晖,詹思延,李立明.随机化临床试验结果分析和解释的几个问题.中华医学杂志. 2000,80(6):6475～6477
6. 苏炳华.临床试验的认识和实践.中国卫生统计.2004,2(5):274～278
7. 詹思延,秦颖,李立明.NNT 在常见慢性病防治效果评价中的应用.中国慢性病预防与控制.2000,8(3):99～102
8. 姜林娣,王吉耀,梅振武等.甲氨蝶呤治疗类风湿关节炎临床疗效评价——随机对照临床试验.中华风湿病学杂志.1998,2(4):204～207
9. Guyatt GH,Sackett DL,Cook DJ.Users'guides to the medical literature.II.How to use an article about therapy or prevention.A.Are the results of the study valid? JAMA. 1993,270:2598～2601
10. Guyatt GH,Sackett DL,Cook DJ.Users'guides to the medical literature.II.How to use an article about therapy or prevention.B.What were the results and will they help me in caring for my patients? JAMA.1994,271:59～63
11. Gibaldi M,Aullivan S.Intention-to-treat analysis in randomized trials:who gets counted? J Clin Pharmacol,1997,37:667～672
12. Cook RJ,Sackett DL.The number needed to treat:a clinically useful measure of treat-

ment effect.BMJ.1995,310:4522454
13. Altman DG. Confidence intervals for the number needed to treat. BMJ. 1998,317: 130921312
14. McAlister FA,Straus SE,Guyatt GH,Haynes RB.Users'guides to the medical literature:XX.Integrating research evidence with the care of the individual patient.JAMA. 2000 June 7;283(21):2829～2836

（李亚斐　马翔宇）

第八章 疾病预后研究的设计与评价

第一节 概 述

在临床实践中,医生随时都会遇到关于预后的问题。对患者方来说,患者本人及其亲属最关心的往往是病情是否严重、能否痊愈或引起残疾、病程将持续多久,而作为医生则会考虑疾病可能发生哪些结局、选择何种治疗方法(方案)才能引导疾病向最好的结局发展、发生不良结局的可能性有多大、不良结局多在什么时候发生等问题。事实上,要准确回答这些问题难度较大,需要有扎实的专业知识和丰富的临床经验,要准确判断患者的疾病特征和影响预后的有关因素,再结合疾病预后研究的文献证据进行综合分析、判断及估计。

一、预后的概念

预后(prognosis)指疾病发生后,对将来发展为不同结局(痊愈、迁延、复发、恶化、伤残、并发症及死亡等)的预测或估计。对结局的预测应该包含三个要素,即定性(可能发生哪些结局)、定量(发生的概率有多大)和定时(可能在什么时候发生)。

临床上不同性质的疾病,预后各异。有的疾病结局比较明确,有的疾病却非常复杂;同一种疾病,有时结局比较简单,有时非常复杂。因此,要使预后能最大限度地接近病人的实际情况,必须全面、深入、科学地开展预后研究,为临床医务人员提供有价值的科学研究证据。

二、预后的主要研究内容及意义

预后研究首先是要明确疾病对人类的危害,通过研究各种疾病的发展、变化规律及其影响因素,提出改善预后的有效措施,达到改善预后的目的。

首先,预后要研究某种疾病对人类的危害性,了解其发展趋势和结果,帮助临床医师做出正确的治疗决策。对无特殊治疗方法的疾病,了解其自然转归;有治疗方法的疾病,研究干预后的转归。例如,通过对艾滋病的预后研究,了解感染 HIV 病毒后,发生艾滋病的几率有多大、平均潜伏期有多长、发病后自然病程有多长、抗病毒治疗后的病程及变化规律、死亡的概率有多大等问题,这些是病人、家属、医生共同关心的问题,同时也为医生治疗决策提供依据。

其次,应研究疾病在不同情况下的发展、变化规律及影响预后的因素,帮助临床医生避免对预后不利的因素,引导疾病向有利的方向发展,达到改善预后的目的。例如肺癌的预后往往与患者的年龄、癌组织细胞学类型、癌细胞浸润范围、是否进行手术、化疗、放疗和是否合并其他疾病等因素有关。一般情况下,年龄越大,预后越差;鳞状上皮细胞癌,因进展较为缓慢,手术效果较好,故预后较好,小细胞癌则预后较差;癌细胞浸润范围越大,预后越差;未合并其他疾病、鳞状上皮细胞癌通过手术、小细胞癌采取"化疗+放疗",预后相对较好。临床医生可以根据这些研究结果,正确判断自己病人的预后并选择有效的治疗方案。

再次,应研究改善预后的措施,正确评价某项治疗措施的效果,促进治疗水平的提高。例如,对肺癌患者的治疗有手术、化疗、放疗及不同组合、不同治疗方案可供选择,到底哪种组合最佳,需要通过预后研究进行科学评价,从而提高对肺癌的治疗水平。

三、预后研究发展趋势

近几年来,随着医学模式从以前的"生物医学模式"向"社会—心理—生物医学模式"的转变和科学技术的迅猛发展,学科、专业间的交叉、融合越来越密切,为医学研究开辟了新领域、开阔了新视野,也提供了更多的手段和方法。特别是临床流行病学、分子流行病学等的发展,统计学与计算机的结合与应用,临床治疗方法的不断完善,使得预后研究方法也在不断改进与发展,为临床医疗决策提供了大量科学证据。

预后研究的关注点从以前的纯生物医学因素转变为生物医学与社会、心理因素并重。随着医学模式的转变,人们逐渐认识到,社会、心理对健康的影响非常广泛,在疾病的发生、发展、防治和转归等过程中都可能产生重要作用。从现代理论来看,好的社会环境、人际关系和家庭支持能给人带来良好的情绪和心理状态,并可以使大脑及下丘脑等神经系统通过激素、神经肽、神经递质等信息分子,作用于内分泌系统,增强免疫细胞功能,对防病、治病非常有利。很多研究证据表明,情绪和心理状态对癌症患者预后有显著影响。

研究方法从单因素研究向多因素研究转变。在单因素分析中,为确定某因素是否为预后因素,必须采用分层、限制、配对及标准化等方法保证观察组(存在某预后因素)和对照组(不存在某预后因素)间的临床特点和其他非研究预后因素都要相同,以获得正确结论。但是,这种研究设计复杂,观察和随访难度大,还可能因一些未知的预后因素的影响导致结果产生偏倚。统计方法及计算机技术的发展,促进了 SPSS、SAS 等统计软件包的不断开发和应用,使得繁冗复杂的统计、计算过程变得简单、可行。应用多元回归、逐步回归、Logistic 回归及 Cox 模型等多因素研究方法可以在一次研究中同时对多种预后因素进行探讨,并可筛选出与疾病结局有关的主要预后因素,以及这些因素在决定预后中的相对比重。由于多因素研究既可以避免未知预后因素对结果的影响,又可以使预后研究的结果更加丰富、科学,所以近年来多因素研究在预后研究中的应用越来越普遍。

分子流行病学方法在预后研究中的应用愈加广泛。利用分子生物学、基因组学、蛋白质组学等现代分子生物学技术,对预后因素进行宏观与微观相结合的全面研究也正成为预后研究中的新热点。例如在胃癌预后研究中发现,患者血管内皮生长因子(vascular endothelial growth factor,VEGF)和抑癌基因 P33ING1 蛋白表达与胃癌预后显著相关。VEGF 与 P33ING1 均表现为在正常组织中呈高表达,在肿瘤组织中呈低表达,表达水平与胃癌肿瘤部位、浆膜浸润、TNM 分期、淋巴结转移及 5 年生存率有关。由此可见,利用分子流行病学方法研究预后,可以从个体及微观水平深入探讨预后因素。

第二节　疾病预后相关概念

在疾病预后研究中,有时候研究的是疾病的自然结局,有时候研究的是经过临床干预以后的结局。研究目的不同,在研究设计、对象选择及结局指标的选定等方面均有所不同。因此,在进行预后研究时必须熟悉相关概念,明确研究目的,使研究设计更加科学、合理。

一、疾病自然史与疾病病程

(一)疾病自然史

疾病自然史(nature history of disease)是指在不施加任何治疗或干预的情况下,疾病从发生、发展到结局的整个过程。疾病的自然进程是一个连续的过程,但是为了医学研究和教学的方便,一般把它分为以下几个时期。

1. 生物学发病期

在生物学发病期(biologic onset),各种致病因素作用于机体并相互作用,引起机体有关器官、组织的生物学反应性病变。这时一般仅仅是一些微观上的变化,如分子、细胞水平的改变或组织学上的细微改变,患者无任何症状,很难被临床检查手段发现。

2. 临床前期

在临床前期(per-clinical duration of disease),机体的相应系统、器官或组织的损害逐渐加重,但患者一般表现为"健康"状态,未出现病症或仅有一些轻微的症状、体征,常被忽略。但是,如果采用一些灵敏度高的特异检查,则可能发现疾病引起的脏器损害而被早期诊断。例如,糖尿病早期一般没有明显的"三多一少"(多饮,多尿,多食,消瘦)症状,甚至查尿糖、空腹血糖也在正常范围,但如果进一步做糖耐量试验,则可能发现这时的患者已经出现糖耐量低减现象。

3. 临床期

在临床期(clinical duration of disease)病变的发展使患者脏器损害更加严重,呈现出显著的解剖学及器官功能障碍,患者常因出现了明显的临床症状与体征而自动到医院就诊。因此,医院的临床医师接触最多的是这一时期的患者,这也是医生较易作出明确诊断的时期。

4. 结局

疾病在经过上述过程后会走向最终的结局(outcome),患者可表现为痊愈、致残或死亡等。

不同的疾病其自然史差异很大。有些疾病自然史较短,如急性传染性疾病,往往进展较快,患者会在短期内出现明显的临床症状、体征或实验室检查异常。其中,有些疾病具有自限

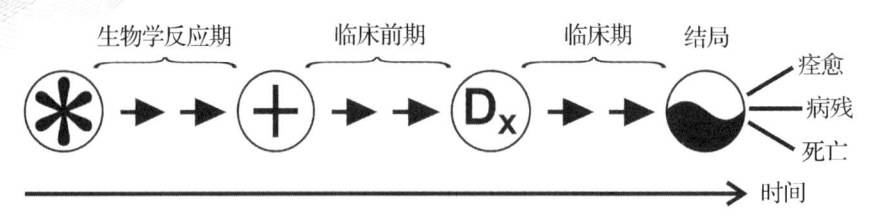

图 8-1　疾病自然史示意图

（资料来源：《临床流行病学》，2000）

性，可能经过机体免疫、激素等自身调节后，很快走向痊愈，如急性细菌性胃肠炎；而有的疾病若不及时治疗，可能很快出现严重并发症，甚至死亡，如流行性出血热。而慢性病，如高血压、糖尿病、慢性支气管炎等的自然病史一般较长，从开始发病到最终结局可长达数年，甚至数十年之久。研究疾病自然史，对于病因研究、预后研究及临床疗效研究都具有重要意义。例如，临床上的肺癌患者从诊断到死亡的时间一般不会超过 5 年。如果由此认为，肺癌的自然史为 5 年左右，显然是错误的。因为到医院就诊的肺癌患者，多数已进入临床期，而此前的生物学发病期和临床前期可能长达几年、十几年，甚至几十年。对肺癌的病因研究，必须追溯到患者数年以前的暴露情况；在肺癌的预后研究中，其生存时间也不能简单地断定为 5 年；同样，对肺癌治疗效果的研究也要看介入治疗的时期早晚，如果能早期诊断，早期治疗，其治疗效果一定比晚期患者的疗效好。

（二）疾病病程

疾病病程（course of disease）指首次出现症状到发生最后结局所经历的整个过程。由此可见，疾病病程就是指疾病自然史中的临床期的全过程。根据是否有临床介入，可将它分为：

1.自然病程

自然病程（nature course of disease）指疾病在无任何干预情况下的临床过程。

2.临床病程

临床病程（clinical course）指疾病在医疗干预条件下的演化过程。由于在这种情况下患者会经历多种方法的治疗处理，而这些处理将会影响疾病的临床进程。

疾病自然史与疾病病程不同。第一，疾病病程只是疾病自然史中的一个阶段；第二，疾病病程往往会有临床的医疗干预介入。因此，在疾病预后研究中，应明确表述研究的起点是在疾病自然史中的哪一阶段，研究的是疾病自然病程预后，还是临床病程预后。

二、影响预后的因素

（一）预后因素概念

在疾病发生后，从发展到结局的全过程中，一切可以影响其某种结局出现概率的因素皆为预后因素（prognostic factor）。预后因素可以与有利结局有关，也可以与不利结局有关。例如，急性阑尾炎通过手术治疗痊愈，外科手术则为导致疾病痊愈的预后因素之一；同样是急性阑尾炎，如果延误诊断则可能导致阑尾穿孔，引发不利结局，诊断延误则为不利结局的预后因素之一。

预后因素与危险因素不同。危险因素(risk factor)是指对健康人而言,那些能够增加其发病概率的因素。由此可见,预后因素影响结局,而危险因素影响发病。因此危险因素又称为病因因素。

(二)预后因素与病因因素的关系

对于同一种疾病而言,预后因素与病因因素可能有交叉、同向或逆向作用。以急性心肌梗死为例:

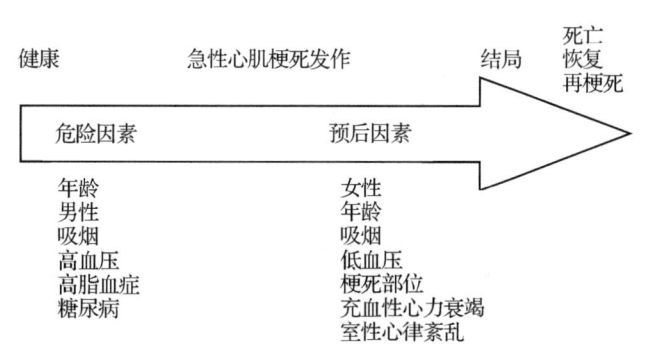

```
健康              急性心肌梗死发作          结局    死亡
                                                恢复
                                                再梗死
     ┌──────────────────────────────────┐
     │  危险因素           预后因素      ──▶
     └──────────────────────────────────┘
        年龄               女性
        男性               年龄
        吸烟               吸烟
        高血压             低血压
        高脂血症           梗死部位
        糖尿病             充血性心力衰竭
                          室性心律紊乱
```

图 8-2　急性心肌梗死的危险因素和预后因素

(资料来源:《临床流行病学》,2000)

由此可见,年龄、吸烟等因素既是发病的危险因素也是导致不良预后的影响因素,而性别、血压对发病及预后的作用正好相反。高脂血症、糖尿病主要与发病有关,梗死部位、发病后有无充血性心力衰竭和室性心律紊乱等因素则主要与预后相关。

此外,病因因素对于发病而言,一般是小概率事件(1/100～1/10 000,甚至更低),而预后因素导致疾病结局的概率则相对较大。例如,80岁以上者患肺炎的发病率约是20多岁人群的5倍,而死亡率几乎是100倍。正是由于这一特点,使得在两种问题研究方法的选择上存在较大差别。

三、预后的影响因素

影响预后的因素复杂多样,与患者的个体因素、环境因素、社会因素都有关。概括起来可以分为以下几个方面。

(一)疾病诊断的早晚

从疾病自然史来看,在临床期以前均为疾病早期,此时组织器官损害较轻甚至是可逆的。如果能够在疾病早期发现、诊断疾病,及时消除有害因素并采取有效治疗,往往会取得良好的预后。如糖耐量低减(IGT)患者,往往没有任何临床症状,检验血糖时,空腹血糖常在6.11～7.0 mmol/L之间,餐后两小时血糖常在 7.8～11.1 mmol/L 之间。一般来说,糖耐量低减的转归有3种情况:一种是转变为真正的糖尿病,一种是保持现状,还有一种是恢复正常。糖耐量低减的人如果没有及早发现,任其自然发展,每年会有 5%～15% 的人步入糖尿病患者的行列。如果能够早期诊断,及时采取综合性的干预措施(如改善饮食、减轻体重、增加体力活动等),可使糖尿病发病的危险度减少 58%。

(二)治疗是否及时得当

对于大多数疾病而言,通过正确的临床治疗可以完全治愈或得到有效控制,取得良好的结局。如肺结核,通过正规抗痨治疗可完全治愈。但如果治疗不得当,或是不规则治疗,则会延误病情,导致病灶扩散、产生耐药,甚至发展为难治性结核,带来严重后果。慢性病也是如此,如Ⅱ型糖尿病,只要坚持胰岛素治疗,有效控制血糖,可以极大程度地控制疾病发展,避免并发症的出现。在SARS流行初期,面对这一新发传染病突如其来的打击,人们手足无措,没有现成的治疗方案可循,因此,大量病例死亡,造成人群极度恐慌。

另外,在疾病治疗的近期疗效中,首次治疗的药物选择、单位剂量、对不良反应的处理、并发症及院内感染的预防等对患者预后有显著影响。

(三)疾病本身的特点

疾病本身的特点(如疾病的性质、病程、临床类型、病变程度等)常是影响疾病预后的重要因素。对于感染性疾病,侵入机体病原体的数量、种类、毒力大小、繁殖能力、入侵门户、侵袭能力、定位的靶器官、靶组织等,对于非感染性疾病,如癌症的癌瘤大小、肿瘤倍增时间、生长部位、生长方式、浸润深度、转移方式等,脑出血的出血部位、出血量等,心肌梗死的部位、梗死范围、有无休克以及心律情况等都是影响预后的重要因素。例如麻疹、腮腺炎等自限性疾病,即使不采取任何治疗也可自愈,但同样是病毒感染,如艾滋病、狂犬病、重症肝炎等预后则很差。再如,何杰金氏病的预后与病理类型密切相关,淋巴细胞为主型则预后较好,5年生存率为94.3%,而淋巴细胞为消减型则预后最差,5年生存率仅为27.4%。

(四)患者的病情

由于疾病谱存在"冰山现象",同一种疾病在不同个体身上发病其程度差异很大,从而也带来预后的明显不同。如脊髓灰质炎病毒感染者,约90%表现为隐性感染,无任何临床症状,仅可经特异性的血清学检测证实;少数感染者可出现一些不典型症状,如出现上呼吸道感染或脑膜炎表现,但不经历全病程,即所谓顿挫型;只有极少数(约<1%)出现单侧肢体麻痹,个别甚至呈全身肌肉麻痹,包括四肢肌肉、吞咽肌、呼吸肌等,可致死亡。对于先天畸形类疾病,其畸形越严重,预后越差。如先天性心脏病中,法洛氏四联症的预后最差。

(五)患者身体素质

患者的年龄、性别、机体免疫状况、营养状况、激素水平、合并症乃至心理素质、文化素养等都会影响预后。例如年龄对乳癌的预后具有重要意义。20~45岁的中青年患者存活率比年龄大的妇女低;妊娠及哺乳期乳腺癌患者其病程进展多较迅速且比同年龄一般患者预后差,转移率为50%~80%,预后极差;一般来说,绝经后的年老患者病程常可持续数年,预后较好。再如,同样是双球菌肺炎,在婴儿、老年人中常引起支气管肺炎,机体免疫状况较差者可并发肺脓肿、脓胸等,病死率较高;但对于青壮年,常引起大叶性肺炎,并发症较少,容易治愈。

心理因素对疾病预后的影响越来越受到广泛关注,特别是对于恶性肿瘤患者,如果能够积极面对,泰然处之,往往可以延长生命,甚至出现意想不到的效果;如果得知病情后精神被彻底摧毁,则将导致病情迅速发展、恶化,加速死亡。另外,对于需要长期治疗的慢性病,患者的文化素养常影响其对于治疗干预的依从性并直接影响预后。

(六)医疗条件

治疗的及时有效往往需要以良好的医疗条件为基础。例如20世纪70年代以前,心肌梗死的病死率高达30%。近年来,由于介入治疗等技术的发展,通过支架撑开闭塞的冠状动脉,能够迅速使濒临坏死的心肌得到充分而有效的血液供应,使心肌梗死急性期的病死率降至5%以下。但急诊介入治疗对手术医生的技术水平、经验、仪器设备,以及医护人员的团队协作要求很高,因此,此项手术只有在一些大型医院才能开展。对很多疾病来说,患者对现代医疗技术的可及性与预后关系密切。

(七)家庭及社会因素

从家庭因素来看,患者亲友的支持度对预后将产生明显的正向效应。如家庭因素将影响脑卒中患者的就医及时性、急性期护理程度、康复期调养及精神支持等,从而对预后产生直接影响。同时,社会经济发展水平、医疗卫生条件、社会保障体系、医疗费用支付方式等也将对疾病预后产生间接影响。

第三节 疾病预后研究设计

预后研究本质上也是属于因果关系的推断与验证,与病因研究一样,常常采用从因索果或从果溯因的研究方法;在研究因素的数量上,常从单因素分析入手,再进一步深入进行多因素分析。根据具体的研究内容及目的可选择不同的设计方案。以下介绍几种常用设计类型及其特点。

一、队列研究

在预后研究中队列研究设计常用于预后影响因素、接受某防治措施后的结局及疾病自然过程或临床过程的研究,这也是预后研究最佳、最常用的研究方法。

(一)设计模式

队列研究是从"因"及"果"的研究,即将研究对象根据研究因素的暴露与否分为暴露与非暴露组,然后追踪随访一段时间,比较暴露组与非暴露组中研究结局发生率的差异。例如,研究乙肝病毒感染者发展为原发性肝癌概率大小,可按人群中HBsAg阳性与阴性分为暴露与非暴露两组,随访一段时间,观察两组肝癌的发生率。

(二)设计要点

1.选择研究对象

在预后研究中,研究对象应该是已经患有某种疾病的患者。在选择研究对象时要求有明确的诊断标准及纳入、排除标准,对象的来源要能代表目标病人总体。同一种疾病来自不同级别的医院,其预后研究结果可以不同。如全部采用三级医院病例的结局来评价该病目标人群

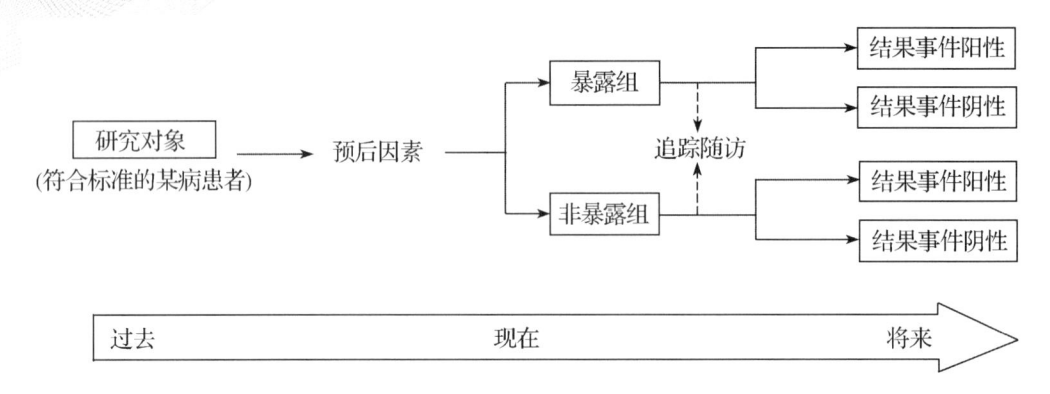

图 8-3　预后研究中队列研究设计模式

的预后,显然缺乏代表性。因三级医院常集中了病情较重、病程较晚的病人,故预后往往比目标人群差。另外,在选择研究对象时要注意排除已经有结局效应存在的患者。如前述研究 HBsAg 阳性者发展为肝癌的概率,在选研究对象时必须排除肝癌早期患者。

2.确定研究结局

研究结局(outcome)即随访的终点(endpoint),又称阳性结局。在预后研究设计中,必须根据具体的研究内容、研究目的,确定结局的定义。最客观的结局是死亡,其他的结局可包括致残、脏器功能衰竭、疾病的缓解等。对于阳性结局必须有一个明确、客观的定义。如脑梗塞发作后瘫痪,应规定瘫痪程度,是轻度、活动障碍或肌力几度,有无大小便困难等。如果阳性结局的判断受主观因素的影响较大,则必须采用盲法判定。

3.组间的均衡性

在单因素研究中确定某因素是否为预后因素时,必须保证暴露组(存在某预后因素)和非暴露组(不存在该预后因素)两组的临床特点和其他非研究预后因素都要相同,即要均衡可比,但在实际工作中常不易做到。

4.确定研究零点

从疾病自然史得知,以疾病发生发展的不同阶段为切入点研究预后,其结局可能相差很大。因此,在队列研究设计中应明确规定,是在病程的哪一点开始进行观察的。对于急性病,零点时间(zero time)容易确定,但对起病隐匿的慢性病,零点时间的确定较难明确。一般可以以普查检出日算起,有的按首发症状出现日算起,也有以治疗开始或结束时间为观察零点。但在同一项研究中,研究对象纳入观察的零点时间必须统一,否则难以真正评价预后。

5.确定随访时间和随访间隔

预后研究往往需要较长的随访时间,使大部分可能会出现阳性结局的病人能够达到疾病终点,以便于观察到疾病的所有结局。另一方面,时间本身也意味着预后。如果以死亡为研究结局,1年死亡者是阳性结局,10年死亡者也是阳性结局,但活1年与活10年显然是不同的预后。随访间隔时间的确定也要合理,以便能够观察到各种变化的动态过程。一般病程较短的疾病,随访间隔要短;病程较长的疾病,随访间隔可以相对较长。

二、病例对照研究

以同一疾病的不同结局(死亡与痊愈,并发症有无)作为病例对照研究的病例组和对照组,作回顾性分析,追溯产生该种结局的有关因素。

设计模式见图 8-4:

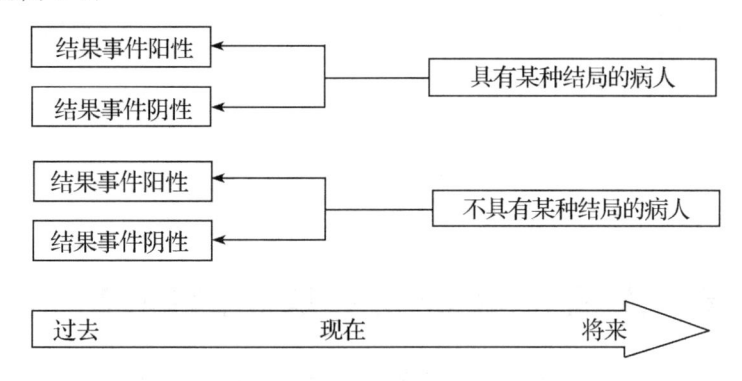

图 8-4 预后研究中病例对照研究设计模式

例如,同样研究乙肝病毒感染与原发性肝癌的关系,将原发性肝癌患者作为病例组,非患者作为对照组,调查并比较两组对象发病前 HBsAg 阳性率,以探讨乙肝病毒感染作为原发性肝癌病因的危险性大小。

在预后研究中,病例对照研究设计主要用于发生结局很漫长的疾病,可节省时间、人力、财力,但是出现各种偏倚的可能性较大,论证力较弱。

三、随机对照研究

作为论证力最强的实验性研究,随机对照研究设计在预后研究中常会遇到伦理学和可行性的问题,故使用较少。其设计模式与疗效评价的随机对照研究设计类似(见图 8-5)。

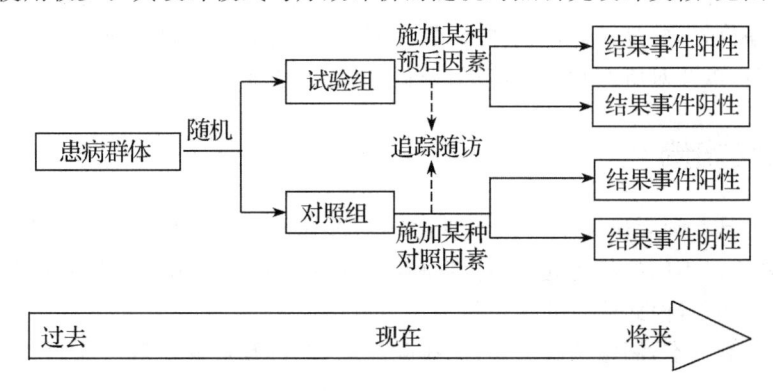

图 8-5 预后研究中随机对照研究设计模式

有时,为探讨改善预后的有效措施,在不违背伦理学观念的前提下,也可以采用随机对照设计。例如,将早期非小细胞肺癌术后患者,随机分为两组,一组采用"放疗+化疗"的治疗方案,另一组采用"安慰剂措施+化疗"的治疗方案,然后追踪随访两组病人的 5 年生存率,比较两种治疗方案的优劣。

四、其他设计方案

在预后研究中,也可以采用个案报告、病例组分析、病例随访研究或横断面调查等设计方案。作为描述性设计方案,这些研究设计均存在论证力不强、影响因素难以控制等问题。但是,在疾病自然史研究中,病例随访研究被认为是最佳设计方案,其设计模式如图8-6。

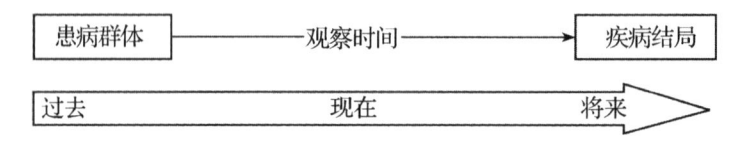

```
患病群体 ——观察时间——→ 疾病结局

过去           现在           将来 →
```

图8-6 病例随访研究设计模式

第四节 疾病预后研究中常见的偏倚及其控制

预后研究与其他流行病学研究一样,在设计、实施及资料分析各阶段都可能出现偏倚,从而影响研究结果的真实性,其控制策略与方法和其他研究类似。以下着重介绍几种在预后研究中较为特殊的偏倚来源及其控制方法。

一、集合偏倚

集合偏倚(assembly bias)也称分组偏倚、集中偏倚或就诊偏倚。由于不同等级(三级、二级、一级)、不同性质(专科、普通)的医院其收治的病人在病情轻重、病程早晚、有无并发症等方面往往存在一定差异,另一方面,不同地区的医院收治的病人在地域、习俗、经济水平等方面也存在差异,如果研究病例完全按不同的医院进行分组,组间可比性将受到影响,造成分组偏倚;如果研究对象全部集中于某一类型的医院(如全部来自三级甲等医院),其研究结果与目标总体之间也会存在偏倚,导致研究结果的真实性受到影响。从本质上讲,集合偏倚其实是选择偏倚的一种。

对于集合偏倚,主要是通过扩大样本量,在不同地区、不同级别、不同性质的医院广泛地随机抽取研究对象,以及对研究对象的特征进行限制等方法加以控制。

二、零点偏倚

零点偏倚也是在预后研究中可能出现的一种选择偏倚。它是指在疾病预后的随访过程中,不同的患者应用不同的随访起点,特别是在不同的观察组采用不同的随访起点,常常会影响研究结果的真实性,由此造成的偏倚称为零点偏倚。

通过明确诊断标准,制定统一的纳入、排除标准,严格筛选病例等方法可以较好地控制零点偏倚。

三、迁移偏倚

在随访观察期间,当研究对象从原来的队列或观察组换到另一队列或观察组时,称为迁移。如果迁移的例数多,则可能影响结果的真实性,由此造成的偏倚称为迁移性偏倚

(migration bias)。例如在探讨吸烟对脑梗塞再发率影响的队列研究中,原本属于暴露队列的吸烟者可能因戒烟变为了非暴露者,即发生了迁移。迁移偏倚也是一种选择偏倚。

要防止迁移偏倚的出现,首先要保证研究设计不违背伦理学原理;其次,可以通过明确告知、签订知情同意书等方式取得病人的密切配合;同时,还要加强随访观察,对个别迁移对象及时调查原因并进行登记,待资料分析时进行处理。

四、失访偏倚

在一些慢性病的预后研究过程中,由于观察时间较长,研究对象中有人因种种原因,如搬迁、死亡、药物效果差或药物副作用而退出研究队列,使研究者无法继续随访他们,到研究终止时,能够分析结果的人数远远少于研究设计时确定的观察人数,影响了结果的真实性,由此产生的偏倚称为失访偏倚(lost to follow-up bias)。失访将带走疾病预后的信息,影响预后结果的可靠程度。一般来说,失访率>20%(随访率<80%)时,结果不可靠;失访率为10%~20%(随访率为80%~90%)时,结果可参考;失访率<10%(随访率>90%)时,结果可靠。

通过制定合理的观察期限,加强随访,尽量避免失访,是控制失访偏倚最根本的方法。一旦失访率超过20%,则应该千方百计找回失访的病例,降低失访率。若降低失访确实有困难,还可以通过对失访对象随机抽样,对抽到的对象调查其结局及相关影响因素,以判断失访是否是随机的。若分析发现失访者的特征与随访完整的对象特征一致,则可以忽略失访问题。反之,则必须找回失访的对象。

五、存活队列偏倚

预后研究的研究对象大多来自医院的病人,而这些人从疾病自然史来看基本都不是起始队列(inception cohort),且都是存活的病例,以这些人作为研究对象产生的偏倚称为存活队列偏倚(survival cohorts bias)。例如某病共有病例150例,采用起始队列研究,随访结果:150例中预后好的75例,预后不好的75例,各占50%;如果仅在医院收集病例,共收集到50例可供研究的病例,其中预后好的40例,预后不好的10例,预后好的占80%;而未随访到的100例中,预后好的35例(35%),预后不好的65例(65%)。由此可见,在该例中如果采用起始队列则50%的病例预后良好;如果采用医院病例,则为80%的病例预后良好,这种不同的结论即为存活队列偏倚所致。

对于一些起病隐匿的慢性病而言,存活队列偏倚在实际工作中很难彻底避免,只有通过提高诊断试验灵敏度,在人群中筛选研究对象等方法,尽量减少存活队列偏倚带来的影响。

六、测量偏倚

在预后研究中除一般测量偏倚外,还可能出现倾向性偏倚和期望偏倚两种测量偏倚。倾向性偏倚(popularity bias)又叫疑诊偏倚(diagnostic suspicion bias),主要发生在当医生了解疾病较常具有某种预后,则可能更频繁、仔细寻找该种预后的有关依据。期望偏倚主要指医生根据医学知识和自己的经验,对某些影响疾病预后的因素和疾病预后形成了固定概念,可能干扰对疾病结局的正确判断。

通过盲法随访,采用客观的结局判定指标等方法可以有效避免以上两种测量偏倚的影响。

第五节 疾病预后评价指标与分析方法

一、预后研究常用的评价指标

根据研究疾病、研究内容、研究目的的不同合理选择预后评价指标是正确评价预后的基础。以下主要介绍在预后研究中常用的几种评价指标。

(一)病死率

病死率(case-fatality rate):是指患某病者中死于该病者所占的比例。常用于病程短、易引起死亡的疾病,如各种急性传染病、急性中毒、心脑血管疾病的急性期及迅速致死的癌症。

$$病死率 = \frac{因患某病死亡的人数}{患该病的患者总人数} \times 100\% \quad (公式8-1)$$

(二)治愈率

治愈率(cure rate):是指患某病者中治愈者所占的比例。常用于病程短不易引起死亡的疾病。

$$治愈率 = \frac{患某病治愈的患者人数}{患该病后治疗的总患者数} \times 100\% \quad (公式8-2)$$

(三)缓解率

缓解率(remission rate):是指患某病者中经治疗进入临床消失期者所占的比例。有完全缓解率、部分缓解率和自发缓解率之分。常用于长病程、低病死率的疾病。

$$缓解率 = \frac{治疗后进入临床消失期的患者例数}{接受该治疗的总患者例数} \times 100\% \quad (公式8-3)$$

(四)复发率

复发率(recurrence rate):是指疾病经过缓解或治愈后又重复发作的患者占观察患者总数的比例。常用于长病程、低病死率的疾病。

$$复发率 = \frac{复发的患者例数}{接受观察的总患者例数} \times 100\% \quad (公式8-4)$$

(五)病残率

病残率(disability rate):是指患某病者中发生功能丧失者所占的比例。常用于长病程、低病死率的疾病。

$$病残率 = \frac{病残人数}{患该病的总病例数} \times 100\% \quad (公式8-5)$$

(六)生存率

生存率(survival rate):是指从临床过程的某一点开始,经若干年随访后,尚存活病人所占的比例。常用于长病程致死性疾病,如各种癌症。

$$n \text{ 年生存率}(_np_0) = \frac{\text{存活满 } n \text{ 年的病例数}}{n \text{ 年内观察的总病例数}} \times 100\% \qquad (\text{公式 8-6})$$

式中 P 为生存率,n 为随访时间(年),0 为随访起始点。对于病程较短的疾病可用 1 年生存率($_1P_0$)表示预后,而对于病程较长的疾病可以用 5 年生存率($_5P_0$)或 10 年生存率($_{10}P_0$)来表示。

二、生存分析

(一)基本概念

生存分析(survival analysis)是将结局与结局发生的时间相结合的一种预后评价方法。例如,有两种治疗普通感冒的药物,治愈率都是接近 100%,但甲药只需 2 天,而乙药需要 7 天,那么能不能说两者疗效相同呢?答案当然是否定的。因为我们知道感冒是一种自限性的疾病,即使不治疗一般也能在 7 天左右自愈,所以乙药是否能治疗感冒都是令人怀疑的,但单从治愈率这一点上来看,两者是相等的。这时我们就需要引入"时间"这一特定因素,不仅要了解疾病的最终结局,还要了解在观察期内不同时间患者的变化情况,将两者综合考虑进行分析,用以反映疾病在不同时期的预后情况。

利用生存分析进行预后研究,并不是只能以"生"或"死"为终点结局,任何可以出现并能够识别的特征均可以作为结局指标,可以是某些事前明确规定的症状的出现,也可以观察和随访癌症病人术后复发时间的长短,用复发率取代死亡率。

进行生存分析时,必须对观察期间所有观察对象的情况进行详细记录。特别是对一些病程长的慢性病,往往需要较长的随访时间;另外,病人的发病时间有早有晚,不可能在同一时间。在实际研究中,病例主要靠逐渐累积而来。因此,很多预后研究的队列都是开放型队列,即不断有观察者退出,也不断有新的对象加入到队列中。在随访过程中应对不同情况区别对待,详细记录:①如果观察期间患者还存活,则要继续进行随访;②对于失访者要确定最后一次随访时间,以便计算总的观察时间;③在以"死亡"为结局的研究中,观察对象一旦死亡,应分析其死亡原因,如果死于研究的疾病,则为出现了阳性结局,如果是死于其他疾病或意外死亡均不应视为本次研究的预后结局,只能算作截尾(censoring);④如果观察对象直到研究终点仍未出现结局(如仍然存活),此种情况也算作截尾。

截尾也叫做"删失",代表不确定性结局,而不是阴性结局。对于研究终点的删失者,我们不知道结束研究后病人的进展结果如何,要是不结束研究,再随访若干时间,可能就达到随访终点,出现阳性结局了。在资料分析时,失访数据、截尾数据均为不完全数据,即截尾数据(censored data)也称为终检值,有确切生存时间的数据为完整数据。对于截尾数据不能简单地当作阴性结局处理,也不能剔除了事,这样会损失很多信息。

(二)生存分析的主要内容

生存分析的主要内容包括以下几方面:

1.生存过程的描述

通过估计生存率、描绘生存曲线等方法,研究生存时间的分布特点。

2.生存过程的比较

通过对两组或多组生存率进行显著性检验,比较不同组别生存率的差异。

3.影响因素的分析

通过单因素及多因素生存分析方法,了解影响生存过程的主要因素,为改善预后提供指导。

(三)生存分析方法

生存分析的方法很多,按资料性质可分为参数系统与非参数系统方法;按自变量的多少可分为单因素与多因素分析两类。其中,单因素生存分析有直接计算生存率(直接法)、Kaplan-Meier法、寿命表法(间接法)以及生存曲线分析等;多因素生存分析常使用Cox模型进行,组间比较主要采用Log Rank(时序)检验(也称为Cox-Mantel检验)及Breslow检验(也称Breslow广义Wilcoxon检验)等方法进行。以下介绍几种常用的生存分析方法。

1.直接计算生存率

本法简单,容易计算,当观察对象较多时,抽样误差(S_p)小,结果准确性较高;如果观察例数少,则抽样误差大,可出现后一年生存率高于前一年的不合理现象。由于该方法对截尾数据的处理能力较弱,一般用于随访人群较为固定的封闭型队列。

计算公式:

$$_n p_0 = \frac{N - \sum_0^n (D_x + W_x)}{N - \sum_0^n (W_x)} \quad \text{(公式8-7)}$$

式中:N为观察总例数,D_x为各年死于所研究疾病的人数,W_x为各年失访人数。

可用率的标准误计算公式计算标准误,进一步计算生存率的95%可信区间,以χ^2检验进行两组对象生存率的显著性检验。

2.Kaplan-Meier法

此法即乘积极限估计法,它适用于小样本,观察时间单位越小,精度越高,是一种非参数估计法。计算基本步骤:

(1)将观察对象按存活时间t_i从小到大排列(不论生或死);

(2)求出有死亡病例的每一时点的观察人数及死亡人数、存活人数;

(3)按下列公式计算生存率和标准误。

$$S(t) = \prod \frac{S_i}{N_i} \quad \text{(公式8-8)}$$

$$SE_{S(t)} = S(t) \sqrt{\sum \frac{D_i}{N_i(N_i - D_i)}} \quad \text{(公式8-9)}$$

$\prod \frac{S_i}{N_i}$ 表示,对一切小于等于t的生存概率作乘积运算。

例8.1

一组病例的存活时间分别为79、133、185、475、133、238$^+$天,试用Kaplan-Meier法估计生存率。

$$S(79)=\frac{5}{6}=0.833; SE_{S(79)}=0.833\sqrt{\frac{1}{6(6-1)}}=0.152$$

$$S(133)=\frac{5}{6}\times\frac{3}{5}=0.500; SE_{S(133)}=0.500\sqrt{\frac{1}{6(6-1)}+\frac{2}{5(5-2)}}=0.204$$

$$S(185)=\frac{5}{6}\times\frac{3}{5}\times\frac{2}{3}=0.333; SE_{S(185)}=0.333\sqrt{\frac{1}{6(6-1)}+\frac{2}{5(5-2)}+\frac{1}{3(3-2)}}=0.193$$

其余的以此类推。

3. 寿命表法

寿命表(life-table)法的应用早于 Kaplan-Meier 法，它是根据概率的乘法定律来计算某年平均生存率的估计值，是 Kaplan Meier 法的近似方法（频数表法）。

本法适用于大样本，特别是随访时间长的开放队列，可以有效利用资料。其基本原理是把全部随访研究对象，以等间隔时间（如每隔一年）计算研究对象从观察"零点"开始以后各年的生存概率，然后按照概率乘法法则，将各时期生存概率相乘，即可得到各时点的累积生存率。

例 8.2

1965 年，某市肿瘤医院以生存率为指标，总结曾在该院作过手术的 607 例乳腺癌病例的 10 年随访资料。结果见表 8-1。

表 8-1　607 例乳腺癌术后生存率计算表

术后年数 x	期内失访人数 w_x	期内死亡人数 d_x	期初观察人数 N_x	校正观察人数 N'_x	期间死亡概率 q_x	期间生存概率 p_x	$(x+1)$ 年累计生存率 $p_{(x+1)}$	生存率的标准误 $S_{(x+1)}$
0—	63	59	607	575.5	0.102 5	0.897 5	0.897 5	0.126
1—	71	69	485	449.5	0.153 5	0.846 5	0.759 7	0.186
2—	55	43	345	317.5	0.135 4	0.864 6	0.656 8	0.218
3—	38	30	247	228.0	0.131 6	0.868 4	0.570 4	0.239
4—	31	13	179	163.5	0.79 5	0.902 5	0.525 0	0.252
5—	26	7	135	122.0	0.574	0.942 5	0.494 9	0.261
6—	21	14	102	91.5	0.153 0	0.847 0	0.419 2	0.288
7—	11	4	67	61.5	0.650	0.935 0	0.392 0	0.301
8—	16	3	52	44.5	0.674	0.932 6	0.365 6	0.317
9—	12	6	34	28.5	0.000 0	1.000 0	0.365 6	0.317

（资料来源：《临床流行病学》，2002）

其中：

w_x 表示 $x\sim(x+1)$ 年期间的失访及中断观察人数，由于这些人都随访了 x 年以上，但又不满 $(x+1)$ 年，所以在计算时作 1/2 年计算，即算作平均随访了 $(x+1/2)$ 年。

d_x 为当年出现阳性结局，即死于乳腺癌的人数，不包括其他死因的死亡人数。

N'_x 为校正观察人数，意即当年实际观察人数。$N'_x = N_x - 1/2 w_x$。

如 $N'_0 = N_0 - w_0/2 = 607 - (63/2) = 575.5$

$q_x = d_x / N'_x$ 为当年死亡概率。如 $q_0 = d_0 / N'_0 = 59/575.5 = 0.102 5$。

$p_x = 1 - q_x$ 为当年的生存概率。如"0"组生存概率为 1－死亡概率，与 1 年累计生存率相等，为 $p_0 = 1 - 0.102 5 = 0.897 5$。

$(x+1)$ 年的累计生存率 $_np_x$ 是根据概率的乘法定律将各个期间生存概率相乘而得,计算公式:

$$_np_x = {}_1p_0 \times {}_1p_1 \times {}_1p_2 \times \cdots \times {}_1p_{n-1} \qquad (公式 8\text{-}10)$$

如术后活满 1 年的累积生存率为 $_1p_0 = 0.8975$;

术后活满 2 年的累积生存率为 $_2p_0 = {}_1p_0 \times {}_1p_1 = 0.8795 \times 0.8465 = 0.7597$;

术后活满 3 年的累积生存率为 $_3p_0 = {}_2p_0 \times {}_1p_2 = 0.7597 \times 0.8464 = 0.6568$;

剩下的以此类推。生存率的标准误按下式计算:$s_{np_x} = {}_np_x \sqrt{\sum_0^{n-1} \dfrac{q_x}{p_x N_x'}}$ （公式 8-11）

如 3 年累积生存率的标准误:

$$s_{3p_1} = 0.6568 \times \sqrt{\dfrac{0.1025}{0.8975} \times 575.5 + \dfrac{0.1535}{0.8675} \times 449.5 + \dfrac{0.1354}{0.8646} \times 317.5} = 0.0218$$

4.生存曲线分析法

在生存分析中,如果只用单个生存率来描述预后常会丢失很多信息,如图 8-7 所示。

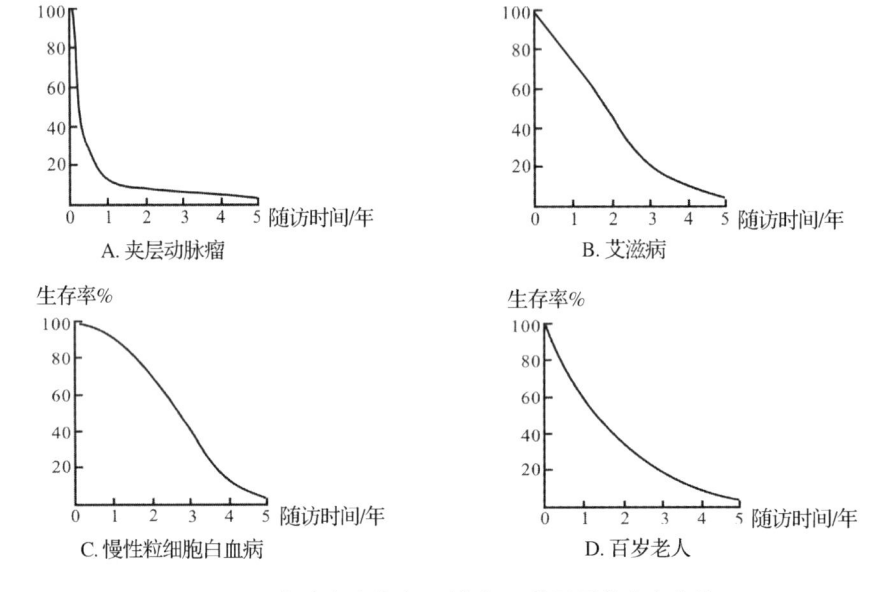

图 8-7　5 年生存率均为 10% 时,四种不同的生存曲线

(资料来源:《临床流行病学》,2000)

在以上四种疾病中,A 组:夹层动脉瘤患者早期病死率极高,但如能在最初数月存活下来,则以后病死的概率极小;B 组:HIV 阳性患者从发展到因艾滋病引起死亡,在整个 5 年内下降速度比较均匀;C 组:慢性粒细胞白血病患者在确诊后 1~2 年内几乎没有死亡,但以后死亡危险逐渐增高,至第 5 年时,大部分患者均已死亡;D 组:一般人群 100 岁老年人的 5 年生存情况,2 年内下降较快,此后下降减慢。由此可见,单用某一时点的生存率不能完整反映观察对象的生存过程。

如图 8-7,以随访时间为横坐标,以生存率为纵坐标作图,得到的曲线即为生存曲线(survival curve)。生存曲线能够获得有关疾病过程任何时刻的生存率,提供的信息远远超过点估计值。同样,在随访资料中单以某时点生存率的检验来进行组间比较也是不科学的,一般常采用 Log Rank 检验或 Breslow 检验(具体方法请参阅有关统计教材)来进行生存曲线比较的显著性检验,这些方法可以对相比较队列的 N 个不同时点的生存率进行综合分析。

三、Cox 比例风险回归模型在预后研究资料分析中的应用

在生存资料分析中常会遇到几方面的问题:一是从随访开始到结局事件发生的时间往往是呈正偏态分布,因而常常需要对数据先进行数据转换后再作分析;其次是在随访过程中难免出现截尾数据,它提供的是不完全信息,在以上各种分析方法中很难消除其影响;另外,在当今概率论因果观基础上,人们已经认识到,疾病从发病到结局往往会受到多方面因素的影响,以上介绍的方法无法进行多因素分析,而多元回归、logistic 回归分析虽然能解决多变量问题,但这些模型都没引入"时间"概念,对截尾数据也无法处理。1972 年英国统计学家 Cox 提出了比例风险回归模型(Cox's proportional hazard regression model),圆满地解决了上述问题。Cox 比例风险回归模型(简称 Cox 回归模型)具有同时对完整数据及截尾数据进行处理的能力,这样可以充分利用资料信息;同时它可以对影响生存时间的众多因素进行综合分析,准确描述在某一时间点各因素对生存风险的影响大小及相互关系。因此,目前已成为生存分析应用最普遍的方法之一。

(一)Cox 回归模型的基本原理

1. Cox 模型基本结构

Cox 回归模型不是直接用生存时间作为回归方程的因变量,而是用风险率函数 $h(t,X)$ 作为因变量。$h(t,X)$ 意为具有 X 个影响因素的个体在时刻 t 时的死亡危险性大小,又称为瞬时死亡率。模型表达式为:

$$h(t,X)=h_0(t)\exp(\beta_i X_i) \tag{公式 8-12}$$

其中 $X=(x_1,x_2\cdots x_p)$,表示与生存时间相关的影响因素或已经确认及有待确认的交互作用项。其中的因素可以是定性的或定量的,在整个观察期间它不随时间的变化而变化。$h_0(t)$ 是所有危险因素为 0 时的基线(本底)死亡率,其含义为在 t 时间点时,不存在 $x_1,x_2,\cdots,x_p$ 的情况下的死亡率(即 $\beta_1=\beta_2=\cdots=\beta_p=0$ 时的死亡率),它是未知的,但假定它与 $h(t,X)$ 是呈比例的。$\beta=(\beta_1,\beta_2,\cdots,\beta_p)$ 是 Cox 回归模型的回归系数。β 是描述各个因素对生存期影响大小的参数,也是未知的,需要根据实际观察数据去估计。上述模型右侧为两部分,$h_0(t)$ 是没有明确定义的,其分布并未予以设定,其参数也是无法估计的,属于非参数部分;另一部分 $\exp(\beta_i x_i)$ 是参数部分,其值是可以通过实际观察值来估计的。正因为 Cox 回归模型由非参数和参数两部分组成,故又称为半参数模型。

公式 8-12 可以转换为:$h(t,X)/h_0(t)=\exp(\beta_i X_i)$ (公式 8-13)

可以看出,Cox 回归模型的因变量其实是风险函数的比值 $h(t,X)/h_0(t)$,即 Cox 回归模型是以危险度(hazard)作为因变量,这样就解决了 $h_0(t)$ 这部分参数无法估计的问题。

2. 比例危险度

从公式 8-13 可以看出 β_i 的流行病学含义:β_i 是当伴随变量 x_i 每改变一个测定单位时所引起的相对危险度的自然对数的改变量。下面以一个具体实例来说明 Cox 回归模型中危险度

和相对危险度的计算。为探讨胃癌患者预后,对是否施行手术(x_1)和接受放射治疗(x_2)的效果进行了分析,得到 x_1 对应的回归系数 β_1 为 -0.360,得到 x_2 对应的回归系数 β_2 为 -0.333,$x_1=1$,表示施行手术治疗,$x_1=0$ 表示未施行手术治疗,$x_2=1$ 表示接受放射治疗,$x_2=0$ 表示未接受放射治疗。根据所得数据,接受治疗病人的危险度为:

$$h(t,X)=h_0(t)\exp(\beta_1 x_1+\beta_2 x_2)=h_0(t)\exp[(-0.360)\times 1+(0.333)\times 1]=0.5h_0(t)$$

未接受治疗的病人危险度为 $h_0(t)\exp[(-0.360)\times 0+(0.333)\times 0]=h_0(t)$

两者的比值为 $0.5h_0(t)/h_0(t)=0.5$,即经过两种方法治疗的病人其死亡风险是未治疗患者的一半。

由此可以推断在任何生存时间上,一组病人的危险度是其参照组危险度的倍数。

当自变量取值为 0、1 时:

$$RR=\exp\beta;\tag{公式 8-14}$$

当自变量取值为连续性变量时:

$$RR=[h(t,X_i/h(t,X^*))]=\frac{h_0(t)\exp(\beta'X_i)}{h_0(t)\exp(\beta'X^*)}=\exp[\beta'(X-X^*)]\tag{公式 8-15}$$

(二) Cox 回归模型的参数估计与参数检验

1. 参数估计

Cox 回归模型中的参数是采用偏似然函数(partial likelihood function)来估计的。此外也可以用 Newton-Rapthson 迭代法解非线性方程组,即可求出各参数的最大偏似然估计值(maximum partial likelihood estimate),同时得到对数似然函数以便作进一步检验使用。

2. 参数检验

在大样本条件下,β 的最大偏似然估计是接近正态分布的,这样偏似然函数可与普通似然函数一样作统计推断。在众多 β_k 中经过检验,如其中有几个是有意义的,则可以认为这几个因素对生存时间是有影响的。常用的参数检验方法有记分检验(score test)、Wald 检验和最大似然比检验。当大样本时,三种方法的结论是一致的。

(1) 最大似然比检验:用于模型中原有的不显著变量的剔除和新变量的引入,以及包括不同变量数的各模型间的比较。假定建立一个包含 p 个因素的模型,其回归系数为向量 β,根据最大似然函数估计得到的似然函数值为 $\ln m$,在上述模型中再增加一个因素,建立一个新模型,对应的回归系数为向量 β^*,根据最大似然估计得到的似然函数值为 $\ln(m+1)$,检验因素是否有统计学意义的统计量为:

$$\chi^2=2[\ln L(m+1)-\ln L(m)]\tag{公式 8-16}$$

它服从于自由度为 1 的 χ^2 分布。

如果把原有模型中无统计学意义的变量剔除,其方法与增加变量的检验方法相似。

(2) 记分检验:用于新变量是否能引入模型。该方法可检验一个新变量能否引入模型,也可检验多个新变量能否引入模型。为了考虑变量间的交互作用,常建立一个联合变量,也可用记分法检验联合新变量能否引入模型。所有这些检验都是计算出 χ^2 统计量,以相应的自由度衡量变量的显著性。

(3) Wald 检验:用于模型中变量的剔除。迭代过程中,求出 β 的协方差矩阵 V,$\sqrt{V_{kk}}$ 为 β_k

的标准误。由下式可见 Wald 统计量相当于常规统计检验中的 u 值：

$$w = \beta_k / \sqrt{V_{kk}} \tag{公式 8-17}$$

w 又称为标准化回归系数,由其值大小确定 P 值,做出显著性结论。

(三) Cox 回归模型的统计描述

1. Cox 回归模型的回归系数和标准回归系数

由 Cox 回归模型的分析结果可以得到回归系数和标准回归系数,回归系数用来反映因素对生存时间影响的强度。一般而言,回归系数越大,对生存时间的影响也越大。标准回归系数可用于比越不同因素对生存时间的影响程度,标准回归系数越大的因素对生存时间的影响也越大。

2. 变量的相对危险度

假定第 i 个变量的取值为 0 和 1,其对应的回归系数为 β_i,且具有统计学意义,该因素取值 1 与取值 0 相对应的相对危险度为：

$$RR_i = \exp(\beta_i) \tag{公式 8-18}$$

其可信度为 $(1-\alpha)$ 的可信区间为：$\exp[\beta_i \pm u_\alpha SE(\beta_i)]$ （公式 8-19）

3. 预后指数

从 Cox 模型可以看出,病人的风险率与该病人具有的危险因素及其个体因素对应的回归系数有关。对各变量进行标准转换后进行模型配合,可以得到各因素对应的标准回归系数,此时定义个体预后指数(personal prognosis index)为：

$$PI = \beta'_1 X'_1 + \beta'_2 X'_2 + \cdots + \beta'_p X'_p \tag{公式 8-20}$$

式中的 β' 为标化回归系数,X' 为变量的标化值。当 $PI = 0$ 时,表示该病人达到平均水平；当 $PI > 0$ 时,表示该病人对应的危险度大于平均水平；当 $PI < 0$ 时,表示该病人对应的危险度小于平均水平。在实际工作中,为了便于计算,常把上式变换成回归系数和各自变量的函数,此时对应的个体预后指数为：

$$PI = \beta_0 + \beta'_1 X'_1 + \beta'_2 X'_2 + \cdots + \beta'_p X'_p \tag{公式 8-21}$$

式中的 β_0 是所有病人的常数项,β 和 X 标志病人对应的各因素及其回归系数,$\beta_0 = -(\beta_1 \overline{X_1} + \beta_2 \overline{X_2} + \cdots + \beta_p \overline{X_p})$。根据实际工作需要,在分析时也常估计病人的生存率并绘制生存曲线(具体方法请查阅相关统计教材)。

总之,作为临床研究者,主要是了解以上统计分析方法的用途、特点及意义,具体的计算普遍采用统计软件包(如 SPSS、SAS)进行。

(四) 实例应用

例 8.3

为探讨某恶性肿瘤的预后,收集了 61 名该病人的生存时间、结局及影响因素。影响因素包括病人的治疗方式、肿瘤的浸润程度、组织学类型、是否有淋巴结转移及病人的性别、年龄等资料。各变量的意义如下表：

表8-2 某恶性肿瘤的影响因素及量化值

变量	含义	量化值
X_1	病人的年龄	岁
X_2	性别	男 1　女 0
X_3	组织学类型	高分化 1　低分化 0
X_4	治疗方式	新治疗方式 1　传统治疗方式 0
X_5	淋巴结是否转移	是 1　否 0
X_6	肿瘤的浸润程度	突破浆膜层 1　未突破浆膜层 0
T	病人的生存时间	月
Y	病人的结局	死亡 0　截尾 1

收集的原始资料如下：

表8-3 63名某恶性肿瘤的影响因素及生存时间

编号	X_1	X_2	X_3	X_4	X_5	X_6	T	Y	编号	X_1	X_2	X_3	X_4	X_5	X_6	T	Y
1	54	0	0	0	0	0	52	1	33	62	0	0	1	0	2	120	1
2	57	0	1	1	1	0	51	1	34	40	1	1	0	1	1	40	0
3	58	0	0	1	0	1	35	0	35	50	1	0	1	0	0	26	0
4	43	1	1	0	0	0	103	1	36	33	1	1	1	1	2	120	1
5	48	0	1	1	1	2	7	0	37	57	1	1	0	1	0	120	1
6	40	0	1	1	1	1	60	1	38	48	1	0	1	0	2	120	1
7	44	0	1	1	1	2	58	1	39	28	0	0	1	0	2	3	0
8	36	0	0	1	0	1	29	0	40	54	1	0	0	0	0	120	0
9	39	1	1	0	1	1	70	1	41	35	0	1	1	0	1	7	0
10	42	0	1	1	1	1	67	1	42	47	0	1	0	1	2	18	0
11	42	0	1	1	1	0	66	1	43	49	1	0	0	0	0	120	1
12	42	1	0	0	0	2	87	1	44	43	0	0	1	1	0	120	1
13	51	1	0	1	0	1	85	1	45	48	1	0	1	1	2	15	0
14	55	0	1	1	1	1	82	1	46	44	0	0	1	0	2	4	0
15	49	1	1	0	1	1	76	1	47	60	1	1	0	1	2	120	1
16	52	1	1	1	1	1	74	1	48	40	1	0	1	0	2	16	0
17	48	1	1	0	1	2	63	1	49	32	0	1	1	1	1	24	0
18	54	1	0	0	0	1	101	1	50	44	0	1	0	0	1	19	0
19	38	0	1	1	1	0	100	1	51	48	1	0	1	0	0	120	1
20	40	1	1	0	1	1	66	0	52	72	0	1	0	0	2	24	0
21	38	0	0	1	0	2	93	1	53	42	0	0	0	0	0	2	0
22	19	0	0	1	0	2	24	0	54	63	1	0	0	0	0	120	1
23	67	1	0	0	0	0	93	1	55	55	0	0	1	1	2	12	0
24	37	0	0	0	0	0	90	1	56	39	0	0	1	0	2	5	0
25	43	1	0	1	0	2	15	0	57	44	0	0	1	0	0	120	1
26	49	0	0	1	0	2	3	0	58	42	1	0	1	1	2	120	1
27	50	1	1	0	0	1	87	1	59	74	0	0	0	0	1	7	0
28	53	1	1	0	1	2	120	1	60	61	0	1	0	0	0	40	0
29	32	1	1	0	1	0	120	1	61	45	1	0	0	0	0	108	1
30	46	0	1	1	1	1	120	1	62	38	0	1	1	1	2	24	0
31	43	1	0	0	0	0	120	1	63	62	0	0	1	0	2	16	0
32	44	1	0	0	0	2	120	1									

共有 63 名病人参加了分析,其中生存时间截尾人数为 37 人,筛选后的最佳模型包含两个协变量,分别为 X_4 和 X_5,模型默认的情况下提供了三种检验的方法,分别为对数似然比检验、Wald 检验和得分检验。其对应的 P 值分别为 0.000 1、0.000 2、0.000 7,表明配合的模型具有统计学意义。具体结果如下表。

表 8-4 Cox 模型筛选的危险因素及参数估计

变量	参数估计值	标准误	P	RR	95%可信区间上限	95%可信区间下限
X_4	1.761 621	0.547 91	0.001 3	5.822	1.989	17.039
X_5	0.931 330	0.444 55	0.036 2	2.538	1.062	6.066

从协变量 X_4(治疗方式)来看,其对应的回归系数为 1.761 621,标准误为 0.547 91,Wald χ^2 统计量对应的 P 值为 0.001 3,说明该协变量对生存时间的影响具有统计学意义。其对应的相对危险度为 5.822,说明传统的治疗方式和新的治疗方式相比,病人死亡的风险前者是后者的 5.822 倍,该相对危险度对应的 95% 的可信区间为 1.989~17.039。协变量 X_5 的含义与 X_4 相同。

(五)应用范围及注意事项

1. 设计阶段应注意的问题

第一,不论是前瞻性的队列研究、回顾性的队列研究还是临床的随访研究,在收集资料时,都要注意研究资料的代表性及可靠性,保证研究对象是总体中的一个随机样本。第二,研究的协变量在研究对象中的分布要适中,否则会给参数的估计带来困难,如一个协变量在每个观察对象中都有,则无法估计出该因素对生存时间的影响。第三,不论是研究疾病的发病因素还是研究疾病的危险因素,应将一切可能因素都包括在调查分析之中,特别是对主效应有影响的因素,否则容易造成分析结果的偏差。第四,所研究的生存时间的始末要有明确的规定,如果以发病作为观察的起点,则要对发病有一个明确的规定,对终止事件也要有一个明确的规定,如果将治愈作为结局的终止事件,则要对治愈有一个明确的规定。第五,Cox 模型应用上较灵活,观察对象进入研究队列的早晚、时间长短可以不一致,但在设计时要注意影响时间的效应因素。如果研究的因素随时间而发生变化,可以采用伴时协变量的 Cox 模型进行分析。

进行 Cox 模型分析时,样本含量不宜过小,一般在 40 例以上。随着协变量的增加,观察的样本应适当的增加,要求样本的含量为观察协变量的 5~20 倍。如果比较两组治疗的效果,要使两组的样本例数基本一致,避免相差悬殊。尽管 Cox 模型可以分析截尾的生存时间,但在观察时,要尽量避免观察对象的失访。因为过多的失访容易造成研究结果的偏倚。

2. 模型配合时应注意的问题

Cox 模型作为一种多元统计分析方法,不可避免地会遇到多元共线性的问题。医学研究中的许多变量间并不是独立的,但通常不会影响分析的结果,如果变量间存在高度的相关,则会影响 Cox 模型的参数估计,此时可采用主成分分析法或 R 型聚类分析法消除多元共线性的影响。生存分析方法和其他统计分析方法一样,在进行多元统计分析以前,应当做单因素的统计分析,通常采用 χ^2 检验、对数秩检验等对变量进行单因素分析,剔除单因素分析中无统计学意义的变量。选择单因素分析中有统计学意义的变量进入 Cox 模型进行分析。单因素统计

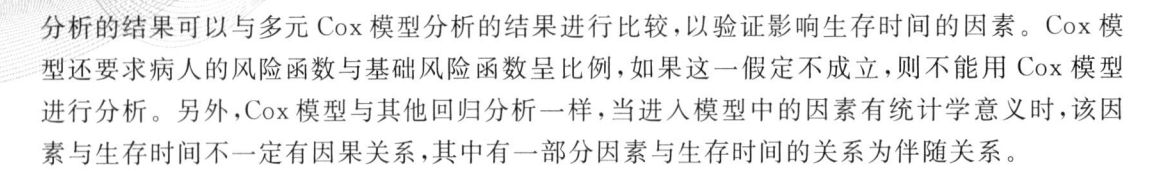

分析的结果可以与多元Cox模型分析的结果进行比较,以验证影响生存时间的因素。Cox模型还要求病人的风险函数与基础风险函数呈比例,如果这一假定不成立,则不能用Cox模型进行分析。另外,Cox模型与其他回归分析一样,当进入模型中的因素有统计学意义时,该因素与生存时间不一定有因果关系,其中有一部分因素与生存时间的关系为伴随关系。

3. Cox模型的局限性

在用Cox模型估计参数时,首先要假定偏似然函数具有最大似然的性质,这个问题在理论上还有尚需完善的地方,并且Cox模型对异常值较为敏感,所以在进行模型拟合时要注意其拟合优度的检验。Cox模型参数估计的工作量大,在大样本和因素较多时,参数估计需要耗费一定的时间。另外,该模型的理论复杂,这也是影响其应用的原因之一。

Cox模型在估计参数时,不是利用精确的生存时间,而是利用生存时间的顺序统计量,这损失了一定的样本信息。当引进的协变量随时间的变化剧烈时,偏似然函数损失的信息也越多。如得到的生存时间重复较多,用偏似然函数估计回归系数有一定的困难,尽管学者们提出了一些解决的办法,但仍需进一步完善。尽管如此,Cox模型仍不失为一种有效的多元统计分析方法。

第六节 疾病预后研究评价原则

对于预后研究论文的结论是否可靠应进行科学评价。其评价的原则和标准可参考加拿大大学临床流行病学和医学统计学教研室提出的六条标准。

一、被研究对象是否都处于疾病的早期或处于疾病的同一阶段

为避免集合偏倚、零点偏倚及存活队列偏倚等对研究结果的影响,在一次研究中观察队列最好都是起始队列。在实际工作中,有时是以首发症状出现时间、初次诊断时间、接受治疗时间及治疗结束时间等为研究零点,因此研究论文对零点应该有一个明确的定义并表达清楚所纳入的研究对象是否存在零点时间不等的情况。

二、对研究对象的来源是否作了详细叙述

交代清楚研究对象来源是为了展示在研究中是否可能存在因病例集中来源于三级甲等医院或某专科医院而带来的集中性偏倚、转诊偏倚及倾向性偏倚等。

三、是否随访了全部纳入的病例

预后研究常常为随访研究,随访资料的完整性及其对失访者信息的处理,都将影响研究结果。所以研究论文中必须交代是否所有研究对象都随访到该研究的预后终点,失访率是多少,失访的主要原因及其对失访资料的处理方法等都应该表达清楚。

四、是否采用了客观的预后指标

从判断结局的指标是否客观,观察终点是否明确,是否客观标准等方面可以看出研究中存在测量偏倚的可能性及大小。

五、判断结局是否采用了盲法

盲法的应用可以有效避免信息偏倚的产生。在预后研究中,盲法应该应用在包括随访资料收集,结局指标的判定及其实验检测等多个环节。

六、是否校正过影响预后的其他因素

在预后研究中同样存在不少混杂因素,在研究设计及资料分析过程中,应结合专业知识及相关研究背景对可能的混杂因素采取了控制措施。如果采用多因素研究设计及统计分析方法,可以较好地消除混杂偏倚的影响,结论比较可靠。

以上六条评价预后研究论文的标准,在国际上已经沿用了十多年。

1994年Laupacis等应"循证医学"工作组的要求,对预后论著的评价,提出了三条八项指导性原则,现列于后,仅供参考。

1.研究结果是否真实可信

(1)病理是否经过认真确定并有代表性,而且处于病程的相同阶段,通常是病程较早阶段。
(2)随访时间是否足够长,是否所有研究对象都随访到,并且随访完整。
(3)是否叙述了判断结局的客观标准,是否采用盲法判断结局。
(4)如果研究亚组中有不同预后结果,该结论是否可靠,必须了解作者是否对重要的预后因素进行了统计学的调整或校正,是否在独立的研究组内进一步核实该结论也可靠。

2.研究结果的重要性怎样

(1)是否报告了整个病程的预后结局,而不是某一时点的结局。也就是不但要了解某时点的生存率,还要了解生存曲线,在任何时点的生存率有何不同。
(2)预后估计的精确度怎样,亦即是否报告了预后结局概率95%可信区间,让读者可以判断预后估计的精确度。

3.研究结果的实用性怎样

(1)论文中所报告的研究对象和我们临床实际所遇到的病例是否相似,有助于读者了解该结论是否具有应用价值。评价论文中是否将研究对象的情况介绍清楚。
(2)研究结果是否有助于对临床治疗做出决策,是否有助于对患者及其亲属进行解释。

(李 革)

参考文献

1. 黄悦勤.临床流行病学.北京:人民卫生出版社,2002.196～225
2. 熊鸿燕,易东.医学研究方法——设计、测量与评价.重庆:西南师范大学出版社,2005. 95～321
3. 沈福民.流行病学原理与方法.上海:复旦大学出版社,2001.221～229
4. 林果为,沈福民.现代临床流行病学.上海:上海医科大学出版社,2000.112～124
5. 王家良.循证医学.北京:人民卫生出版社,2001.91～99
6. 姚璇,聂绍发.大肠癌预后研究进展.湖北预防医学杂志,2002年第13卷第6期:11～13
7. 王家良.临床流行病学.北京:人民卫生出版社,2000

第九章 医学决策分析

第一节 医学决策分析概述

在日常生活和社会实践工作中我们经常会遇到各种问题,需要作出准确的判断和决定。大到一个医院管理者、运营商、企业决策者,小到一名医师、科研工作者,在工作中都会面临许多复杂或亟待处理的问题需要他们作出及时、准确的判断。随着科学技术的发展,医学研究与应用的方法不断增多,预防医学、基础医学以及临床医学中的诊断和治疗中的许多信息已从定性指标上升到了定量指标。为了从令人眼花缭乱的数据中作出正确的判断,医学工作者已逐渐开始借助于决策分析方法。

一、医学决策分析概述

(一)决策分析的定义

为解决当前或未来可能发生的问题而作出的判断或决定称为决策。为实现特定的目标,运用科学的方法,系统地分析各种条件,将一个复杂的问题分解成若干易处理的部分,然后按一定的逻辑方式结合起来,提出各种预选方案,从中选取最佳方案的过程称为决策分析(dicision analysis)。

决策的理论是1939年由统计学家瓦尔特作为假设检验和参数估计等经典统计理论的应用而提出来的。1950年他将这种理论设计成为一种数学框架,在不确定的情况下,用一个数学模式,把各种问题统一起来,以最优策略去研究这些问题。在一个问题的决策中,必须从一系列可能的行为中选择其中一个,将统计问题看作统计人员与大自然的博弈,决策分析扩大了统计应用范围。

早期的决策模型由于过于简单,而不能代表医学研究与应用的对象——病人,而且在结果的解释上存在一定的困难。20世纪70年代以后,决策分析方法不断完善,并相应的应用于医学上,帮助医学工作者解决了许多复杂疑难的实际问题,同时也促进了决策理论的发展,因而越来越受到理论界与应用界包括医学界的重视。

例如，在天气晴雨不定的情况下，出门办事，考虑是否要带雨伞。若不带伞，可能下雨而受损失；带了伞若不下雨则是个累赘，也是个损失。到底带不带伞？"出门办事"这个问题迫使出门人作出决策。

对一些简单问题的决策，可以凭借决策者自己的经验或直观作出判断。但对一些比较复杂的情况，单凭个人经验难以作出正确的选择。在事关重大、选择的方案很多的情况下，往往需要进行决策分析，从一系列可能的行动中选择出其中最佳的一个方案。一个决策函数就可能是一个方案，它用以说明如何利用现有的信息，并以预期结果的概率进行选择。这个过程是利用资料来选择行动，并且是以预期结果的优劣来评价决策。不过在很多条件下，往往是行动的结果取决于未知事物的自然状态，但最终是要求行动尽可能取得较好的效果，将因行动不当而造成损失的可能降到最低限度。

决策的一般结构包括以下 3 个要素。

1.自然状态

自然状态是影响决策的潜在因素，又称客观因素或决策因素。它不因决策者的意志所决定。在一定条件下，为不可控因素。

2.行动方案

决策者采取的行动，是人为或由决策者的选择所决定的。如对一个人群是否采取干预措施，采取何种干预措施；是否对一个病人进行手术治疗等。

3.决策准则

进行决策分析必须有一个用来指导如何选取行动方案的决策准则。由于自然状况是一种不可控制因素，所以不论决策者采取什么方案，都可以产生不同的结果。如对一种疾病是否手术，可产生 4 种不同的结果或损益值（见图 9-1）。

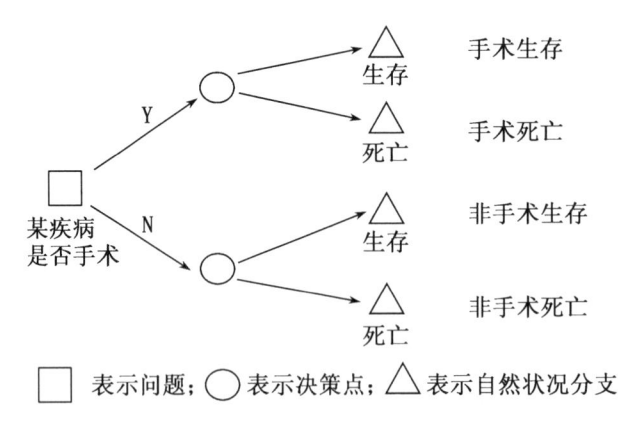

图 9-1　某疾病是否需进行手术的不同决策方案的结果

对一个决策问题可用以下三种函数完全表达。

(1)决策函数：对样本的观察值推算总体参数。
(2)损失函数：参数的真值与决策结果不一致时，就会造成损失。损失是一种随机变量。
(3)风险函数：在自然情况下，选择一个最佳方案，此时收益最大，或者损失最小。

临床决策分析的基本步骤由以下 4 步组成。

(1)供临床选择的治疗方法有时很多,此时要筛除一些"劣"的决策,以利于下一步的分析;

(2)确定各决策可能的后果,并设置各种后果发生的概率;

(3)确定决策人的偏爱,并对效用赋值;

(4)在以上三步的基础上去选择决策人最满意的决策,即期望效用最大的决策。

为促进医学决策的理论发展和广泛应用,一个国际性的学术团体:"医学决策学会(society for medical decision making)"成立了。1981年在美国创刊发行《医学决策》(medical decision making)杂志,专门刊登有关医学决策分析研究的方法和成果。

(二)医学决策问题分类

同其他领域的决策分析一样,决策的分类很多,但最为普遍和最易接受的是按决策的条件和结果分为以下3类。

(1)确定型问题的决策

(2)风险型问题的决策

(3)不确定型问题的决策

就应用决策分析在医学中所解决的主要问题,Kassirer等将医学决策问题分为14大类。

(1)医学信息的解释

(2)序贯检查

(3)检验的选择

(4)检查中前后关系的确定

(5)治疗中具有风险检查的选择

(6)治疗中不完全检查(imperfect test)的选择

(7)治疗与否的选择

(8)治疗方案的选择

(9)治疗排序(sequencing)

(10)常规处置

(11)疾病筛查(screening)

(12)并发症筛查

(13)疾病预防

(14)并发症预防

当然,以上分类未必全面。现在它们不仅在疾病的预防和治疗中应用,在卫生政策的制定等方面也有广泛的应用。

二、医学决策分析的应用领域

决策分析在卫生事业管理方面应用很多,如健康保险、血库管理、药物经济学研究、药物选择、医院药品采购等。在预防医学中,如血液的筛查、石棉工人中癌症的筛查、癌症的预防以及预测乙肝疫苗接种策略等方面。

(一)临床医学中的各个学科都有决策分析应用的成功实例

(1)心脏病学,如心肌梗塞病人的监护

(2)肾脏病学,如晚期肾脏病人治疗的成本效果分析

(3)内分泌学,如绝经后妇女使用雌激素的分析

(4)血液病学,如白血病的治疗

(5)消化病学,如消化不良的诊断

(6)呼吸科学,如肺小叶的分析

(7)普通外科学,如腹部疼痛的诊断

(8)妇科学,如子宫颈癌的治疗

(9)产科学,如产妇疱疹的预防

(10)儿科学,如儿童血胆固醇过多与心脏病的关系

(11)肿瘤科学,如胃癌的治疗

(12)神经病学,如动脉畸形的筛查

(13)精神病学,如自杀原因的分析

(14)耳鼻喉科学,如睡眠呼吸暂停症的治疗

(15)眼科学,如青光眼的筛查

(二)医学决策分析在其他医院管理方面也有较大的发展

如在药物经济学方面,主要采用成本效益、成本效果、成本效用等分析方法,通过对药物资源利用程度的评价,研究药物资源的优化配置和利用,为科学决策提供理论依据;在疾病治疗中药物选用方面,其原则是高效、安全以及费用问题的合理处理,以最少的药物治疗费用,取得最好的医疗保健效果,采用决策分析评价不同的药物或治疗方案所产生的相对经济效果,为合理选用药物或治疗方案提供依据。

医学决策分析还可应用于医院药品采购的过程,利用决策分析中的多属性效用理论来选择药品供应单位,用决策分析方法来自动调整药品订货点以及产生订货量,这样就克服了以往药品采购过程中存在的盲目性、人为性,能比较科学、客观地进行药品供应商的选择及药品的合理采购。

(三)医学决策分析在近十年虽有长足的发展,但仍存在不少局限性

由于知识背景的不同,对于医学工作者来讲决策分析的理论方法比较难掌握,对于比较复杂的医学问题较难用单一的方法去分析解决,其原因主要有下面几方面。

(1)传统的医学科研与诊治方法在许多医务工作者的头脑中根深蒂固,只从自己的角度出发仅考虑一个准则,拟定一个方案,当然就不需要决策方法,也就没有最优方案。

(2)对于复杂的医学问题所建的模型过于复杂,需要更加符合实际、简单的决策方法。

(3)虽然借助于计算机可以解决许多问题,但先有的各个系统较为专一,许多方面未涉及,缺乏适应性、通用性强的软件。

(4)伦理学的问题困扰着决策分析的应用,使决策的量化分析更加困难。

虽然存在许多困难,但决策分析在医学中的应用价值已被人们肯定。针对这些问题还可以推动决策分析理论和方法研究的进步,可以确定决策分析在医学实践中有着广泛的应用前景。

第二节 常用的医学决策分析方法

一、Bayes 判别法

Bayes 方法现在已广泛地应用于解释医学研究结果和临床信息。在该诊断模型中,将诊断前医生已具有的经验作为先验概率,将诊断后得到的结果作为后验概率,我们就可以根据 Bayes 方法进行辅助诊断。

(一)判别原理

用独立事件的概率乘法定理得到判别对象归属某类的概率。

若有 $X_1, X_2, \cdots, X_m$ 共 m 个判别指标,有 G 类记为 $Y_1, Y_2, \cdots, Y_G$。m 个指标互相独立,G 种类型互斥(即每个判别对象只可能归属其中一类)。假定已知属于 k 类时变量 X_j 取值 S_j 的条件概率为 $P[X_j(S_l)|Y_k], (l=1,2,\cdots,l_j; j=1,2,\cdots,m; k=1,2,\cdots,G)$。当某例的指标 $X_1, X_2, \cdots, X_m$ 取值 $S_1, S_2, \cdots, S_m$ 时,似然函数(取值概率)为:

$$P_k = P[X_1(S_1)|Y_k] \cdot \{P[X_2(S_2)|Y_k]\} \cdots P[X_m(S_m)|Y_k] \quad k=1,2,\cdots,G$$

(公式 9-1)

若已知有 G 类记为 $Y_k (k=1,2,\cdots,G)$,m 个判别指标 $X_j (j=1,2,\cdots,m)$,其判别对象各指标 X_j 的表现分别为 $S_j (j=1,2,\cdots,m)$,则该对象属于 k 类的后验概率为:

$$P(Y_k|S_1 S_2 \cdots S_m) = \frac{P(Y_k) \cdot P[X_1(S_1)|Y_k] P[X_2(S_2)|Y_k] \cdots P[X_m(S_m)|Y_k]}{\sum_{k=1}^{G} P(Y_k) \cdot P[X_1(S_1)|Y_k] P[X_2(S_2)|Y_k] \cdots P[X_m(S_m)|Y_k]}$$

(公式 9-2)

式中 $P(Y_k)$ 为第 k 类出现的概率,称为事前概率。

(二)判别规则

将判别对象判为最大的那一类。

例 9.1

有人试用 7 个指标对 4 种类型的阑尾炎做鉴别诊断。收集的 5 668 例完整、确诊的病史资料归纳于表 9-1。

表 9-1 5 668 例不同类型阑尾炎病例的症状发生频率(%)

	体征病状及化验资料			卡他性	蜂窝织炎	坏疽性	腹膜炎
X_1	腹痛开始部位	右下腹部		57	34	35	21
		下腹部		15	13	12	27
		上腹部		12	35	35	34
		脐周围		12	10	9	6
		全腹		4	8	9	12
X_2	恶心呕吐	恶心(一)	呕吐(一)	73	33	8	13
		恶心(一)	呕吐(一)	16	30	37	22
			呕吐(+)	11	37	55	65

续表

	体征病状及化验资料		卡他性	蜂窝织炎	坏疽性	腹膜炎
X_3	排便	24小时内有正常便	72	45	35	22
		24小时内无正常便或腹泻	20	40	55	34
		腹泻有里急后重感	8	15	10	44
X_4	腹部压痛范围	右下部	95	93	81	9
		更广泛	5	7	19	91
X_5	腹部肌性防御和反跳触痛	肌性防御（＋）	8	39	79	96
		肌性防御（－）反跳触痛（＋）	70	34	12	3
		肌性防御（－）反跳触痛（－）	22	27	9	1
X_6	体温	<37 ℃	61	32	18	10
		37～38 ℃	31	57	59	46
		>38 ℃	8	11	23	44
X_7	白血球	<10 000	70	16	6	12
		10 000～15 000	22	56	33	31
		>15 000	8	28	61	57

某病例：开始于右下腹部疼痛，伴有呕吐，24小时内排便正常，查体右下部压痛明显，腹部肌性防御呈阳性，体温36.5 ℃，白血球16 000。

四种类型阑尾炎病人的构成比如下。

卡他型阑尾炎：　　　　　20%；

蜂窝织炎型阑尾炎：　　　50%；

坏疽型阑尾炎：　　　　　25%；

腹膜型阑尾炎：　　　　　5%。

将这些构成比作为先验概率的估计。

对上面给出的待判病例有：

$P(Y_1) \cdot P[X_1(S_1)|Y_1]P[X_2(S_2)|Y_1]\cdots P[X_m(S_m)|Y_1]$

$= 0.20 \times 0.57 \times 0.11 \times 0.72 \times 0.95 \times 0.08 \times 0.61 \times 0.08$

$= 0.000\ 033$

同样的 $P(Y_2) \cdot P[X_1(S_1)|Y_2]P[X_2(S_2)|Y_2]\cdots P[X_m(S_m)|Y_2] = 0.000\ 900$

$P(Y_3) \cdot P[X_1(S_1)|Y_3]P[X_2(S_2)|Y_3]\cdots P[X_m(S_m)|Y_3] = 0.001\ 175$

$P(Y_4) \cdot P[X_1(S_1)|Y_4]P[X_2(S_2)|Y_4]\cdots P[X_m(S_m)|Y_4] = 0.000\ 075$

所以，$P(Y_1|S_1S_2\cdots S_7) = \dfrac{0.000\ 033}{0.002\ 183} = 0.015$

同样的，$P(Y_2|S_1S_2\cdots S_7) = 0.412$

$P(Y_3|S_1S_2\cdots S_7) = 0.538$

$P(Y_4|S_1S_2\cdots S_7) = 0.034$

$P(Y_3|S_1S_2\cdots S_7)$最大，诊断为蜂窝织炎型阑尾炎。

实际上研究者只关心应判定为哪一类，即属于哪一类的概率最大，对概率的数值具体是多少并不关心。所以根据 $P(Y_k) \cdot P[X_1(S_1)|Y_k]P[X_2(S_2)|Y_k]\cdots P[X_m(S_m)|Y_k]$ 的数值大小就可以判定其归属了。除以一个同样的数，只是改变它们数值的大小，并不会改变其大小次序。

二、Topsis 法

(一) 概述

Topsis 法 (topsis method) 是系统工程中对有限方案进行多目标决策分析的一种常用方法，可用于效益评价、卫生决策和卫生事业管理等多个领域。本法对样本资料无特殊要求，使用灵活简便，故应用日趋广泛。

本法的基本思想是：基于归一化后的原始数据矩阵，找出有限方案中的最优方案和最劣方案（分别用最优向量和最劣向量表示），然后分别计算诸评价对象与最优方案和最劣方案间的距离，获得各评价对象与最优方案的相对接近程度，以此作为评价优劣的依据。

本法的基本步骤是：设有 n 个评价对象，m 个评价指标，原始数据可表示为：

表 9-2 原始数据表

评价对象	指标 1	指标 2	⋯	指标 m
对象 1	X_{11}	X_{12}	⋯	X_{1m}
对象 2	X_{21}	X_{22}	⋯	X_{2m}
⋯	⋯	⋯	⋯	⋯
对象 n	X_{n1}	X_{n2}	⋯	X_{nm}

(1) 综合评价中，有些是高优指标（如治愈率等），有些是低优指标（如死亡率等）。用本法进行评价时，要求所有指标的变化方向一致（所谓同趋化），即将高优指标转化为低优指标，或将低优指标转化为高优指标。通常采用后一种方式。转化方法常用倒数法，即令原始数据中低优指标为 $X_{ij}(i=1,2,\cdots,n;j=1,2,\cdots,m)$，通过 $X'_{ij}=1/X_{ij}$ 变换而转化成高优指标 X'_{ij}。并建立同趋势化后的数据表。

(2) 对同趋势化后的数据矩阵进行归一化处理，并建立相应矩阵：

$$a_{ij}=\frac{X_{ij}}{\sqrt{\sum_{i=1}^{n}(X_{ij})^2}} \quad \text{（原高优指标）}$$

$$\text{或 } a_{ij}=\frac{X'_{ij}}{\sqrt{\sum_{i=1}^{n}(X'_{ij})^2}} \quad \text{（原低优指标）}$$

(公式 9-3)

式中，X_{ij} 表示第 i 个评价对象在第 j 个指标上的取值；X'_{ij} 表示经倒数转换后的第 i 个评价对象在第 j 个指标上的取值。

由此得出经归一化处理后的矩阵 Z 为：

$$Z=\begin{bmatrix} a_{11} & a_{12} & \cdots & a_{1m} \\ a_{21} & a_{22} & \cdots & a_{2m} \\ \cdots & \cdots & \cdots & \cdots \\ a_{n1} & a_{n2} & \cdots & a_{nm} \end{bmatrix}$$

(3) 据 Z 矩阵得到最优值向量和最劣值向量，即有限方案中的最优方案和最劣方案为：

$$\text{最优方案} \quad Z^+=(a_{i1\max},a_{i2\max},\cdots,a_{im\max})$$

$$\text{最劣方案} \quad Z^-=(a_{i1\min},a_{i2\min},\cdots,a_{im\min})$$

(公式 9-4)

式中，$i=1,2,\cdots,n;j=1,2,\cdots,m$。

$a_{ij\max}$ 与 $a_{ij\min}$ 分别表示现有评价对象在第 j 个评价指标上的最大值与最小值。

(4) 分别计算诸评价对象所有各指标值与最优方案及最劣方案的距离 D_i^+ 与 D_i^-：

$$D_i^+ = \sqrt{\sum_{j=1}^{m}(a_{ij\max} - a_{ij})^2}$$

$$D_i^- = \sqrt{\sum_{j=1}^{m}(a_{ij\min} - a_{ij})^2}$$

(公式 9-5)

式中 D_i^+ 与 D_i^- 分别表示第 i 个评价对象与最优方案及最劣方案的距离，a_{ij} 表示某个评价对象 i 在第 j 个指标的取值。

(5) 计算诸评价对象与最优方案的接近程度 C_i：

$$C_i = \frac{D_i^-}{D_i^+ + D_i^-}$$

(公式 9-6)

C_i 在 0 与 1 之间取值，越接近 1，表示该评价对象越接近最优水平；反之，越接近 0，表示该评价对象越接近最劣水平。

(6) 按 C_i 大小将各评价对象排序，C_i 值越大，表示综合效益越好。

(二) 应用实例

例 9.2

5 个煤矿煤尘对呼吸系统危害的研究资料见表 9-3，拟综合粉尘几何平均浓度、游离 SO_2 含量和煤肺患病率 3 个指标进行综合评价。

表 9-3　5 个煤矿测定结果与煤肺患病率

厂矿	粉尘几何平均浓度 （mg/m³）	游离 SO_2 含量 （%）	煤肺患病率 （%）
白沙市湘永煤矿	50.8	4.3	8.7
沈阳市田师傅煤矿	200.0	4.9	7.2
抚顺市龙凤煤矿	71.4	2.5	5.0
大同市同家山煤矿	98.5	3.7	2.7
扎诺尔市南山煤矿	10.2	2.4	0.3

[资料来源：工业区卫生与职业病，15(5)：265，1989]

(1) 对原三个低优指标用倒数化进行转化，转化后的数据如表 9-4 所示。

表 9-4　转化指标值

厂矿	粉尘几何平均浓度 （mg/m³）	游离 SiO_2 含量 （%）	煤肺患病率 （%）
白沙市湘永煤矿	1.968 5	23.255 8	11.494 3
沈阳市田师傅煤矿	0.500 0	20.408 2	13.888 9
抚顺市龙凤煤矿	1.400 6	40.000 0	20.000 0
大同市同家山煤矿	1.015 2	27.027 0	37.037 0
扎诺尔市南山煤矿	9.803 9	41.666 7	333.333 3

(2) 据公式 9-3 对表 9-4 的各指标进行归一化处理。

例如：白沙市湘永煤矿粉尘几何平均浓度归一化值由如下方法求得：

$$Z_{11}=\frac{x_{11}}{\sqrt{\sum_{i=1}^{5}(x_{il})^2}}=\frac{1.968\ 5}{\sqrt{1.968\ 5^2+0.500\ 0^2+1.400\ 6^2+1.015\ 2+9.803\ 9^2}}=0.193\ 7$$

处理后得归一化矩阵值,如表 9-5 所示。

表 9-5 归一化矩阵值

厂矿	粉尘几何平均浓度 (mg/m³)	游离 SiO₂ 含量 (%)	煤肺患病率 (%)
白沙市湘永煤矿	0.193 7	0.328 1	0.034 2
沈阳市田师傅煤矿	0.049 2	0.287 9	0.041 3
抚顺市龙凤煤矿	0.137 8	0.564 3	0.059 4
大同市同家山煤矿	0.099 9	0.381 3	0.110 1
扎诺尔市南山煤矿	0.964 9	0.587 9	0.990 7

(3) 由表 9-5,据公式 9-4 得到最优值向量,即最优方案 Z^+ 和最劣值向量,即最劣方案 Z^-。

$$Z^+=(0.964\ 9,0.587\ 9,0.990\ 7)$$
$$Z^-=(0.049\ 2,0.287\ 9,0.034\ 2)$$

(4) 综合 3 个评价指标值,据公式 9-5 分别求得各评价对象,即 5 个煤矿距 Z^+ 与 Z^- 的距离 D_i^+ 与 D_i^-,如表 9-6 所示。

表 9-6 不同厂矿指标值与最优值的相对接近程度及排序结果

厂矿	D_i^+	D_i^-	C_i	排序结果
白沙市湘永煤矿	1.225 8	0.150 0	0.106 7	3
沈阳市田师傅煤矿	1.352 7	0.007 1	0.005 2	5
抚顺市龙凤煤矿	1.245 7	0.291 4	0.189 6	2
大同市同家山煤矿	1.251 5	0.130 6	0.094 5	4
扎诺尔市南山煤矿	0.000 0	1.357 7	1.000 0	1

例如,大同市同家山煤矿:

$$D_4^+=\sqrt{\sum_{j=1}^{3}(a_{4,j\max}-a_{4j})^2}$$
$$=\sqrt{(0.964\ 9-0.099\ 9)^2+(0.587\ 9-0.381\ 3)^2+(0.990\ 7-0.110\ 1)^2}$$
$$=1.251\ 5$$

$$D_4^-=\sqrt{\sum_{j=1}^{3}(a_{4,j\min}-a_{4j})^2}$$
$$=\sqrt{(0.049\ 2-0.099\ 9)^2+(0.287\ 9-0.381\ 3)^2+(0.034\ 2-0.110\ 1)^2}$$
$$=0.130\ 6$$

余下的类推。

(5) 据公式 9-6 计算各评价对象与最优方案的接近程度,如表 9-6 所示。

例如,对白沙市湘永煤矿:

$$C_1=\frac{D_1^-}{D_1^++D_1^-}=\frac{0.150\ 0}{1.255\ 2+0.150\ 0}=0.106\ 7$$

余下的类推。

(6) 依 C_i 对各评价对象进行排序,如表 9-6 所示。以扎诺尔南山煤矿最优,即对呼吸系统

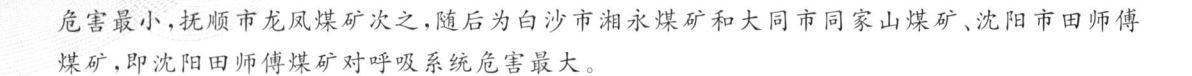

危害最小,抚顺市龙凤煤矿次之,随后为白沙市湘永煤矿和大同市同家山煤矿、沈阳市田师傅煤矿,即沈阳田师傅煤矿对呼吸系统危害最大。

三、决策矩阵和决策树法

在实际决策过程中针对某一种具体问题进行决策分析时,有以下两种基本方法,即决策矩阵和决策树法。

(一)决策矩阵

决策矩阵(decision matrix)将各种不同的行动和各种自然状态分别按行列排列,行列交叉处为某一状态下的损益值,决策者按表 9-7 内容计算损益。

表 9-7 决策矩阵

行动方案 (X_i)	Y_1	Y_2	Y_3	Y_n
X_1	V_{11}	V_{12}	V_{13}	V_{1n}
X_2	V_{21}	V_{22}	V_{23}	V_{2n}
X_3	V_{31}	V_{32}	V_{33}	V_{3n}
X_m	V_{m1}	V_{m2}	V_{m3}	V_{mn}

表头第二行为 Y_j(自然状态)。

矩阵的各列 Y_j 表示可能发生的自然状态。如果将某病是否给予手术后的结果列于各列中,矩阵的各行 X_i 表示决策者的行动方案,决策者是否给予病人手术。矩阵各个单元 V_{ij} 表示各种不同自然状态下采取的不同决策时所产生的结果(各种不同方案的损益值)。整个矩阵结构表示一个决策过程。即决策者为了对付不同的自然状态(Y_j)而应用各种行动方案(X_i),在不同的损益值中 V_{ij} 得到最佳的损益值的结果。

由于自然状态 Y_j 的发生有肯定的、可能的和不肯定的 3 种情况,所以决策方案也有确定型决策、随机型(概率型)决策及不确定型决策 3 种类型。

1. 确定型决策

确定型决策指未来情况(自然状态)的发生为已知的决策,也称为在确定的情况下进行的决策。决策者对这种自然状态的了解是充分的、完全的,将要研究的决策方案在事先已经规定的某种状态下确定的,每一个抉择活动只能产生一个确定的结果,所得结果就是所预期的最佳结果。确定型决策的一般准则为所选行动方案能使收益(或损失)函数达到最大值(或最小值)。

确定型决策问题的前提为决策的环境条件稳定且明确,决策要有明确的目标,决策存在两个或两个以上的方案。一般情况下完全满足确定型决策的条件并不多。决策者往往可以在满足部分条件的情况下,对确定型决策的问题进行研究。

2. 随机型决策

当一个决策问题具有明确的决策目标,两个或两个以上的自然状态(Y_j)具有概率变化,它可能发生,也可能不发生。若能知道发生和不发生的可能性大小,即自然状态出现的概率为已知或可以估计,决策者可以提出两个或两个以上行动方案,并计算出在不同方案下和不同可能状态下的损益值,在这种情况下的决策称为随机型决策。随机型决策应用广泛,是现代决策分析的重要方法之一。随机型决策有别于其他类型决策,就是其可能状态存在某种概率分布,我们可以依赖于这种概率分布对不同方案进行比较和选择。随机型决策者可以在不同的标准下进行决策,随机型决策的标准分为期望值标准、最大可能性标准和合理性标准。

在随机决策过程中,要分别对每个行动方案根据自然状态发生的概率求其损益期望值,然后比较各方案值的大小,求收益值。如决策目标是收益值最大,则应采取期望值最大的行动方案;如决策目标是损失最小,则应采取期望值最小的行动方案。

随机型决策未来事件可能发生的概率为:

$$1 \geqslant P(Y_j) \geqslant 0, \sum_{j=1}^{n} P(Y_j) = 1$$

在随机决策过程中,要分别求出每个行动方案根据自然状态发生的概率,求其损益期望值或效用值,然后比较各方案值的大小。如 V_{ij} 是收益值,而且决策目标是收益最大,则应采取期望值最大的行动方案;如 V_{ij} 是损失值,而且决策目标是使损失最小,则应选期望值最小的行动方案。

行动方案 X_i 的期望值 $E(X_i)$ 就是方案自然状态(Y_j)的概率 $P(Y_j)$ 与其出现时的数量(V_{ij})的乘积之和(即概率为数学的加权平均值)。

$$E(X_i) = \sum_{j=1}^{n} V_{ij} P(Y_j)$$

表 9-8 中已知自然状态发生的概率,则"出门办事"的各行动方案的期望值为:

X_1 期望值 $E(X_1) = 0.4 \times 0.6 + 0.7 \times 0.4 = 0.52$;

X_2 期望值 $E(X_2) = 1 \times 0.6 + 0.1 \times 0.4 = 0.64$。

计算结果是采取行动方案 X_2 为最佳,因为 $E(X_2) > E(X_1)$。

为提高决策的可靠性,怎样把随机型决策转化为确定型决策呢?贝叶斯决策就能起到这个作用。贝叶斯决策就是利用贝氏(Bayes)条件概率公式计算。

贝氏公式:设 A、B 两事件,且 A、B 两事件必须是互相独立,B 为事件结果,A 事件是 B 事件发生的原因,原因 A_i 有 n 个 ($i = 1, 2, \cdots, n$),事件 $A_1, A_2, \cdots, A_n$。

$$P(A_i B) = \frac{P(A_i B)}{P(B)} = \frac{P(A_i B) P(B/A_i)}{\sum_{i=1}^{n} P(A_i) P(B/A_i)} \quad \text{(公式 9-7)}$$

A_n 是样本空间 S 的一个划分。即 $A_i \cap A_j = \varnothing$,说明 A_i 各事件是互不相容的,$A_1, A_2, \cdots, A_n = S, P(B) > 0$。

表 9-8 两种方案天气情况资料

X_i	Y_j	
	晴(Y_1)	雨(Y_2)
$P(Y_j)$	0.6	0.4
X_1(带伞)	0.4	0.7
X_2(不带伞)	1.0	0.1

注:表中 v_{ij} 数字为期望值或效用值(本例为假定的)。

贝氏公式用在决策中的意义是求造成事件发生原因的概率,然后根据原因概率预测经济效果进行决策。这样可以把随机型决策转换成确定型决策,提高了决策的可靠性。

贝叶斯决策用在比较复杂系统的决策中,对复杂系统进行决策,是把系统方案看作一个母系统,相互联系的诸因素看做是子系统和分系统,这样就形成了多层决策。

3.不确定型决策分析

不确定的决策是指未来事件是否发生在对事件有一定程度的了解,但各种自然状态可能发生的概率无法确定,与决策有关的因素难以估计和计算的情况下。在决策过程中决策者只考虑各种方案的收益或损失的后果,决策具有很大的主观随意性,很大程度上取决于决策者的经验及对未来状态分析和判断的能力与精确程度,在选择方案时需要采用不同的方法和准则。常用的方法有以下几种。

(1)小中取大法:此法选出各方案的最低收益(或最大损失),从各方案的最低收益中选择最大收益方案,并以此作为最后决策。此准则又称为悲观准则,即当采取一种行动时都是收益最小的状态发生,而后比较每种行动的结果,收益最大的为最优方案。

(2)折中法:对各种影响决策的因素进行平衡,即在决策过程中,以乐观系数综合决策。此决策实际是一种指数平均法,介于最小收益和最大收益间的评选标准,乐观系数在其中起了一个天平作用。此决策方法是一种稳妥的决策方法,为从各种方案中选择各种状态中最大的一个收益值组成向量,从中选择一个收益最大值的方案。

(3)好中取大法:为决策者设想任何一种方案都是收益最大的自然状态,然后去比较各方案的结果,哪一方案收益最大,则为决策者所要采取的方案。这种决策带有一定的冒险性质,是决策者对未来充满信心时所采用的一种决策方案。

(4)等概率法:是对各种状态出现的可能性不清楚,只好假定各种状态发生的概率都彼此相等,然后求各方案的收益期望值。具有最大收益期望值的方案,为等概率决策法的最优行动。

(5)后悔法:为当决策者选定一方案后,如果发现所选方案并非最佳方案,决策者为所采取的行动而感到后悔。这种后悔是一种机会损失。要求决策者在决策前,必须考虑到这种后悔,尽量使决策方案所产生的后悔感最小。

在这些方法中选择何种方法,需根据决策者的预期目标而定。如果决策者对各种状态的具体情况了解得不很深入,那么应采取较为保守的准则;相反,如果决策者的预期结果较高,对各备选自然状态成功的把握较大,则可以选择较为乐观的准则。折中准则、大中取小准则、等概率准则为较稳定准则,可在一般情况下采用。

(二)决策树

决策树(decision tree)因其形状像树且能用于决策而得名,它是结合贝氏公式进行多层决策的一种有效的决策技术。决策树的模型见图9-2、9-3。一个决策树由一系列节点和分支组成,而节点和子节点之间形成分支,节点代表着决策过程中所考虑的属性,而不同属性值形成不同分支。决策树方法的思路就是把将来可能发生的分析步骤用树枝的形状加以表达,使其形象化,起到一目了然的作用。决策树中,准备选择的行动方案按发展过程从左(或上)到右(或下)排列,利用这一事例的属性值由树根向下搜索直至叶节点,叶节点上即包含着决策结果。如图9-2所示,在决策节点(decision nodes)上,决策者必须在几种行动方案中选取一种,相应的分支称为决策。机遇点(chance nodes,或叫状态节点)发生的结果不是在决策者控制之下,相应的分支称为机遇支。每条分支的上面可写明自然状态及其出现的概率。结果节点(outcomes,或决策终点)是决策方案予以实施产生的结果。旁边的数字是每一方案在相应自然状态下的益损值或效用值。

决策树的决策程序是从后往前或从右到左,根据期望值分层进行决策。在机遇点应计算出各段结果节点的累积期望值,并计算出每个行动方案的期望值进行选优。

目前,比较流行的构建决策树的算法主要有:ID3、C4.5、CART、CHAID。虽然他们在某些方面各不相同,但在基于信息论技术构造决策树上却是一致的。

1.目前简化决策树的主要方法

我们在使用决策树对某一实际问题进行决策时,常常发现决策树过于庞大,不利于理解,对决策树进行简化就成为决策树技术研究中的一个热点。目前简化决策树的方法主要有下面4种。①减小错误修剪法(reduced error pruning),此法主要检测决策树中非叶的节点,当此节点被最佳的叶取代而产生的错误数目小于或等于之前未修剪的决策树的错误数目,则修剪成功,否则,修剪失败,放弃修剪;如果修剪成功则重复这一方法直至错误数目比前一决策树有所增加为止,此法遵循由下而上的原则;②悲观错误修剪法(pessimistic error pruning),当用不同的训练数据和产生决策树的训练数据同时来检测错误率时,错误率会大大增加,故采用二项式分布中连续修正对新联数据中的错误率加以修正,以得到更为符合实际的错误率,它与修正前的错误率相比明显增加,所谓"悲观",此法遵循由上而下的原则;③基于代价-复杂度的修剪法(cost-complexity pruning),按照一些启发的方法由原来的决策树产生一系列子树,通过评价以上子树的错误率来选择一个最好的子树以取代原决策树;④代价敏感的修剪法(cost-sensitive pruning),用代价在计算中体现错误所产生不同后果的严重性。例如,将一个晚期癌症患者判断为非癌症患者和将一个早期癌症患者判断为晚期癌症患者,这两种情况在医生看来所产生的严重后果是很不相同的,因此有必要在修剪决策树时考虑不同错误产生的不同后果。

2.决策树技术主要的几种研究方向

决策树作为一个构建决策系统的强有力的技术,已越来越受到人们特别是广大医务工作者的极大的关注,目前决策树技术主要有以下几种研究方向。①决策树技术与神经网络技术相结合。由决策树转化而成的多层神经网络具有加快神经网络训练速度的优点,而由神经网络中得到所需要的决策树,解决了神经网络难于被人们所理解的缺点。②决策树技术与进化算法、遗传算法及遗传编程的结合。基于进化算法的决策树系统易于在计算机上实现,且在减少错误率方面也有优势,同时,将决策树运用于进化算法也能够提高进化算法的性能。③决策树技术与遗传算法的结合。将决策树与遗传算法相结合的算法,在一定程度上可以解决低训练数据易于产生错误规则的缺点,但是决策树与遗传算法相结合的缺点是计算量较大。④决策树技术与遗传编程的结合。将遗传编程用于决策树可以改进标准贪婪决策树归纳算法的一些局限性。遗传编程种群中的每个个体都可以是一个决策树,在遗传编程中使用的函数是决策树的特性以及遗传编程中的终结集,利用遗传编程构造决策树可以取得比较好的效果,特别是发现小数据量下的最优决策树。⑤决策树技术与多智能体的结合。将决策树用于多智能体控制不多见,但决策树技术可以提供有效协调各智能体间的行为,因此对智能体发展研究有着潜在的发展方向。

(三)决策矩阵和决策树法分析的基本步骤

决策树分析用图形展示重要结局,决策者借此可进一步明确决策的思路,不同决策者借此可解决分歧。通常有7个步骤。

1.明确决策问题,确立目标

应当首先明确所要进行决策的关键性目标,确保不会引起歧义,即应达到的目的要求。此后才能拟订出达到目标的各种可行办法和行动方案。目标一定要具体明确,应该以实际工作需要和客观条件之间的平衡为依靠,并根据目标确立标准(或准则)仔细衡量,从中选择最佳方案,作出决策。如果不确定明确的目标,拟订方案就缺乏依据,将来是否达到预期目标也无法检查,决策就成为盲目的东西。如手术治疗和保守治疗,我们的问题是:对这个具体患者来说,手术治疗是否优于保守治疗?

2.收集与决策有关的资料信息

进行决策要心中有底,这个底就是决策所需要的各种资料信息。这个底包括"己"和"彼"两个方面,知己知彼,决策才能有效。根据决策问题的特点和目标要求,收集和分析有关数据、资料,其中包括过去和现在的实际数据,以及对将来的预测数据。在随机型决策中,要确定每个机遇支的概率。概率的准确性很重要,如果误差过大,就会给决策带来偏差,从而给医疗卫生事业带来损失。但是,为了求得一个准确的概率,可能会付出相当的人工和费用。因此对概率的要求应根据实际情况而定,不能离开现实条件而要求概率越精确越好。另一方面还要确定每个结果节点的益损值或效用值。决策分析要求对决策所有不同结果的效用用数量表示,便于定量分析和选优。

上述概率、结果的效用等资料可按以下方法预测或估计:①广泛查阅、收集与分析有关的国内外文献资料;②预试验中去收集有关资料;③用模型对同样场合进行类推;④采用德尔菲(Delphi)法,即以匿名方式,通过征求专家们的意见(如函询),并经过几轮反馈交换信息,以求得专家间的协调意见,作为专家的最终评估结果。

3.拟订各种可行的行动方案

在确立目标并具备相应的资料信息以后,就可据此拟订各种行动方案。没有选择就没有决策。只拟订一个方案,就无法对比,也就难以辨认优劣,也没有选择的余地。决策方案最重要的是要建立在切实可行的基础上,对重大或复杂问题的决策应从多种途径和角度制订各种方案。对一些比较简单的决策,可由决策者凭着本人的经验和知识,去研究每项目标的对策方案。对复杂决策问题,就需要依靠各部门有关专家一起制订。

4.评价各种可行方案

要根据确定的目标来评价各个行动方案的功效和费用。评价比较方案的定量方法可以采用评分、费用-效益分析、价值分析等方法。决策问题的目标如果是比较每个行动方案的效益时,应取期望值的最大值;如果目标是费用的支出或损失,则应取期望值的最小值。在评价基础上,权衡、对比各方案的利弊得失,并将各种预选方案按优先顺序排列。

5.选择方案和决策

选择方案要进行总体权衡,合理判断,然后才能作出决策。选择的标准是看在同样约束条件下,哪一个方案能够以最低的代价、最短的时间、最佳的效果实现既定目标。就决策树计算而言,其方法是从"树尖"向"树根"方向进行计算,计算每一个决策节的期望效用值,选出最大期望效用值的决策作为最佳决策方案。

6. 灵敏度分析

把有关资料信息的关键数据(如自然状态概率以及益损值或效用值等)作人为的变动,通过这些变动看是否会影响最优方案的选择,这种分析称为灵敏度分析。如果有关数据稍加变动,最优方案保持不变,该方案是比较稳定、可信的。反之,该方案不稳定,值得进一步深入分析。灵敏度分析其目的是测试决策分析结论的稳定性。决策前,对有关资料信息的调查研究和预测,都是为决策提供依据。这些资料和方案的科学性、准确性决定了决策的正确与否,这是决策成功与失败的前提。在决策分析中,每个机会都会导致不同的结局,主要看各结局所占概率及其效用值。如是否手术治疗阑尾炎,即使手术病死概率存在,手术治疗的期望效用值仍然高于保守治疗,说明手术死亡概率不是影响决策的重要因素。决策者本人的素质、判断能力及对未来想象力等主观因素,加上有关资料信息预测中存在种种不能控制的变量因素,会使预测不可能没有偏差或错误。因此,灵敏度分析对于测试决策分析结论的真实性和稳定性,从而有信心实施优选的决策方案十分重要。

7. 决策的反馈

决策反馈的任务在于准确而迅速地把决策实施过程中出现的问题,即决策本身与客观环境之间的矛盾,能及时地告知决策者,以便对决策方案进行相应的调整与修正。通过优选方案的执行—反馈—修正的过程,使决策方案不断完善,始终保持其正确性。

以上是决策分析的一般步骤,但在实际工作中事物是复杂的,情况是多变的,我们不能拘泥于固有的程序,而应该根据实际情况,灵活机动地处理决策程序,使决策真正建立在科学基础上。

(四)举例分析

比较两种检测方法诊断肝癌的价值。

例 9.3

对 344 个疑似肝病者均做肝扫描及甲胎蛋白(AFP)检测,以比较两种检测方法诊断肝癌的效用。肝癌由活检或尸检确定。结果如表 9-9。假定疑似肝病者发生肝癌的事前(先验或预测)概率为 0.75。

表 9-9 决策矩阵

检测方法	肝癌 有(D)	肝癌 无($\bar{D}$)	合计
肝扫描			
异常(T)	231	32	263
正常($\bar{T}$)	27	54	81
合计	258	86	344
AFP			
异常(T)	241	42	283
正常($\bar{T}$)	17	44	61
合计	258	86	344

1. 决策树法

(1)做一个决策树:本例有两个行动方案,8种结果(图9-2)。

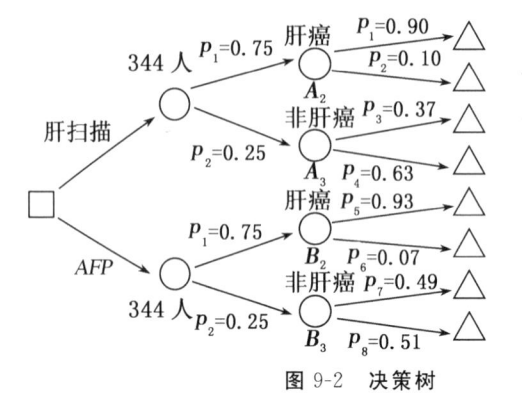

图 9-2 决策树

(2)计算各机遇支的概率($P_1 \sim P_8$)。

肝扫描：P_1 真阳性率 $= 231/258 = 0.9$

P_2 假阳性率 $= 1 - P_1 = 0.1$

P_3 假阴性率 $= 32/86 = 0.37$

P_4 真阴性率 $= 1 - P_3 = 0.63$

AFP：P_5 真阳性率 $= 241/258 = 0.93$

P_6 假阳性率 $= 1 - P_5 = 0.07$

P_7 假阴性率 $= 42/86 = 0.49$

P_8 真阴性率 $= 1 - P_7 = 0.51$

(3)确定每个结果点的效用,即赋予数值(人为打分):将每种行为方案的结果从最好的到最坏的进行排列,这里最好的结果是非肝癌病人检出阴性,最坏的结果是肝癌病人检出阴性。然后对每种结果赋予数值(图9-3)。

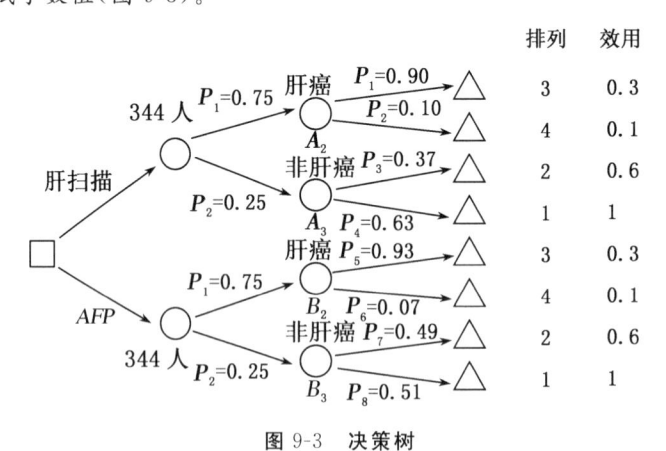

图 9-3 决策树

(4)计算各种行动方案的期望效用：

从右到左地进行积和加的过程称为"折叠回代"。例如,扫描法机遇点 A_2,诊断为肝癌的概率乘以它的效用($0.9 \times 0.3 = 0.27$),把假阴性概率乘以它的效用($0.1 \times 0.1 = 0.01$),然后把这些乘积加起来,就确定了机遇点 A_2 的期望效用,其余各机遇点的期望效用分别计算。

肝扫描全部决策的期望效用：

$(0.9×0.3+0.1×0.1)×0.75+(0.37×0.6+0.63×1)×0.25=0.423$

AFP 全部决策的期望效用：

$(0.93×0.3+0.07×0.1)×0.75+(0.49×0.6+0.51×1)×0.25=0.201$

(5)选择导致最高期望效用的决策：肝扫描的期望效用(0.428)高于 AFP 的期望效用(0.201)，所以对疑似肝病者诊断肝癌选取肝扫描为优。

(6)灵敏度分析：如果疑似肝病者发生肝癌的事前概率不是 0.75 而是 0.50，重新计算，肝扫描的期望效用为 0.566，AFP 则为 0.402，决策方案仍不变，仍以肝扫描为优。如果把假阳性率的效用(打分)由 0.1 改为 0，肝扫描的期望效用 0.415 5 仍高于 AFP(0.410 3)，决策方案不变，经灵敏度分析，更可信地认为两种检测方法作为肝癌诊断，以肝扫描优于 AFP。

2. 决策矩阵法

根据表 9-9 决策矩阵，可用似然比及贝氏条件概率比较两种检测法的诊断价值。

(1)似然比

一个诊断价值较高的检验应该是真阳性率较高而假阳性率较低。这两者的比值称为该项诊断检验的似然比(likelihood ratio，LR)。诊断检验的似然比越大，检验的诊断价值越高，也就是说真阳性百分率大而假阳性百分率小。

$$LR=\frac{真阳性率}{假阳性率}=\frac{P(T/D)}{P(T/\overline{D})}$$

肝扫描的 $LR=(231/258)/(32/86)=2.41$

AFP 的 $LR=(241/258)/(42/86)=1.91$

由于肝扫描的似然比大于 AFP 的似然比，因而肝扫描的检验诊断价值较 AFP 高。

(2)条件概率(即后验概率)公式法

下列公式为贝氏条件概率公式。

$$P(D/T)=\frac{P(D_1)P(T/D)}{P(D_1)P(T/D)+P(\overline{D_1})P(T/\overline{D})}$$

$P(\overline{D_1})$ 表示疑似肝病者发生肝癌 D 的事前(预测)概率，$P(D_1)$ 表示疑似肝病者不患肝癌的事前概率，即 $P(\overline{D_1})=1-P(D_1)$。

肝扫描的后验概率：$(0.75×231/258)/(0.75×231/253+0.25×32/86)=0.878\ 3$

AFP 的后验概率：$(0.75×241/258)/(0.75×241/253+0.25×42/86)=0.851\ 6$

由于肝扫描的后验概率大于 AFP 的后验概率，所以肝扫描的诊断价值优于 AFP 法。

3. 决策树的优点

(1)可以构成简单决策过程，使决策者有顺序、有步骤地进行决策。

(2)比较直观，可使决策者以科学的推理步骤去周密地思考各有关因素。

(3)便于集体决策，对要决策的问题画一个决策树挂在墙上，便于讨论。

(4)对于层次较多的决策问题，如多级决策尤感方便、简捷。

4. 决策矩阵法的优点

(1)对于特别复杂、计算量特别大的决策问题，它比决策树优越。

(2)因为它可把决策问题化成两个矩阵乘法,最后选取一个矩阵的最大(或最小)元素,这样就为利用电子计算机进行决策创造了有利条件。

对有些决策问题可联合使用上述方法,以取得更好的效果。

第三节 临床决策分析

一、概述

随着医学科学技术的发展,新的诊治手段不断涌现,它们在带来明显技术优势的同时也不可避免地带来负面影响和潜在风险。临床医生在为病人的诊断、治疗做出具体决定时,这些临床决定即临床决策(clinical decision)。一项好的临床决策对病人来说,应该是必要、有效、安全、经济的。在干预措施的效果和疾病转归等许多不确定因素的影响下,既要尽量降低成本和风险,又要提高诊断水平和治疗效果,单凭直觉和经验远远不够,在面临艰难决策时,只有借助决策论和概率论,结合具体病例进行临床决策分析,才能正确选择诊治手段。

临床决策分析(clinical decision analysis)是由临床医务人员针对疾病的诊断和防治过程中风险(risk)及获益(benefit)的不确定性(uncertainty),在充分调查已有证据(evidence),特别是最新、最佳证据的基础上,结合自己的临床经验和患者实际情况,分析比较两个或两个以上可能的备选方案,从中选择最优者予以实施,从而提高临床诊治水平的过程。作为临床医生,选择合理的临床决策是其经验与才能的集中表现,只有对各种决策的可能结局及其概率、未确诊时的疾病概率有比较清晰的了解或能作出近似的估计,再结合自己的临床经验,对各种决定的利弊得失进行权衡比较,才有可能做出合理决定。为了提高临床决策的科学性,必须以各种概率数量为依据,应用策略论和概率论的理论为指导,经过一定的分析、计算,才有可能选出最佳行动方案。

临床决策分析主要用于:为疑难疾病确定最佳诊断治疗措施,为个体疑难病例确定最佳诊治方案(据报告80%以上的临床难题可通过临床决策分析解决),建立和评价临床指导原则,控制医疗费用,提高医疗服务质量。它可以对各种行动方案的利弊得失进行估量和比较。临床上各项诊断性检查、各种治疗措施,包括药物治疗、手术治疗等,既可能产生得益(benefit,B),同时也可能要付出代价(cost,C),这包括各种潜在的危险性或风险。但是就每个具体病人、具体情况而言,得益和代价又不是"等量齐观"的,总是一方面居主,一方面居次。虽然有得无失、有利无弊的情况很少,但通过决策分析,选择最有利的诊断、治疗措施,避免不必要的有时往往有害的诊断、治疗措施,做到对病人得大于失、利大于弊则是可能的。

临床决策分析的程序是:提出决策目标,收集和筛选与决策有关的信息资料,拟定各种可行的决策方案,评估和选择较满意的临床决策方案,根据拟定步骤选择方案和决策并予以实施,再通过信息反馈进行必要的调整,揭示所选方案的稳定性。其中最重要的是收集资料信息,选择最佳证据的阶段,或可称为循证阶段,拟定决策方案的科研设计阶段以及对决策方案进行评价选择的阶段。临床决策分析是减少临床不确定性的科学决策方法,它和经验决策的最大区别在于循证确定和评价备选方案。

临床决策分析必须遵循的原则:①真实性,接受评价的决策方案真实地反映了客观情况,据以制定及评价决策方案的依据必须真实;②信息性,即充分利用现代信息手段,在尽可能收集并严格评价国内外证据的基础上进行决策;③可行性,即决策的目标和拟采取的措施合理、可行。

进行临床决策分析时,首先应当寻找系统评价文献及决策分析的文献作为参考,因为系统评价收集了大量质量较高的临床研究报告,有严格的纳入排除标准,并按严格规范的程序进行综合,对原始研究报告的方法学质量进行了严格评价,应用统计学方法进行资料合成,从而正确评价了治疗获益或带来不良反应的危险。决策分析时,应系统审查所采用的文献证据,对每种治疗方法充分考虑公众及患者对预后价值的判断,进行质量评价,有时还应考虑成本及成本-效益因素,以便提供更多有价值的信息。

常用的临床决策分析方法:①模型法,如决策树分析法(decision tree analysis)、Markov决策模型,以前者最常用;②阈值决策法,常用的有诊断阈值决策、治疗阈值决策等,卫生经济学评价也可以看成是一种特殊形式的阈值决策法。

二、诊断决策分析

临床上对于一个业已做出初步诊断的病人,是否需要再做某项检测以进一步确诊?此时既要考虑进一步确诊对选择合理治疗、改进预后带来的得益,也要估计到由于进一步检查可能出现的假阳性、假阴性对治疗、预后造成的代价,后者包括健康、痛苦和费用等方面,因而常感左右为难。此时通过决策树分析,常能帮助作出恰当的临床决定。现举例说明如下。

关于胰腺癌的诊断:胰腺癌常因不能早期诊断、及时手术,患者多在短期内死亡。最可能患胰腺癌者是40岁以上、中腹部疼痛持续1~3周的人。假定有一种没有什么风险的早期诊断方法,对胰腺癌患者的阳性率为80%(敏感度),但对有类似症状的非胰腺癌患者的假阳性率为5%,一组病人用这种方法诊断,确诊的胰腺癌病人手术病死率为10%,治愈率为45%。根据上述疾病概率、诊断概率和死亡、治愈概率,如对1 000人进行诊断、治疗,其所获得的益处,是否比不进行诊断检查和手术更大?可以画出一个决策树(图9-4)进行分析比较。

(一)明确决策问题,确定备选方案

首先必须清楚界定要解决的问题,确保不会引起歧义。对胰腺癌的诊断,实际上有两个明确的备选方案,即检查和不检查。

(二)列出所有可能的直接结局及最终结局

不管选用何种备选方案,患者的最终结局取决于一系列的机会事件。在此决策树上,不检查只有两个直接结局,即非胰腺癌和胰腺癌;检查产生2个节点(即非胰腺癌和胰腺癌),每个节点顺应往下又各产生2个节点(检查阴性和检查阳性),检查阳性的节点又可分为胰腺癌死亡、手术死亡和治愈等等。一般来说,不管有多少个结局,从每个节点引出的结局必须是互相排斥的、明确的状态,各种状态不能互相包容或彼此交叉重叠。

(三)明确各种结局可能出现的概率

主治医生从文献资料中对类似病例查找类似事件的相关概率,并在决策树上标识出来。在为每个节点发出的直接结局发生概率时,必须注意各概率相加之和必须为1.0。如果对某一事件不能确定其概率时,可应用其最高或最低的可能概率,并注明概率变动的范围。

(四)对最终临床结局用适宜的效用值赋值

在进行决策分析时,应为每一个最终结局确定合理的效用值。

(五)计算备选方案期望值,选择期望值最高的备选方案为决策方案

计算期望值的方法是从"树尖"向"树根"方向进行计算。将每一个节点所有的不同状态效用值与其发生概率分别相乘,其总和为该节点的期望效用值。在每一个决策节点中,各机会节点的期望效用值分别与其发生概率相乘,其总和为该决策方案的期望效用值。在决策树中如有次级决策结时,应选择可提供最大期望效用值的决策结,而忽略其他。

(六)应用灵敏度分析测试决策分析的结论

灵敏度分析回答的问题是当概率及结局效用值等在可能的范围内变动时,决策分析的结论会改变吗? 它是测试决策分析结论的真实性和稳定性,实施优选的保证。

从本例的决策树的资料(图9-4)可以看出,它是对一种诊断方法是否能够用于胰腺癌的诊断的决策。不做进一步检查死亡的为12例,均为胰腺癌病人。检查、手术后死亡12.5人,其中包括5例非胰腺癌病人。新的检查使44例非胰腺癌患者的胰腺功能因手术而可能受到损害。因此,这项检查对病人是弊大于利,不宜使用。

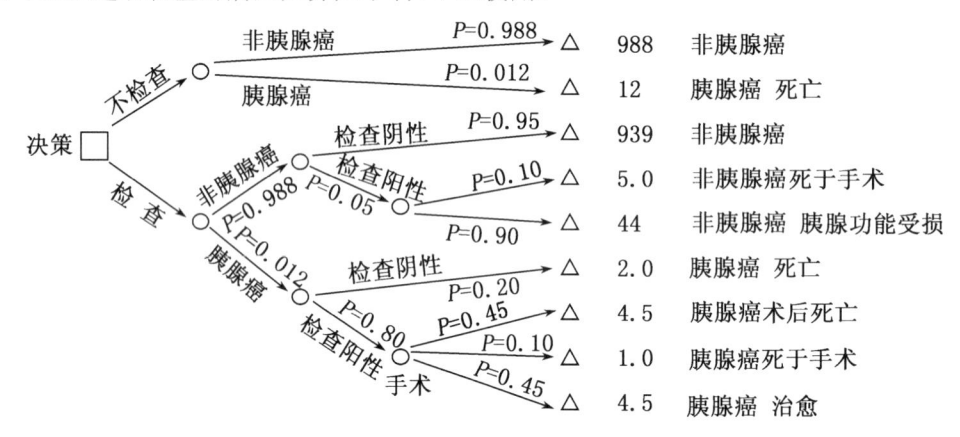

图9-4 对疑似胰腺癌患者的诊断决策树

三、治疗决策分析:阈值分析法

临床上有些病人虽经各种检查,仍难以确定诊断,即究竟是否患有某种疾病仍难肯定。对病人是给予治疗好,还是不给予治疗好? 此时可用阈值分析法。如果患者患某种病的概率大于治疗阈值(therapeutic threshold),则应给予治疗;如果疾病概率小于治疗阈值,则可暂不治疗。

(一)方法的前提

(1)患者经过各种检查,仍难确定诊断,也没有可以进一步确诊的方法,医生必须在诊断不肯定的情况下决定是否给予治疗。

(2)只考虑一种疾病,病人或患有该病或不患该病。

(3)有一种疗效肯定的治疗方法可供采用。

(4)确患该病的人如果不治疗,将失去治疗带来的好处。

(5)不患该病的人如给予治疗将蒙受某类损害,例如发生并发症的危险。对患该病者给予治疗虽也有同样危险,但可从治疗中得到肯定的好处。

(二)阈值公式的建立

(1)据以下关于给予治疗与否的4种结局,如果患者患该病的概率为P,则不患该病的概率为$1-P$,并可用下列决策树表示(图9-5)。

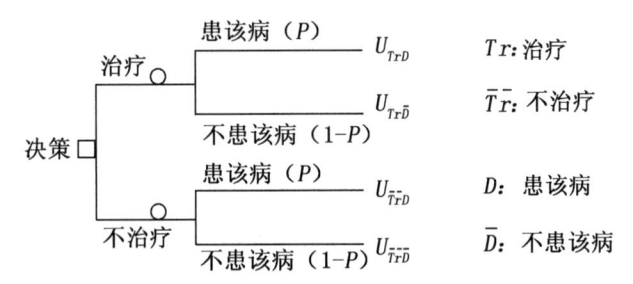

图 9-5　1例诊断不肯定的患者接受治疗与否的4种结局

图9-5中4种结局值如果都用相同单位(如存活期、疼痛消失情况或治疗费用)经数量化后进行衡量,则可对各结局值进行比较。结局值与相应概率相乘,得期望值(expected value, EV),并可计算2种决策的期望值,即决策值(两分支期望值相加)。例如治疗的期望值$EV_{Tr}=P(U_{TrD})+(1-P)U_{Tr\overline{D}}$。根据期望值大小,期望值大的决策能获得最好的结局。

(2)最理想的决策当然是只治疗有病的患者,而不治疗不患某病的患者。但是由于患者是否确实患有某病有时难以确定,因而出现未给有病者治疗或给予无病者治疗的情况。治疗的得益显然只限于治疗有病者,并可以用治疗有病者与不治疗有病者的结局值之差($U_{TrD}-U_{\overline{Tr}D}$)来表示,治疗的副作用可出现于接受治疗的有病者和无病者。为方便起见,有病者治疗的代价并入其治疗结局值中,所谓治疗代价仅限于无病者接受治疗的代价,并用无病者未治疗与无病者治疗的结局值的差($U_{\overline{Tr}\overline{D}}-U_{Tr\overline{D}}$)来表示。

根据上述规定,净得益$(B)=U_{TrD}-U_{\overline{Tr}D}$,净代价$(C)=U_{\overline{Tr}\overline{D}}-U_{Tr\overline{D}}$。

(3)根据图9-3,两种决策值或期望值计算如下:

$EV_{Tr}=(P)U_{TrD}+(1-P)U_{Tr\overline{D}}$

$EV_{\overline{Tr}}=(P)U_{\overline{Tr}D}+(1-P)U_{\overline{Tr}\overline{D}}$

当$EV_{Tr}=EV_{\overline{Tr}}$时,医生对如何作出决策应保持中立,即治疗与否结局相同或相似。代入并解出上述等式,可求得中立点时的P值,即此时疾病的概率。

$EV_{Tr}=EV_{\overline{Tr}}$,因此$(P)U_{TrD}+(1-P)U_{Tr\overline{D}}=(P)U_{\overline{Tr}D}+(1-P)U_{\overline{Tr}\overline{D}}$

$$P=(U_{\overline{Tr}\overline{D}}-U_{Tr\overline{D}})/(U_{TrD}-U_{\overline{Tr}D}+U_{\overline{Tr}\overline{D}}-U_{Tr\overline{D}}) \quad (公式9\text{-}8)$$

当某患者患某病的概率大于P时,则应进行治疗;反之,则不应给予治疗,故此处的P值成为治疗阈值。为避免与患者疾病概率相混淆,用T代替式中的P。当用净得益(B)、净代价(C)代入,则得:

$$T=\frac{C}{B+C},再简化得:T=\frac{1}{\dfrac{B}{C}+1} \quad (公式9\text{-}9)$$

应用这个公式需要知道病人的患病概率,有时估计病人患病概率有困难,但估计一个大致范围是可能的。同样,治疗得益或代价的精确估计也不容易,此时只能估计一个范围,从而得到阈值的范围。

(三)应用举例

例 9.4
疑似阑尾炎是否应该手术?
患者男性,15 岁,右下腹痛持续 2 d,并不断加重,厌食,但无恶心、呕吐,曾腹泻每天 2 次,肛表体温 38 ℃。腹部检查见广泛腹壁紧张,尤以右下部为甚,未触及包块。尿检查正常,白细胞计数 15 000,分类稍左移。假如医生分析认为患者患阑尾炎的概率为 0.3,患急性胃肠炎的概率为 0.7,则需立即手术,还是继续观察?

(1)分析
对此例的得益代价分析以死亡的危险性为根据,当然也可以结合其他因素,例如手术造成的痛苦、手术费等。这里,以存活率为结局值进行分析。

(2)假设
①剖腹术的死亡率为 0.1%,则手术的存活率为 99.9%。②阑尾穿孔后经适当治疗,病死率约为 4%。患儿类似年龄的患者阑尾炎未经治疗的病死率精确值不明,但为分析需要,假定阑尾穿孔的概率为 50%,如不及时手术,穿孔的病死率为 2%。因此延迟必要手术的总病死率为 1%,或不立即手术的存活率为 99%(上述概率均有文献根据)。

(3)计算:得益$(B) = U_{TrD} - U_{\overline{Tr}D} = 99.9\% - 99\% = 0.9\%$

代价$(C) = U_{\overline{Tr}\overline{D}} - U_{Tr\overline{D}} = 100\% - 99.9\% = 0.1\%$

$B/C = 0.9/0.1 = 9$

$T = \dfrac{1}{\dfrac{B}{C}+1} = \dfrac{1}{9+1} = 0.1$

(4)结论
此例患者患阑尾炎的概率 0.3 高于治疗阈值 0.1,故应立即手术。当然,阑尾炎手术不仅可以防止死亡,而且可以避免粘连、肿胀形成和败血症。如果不是阑尾炎而做手术则不仅增加死亡率,而且也增加痛苦以及并发症的发生率。如果得益代价中考虑其他因素,则需要重新计算 B/C 值。假如 B/C 值的下限为 4,则治疗阈值为 0.2,立即手术仍然是合适的。

四、诊疗决策分析

临床上某些是否患有某病难以确定的病人,医生往往面临 3 种选择:①对病人暂时不做进一步检查、治疗,继续观察;②对病人做有一定风险的进一步检查,并根据检查结果决定治疗方案;③对病人不做进一步检查,而直接给予某种治疗。

有经验的医生一般都是根据自己的经验和认识做出某种抉择,并观察其实施效果,如果实施效果不佳,则及时对抉择加以修正,实际上这是一种"试试看"的策略。

如果将前述的阈值概念扩大,综合治疗的得益和危险性,诊断检查的可靠性(假阳性、假阴性几率)和危险性,建立 2 个阈值。

(1)检查阈值(test threshold):即不做治疗,检查或不检查对病人结局无差别时的疾病概率。

如前所述,通过检查确定诊断或排除诊断对病人治疗方法的选择、转归的优劣是有直接影响的,但检查也可能由于"假阳性"或"假阴性"造成误诊和漏诊;此外还有费用、时间和健康上的某些损失。当一种检查方法所造成的得失基本稳定时,则对每名病人而言,其得失将取决于病人患某病的概率。在得失相当时,检查是否与其结局值相等,则此时的疾病概率即检查阈值。

(2)诊疗阈值(test-treatment threshold):即对病人做进一步检查或不做检查,直接给病人某种治疗对病人结局无差别时的疾病概率。

当预计病人患某病的概率小于检查阈值时,则无需治疗或做进一步检查。当疾病概率大于诊疗阈值时,亦无需做进一步检查而应直接给病人某种治疗。只有当疾病概率界于两阈值之间,才应对病人做进一步检查,并根据检查结果决定治疗方法。

(一)问题的界限

前提基本与治疗阈值部分中的1~5项相同。一项诊断试验可以对是否患有某病提供补充性信息,但也有假阳性或假阴性结果发生,患者接受诊断性检查也要冒某些风险。经济代价在本分析中未予考虑。各种符号的含义如表9-10。

表9-10 各种符号的含义

符号	含义
P	检查前的疾病概率
P^+/d	患某疾病病人检查阳性概率
P^-/d	患某疾病病人检查阴性概率
$P^+/\bar{d}$	未患某疾病病人检查阳性概率
$P^-/\bar{d}$	未患某疾病病人检查阴性概率
B_{rx}	患某疾病病人的治疗得益
R_{rx}	未患某疾病病人的治疗危险性
R_t	诊断检查的危险性
T_t	诊断阈值
T_{trx}	诊疗阈值

(二)问题的表达

根据上述条件形成的决策树模型如图9-6。从决策树中央支可以看出,检查阳性时给予治疗,阴性时不给予治疗。由于存在假阳性、假阴性,因此接受治疗者若为不患该病者则将承受某些风险。

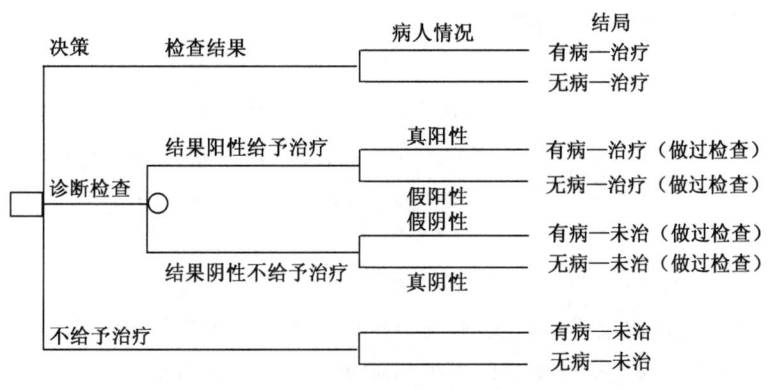

图9-6 3种选择的决策树

(三)阈值的推导

当两种选择的期望结局值相同时,则决策者应在这两种方案前不偏不倚。这个原则曾用于上述治疗阈值分析中,也同样适用于较复杂的情况。下面讨论另外两种阈值。

(1)检查阈值(T_t):是不予治疗和进行检查这两种选择的结局没有差别时的疾病概率。

(2)诊疗阈值(T_{trx}):是进行诊断检查或直接给予治疗两种选择的结局没有差别的疾病概率。

由于阈值是两种选择的无差别点,因此临床医生可以根据计算出的阈值和疾病概率的估计值来指导自己的决策。

如图 9-7 所示,如疾病概率小于诊断阈值,则不予治疗和检查是最好的选择。如疾病概率大于诊疗阈值,则应选择给予治疗而无需检查。只有疾病概率介于两阈值之间时,才选择诊断检查。

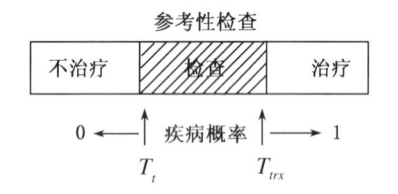

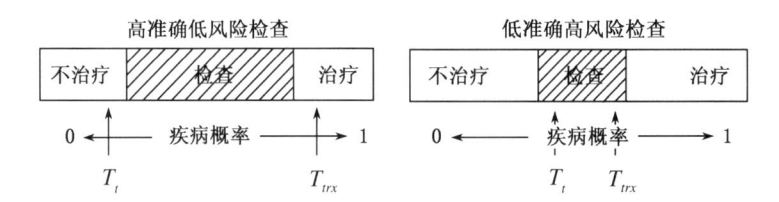

图 9-7 诊断试验的准确性和风险的大小对两阈值的影响

对上述决策树的每个终末分支规定其概率或结局值,每分支的结局值乘以相应概率则得分支的期望值,再估计疾病概率。在这些计算中我们将包括治疗的得益和风险,检查的风险简化为不同结局的结局值之差。

因此,治疗的净得益(B_{rx})为患有某病的人经过治疗与未经治疗的结局值之差,治疗的净风险(R_{rx})是未患某病的人未接受治疗与接受治疗的结局值之差,检查的净风险(R_t)为病人暴露与不暴露于检查风险的结局值之差。检查的可靠性用真阳性、假阳性、真阴性、假阴性结果的频率来表示。

得两阈值的公式为:(公式推导略)

$$T_t(检查阈值)=\frac{(P^+/\bar{d})\times R_{rx}+R_t}{(P^+/\bar{d})\times R_{rx}+(P^+/d)\times B_{rx}} \quad (公式\ 9\text{-}10)$$

$$T_{trx}(诊疗阈值)=\frac{(P^-/\bar{d})\times R_{rx}-R_t}{(P^-/\bar{d})\times R_{rx}+(P^-/d)\times B_{rx}} \quad (公式\ 9\text{-}11)$$

(四)变量估计

疾病概率:临床表现比较典型的病例,可以用已发表的关于某种患病率的数据作为该病概率的估计值。这里所指的疾病概率是医生根据临床和化验检查结果对病人患某种病的可能性(概率)的定量估计,虽然只是一个估计值,依然是有用的。对于有经验的医师,这种估计还是相当可靠的。

1.检查的可靠性

检查的可靠性(reliability of test):诊断检查的可靠性综合了真阳性率(P^+/d)、真阴性率($P^-/\bar{d}$)、假阳性率($P^+/\bar{d}$)和假阴性率(P^-/d)。这些指标可以从已发表的资料中得到,但这些数据优势不够特异,必须根据专家的更适于病人情况的主观估计。例如慢性活动性肝炎患者做肝活检,如患者已接受激素治疗,则其敏感性必低于文献资料,究竟低多少,应听取专家意见。

2.得益和风险

利用阈值分析法需要各种可能结局的结局值,这些结局值应使用同一尺度。其尺度可用存活率(期)、健康状况(例如质量调整的存活年数,不发生严重并发症的患者的百分比)以及包括风险(risk)在内的综合指标描述。

(五)阈值公式的应用

在下列例子中,概率和结局值均来源于发表的资料,当数据不符合应用情况时,则采用专家的见解。下面举个例子。

例9.5

疑似患有血管炎并累及肾脏的病例。

患者男性,55岁,重度高血压(240/140 mmHg),肾功能衰竭(血尿素氮90 mg/dL),既往无肾病史,但近5年因高血压而用甲基多巴(methyldopa)和利尿剂治疗。半年前肾功能仍正常。眼底见3度高血压变化,皮肤有散在淤斑,体检其他正常。白细胞计数9 700,嗜伊红细胞占2%,无左移。血色素0.14 g/L。尿检查红细胞为20~25个/高倍视野,红细胞管型数个/高倍。尿蛋白"+++",胸部X射线检查除轻度心脏肥大外其余正常,心电图见左心室肥大,大便隐血试验"++"。因疑有肾血管炎,于24 h前开始用皮质激素治疗,并用非口服抗高血压药物治疗,血压降至130/90 mmHg。

此例是否做肾活检?还是用皮质激素继续治疗1~2个月,抑或中断皮质激素治疗?

(1)诊断:考虑的诊断有肾血管炎和恶性高血压。决策树中的疾病是指对皮质激素有反应的血管炎,对皮质激素无反应的血管炎归于"无病"。根据临床表现,估计患者患肾血管炎的概率为0.6~0.7。

(2)治疗的得益和风险:考虑的治疗是短程皮质激素治疗(1~2个月)。皮质激素治疗对恶性高血压和严重的肾功能衰竭并无得益,反有增加并发症的危险。治疗病人中严重并发症(R_{rx})的发生率约5%。设想皮质激素治疗可使20%患血管炎并发严重肾功能衰竭患者的肾功能好转,肾功能改善的预期得益2倍于不做治疗以免发生并发症的好处。因此治疗的得益为20%×2=40%,但又有95%的治疗病人不发生严重激素并发症,故净得益(B_{rx})为40%×95%=38%。

(3)检查的风险和价值:对一名有严重高血压、肌酐0.08 g/L的病人实施肾穿刺活检,其严重并发症的风险(R_t)约为2%,在合并有严重肾功能衰竭的血管炎病变中发现典型的血管炎或肾小球增生性病变的几率约为0.9。在恶性高血压病人身上活检,将肾小球动脉病变误为血管炎的概率估计为0.05。

(4) 计算

得益和风险：$B_{rx}=38\%, R_{rx}=5\%, R_t=2\%$

检查的可靠性：$P^+/d=0.9; P^-/d=0.1; P^+/\bar{d}=0.05; P^-/\bar{d}=0.95$

检查阈值（T_t）：

$$T_t(检查阈值)=\frac{(P^+/\bar{d}) \times R_{rx}+R_t}{(P^+/\bar{d}) \times R_{rx}+(P^+/d) \times B_{rx}}$$

$$=\frac{(0.05 \times 5)+2}{(0.05 \times 5)+(0.9 \times 38)}=0.07$$

诊疗阈值（T_{trx}）：

$$T_{trx}(诊疗阈值)=\frac{(P^-/\bar{d}) \times R_{rx}-R_t}{(P^-/\bar{d}) \times R_{rx}+(P^-/d) \times B_{rx}}$$

$$=\frac{(0.95 \times 5)-2}{(0.05 \times 5)+(0.1 \times 38)}=0.32$$

(5) 结论：如果患血管炎的概率小于0.07，则最好的决策是中止激素治疗。如果患血管炎的概率大于0.32，则最好的决策是继续给予病人皮质激素治疗，病人无需接受肾活检。只有患血管炎的概率界于0.07与0.32之间，做肾活检才符合病人利益。此病人患血管炎的概率为0.6~0.7，故最好的决策是继续皮质激素治疗，不做肾活检。

这一分析表明，利用阈值概念可以作出关于继续治疗还是中止治疗的决策，以及在明确估计了检查的价值和风险后，不必要的诊断检查是可以避免的。

在此例中，将皮质激素治疗改善肾功能的好处定为2倍于不做治疗以免并发症的好处，这一选择虽是人为的，但符合有经验的临床学家的印象。如果这个因素不是2而是5，则为0.03，T_{trx}为0.19；如果这个因素是1，则T_t为0.13，T_{trx}为0.41。因此，这个因素为1~5，对于此例病人的决策并无不同，血管炎的概率（0.6~0.7）均远超过T_{trx}，决策方案不变。

第四节　临床决策分析评价

从文献中寻找有关的临床决策信息已经成为可能，临床决策因此得到广泛应用。但在用于自己的临床实践之前，应当严格评价这些信息。要能回答以下3个问题：这个临床决策分析的结果是真实的吗？结果的重要性如何？这个结果适用于我的具体患者吗？

一、是否选择了最佳方案

（一）是否包括了所有重要的决策方案及结局

决策方案应该是符合实际行动的方案，不同方案之间有互相依赖、互为条件的关系。至少应该有两个方案互相比较。其中应该包含您感兴趣的决策方案。对方案的文字叙述应该清楚、明白无误。

在决策方案中，应该包括所有有关的结局。对威胁生命的疾病，预期寿命应该是主要的测量指标；对非致死性疾病，可用疾病带来的不适和残疾的时间来测量。应该考虑到患者实际上可能承受的所有风险及可能获得的利益。对影响决策的重要变量,应该计算其决策阈值。

(二)在确定事件概率时,是否采用了敏感的方法鉴别、收集和整合有关的证据

进行决策分析时,应该收集大量有关的文献,请教专家,调查患者的实际情况。在收集文献过程中要注意避免偏倚,严格评价文献的真实性,确定疗效差异的强度,不同研究之间是否具有同质性,其要求与做 Meta 分析前收集及评价文献的要求相同。在此基础上,直接引用有关概率或将有关信息转换为有关事件概率的量化估计值。注意,应当报告文献来源及数据转换的方法。

(三)效用值是否从可信赖的来源取得

效用值是决策者对最终结局的量化测量值,不同的临床决策应用不同的量化指标。通常是从 0(最差的结局,如死亡)到 1(最好的健康状态)。但不管应用哪种量化指标,都应该报道量化方法的来源。对涉及个体患者的临床决策,最好的效用值量化指标可能是患者自己对最终结局的量化估计。如果是涉及卫生政策的临床决策分析,则结局的测量指标可来源于涉及同类疾病的人群研究,同类患者对生命质量价值的判断,以及正常人群的流行病学调查。

(四)是否应用敏感性分析对于临床决策方案的不确定性程度进行了检验

临床决策分析系统检查对所引用资料的不确定性,在对决策分析作出评价时,应注意在敏感性分析中包括了哪些变量,每个变量的波动范围是什么,是否重要的变量都包括进来了,什么变量可以改变决策的选择。一般来说,对所有重要事件发生的概率都应当进行敏感性分析。其变动范围取决于所引用原始文献研究质量的高低,研究质量高则概率值变动范围小,反之,变动范围较大。对效用值也应当进行敏感性试验,其值的变动范围也取决于引用文献的研究质量。

二、决策分析结果的重要性如何

(一)重要性

在基线分析中,是否其中一个决策方案得到的结果对患者具有临床重要性?如果不是,所有的方案等效吗?

在这里,基线分析的含义是应用最接近实际情况的概率值进行的决策分析。对决策方案结果差异的重要性尚无统一的认识。有人认为,在应用预期质量调整寿命年作效用值指标时,相差两个月以上就有一定的临床重要性,而相差数天可认为方案等效。在应用其他效用值时,应当结合临床情况进行不同决策方案间差异重要性的评价。

(二)在决策分析中应用的证据是否有足够的论证强度

决策分析的论证强度在很大程度上取决于所引用证据的论证强度。因此应当对所引用的文献进行方法学评价。在采用方法学质量不太高的研究中的证据时,应分析其局限性,并用敏感性分析方法予以检验。

(三)证据的不确定性是否能改变分析的结果

如果决策分析的结果随着某个变量赋值的改变而变化,可以认为决策分析对此变量敏感;如果决策分析的结果不随着变量赋值的改变而变化,则决策分析结论稳定可靠。

三、结果是否适用于具体患者

(一)决策分析中事件概率的估计值是否符合患者的实际情况

应用决策分析结论的第一步就是看其患者的特点是否与自己的临床实际一致。还要进一步检查决策分析引用的文献中,患者情况是否与自己的临床实际一致。如果决策基线分析中患者的情况与自己患者的情况不一致,可检查其敏感分析的结果,是否部分符合临床患者的特点。否则,应该谨慎地对待决策分析中的结论。

(二)决策分析的效用值是否与实际患者对临床结局的评价一致

因为效用值与备选方案的选择有密切关系,必须考虑实际患者对临床结局的评价是否与决策分析一致。如果出入较大,可用患者的估计值重新作敏感分析,看是否改变决策分析的结论。

第五节 临床经济分析评价

卫生资源总是有限的。通过合理配置、提高利用效率可使有限的资源得到有效的使用。临床经济学(clinical economics)的目的是应用经济学原理、方法评价临床诊治措施的经济效果及其影响因素,从而促进卫生资源的合理使用。

一、临床经济分析的基本类型

临床经济分析有4种基本类型,分述如下。

(一)最小成本分析

最小成本分析(cost-minimization analysis,CMA)是在诊断或防治措施效果基本相同的情况下测定其成本,成本最小者为优选治疗方案。比如抗生素治疗感染性疾病,进口的昂贵抗生素与价格相对低廉的国产抗生素都能达到治愈效果,显然应该使用国产抗生素进行治疗。若静脉注射或肌内注射抗生素与口服抗生素能达到同样效果,而后者价格更低,则应首选口服抗生素。

(二)成本-效果分析

临床上经常需要对成本与效果均不相同的诊断或防治措施进行比较,这时可计算各自取得单位效果的成本消耗(成本-效果比),这叫做成本-效果分析(cost-effectiveness analysis,

CEA)。如挽救一个生命需花费多少,延长一个寿命年花费多少等等,该值最小者为最优。如果相比较的方案中,有的方案成本增加了但效果也有增加,还可以使用增加一个单位的效果可能耗费的增量成本(增量成本-效果比)作为衡量指标。如多挽救一个生命需多花费多少,多延长一个寿命年需多花费多少等等,该指标特别适用于多种措施互相比较时。

(三)成本-效用分析

成本-效用分析(cost-utility analysis,CUA)指把比较的结果统一用相同的效用值表示,它能够评价不同疾病、不同治疗方案的经济学结果。效用值一般用考虑了生命质量的时间单位来表示,如质量调整寿命年(quality adjusted life year,QALY)、伤残调整寿命年(disability adjusted life year,DALY)。世界银行、世界卫生组织评价全球疾病负担时,就采用了这种指标。它不但可以对不同国家的疾病负荷进行比较,还可以比较不同疾病造成的负荷,从而有助于确定医疗卫生工作的重点。可计算不同防治方案单位质量调整寿命年的成本消耗,如延长一个质量调整寿命年花费多少等等,该值最小者为最优。如果相比较的方案中,有的方案成本增加了但质量调整寿命年也有增加,还可以使用增加一个质量调整寿命年可能耗费的增量成本作为衡量指标,如多延长一个质量调整寿命年多花费多少等等,适用于多种措施的互相比较。如国外学者对35岁男性进行队列研究随访30年,1 000人为运动组,1 000人为非运动组,观察运动对预防冠心病的作用。结果表明运动有预防冠心病的作用,每增加一个质量调整寿命年需花费11 313美元,比其他预防冠心病的方法更经济。

(四)成本-效益分析

成本-效益分析(cost-benefit analysis,CBA)指将诊断或防治的结果用货币价值表示,不但便于比较不同诊断和防治方案的经济学效果,还可与非卫生措施的其他社会项目比较增量成本和增量结果。由于可以直接比较投入和产出,即使单个项目的成本-效益分析也可以回答该项目是否值得的问题。可以通过成本-效益比、净效益等指标进行分析比较。例如四川省从1992年开始实施世界银行贷款中国结核病控制项目,采取了综合性的现代结核病控制措施,免费检查诊断、免费全程督导下短程化学治疗。5年后以抽样方式评价3个代表县的项目效益。3个县平均每年支出控制肺结核的成本在项目前为145 600元,项目后为375 669元,每年平均治愈患者数项目前为232人,治愈1例患者的费用为628元;项目后平均治愈711人,治愈1例患者的费用为528元;项目后较项目前平均每年多发现并治愈了479例,增量成本-效果比为480元/1例。以挽救生命年为指标计算防治效果的效益,项目前平均每年挽救4253生命年,项目后为13 817生命年;以人均年收入作为1个生命年的净获益计算,项目前及项目后平均每年防治带来的效益分别为1 921 317,6 263 235元。成本-效益比=治愈患者数×治愈1例费用/净获益,则项目前为1/13.2,项目后为1/16.7,项目的增量效益比为1/18.9。换句话说,项目前每花费1元防治肺结核可获得效益13.2元,实施该项目后每花费1元防治肺结核则可获得效益16.7元,每多花费1元可额外获得效益18.9元。成本-效益分析显示该项目在结核病防治中发挥了重要作用。

必须指出,上述4种研究类型在实施时,对跨年度的项目都应该按照经济学原理考虑成本与结果的贴现问题。因为从时间偏好来说我们更希望现在获益而不是在将来获益,更喜欢把成本支出推迟到将来而不是现在马上负担。

二、临床经济分析评价的报告要点

一个完整的临床经济分析研究报告应该包括以下内容。
(1)应当说明使用了哪种临床经济分析类型,指出应用这种类型的合理性。
(2)说明提出问题的背景、整体设计、目标人群等。
(3)叙述不同方案比较的要点。
(4)叙述研究的应用前景、发展趋势。
(5)详细报告研究所涉及的各种资源消耗、其赋值和测量结果。
(6)详细报告研究所涉及的各种结局、其赋值和测量结果。
(7)应当描述估计效果、资源消耗、成本单位、质量调整寿命年等指标的方法,报告参考文献来源。
(8)如实报告用作基线方案的成本、效果及成本-效果增量比的不确定性。
(9)将结果与其他相关的经济学评价相比较。
(10)讨论该研究与制定政策、伦理学原则和资源分配等问题的关系。

三、临床经济分析评价

(一)临床经济分析结果的真实性

1.考虑该文献是否提供了完整的临床经济评价

对此问题可以从以下两方面进行分析。
(1)是否清楚地定义并比较了必要的项目内容?因为临床经济评价是用来选择决策的,因此应该包括两种或两种以上项目的比较,比较的变量应该包括成本和结果两方面。否则不能视作完整的临床经济学评价。
(2)是否说明了评价成本及结果的立足点?从不同的角度进行临床经济分析评价,对经济学效益的判断标准是不同的。例如家庭病床项目鼓励患者早出院,这样可能节省医院资源,却增加了初级保健的成本,因为这种方式需要更多家庭及朋友的照料。但其优点是可使病员更早康复,更早返回工作岗位。从卫生服务系统决策者角度进行评价,可能更重视节省卫生保健系统的资源,希望患者越早出院越好。只有从社会的观点进行评价才能全面和公正地考虑该项目的经济效益。

2.考虑该临床经济分析是否提出证据说明比较的项目是否确实有效

临床经济分析的目的是为了进一步提高临床工作的效益,因此所比较的措施或项目和作者将要推荐的措施和项目必须是临床确实有效的。例如,比较替硝唑口服与静脉给药两种途径治疗某种厌氧菌感染,发现具有类似的临床疗效而前者更价廉时,作者应列举证据充分证明两种给药方法的临床有效性。用科学证据说明诊断及防治措施的有效性,是临床经济分析评价的基础。

3.考虑是否所有重要的成本及效果要素都得到了准确测量

临床经济分析中,必须正确测量医疗成本。医疗成本是指提供医疗服务过程中消耗的物质资源价值(物化劳动)和劳动价值(活劳动)的货币表现,退休人员工资、医疗事故赔偿费等不应列入成本核算。临床医疗成本和费用也不能混为一谈,费用受政策性的因素影响较大,并不能反映资源的实际消耗。根据成本的特性,可分为直接成本和间接成本。前者包括直接医疗成本(各种诊断、治疗、康复、护理费用、医疗设备折旧费等)、直接非医疗成本(患者就诊的交通食宿费、家属陪护费用等);后者包括发病和死亡的间接成本(因残疾、死亡造成的潜在经济损失)和无形成本(疾病造成的痛苦、哀伤等)。对这些成本的测算,即使是可直接测量者也非常繁琐复杂,容易发生遗漏或重复计算的错误。间接成本的计算则要通过估计的方法如人力资本法、意愿支付法等测算,可能发生更大的偏差。

对效果的准确测量,取决于研究设计是否严谨,在实施中是否注意采取减少偏倚和误差的措施,测量指标本身是否准确等。例如,样本小且只有正常人作对照组的诊断性试验很难准确评价诊断试验本身的效果,失访率超过20%的防治研究很难准确评价其有效率。

因此,对临床经济分析评价文献应注重分析其科研质量,注意其对成本、效果等基本要素的测量是否全面、客观和准确。对时间跨度超过一年的项目,如果不考虑成本和效果的时间贴现问题,其测量也是不准确的。

4.考虑研究中所采取的临床经济分析类型是否能够回答作者提出的问题

如果作者所问的问题是对于这个患者的治疗是否还有更便宜的方法,那么在分析时就可以简化为主要考虑成本因素。即采用成本最小化分析。

如果所问的问题是对于这个患者什么样的治疗才能获得最好的健康结局,那么在分析时就应该比较结果。应当采用成本-效果分析。

如果所有可选择的治疗方案及结局都不相等,那么应该采用统一的转化指标进行测量,如结局可以用货币价值表示,采用成本-效益分析。结局也可以用结合了社会价值、患者期望值的指标即效用值表示,也可以将效用值与时间相结合,产生出新的指标如质量调整寿命年等,采用成本-效用分析。

5.考虑对结论的稳定性是否进行了测试

医疗实践中许多事件的发生率由于条件的变化有可能在一定范围内波动,只有充分考虑了各种可能的变动因素,分析了这种变动对结论的影响,即对成本和效果进行了敏感性分析,才具有临床指导价值。

如果我们已经找到的临床经济分析文献不满足上述关于真实性分析的几个条件,就要重新查找文献。

(二)临床经济分析结果的重要性

判断临床经济分析结果重要性的标准有以下两条:

1. 为了得到同样的健康结局，某方案中为每单位结局所少花费的成本是否具有临床重要性

对成本最小化分析而言，应考虑不同方案花费成本的区别是否大到某种程度，即选择较便宜方案确实能保证花费更少。对成本-效果分析而言，不同方案之间效果的差异是否大到足以让我们愿意花费差额成本而采用新的方案？对成本-效用分析而言，我们花费资源于某种方案所获得的质量调整寿命年与另外可能方案产生的同种指标相比，确实是获益吗？这些差值的重要性都需要结合临床实际进行判断。

2. 该临床经济分析所得的结论是否会随着成本或者效果可能发生的改变而改变

如果敏感性分析证明该研究的结论是稳定的，那么不同方案之间的差别也可以认为是具有临床重要性的。

（三）临床经济分析结果的实践性

如果该临床经济分析研究所提供的结果是真实的，并且是重要的，可以用于我们自己的患者和实践吗？

1. 考虑该分析中所应用的成本是否适合我们的环境

由于收费制度不同、货币价值不同，很难将发达国家作者发表的临床经济学分析文献的成本计算直接与我们自己的临床费用类比，但是其计算成本的方法、成本与效果的比例关系是值得借鉴的。

2. 考虑该治疗方案对我们自己的患者是否也可能有效

对此，首先要考虑我们自己的患者与该研究是否有重大区别以至于不能应用其结果。可以通过估计我们自己的患者发生不同健康结局的概率、他们对于健康结局所给出的效用值，如果是在该文献中同样指标变动范围之中，则可以认为该分析的结果适用于我们的患者。

其次考虑是否在我们自己的实践中也可应用同样的干预措施，然后比较应用这种干预措施所花费的成本有何不同。因为医疗环境不同、资源消耗所需的成本各不相同，在成本方面可能存在差异。如果我们自己估计的成本花费与该研究中敏感分析设定的成本变动范围一致，则可以应用其结果。

临床决策分析是临床医疗实践的重要部分，但由于至今在医学教育中很少讲授这部分内容，临床医生习惯于根据自己的知识、经验和习惯乃至专业兴趣作出各项临床决策。还有的感到临床决策分析涉及数学计算，过于麻烦。此外，决策分析中涉及的一些概率数据常不易觅得，因此，临床决策分析目前基本上仍处于探讨阶段。但随着对诊断、治疗决策要求的提高，微型计算机进入临床应用，各种概率数据的收集、储存以及某些计算将大为方便。可以预言，建立在对行动方案的利弊得失进行科学衡量基础上的临床决策分析，必将在临床上广泛采用，并在应用中使之更加成熟和程序化。

（易 东 刘 岭）

参考文献

1. 沈福民.流行病学原理与方法.上海:复旦大学出版社,2001.167~180
2. 易东.军事医学统计学.北京:人民军医出版社,2004.305~325
3. 段广才.临床流行病学与统计学.郑州:郑州大学出版社,2002.207~218
4. 李幼平.循证医学.北京:高等教育出版社,2003.133~149
5. 王蓓.临床流行病学.南京:东南大学出版社,2004.166~180
6. 刘建平.临床科研方法——理论与实践.北京:军事医学科学出版社,2001.114~125
7. John Durkin,蔡竟峰.决策树技术及其当前研究方向.控制工程,2005(1):15
8. 徐蕾.决策树技术及其在医学中的应用.数理医药学杂志.2004(17):161
9. 鱼敏.决策分析的医学应用.国外医学.医院管理分册,1994(3):102
10. 沈小庆.决策分析法在药物经济学研究中的应用.药物经济学,2004(9):709
11. 张新萍.决策分析法在药物选择中的应用.天津药学,2000(11):95
12. 沈小庆.决策分析法在医院药品采购中的应用.药事管理,2003(11):37
13. 李新中.决策分析中最小成本的算法实现.数量经济技术经济研究,2004(2):100
14. 胡胜英.TOPSIS法在住院医疗质量综合评价中的应用.中国医院统计,2000(12):226
15. 马蕾.决策树研究新探.南京理工大学学报,2001(10):449
16. 王静红.决策树算法的研究及优化.微机发展,2004(9):30
17. 李宁.决策树算法及其常见问题的解决.计算机与数字工程,2004(33卷):60
18. 姚家弈.决策树算法的系统实现与修剪优化.计算机工程与设计,2002(8):75
19. 刘昆.基于决策树的医疗数据分析.计算机工程,2002(2):41
20. 唐斌.基于模糊神经网的决策树生成.红外与激光工程,2000(10):52
21. 徐爱琴.基于神经网络的分类决策树构造.计算机工程与应用,2000(10):43
22. 腾皓.改进决策树的研究.济南大学学报,2002(16卷):231

第十章　系统评价和 Meta 分析

在医学研究和发展的过程中,常常会出现针对某一具体问题,有许多学者同时进行研究,由于研究结果具有偶然性或由于样本含量过小等原因,使得研究结果可能不一致,甚至相反,而对单个研究结果却难以下结论的情况。因此,需要对所有研究结果进行综合分析。

系统评价作为一种基本的科学研究,可以有效地整合已有的大量信息,特别是当众多研究结果相互矛盾时,系统评价可以提供一个可靠的综合答案,从而为作出合理的决策提供科学依据,满足繁忙的临床医师及其他医疗卫生决策者准确快速地获取证据的需求。

一、系统评价的定义

系统评价或称系统综述(systematic review)是指针对某一临床问题,采用系统明确的方法全面收集相关的临床研究,并逐个进行严格评价和分析,必要时进行定量合成的统计学处理,得出综合结论的过程,亦称为综合分析(overview, systematic overview, pooling project 等)。系统评价是一种科学的研究方法,"系统"和"评价"是其重要特点,目的是提供尽可能减少偏倚的科学证据,因而与一般综述有本质的不同。

二、系统评价与 Meta 分析

广义上讲,当系统评价用定量合成的方法对资料进行了统计学处理时称为 Meta 分析(Meta-analysis)。狭义上讲,Meta 分析只是一种定量合成的统计处理方法。目前多认为 Meta 分析是系统评价的一种类型。系统评价不一定都是 Meta 分析,可以是定量的(quantitative systematic review,定量系统评价),也可以是定性的(non-quantitative systematic review,定性系统评价)。如果缺乏相关的或可靠的资料,或研究之间有显著的异质性时,Meta 分析就不可能进行。

定量综合方法的思想起源于上个世纪 30 年代,却是由 Beecher 在 1955 年最早提出的,1976 年被 Glass G 首次命名为术语 Meta 分析。上世纪 60 年代他将定量综合方法应用于心理学和教育学,把同一问题的许多独立研究用统计学方法整合起来。70 年代 Meta 分析应用于医学健康领域,80年代盛行起来。它作为系统综述中使用的一种统计方法,过去20年间在医学研究领域得到了广泛的应用。

三、系统评价的应用

近十几年来,系统评价在医学研究领域的应用越来越多,其研究的内容可包括病因、诊断、治疗、预后、预防、卫生经济和定性研究。与小样本的单个研究相比,系统评价可以增大样本含量,提高统计检验效能,加强主要结论的说服力。高质量的随机对照试验的系统评价与高质量的大样本多中心临床试验研究一样被认为是质量最高的证据级别。系统评价特别适用于下列情况:①当某种疗法的多个临床试验显示的疗效在程度和方向上不一致或冲突时;②当单个试验的样本量都偏小,不能显示出统计学差异而不足以得出可靠的结论时;③当大规模的临床试验花费太大,消耗时间太长,不可能开展时;④当临床研究者计划新的临床试验时;⑤需要进行亚组分析时。

四、系统评价的方法和步骤

系统评价是一种科学的研究方法,如果进行系统评价的方法不恰当,也可能提供不正确的信息,造成误导。因此,系统评价方法和步骤的正确与否,对其结果和结论的真实性、可靠性起着决定性的作用。

(一)提出问题,制订系统评价计划书

提出一个好的问题,用可靠的方法去回答这个问题是提高临床研究质量的关键。设计临床研究时提出的问题是否恰当,关系到是否既有重要的临床意义又有研究的可行性,并决定整个研究设计方案的制定。系统评价的问题主要来源于临床医疗实践,涉及疾病病因、预防、诊断、治疗和预后等方面不肯定、有争论的重要临床问题。为了避免重复,在确定进行某一临床问题的系统评价前,应进行全面、系统的检索,了解针对同一临床问题的系统评价或Meta分析是否已经存在或正在进行,如果有,其质量如何?是否需要更新?

系统评价解决的问题颇为专一,涉及的研究对象、设计方案以及治疗措施需相似或相同。因此,在确立题目时,应围绕研究问题明确四个要素:研究的病人或问题(patient/problem)、干预措施(intervention)或与之进行比较的干预措施(comparison intervention)、临床结局(outcomes)以及研究的设计类型(study)。

1.病人或问题

首先需要描述与问题有关的病人的特点(如年龄、性别、种族以及所具有的危险因素),有待解决的病人的问题是什么(主要疾病、合并症以及其他有临床意义的症状等)。描述要准确简洁。认真充分地定义具体的病人,是为了方便下一步在查找文献时,较容易地判断找到的文献是否可以应用到你的病人。

2.干预和比较的干预措施

在这一部分中,需要具体说明你和病人正在考虑哪种主要的干预措施。干预可以包括以

下一些内容:诊断性检验、治疗措施、管理(如什么时候有必要将血压控制差的高血压病人转到心脏病专科去就诊?)、预后因素、暴露/病因学和预防等。

与拟研究的干预措施进行对比的其他措施,即是否还有其他可以取代当前这种干预措施的措施。例如,有两种药物可以选择,或是药物治疗和手术治疗之间的选择,或有两种诊断性检验可选择。当然你的临床问题中也可以没有其他方案可供选择,因此,比较干预措施在构建一个临床问题时并不是必要的。

3.临床结局

这里所指的结局既包括干预的有效结局,如缓解或消除症状、改善功能及改进诊断等等,也可能包括一些不太受欢迎的结局,如药物或治疗的副作用和花费(金钱、时间、劳力)等。

4.研究的设计类型

如治疗性研究主要选择随机对照试验,病因或危险因素研究选择病例-对照研究和队列研究等。

这些要素对指导查询、筛选和评价各个临床研究,收集、分析数据及解释结果的应用价值十分重要,必须准确、清楚地定义。例如:"静脉硫酸镁(干预措施)是否能降低急性心肌梗死患者(研究对象)的短期死亡率(研究结果)?——随机对照试验(设计方案)的系统评价",这一问题就包括了上述四个要素。

系统评价的题目确立后,需要制订计划书,内容包括系统评价的题目、背景资料、目的、检索文献的方法及策略、选择合格文献的标准、评价文献质量的方法、收集和分析数据的方法等。

(二)检索并纳入相关文献

系统、全面地收集所有相关的文献资料是系统评价与一般性文献综述的重要区别之一。

1.文献检索

系统评价的检索目标是系统、全面、无偏倚。因此应检索发表和未发表的研究,检索各种语言发表的研究,尽可能避免文献收集偏倚。应围绕要解决的问题,制定检索策略,包括检索途径、检索工具和范围等,采用多种渠道和系统的检索方法。具体方法有:①检索原始研究数据库、PubMed、Embase、Web of Science、其他专题数据库及中文医学文献计算机检索数据库(如 CBM)等;②人工检索有关专业杂志,即人工逐篇翻阅有关杂志;③从论文或综述的参考文献中追踪检索;④查阅学术会议论文集、毕业论文集等;⑤请国际国内的临床试验资料库提供资料,如相关 Cochrane CENTRAL、中国循证医学中心的临床研究注册资料库;⑥请药厂提供资料;⑦从临床试验研究者或其他人员处获得信息。

2.制定文献的纳入标准和排除标准

根据提出的问题确定纳入标准和排除标准,标准应根据确立的研究问题及构成研究问题的四要素即研究对象、干预措施、主要研究结果和研究的设计方案而制定。例如:静脉使用硫酸镁能否降低急性心肌梗死患者的近期死亡率?围绕这一临床问题,如果确定研究对象为急性心肌梗死患者,不考虑梗死的部位、患者性别、年龄,干预措施为静脉使用硫酸镁与安慰剂比较,主要研究结果为 35 天内的死亡率,设计方案为随机对照试验,则所选临床研究必须符合上述条件。而口服硫酸镁或静脉使用硫酸镁与其他药物进行比较,结果为梗死后35天以上的死亡率或者非随机对照试验的文献资料等均不能纳入。

3.筛选文献

文献资料的选择应分三步进行(图10-1):①初筛:根据检索出的引文信息如题目和摘要筛除明显不合格的文献,对肯定或不能肯定的文献应查出全文再进行筛选;②阅读全文:对可能合格的文献资料,应逐一阅读和分析,以确定是否合格;③补充信息:因文中提供的信息不全面而不能确定,或者有疑问和有分歧的文献应先纳入,通过与作者联系获得有关补充信息后再决定取舍或在以后的选择过程中进一步评价。

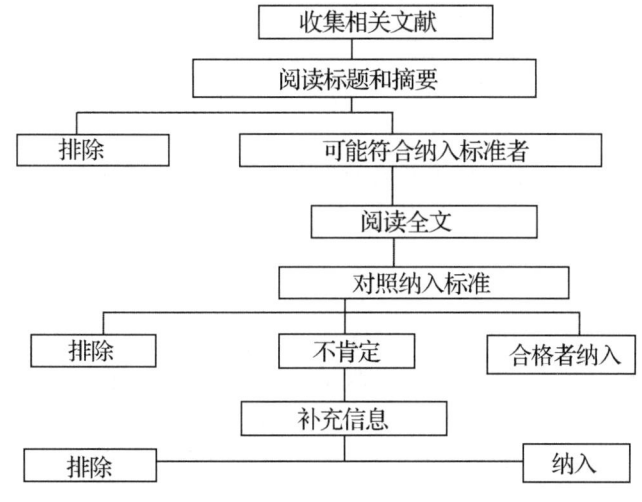

图10-1 筛选文献的步骤

在文献筛选的过程中,应注意保存查到的原始资料和排除文献的数量和类型。绘制筛选文献流程图(图10-2),注明收集文献的数量、因不同原因排除文献的数量、最终纳入文献的数量以及排除文献的特征。

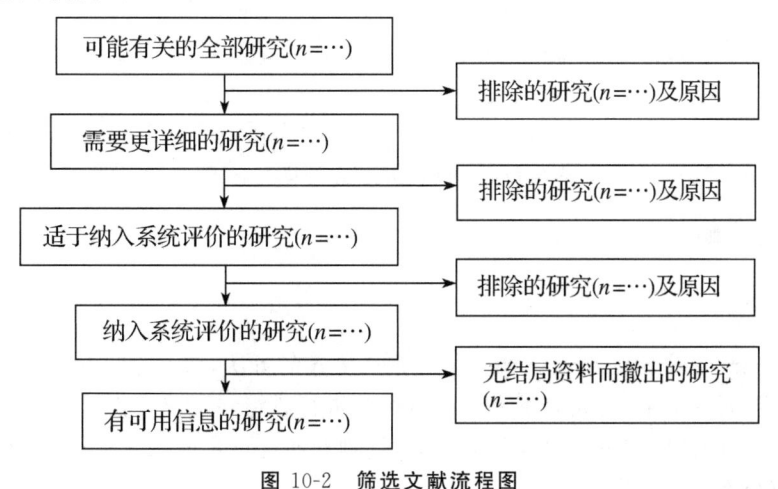

图10-2 筛选文献流程图

(三)资料提取

确定了纳入的试验后,需对各试验进行资料提取。可设计一个资料提取表格用于记录提取的资料。

一般需要提取以下四个方面的资料。

(1) 原始研究的一般资料。包括原始文献编号、题目、发表年份、研究地点、来源以及评价的日期等。

(2) 提取计算总效应值的有关数据。如随访时间、失访和退出情况。分类资料应收集每组总人数及各种事件的发生率,连续资料应收集每组的研究人数、均数和标准差或标准误等。

(3) 提取原始研究的临床特征资料,以获取临床异质性数据。包括研究对象的种族、性别、年龄、疾病类型、研究措施的具体内容和实施方法等。

(4) 提取与原始研究的方法学质量有关的资料,获得方法学异质性的数据。

设计方案和质量、有关偏倚防止措施。例如随机对照试验研究,需要提取分组随机化方法、失访和退出情况的处理、盲法的运用、资料的统计分析方法等资料。

在资料提取的过程中应注意有时在发表的文章中缺乏所需要的数据,这时需要与原作者联系获得。为保证提取数据的质量,在提取过程中需要进行必要的质量控制,对资料提取表格进行详细的说明、准确定义变量。应由两人或多人独立按标准进行资料提取,对提取人进行统一培训,然后对提取的资料进行比较核对,对不一致的结果进行讨论仲裁。

(四) 评价文献质量

评价文献的质量是指评估单个研究在设计、实施和分析过程中防止或减少系统误差(偏倚)和随机误差的程度,以作为解释不同文献结果差异的原因、进行敏感性分析和定量分析(Meta 分析)时给予文献不同权重值的依据。为此,对于入选的文献,需要应用临床流行病学或循证医学评价文献质量的原则和方法,对纳入文献进行严格的质量评价。文献的评价应包括三方面内容:真实性、重要性和适用性。

评价文献质量的方法较多,可采用清单、一栏表或量表,由评价者本人或评价小组根据影响研究质量的重要因素自行选择。例如,对于随机对照试验的质量评价,根据影响研究质量的重要因素,在评价时至少应包括以下几方面:是否为真正的随机方法?随机分配方案是否完善隐藏?影响研究结果的重要因素在组间是否可比?是否对研究对象、治疗方案实施者、研究结果测量者采用盲法?是否有研究对象失访、退出、违背治疗方案并在分析时作恰当处理(意向分析法)?

为了避免选择文献和评价文献质量者的偏倚,可以考虑一篇文章由两人或多人独立评价,对评价文献中存在的意见分歧可通过共同讨论进行解决。

(五) 资料分析

1. 定性分析

定性分析(non-quantitative synthesis)是采用描述的方法,将每个临床研究的特征按研究对象、干预措施、研究结果、研究质量和设计方法等进行总结并列成表格,以便浏览纳入的研究情况、研究方法的严格性和不同研究间的差异,计划如何定量合成和结果解释,因此,定性分析是定量分析前必不可少的步骤。

2. 定量分析

定量分析(quantitative synthesis)包括三个方面:异质性检验、Meta 分析和敏感性分析。

(1)异质性检验

指对不同原始研究之间结果的变异程度进行检验,即检验研究结果之间不同的程度是否超出了随机因素所致的预计范围以及超出的程度。导致异质性的原因有多种:①从研究水平上,由于研究间纳入和排除标准不一致;②虽然选择标准相同,但研究对象的基线水平不同;③各个研究中干预措施的差异,如剂量、干预时间、药物品种、剂型等不同;④能测量结果的方式不同,如不同的测量时点;⑤统计分析方法不同,尤其是对退出研究或失访病例、缺失资料病例的处理方式不同;⑥在研究设计质量、研究实施过程控制、个体效应评价等方面存在差异。因此,在研究设计阶段制定严格统一的纳入与排除标准,是确保纳入研究同质性的重要手段之一。

如果检验结果有显著性差异,应解释其可能的原因,并考虑进行定量结果合并是否恰当。异质性检验是综合分析前必须进行的工作,主要为了解决两个问题:是否存在异质性？如何处理和解释异质性？

处理异质性的措施有以下几种:①如果研究之间的异质性检验结果无统计学意义,则异质性可以忽略,可以用固定效应模型对结果进行合并;②如果有严重的异质性,建议不要进行Meta分析;③如果存在异质性,但合并资料仍然具有临床意义,可以用随机效应模型进行合并。如图10-3。

对异质性解释可以运用:①亚组分析,即按不同的设计方案、研究质量、发表年代进行分组分析,探讨异质性的来源;②采用多元回归模型对各个研究的单个病例资料(individual patient data)进行分析,以探讨异质性的来源;③敏感性分析。如图10-3。

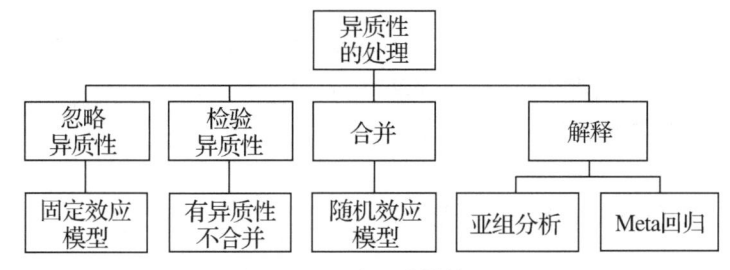

图10-3 研究异质性的处理

(2)Meta分析

计算各研究的效应值、方差和权重;对于分类变量,可选择比值比(odds ratio)、相对危险度(relative risk)、危险度差值(risk difference)和防止一例事件发生需要治疗同类患者的人数(nubmer needed to treat,NNT)等作为效应量表示合成结果;对于连续性变量,当结果测量采用相同度量衡单位时应选择加权均数差值(weighted mean difference),而当结果测量采用不同的度量衡单位时则应选择标化的均数差值(standardized mean difference)。

根据异质性检验结果选用固定效应模型(fixed effect model)或随机效应模型(random effect model)合并效应值;单个研究的结果和合并后的结果常采用森林图(forest plot)表示。

(3)敏感性分析

敏感性分析(sensitivity analysis):指改变某些影响结果的重要因素如纳入标准、研究质量的差异、失访情况、统计方法(固定效应或随机效应模型)和效应量的选择(比值比或相对危险度)等,以观察合成结果和异质性是否发生变化,从而判断结果的稳定性和强度。如敏感性分析未从实质上改变结果,说明结果可信,否则下结论时应谨慎。

(六)解释系统评价的结果

在解释系统评价时,必须基于研究的结果,内容应包括下面几点。

1. 结果

说明根据所包括的研究是否能够作出某一疗法是否有效或某种因素是否为危险因素的结论。

2.系统评价的论证强度

取决于纳入研究的设计方案和每个研究的质量、是否存在重要的方法学局限、合成结果的效应值大小和方向、是否存在剂量-效应关系等。

3.推广应用性

在确定系统评价结果的应用价值时,首先应考虑干预措施对患者的利弊关系,其次应考虑纳入系统评价的研究,其研究对象是否与你的患者情况相似,是否存在生物学和社会文化背景、依从性、基础危险度、病情等方面的差异。

4.对干预措施的利弊和费用进行卫生经济分析

5.对医疗和研究的意义

解释系统评价的结果对临床医师和卫生决策者的实用价值,对今后研究的指导意义,目的在于帮助医务工作者和决策者进行正确的选择和应用。如果现有资料尚不足以下结论,那么可看出什么趋势,提出是否应该进一步研究的建议。

五、系统评价的质量控制

与其他临床流行病学研究方法一样,多种因素都可以影响系统评价结果的可靠性,其中文献偏倚问题是影响系统评价结果的一个最重要因素。文献偏倚是指由于无法全面地获得相关的临床研究资料,从而影响系统评价结果的真实性。常见的文献偏倚主要包括:文献发表偏倚、文献查询偏倚和文献筛选偏倚。

(一)文献发表偏倚

发表偏倚是最常见的文献偏倚,主要指某些研究始终不能被发表。发表偏倚常与以下因素有关。

1.研究结果

如果某一研究不能发表的原因与其研究结果有关,那么系统评价的结果会发生严重偏倚。假如某一治疗方案对某种疾病实际无效,得出有效结论的研究报告往往被发表,而同等研究质量的阴性结论报告常常被拒绝发表。此时如果对已发表的文献进行系统评价,其结果往往错误地证明该疗法有效。

2.经费来源

3.课题组成员

4.研究者的投稿倾向

5.发表时间偏倚

上述多个因素除了可造成某些研究被拒绝发表外,还可造成一些研究被延迟发表。最常见的发表时间偏倚是大样本阳性结论文章发表快,小样本阴性研究发表慢。如何控制发表偏倚是几十年来医学界一直在致力解决的问题,当前最有希望控制发表偏倚的措施是对所有的临床研究进行登记、注册,并建立相应的数据库。系统评价者可通过检索该数据库,全面地获得所有研究资料。对此,Cochrane 图书馆作出了有益的尝试。

发表偏倚可以在研究确立、发表到结果应用的每一个环节产生。即使十分努力,有时也很难找到所有的未发表文献。所以虽然要尽量减少发表偏倚,但有时也不可避免。因此,系统评价者需要一定的方法来判断此种偏倚的程度。其方法包括图像法(漏斗图)和分析法(失败-安全数和敏感度分析)。

漏斗图是根据研究规模来评估疗效的散点图,可以有效检测出系统评价中发表偏倚的存在。因为大样本研究与小样本研究相比,前者对治疗效果的估计更精确(可信区间更窄),根据研究的精确性(样本数量或标准误的倒数)与治疗效应的幅度(疗效大小、相对危险度 RR 或比值比 OR)作图,所纳入的全部研究结果在图上将显示为一个倒立的漏斗状。如果没有发表偏倚,整体图形应该是一个对称倒置的漏斗形,如果图形分布不对称或歪斜,可能存在发表偏倚(如图 10-4)。此外,当纳入了方法学质量较差的研究时,图像也会不对称。另外,研究者们也开发出检验漏斗图的统计学方法,当纳入研究的数量超过 15~20 个时,使用起来敏感性会比较好。

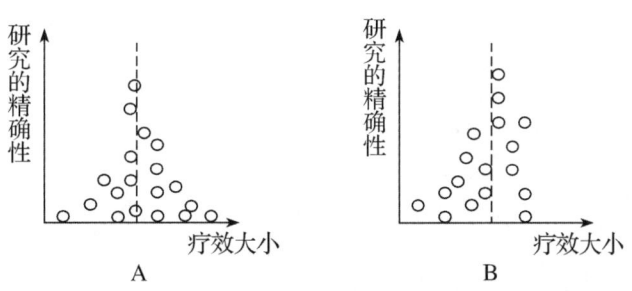

A 图:圆圈代表每个试验的点估计,分布图形为倒置漏斗形,大样本研究结果接近总的估计效应(虚线),小样本研究的精确性低,围绕着总估计对称分布。B 图:小样本研究结果未对称分布在总估计效应(虚线)或大样本研究结果的周围,估计在右下象限的研究有缺失,提示发表偏倚存在,可能会过高估计了真实的治疗效果。

图 10-4 检验发表偏倚的漏斗图

分析法之一是计算"失败-安全数",它代表可能需要用来使系统评价结果发生改变的、未被发现的阴性研究的数量,如果此值小,提示系统评价的结果受到发表偏倚的影响,值得怀疑。敏感度分析法也可用作分析发表偏倚的存在。如果作者已获得一些未发表的资料,与已发表的研究相比较又显示出不同结果时,就很容易确立发表偏倚。相反,由于小样本研究更易受到发表偏倚的影响,因此,敏感度分析可以根据是否纳入或排除小样本研究,来判断是否导致了对干预效果的过高评价。

(二)文献检索过程中产生的偏倚

文献查询偏倚是指系统评价过程中,没有全面地获得已发表的相关文献。文献查询偏倚又分为以下几个类型。

1.语言偏倚

因为语言障碍和信息资源所限造成的系统评价结果偏倚问题非常普遍。

2.文献数据库偏倚

当前没有一种文献数据库能够全面地收录所有已发表的医学文献。检索数据库选择不当或检索数据库有限可能造成此种偏倚。

3.重复发表偏倚

单个研究的重复发表可从两个途径造成偏倚。得出重要发现的研究往往会以多篇论文形式发表,该研究更容易经文献检索被发现,因此被纳入系统评价的可能性增加。另外,单个研究的重复发表有时不容易识别,因此会被认为是不同的研究而纳入系统评价,从而导致过度估计其作用大小。

4.数据提供偏倚

在系统评价中,常遇到研究数据提供不完整或描述不清的文献,有的文献研究数据甚至明显有误。

控制文献检索过程中产生偏倚的主要措施有:制定科学规范的检索策略,尽可能地联合检索多种医学文献数据库;从文章作者、研究单位和试验设计中研究对象的描述等几个方面进行综合分析,尽可能识别重复发表文献;在遇到常规无法解决的数据提供问题时,系统评价者应与作者直接取得联系,获得完整数据。

(三)文献选择过程产生的偏倚

1. 选择者偏倚

指因选择者纳入研究不准确产生的偏倚。

2.纳入标准偏倚

指因文献选择标准不准确产生的偏倚。

减少文献筛选时的选择性偏倚,可采取以下措施:制定科学统一的文献纳入和排除标准,根据标准而不是依据作者偏好选择研究;由两个研究者按照标准先独立地进行选择,然后进行核对,如有不同意见则由第三人,最好是专家决定,或通过讨论解决;数据处理过程中作敏感性分析。

(四)数据提取过程中产生的偏倚

1.提取者偏倚

指研究者数据提取不准确产生的偏倚。

2.质量评分偏倚

指对纳入研究的方法学质量评分不恰当所致偏倚。

3.报告偏倚

指纳入的研究未提供所需数据,例如阴性结果或无统计学差异的结果不作报道导致的偏倚。

数据提取过程中的偏倚控制措施:两个研究者独立进行数据提取和质量评价,不同意见通过讨论解决或由第三者决定;严格按照临床流行病学或循证医学相关方法和原则进行质量评价;合理设计用于提取数据信息的表格。

进行彻底的敏感性分析,是检查上述偏倚的最佳途径;如果敏感性分析前后结果差别不大,表明最初的 Meta 分析的结果较为可靠;如果分析前后的结果不一致,则在解释结果和下结论时应慎重,提示可能有潜在因素的影响,需进一步研究明确。

六、系统评价的评价方法

系统评价的文章是二次文献,分析过程如存在偏倚会影响其质量,更因为系统评价结果常被人们用来作为处理自己病人的证据,因此在应用系统评价文章的结果前,必须对文章质量进行评估。表 10-1 列出了对治疗性研究证据系统评价结果真实性、重要性和适用性的评价标准。

表 10-1 评价治疗性研究证据系统评价或 Meta 分析的基本原则

研究结果的真实性
 是否为根据随机对照试验进行的系统评价
 在系统评价的"方法学"部分,是否描述了检索和纳入所有相关研究的方法
 评价单个研究证据的方法
 不同研究的结果是否一致
 统计分析中使用的数据资料是单个患者的资料还是单个研究的综合资料
研究结果的重要性
 治疗效果的强度大小如何
 治疗效果的精确性如何
研究结果的适用性
 你的患者是否与系统评价中的研究对象差异较大,导致结果不可用
 系统评价中的干预措施在你的医院是否可行
 你的患者从治疗中获得的利弊如何
 对于治疗的疗效和不良反应,你的患者的价值观和选择如何

专家小组还制订了对随机对照试验研究 Meta 分析质量报告的评价指南,称为 QUOROM(the quality of reporting of Meta-analysis),读者在制作和阅读系统评价时可根据这些标准自行评价。这些标准包括:

(1)题目:是否陈述了是 RCT 的 Meta 分析或系统综述。

(2)摘要:目的中是否明确描述了临床问题;是否使用了结构式摘要;摘要的资料来源中是否列出了资料库和其他信息来源;摘要的评价方法中是否描述了选择标准、研究特征、评价方法;摘要的结果中是否对纳入或排除的 RCT 进行了描述,其定性定量的主要结果及亚组分析;摘要的结论是否对主要结果加以描述。

(3)序言:正文的序言中是否明确地描述了临床问题,干预治疗的生物学合理性和进行 Meta 分析的理由。

(4)方法:是否描述了检索情况,包括详细介绍资料信息来源;有无纳入和排除标准(确定收集对象、干预措施、主要结局、研究设计);有无描述对有关文章的评价标准和过程(如评价时设立盲法情况、质量评价用什么标准评价结果);提取资料的过程和方法;是否描述了研究设计类型、对象特征、干预方案、结局定义、异质性评估;定量资料综合方法使用何种统计方法及其使用理由,缺失资料处理和敏感性分析。

(5)结果:是否包括检索、筛选流程图;描述每项试验的特征(如年龄、性别、病人数、干预措施、剂量、疗程、随访时间等);定量资料综合的结果报告(包括可信区间)ITT 分析。

(6)讨论部分对关键结果进行概括,根据得到的证据总和讨论结果,描述潜在偏倚,提出将来的研究方向。

附录 Meta 分析软件简介

可用于 Meta 分析的软件有:

商业软件:COMPREHENSIVE META ANALYSIS,MetaWin,EasyEA 2001;

免费下载软件:RevMan (Review Manager),Meta-Stat,Epi Meta;

通用统计软件中有 Meta 分析的程序:STATA,SAS,WinBUGS,NCSS。

一、Review Manager 简介

Review Manager(RevMan)是 Cochrane 协作网提供给评价者准备和维护更新 Cochrane 系统评价而设计的软件,它不仅可以协助我们完成 Meta 分析的计算过程,还可以帮助我们了解 Meta 分析的架构并学习系统评价的分析方法,最后把完成的系统评价制作成易于通过电子转换的文件以标准统一的格式发送到 Cochrane 系统评价资料库(The Cochrane Database of Systematic Reviews,CDSR),便于电子出版和日后更新,并可以根据读者的反馈意见不断修改和完善,充分利用 RevMan 软件对初次从事系统评价的人员获得方法学上的指导有很大的裨益。

该软件的主要特点是可以制作和保存 Cochrane 系统评价的计划书和全文;可对录入的数据进行 Meta 分析并以森林图(forest plot)的分析结果用图表形式展示;可对 Cochrane 系统评价进行更新;可以根据读者的反馈意见不断修改和完善,是 Cochrane 系统评价的一体化、标准化软件。从计算机软件的角度来看,它主要包括了 Cochrane 系统评价的文字处理与 Meta 分析两大功能,是目前 Meta 分析专用软件中较成熟的软件之一。协作网的系统评价人员均使

用 RevMan 软件制作系统评价。

RevMan 软件应用简介

(一)如何获取 RevMan 软件

Cochrance 协作网项系统评价制作者免费提供 RevMan 软件,下载网址为 http://www.Cochrance.org。

(二)首次运行 RevMan 软件

1.ID 与姓名

当 RevMan 安装完成后首次运行时,软件将提示系统评价制作者输入 ID 和姓名。这也将成为该 RevMan 拷贝中其他系统评价备份的默认形式。ID 是每一个系统评价制作者在系统评价组中的单一标识,以四个字符组成,需经系统评价组统一以确保其唯一性。即使为一个以上的系统评价组工作,也应尽可能地使用一个 ID。

2.联系方式细节

在菜单栏中使用查看(view)题目下的显示系统评价者(show reviewers)项,选中作者的姓名,即可录入联系方式的全部细节。

3.创建一个系统评价

第一次运行 RevMan 时,在树形结构图(tree view)内仅可见一个标题(reviews),要创建一个新的系统评价,须选中 reviews 并在工具栏中点击添加键(add),这将创建一个名为"新系统评价"的系统评价。其状态(status)为题目(title)。

4.系统评价正文的处理

欲进行系统评价的正文写作和编辑工作时,选中系统评价正文(text of review)并单击编辑(edit)键,包含固定分标题的系统评价正文(text of review)窗口将被打开,固定分标题包括大纲、文摘、背景、目的、纳入标准、检索策略、系统评价方法、纳入研究的描述、纳入研究的方法学质量、结果、讨论、结论、致谢等。直接点击每一个分标题,即可对相应的部分进行写作和编辑。

5.参考文献的处理

Cochrane 系统评价会涉及一定数量的参考文献,系统评价及其参考文献在 RevMan 中是被分别置于不同的部位。与研究有关的参考文献在树形结构图(tree view)的研究参考文献(reference to studies)条目下,可以通过直接录入或导入包含有一个或更多参考文献的文件,将参考文件添加到系统评价中去。欲录入一条参考文献,选中相应的标题,如纳入研究(included studies)后单击添加(add)打开一个窗口,即可进行纳入和排除研究试验的录入和编辑;欲录入研究试验的细节,可对树形结构图(tree view)内表格(table)下的研究试验特征表进行编辑。其他参考文献保存在"其他参考文献"栏目下,并且可以通过选中附加文献再点击添加(add)而一次键入。另外,也可以通过从文件中将其导入到"待分类栏目"后,再将其移入适当位置。如果在正文中引用特殊的参考文献,也应放入其他参考文献栏中。在正文中可以插入指向其他参考文献的超级链接。

6.比较表格

Cochrane 系统评价以比较两种干预措施为基本内容,并通过比较表格来反映比较结果。研究将是对两种方式的比较进行分析(如 X 与对照,或 X 与 Y),因此即使在一个研究中比较三种干预措施(A、B、对照),也需要对其进行更多的两两比较分析(或许是 A 与 B、A 与对照、B 与对照,或 A+B 与对照)。

比较表格有三级:比较(comparison),预后/分类(outcomes/categories),及其相应的亚分类(sub-categories)(可选)。创建比较表格应首先添加比较(comparison)项目,然后添加有关的预后/分类(outcomes/categories)和相应的亚分类(sub-categories)。添加比较(comparison),应选中树形结构图(tree view)下表格(table)栏中的比较和数据(comparison and data)栏并点击添加(add)。添加预后(outcomes)/分类(categories)或亚分类(sub-categories),应选中相应的题目并点击添加(add)。

添加研究项目到预后(outcomes)/分类(categories)或亚分类(sub-categories)中,可选中它并点击添加(add)。当比较表格创建完毕并已包含研究项目后,即可进行综述数据的录入。每一项比较(comparison)或亚类(sub-categories)有一个数据表,可选中并进入其中对相关的试验研究进行编辑。

7.分析

源自一个被称为 Meta View 的统计分析程序,这使其可以分析录入在数据表中的数据并生成一个标准的 Meta 分析图。也可以生成一个漏斗结构图以帮助了解出现偏倚或其他导致 Meta 分析结果发生偏倚的因素。

要查看系统评价的分析结果,选中该系统评价并单击分析(analyses)键,即可打开 Meta View 并看到综述的总结果图。每一根单横线代表一个预后。双击一个预后将打开每一项研究的图表。可通过显示(display)菜单来改变分析结果的显示选项。

要查看预后结果的漏斗图,可查看预后详图,并在工具栏中单击漏斗图标。漏斗图仅在 RevMan 软件中使用,将不在 Cochrane 图书馆发表。

8.帮助文件

RevMan 软件附有用户指南和一个内容详尽的帮助文件,在使用该软件中遇到问题时可通过查阅指南的帮助文件寻求解决。也可向所在系统评价组寻求帮助。

二、Stata **简介**

Stata 是一个功能强大的统计分析软件,它操作灵活、简单、易用,同时具有数据管理软件、统计分析软件、绘图软件、矩阵计算软件和程序语言的特点,在许多方面别具一格,和 SAS、SPSS 一起并称为新的三大权威统计软件。Stata 的 Meta 分析功能更全面和强大,该软件除了可以完成二分类变量和连续性变量的 Meta 分析,也可以进行 Meta 回归分析、累积 Meta 分析、单个研究影响分析、诊断试验的 Meta 分析、剂量反应关系 Meta 分析、生存分析资料合并等几乎所有 Meta 分析方法;还可以对发表偏倚进行 Begg's 检验和 Egger's 检验。在 Stata 软件中,可以绘制 Meta 分析的相关图形,如森林图(forest plot)和漏斗图(funnel plot)。国外文献中许多 Meta 分析文章都是通过 Stata 的 meta.ado 模块完成。

(李亚斐　许　斌)

参考文献

1.Clarke M, Oxman AD, editors. Cochrane Reviewers' Handbook 4.0 [updated July 1999]. In: Review Manager (Revman) [Computer program]. Version 4.0. Oxford, England: The Cochrane Collaboration, 1999.

2.Reviews and Dissemination (CRD). Undertaking Systematic Reviews of Research on Effectiveness. CRD's Guidance for Carrying Out or Commissioning Reviews. 2nd Edition. CRD Report No. 4. York: NHS Centre for Reviews and Dissemination, University of York, 2000.

3. Begg C, Berlin J. Publication bias: a problem in interpreting medical data. J R Stat

Soc 1988；151：419～423.
4. Egger M, Smith GD. Bias in location and selection of studies. BMJ.1998;316:61～66.
5. Moher D, Cook DJ, Eastwood S, Olkin I, Rennie D, Stroup DF. Improving the quality of reports of Meta-analyses of randomised controlled trials: the QUOROM statement. Quality of Reporting of Meta-analyses.Lancet. 1999;354:1896～1900
6. 董碧蓉，欧雪梅. 发表性偏倚对系统评价的影响. 中国循证医学杂志，2001（1）：170～173.

第十一章　医学科研的质量控制

第一节　概　述

具有真实性结果的医学科研才是有价值的,但是在医学科研过程的设计、测量和评价等各个环节均可能出现影响研究结论真实性的因素。识别和控制这些因素是保证医学研究质量和鉴别阅读文献的重要手段,对医学科研的各个环节进行质量控制是科研人员重要的科研基本功之一。医学科研的质量控制实质上就是控制科研各个环节可能出现的误差以保证研究结果的真实性。

一、真实性

真实性(validity)是指一项观察或研究结果或所作的推论的正确及可靠程度,即所得结果能真实反映研究对象的实际情况。临床医学研究一般是通过样本人群的观察和研究,取得研究变量与结果变量的真实联系,并将真实联系推广到样本人群及其所属的目标人群的范围内。从科研结论的效果来看,真实性可分为内部真实性(internal validity)和外部真实性(external validity)。

(一)内部真实性

内部真实性指医学研究的结果可以正确反映研究人群(样本人群)及其所属的目标人群的真实状况。医学科研不可能以全人群作为研究对象,都是选取一定样本量的人群进行研究,如果一项研究能够提供在限定的样本人群中真实作用的估计,它就具有内部真实性。提高内部真实性的主要方法是限定研究对象的类型和进行研究的环境条件,以尽量减少外部因素的影响。但若限定过严将影响研究结果推广。评价研究结果是否具有内部真实性主要是评价整个研究过程中是否有效地控制了各类误差、偏倚等。

(二)外部真实性

外部真实性则是指具有内部真实性的医学科研的研究结果还能推广应用到目标人群以外

的其他不同时间、不同地区的不同人群中。一项没有内部真实性的研究结果,不可能有外部真实性,但具有内部真实性的结果,不一定能够应用到其他人群,即同时具有外部真实性。

一项研究很难纳入所有研究对象,做到面面俱到,通常是将一项研究结果推广加以应用。因此研究的内部、外部真实性是我们需要认真判断和评价的,不能盲目相信或直接引用和推广研究结果,需要认真分析该研究中所包括的研究对象类型、研究方法和手段、控制误差手段以及比较研究人群与其他人群特点的差异等来判断和评价内、外部真实性。

例如,美国进行了一项退伍军人高血压病治疗效果的临床试验研究。选取30～73岁的男性退伍军人,平均舒张压115～129 mmHg,均无高血压并发症者143例作为研究对象。采取随机分组,双盲观察分析,研究对象依从性一直很好。结果显示,实验组采用双氢克尿噻和利血平联合用药能明显降低心、脑、肾等并发症,与对照组存在显著的统计学差异。而且研究过程采取了各种措施防止了偏倚发生,因而公认该研究结论的内部真实性是较好的。但是这一结论对女性和非退伍军人是否均有效?对舒张压高于130 mmHg和已有高血压并发症的病人是否也有效?该研究并未涉及相关研究,是无法解决这些问题的,也就是说该研究进行了较好的质量控制,其内部真实性很好,但我们不能直接将其结论用于其他对象和情况,该研究不具备外部真实性。

二、误差

临床医学研究对象通常是人,是世界公认的最复杂的研究对象之一。因其个体变异大,存在生物性因素、精神心理因素、社会性因素以及其他外部条件等影响人体健康和疾病的复杂因素,在研究的设计、实施、分析和推论等各环节均可出现很多影响研究结论的因素,使研究结果总是会或多或少地偏离真实情况,甚至出现失实,这种偏离我们称之为误差(error),我们应严格控制医学科研质量,避免失实,尽量减少误差,以保证科研结论、结果的真实和可靠。

医学研究中的误差来源多且复杂,根据误差的性质和产生的原因一般可分为三类。

(一)过失误差

过失误差(mistakes、gross error)属主观错误造成的一种与实际事实明显不符的误差,如工作不认真、责任心不强等导致的操作失误、填错结果、读错数据等,在科研中应杜绝其发生。

(二)随机误差

随机误差(random error)又叫偶然误差或机遇(chance),是由某些不易控制的因素造成的。临床研究中的常见的随机误差包括测量误差、抽样误差和随机分组误差等。如在相同条件下对同一对象作多次测量,其测量数值与真实值存在差异,且方向是不确定的,也就是说,这种误差的存在使研究结果随机地高于或小于真实值,但采用多次测量值的平均值可使其接近真实值,但不能消除随机误差。由于研究对象存在较大个体差异,在目标人群中随机选择样本研究,每次选择均存在抽样误差和分组误差。我们在医学科研的设计、测量过程中只能尽量将随机误差控制在一定范围之内,避免其影响研究结果的真实性,而不能完全消除随机误差。

(三)系统误差

系统误差(systematic error)指研究结果由于某些不能准确定量的但较为恒定的因素造成的测量值具有倾向性的、系统地偏离真实值而引起的误差。与随机误差不同,系统误差的存在造成研究结果总是高于或低于真实值,具有方向性。在研究工作中定量地估计系统误差的大小很困难,但可确定其方向。偏倚(bias)属于系统误差,在临床研究中经常遇到,系统误差应严格控制并尽可能消除。

医学科研结果出现差异除由于研究者所选择的研究方案不同引起外,主要与发生在不同水平的变异(variability)有关,如选取研究对象的样本量和抽样方法;如研究对象在个体水平上的个体变异(individual variability),在群体水平上的个体间遗传变异(genetic variability between individuals)、环境变异(environmental variability)等;如在测量过程中采用的手段、方法、测量环境条件等均可导致随机误差(机遇)和系统误差(偏倚)等的产生,最终导致研究结果误差的产生。虽然要在研究工作中完全避免误差是不可能的,但对于研究中可能存在的各种误差,我们要在临床研究工作的各个环节中尽量加以控制和预防,以使研究结论更符合实际情况,即保证其真实性。

医学科研中,测量的质量和水平是影响研究结果的主要因素之一。测量的质量和水平可以用误差概念来描述,也可以用准确度来描述。准确度可分为精密度和准确度,它们与误差来源和性质是密切相关的,医学科研应尽量选用精密度和准确度均较高的仪器和方法进行测量。

精密度:指在测量中所测得的数值重现性的程度。测量值重现性越好,精密度越高,表明随机误差越小。

准确度:测量值与真值之间的符合程度。测量值与真值符合程度越高,准确度越好,它反映了测量中所有系统误差和随机误差的综合。

图11-1反映了随机误差和系统误差与精密度和准确度的关系,图中黑点表示每次的测量值,圆中心(阴影)表示真实值,不同半径的圆表示与真实值的差异。

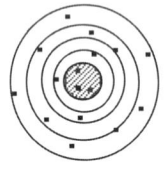

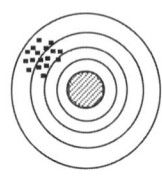

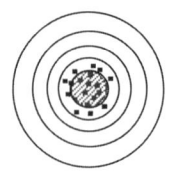

图 11-1(a)　　　　图 11-1(b)　　　　图 11-1(c)

图 11-1(a) 各次的测量值分散在真实值周围,偏离真实值较远,且方向不一致,表示系统误差小,但随机误差大,精密度、准确度都不好。

图 11-1(b) 各次测量值紧密分布在真实值一侧,偏离真实值方向一致,说明系统误差大,随机误差小,精密度很好,但准确度不好。

图 11-1(c) 各次测量值紧密围绕在真实值周围,偏离较小,说明系统误差和随机误差都很小,精密度和准确度都很好。

第二节　常见偏倚及其控制

一、概述

偏倚(bias)也称偏差,是一种系统误差,是在研究的设计、测量、分析过程的各个环节中,任何导致研究结果系统的偏离真实情况的现象。

偏倚的存在造成研究结果总是高于真实值或低于真实值,具有方向性;偏倚的大小取决于研究的方法和具体条件。在研究工作中定量估计偏倚的大小很困难，但确定偏倚的方向却相对较容易，当偏倚夸大了原有的真实效应，即使研究结果高于真实值时，称之为正偏倚；反之，偏倚若缩小了原有的真实效应，即使研究结果低于真实值时，称之为负偏倚；此外偏倚还可使原有的危险效应变为保护效应，或将本是甲法优于乙法的结果变为乙法优于甲法，从本质上歪曲真实情况，出现颠倒偏倚。

现阶段的临床研究中的不少结果可重复性较低，可用性差，造成这种原因之一就是因为这些研究工作中大量偏倚的存在危害了研究结果的真实性。如果在临床科研工作中不采取必要措施来控制偏倚，将会得到错误的结论，导致研究工作的失败。因此，在临床研究中对偏倚进行识别和控制是十分重要的。但需要注意的是偏倚的分析和控制主要依靠专业知识和科学思维而不能只靠统计技术来解决。

（一）偏倚因素的识别

当一项研究结果与其真实值之间出现了差异，需要明确这是系统误差（偏倚）还是随机误差（机遇）造成的。这需要从研究选择的设计方案、实施过程以及分析推论方法和过程等各方面进行综合评价。若是由系统误差导致的，可以通过一定的手段加以防止、控制或消除。

例 11.1

用某种新进口的西药与某种活血化淤中药治疗冠心病，结果显示西药组疗效优于中药组。评价这项研究的结论，认为有两种可能性：一种可能是该结论是真实的结果，另一种可能是偏倚或机遇所致。如果研究方案选择的是随机对照双盲实验，可较好地控制各种偏倚的产生，除机遇因素外，其结论真实性较好；若选择非随机对照实验且未采用双盲等设计方案，不可避免地存在各类偏倚。如果西药组的研究对象比中药组病情轻，那么分组时带来的选择偏倚也会导致两组疗效的差异。如果西药服用剂量小，且无特殊味道，而使该组对象服药依从性比"中药组"好，结果研究对象的依从性偏倚使两组的疗效产生差异。如果西药是风行一时的新药，而中药是人人皆知的老药，医生和患者都倾向于认为新的西药疗效好，结果在观察和测量疗效时，就会因主观因素造成信息偏倚。此外，如果西药组的研究对象多为青壮年，而中药组的研究对象多为老年人，而年龄与冠心病及疗效均有关，就会带来混杂偏倚。

由此可见，偏倚可以产生于研究过程的任何一个环节，从研究设计到实施，以及最后的资料分析和结论推导，都可能出现偏倚。我们应能对各个环节可能出现的偏倚加以识别（包括偏倚的方向性）和控制。偏倚使研究结果偏离真实值，其大小和方向取决于偏倚的特点和严重程度，无论偏倚方向是正还是负，所造成的研究结果与真实值之间的差异，都是不容忽视的。

（二）偏倚的分类

目前，国内外对偏倚尚无统一的分类，在各种临床流行病学书籍和文献中，已总结出几十种偏倚，可以简化为 6 类：①阅读相关领域文献时的偏倚；②在分类和选择研究样本时的偏倚；③实验实施过程中的偏倚；④在测量暴露和结局时的偏倚；⑤在分析数据时的偏倚；⑥在解释结果时的偏倚。本章采用 Meittinen 在 1976 年提出的建议，将临床实践和科研中所出现的偏倚按其性质和产生的阶段归纳为三大类：①选择偏倚（selection bias），主要发生在科研设计阶段；②测量偏倚（measurement bias），又称信息偏倚（information bias），主要发生在资料搜集阶段，即观察、研究、测量的实施阶段；③混杂偏倚（confounding bias），在设计阶段随机化和均衡性受到干扰，而分析时又未加以纠正，导致发生混杂偏倚。

二、选择偏倚及其控制

(一)选择偏倚的概念及种类

选择偏倚主要由于研究对象的确定、诊断、选择等方法不正确(研究设计上的缺陷),使被选入的研究对象与未被选入者(根据研究目的,应该被选入)的重要特征具有系统的差异,或者各比较组间研究对象的重要特征具有系统差异,破坏了研究对象的代表性和组间的均衡性原则而产生偏倚。这种偏倚使得从研究样本得到的结果推及总体时出现了系统的偏离。

选择偏倚的存在导致样本人群的有关变量和变量间关系不能代表研究的总体人群,或者各组间除研究因素之外的其他一些影响试验结果的因素在组间分布不均衡,有关特征的构成比差异显著,导致组间没有可比性。选择偏倚最终与其他因素引起的误差效应混在一起,导致夸大或缩小临床研究结果,甚至出现错误的研究结论而使研究失去了价值。

选择偏倚主要是在临床研究设计中产生的,不同设计方案产生的选择偏倚种类存在明显不同。根据选择偏倚产生的原因,归纳起来有下面常见的几种。

1.入院率偏倚

入院率偏倚(admission rate bias)又称伯克森偏倚(Berkson bias)是指由于疾病的严重程度、就医条件、对疾病的认识水平以及医疗保健制度和社会文化经济等诸多因素的差异等,而使患不同种类疾病的人(或具有某种特性者)的住院率不同,使得以该医院对象进行研究时,入选的研究对象缺乏代表性而产生的偏倚。入院可以指住院,也可以指就诊。入院率偏倚在病例对照研究中最为常见。

影响入院率的因素很多。对于一般疾病,病情严重的住院率高,而轻型的病人往往不一定到医院去看病;当医院供大于求时,病人看病住院就容易,入院率就高;医院医疗水平及所需费用、居民的经济收入水平和有无医疗保障制度(如公费医院、劳保医疗)等也会影响各个医院病人的入院率的高低。因此以大医院的研究对象(病例)进行临床研究时,病例一般病情较重且其他相关危险因素多,其研究结果与以某一社区人群中患某病的病例或小医院的病例为研究对象会存在一定差异,这主要就是由于入院偏倚所造成的。

例 11.2

当研究某病 A 与因素 X 的关系时,以 B 病病人为对照。由于 A 病、B 病和暴露于因素 X 者的入院率的不同,导致医院所得的样本不能反映人群中病例和对照人群的实际暴露情况,而错误地估计暴露与疾病间的联系,即由于具有某因素和不具有某因素的患者入院率不同,导致该因素与研究疾病形成虚假联系。下面用 Lilideld 的模拟例子加以说明。

假定某人群中患 A 病和 B 病者各为 1 000 人,患 A 病和 B 病的人群中各有 20% 的人具有某因素 X,而 A 病和 B 病与 X 因素并无真正的联系,如表 11-1。

表 11-1 人群 A 病、B 病患者数及 X 因素频率

疾病	有 X 因素者	无 X 因素者	总人数	X 因素频率(%)
A(对照)	200	800	1 000	20
B(病例)	200	800	1 000	20

设患有 A 病和 B 病的患者入院率分别为 50% 和 20%,因有 X 因素者的患者入院率为

40%，则实际入院人数应为：

(1) 患 A 病又具有 X 因素的 200 人中，因 A 病入院率为 50%，则入院率人数为 100 人，余下的 100 人中 40% 的患者因具有 X 因素而入院，即入院人数为 40 人，二者合计入院人数为 140 人。

(2) 患 A 病而不具有 X 因素的 800 人中，因 A 病而入院人数为 400 人。

(3) 按照同样原理计算，因 B 病具有 X 因素的 200 人中入院人数为 104 人。

(4) 患 B 病而不具有 X 因素的 800 人中入院人数为 160 人。

将上述各类入院人数列入表 11-2。

表 11-2 不同入院率入院患者与 X 因素的关系

疾病	有 X 因素者	无 X 因素者	总人数	X 因素频率(%)
A（对照）	140	400	540	25.9
B（病例）	104	160	264	39.4

$$\chi^2 = 15.215 \quad df = 1 \quad P < 0.01$$

计算 B 病与 X 因素的关联强度比值比 OR 为：

$$OR = (104 \times 400)/(140 \times 160) = 1.86$$

由此可见，由于入院率偏倚造成了疾病与某特征因素之间出现虚假关联，即 B 疾病与 X 因素并不存在真实联系，而是 A 病、B 病及 X 因素引起的入院率差异，使以医院患者作为研究对象时所获得的研究结果产生了偏倚。

例 11.3

1977 年加拿大的临床流行病学家分别以社区人群和医院病人作为研究对象，以 OR 值比较某地区的几种疾病与可疑药物的关系，两者的研究结果存在显著差异性（见表 11-3），说明入院率偏倚给研究结果带来误差。

表 11-3 两类调查对象估计药物与疾病关联强度的比较

可疑药物	临床疾病	以社区为基础的 OR	以医院为基础的 OR	P
水杨酸类	过敏	1.15	0.18	0.02
水杨酸类	疲乏	2.09	0.72	0.02
缓泻药	运动骨髓系疾病	1.53	5.07	0.06
缓泻药	关节炎类风湿病	1.48	5.00	0.01
安眠药	循环系疾病	6.38	3.72	0.32
心脏病类	关节炎类风湿病	3.46	49.92	<0.01

2.错误分类偏倚

错误分类偏倚(misclassification bias)是指在选择研究对象时，由于疾病诊断方法不完善、诊断标准不明确或不统一等原因，错误地将病例判断为非病例而归类于对照组，或将非病例判断为病例而归类于病例组，将研究对象错误地分类到研究各组，从而影响了结果的真实性。

例如，进行人格障碍的病例对照研究，确定病例采用了筛查量表和诊断量表两种工具，而确定对照由于条件限制仅采用了筛查量表一种工具，结果对照组的对象中就可能存在漏诊的假阴性病例，从而发生误将病例判断为非病例的错误分类偏倚，影响结果的真实性。

再如，进行胃癌危险因素的病例对照研究，采用钡餐、症状、体诊等进行胃癌的诊断，未采用"金标准"（病理诊断），这可能错误地将一些胃溃疡病例纳入病例组（胃癌组），或者将对照组纳入了未被诊断出的胃癌病例,将严重影响结果的真实性。

3.检出征候偏倚

研究某疾病时,当某一因素与该病并无因果联系,但这一因素能促进类似该病的一些症状和体征出现,使患者急于求医,使该病的检出率大为提高,从而提高了所研究疾病的发现机会,得出了该因素与该病有因果关系的联系,这种因某种因素促使该病检出率提高而造成的虚假因果关系,称为检出征候偏倚(detection signal bias),又称检出偏倚。检出征候偏倚是病例对照研究中很常见的问题。

著名的例子是在研究服用雌激素与子宫内膜癌的关系中,因为服用雌激素会使绝经期妇女子宫出血而增加子宫内膜癌的发现机会,从而夸大服用雌激素与子宫内膜癌间的联系。

例 11.4

1975 年,美国 Ziel 等人的病例对照研究推断雌激素是子宫内膜癌的危险因素,但实际上,由于雌激素可以刺激子宫内膜生长,使子宫容易出血,子宫出血作为一种诊断信息,使这一部分患者及早求医,从而增加了子宫内膜癌的检出率;而对于那部分未服雌激素的早期的或静止的子宫内膜癌患者来说,无阴道出血而未能及时就诊,未发现该病。这样由于检出偏倚的存在就夸大了雌激素与子宫内膜癌之间的联系。1979 年,Homitz 和 hintein 等证实了这一结论。

再如:1986 年 Silbor 和 Horwitz 的一个病例对照研究显示,早期乳腺疾病与乳腺癌的粗 OR 值为 2.6,统计学上有显著性差异。但如果排除了研究人群接受检查的不均衡性(患早期乳腺疾病的人群经常有意识地加强检查,从而有利于乳腺癌的发现),这种关联就消失了。

4.无应答偏倚和失访

在临床流行病学调查中,研究对象中因各种原因不回答所提出问题的人称为无应答者,但无应答者在某些重要的特征或暴露方面可能与应答者有区别,将会影响研究结果的真实性,这就是无应答偏倚(nonresponsive bias)。另一种情况是在治疗或病因的前瞻性研究中,常有部分受试者中途退出,称之为失访。

导致无应答率的原因很多:如调查方式过于复杂、调查内容过于繁琐或涉及隐私、对象的文化程度低不能正确了解研究内容、对象病重无法回答、被调查者不关心健康、心理状态差等。通常疾病的患者或暴露于致病因素者无应答率最高,因此对不应答原因需要查明,一概作无效处理或不列入统计均可能造成偏倚。失访的原因除工作调动、复员、转业、搬迁等非实验因素所涉及的问题外,往往是疗效不佳,副作用过大,或因死亡而失去联系,属于这些情况多为治疗失败者。

失访率和无应答率应控制在多大范围为合适,看法不一。一般来说,3 个月的随访研究不应超过 10%,大于 3 个月的随访研究不应超过 15%,否则会产生严重的偏倚。

例 11.5

以 Taylor 于 1966 年报告的一项研究说明这种偏倚。研究者调查和检查了在美国西北部铁路系统工作的男职工冠心病的患病分布情况。虽然采取了许多措施要求和鼓励全体职工参加该项研究,但仍然只有占规定年龄组的 73.6% 的职员和 58.2% 的扳道工参加该项目,其他都不愿意参加。初步调查结果是职员冠心病的现患率为 43%,扳道工为 24%,二者有统计学显著差异,六年后研究人员重新检查了上述员工的健康记录,包括死亡者的死因,并同时得到了六年前参加和未参加冠心病患病率调查研究项目的员工健康资料。经过分析表明,上次调查时部分患冠心病的扳道工因害怕由于疾病被解雇而未参加,因此证明职员与扳道工冠心病现患率的差异是由于无应答偏倚所致的,是人为的系统误差对结果的影响。

5.志愿者偏倚

临床研究选择志愿者作为对象时,因其心理因素和躯体状况与非志愿者有差别,且对研究的依从性可能优于一般人群,导致其暴露产生的效应会明显不同于非志愿者,从而影响结果的真实性,称为志愿者偏倚(volunteer bias)。

例如,在一次预防冠心病的研究中,志愿者非常关注自我健康,主动进行体育锻炼,并采用低脂饮食,而非志愿者多是社会经济和健康状况较差的人群,其中许多人患慢性病或酒瘾。显而易见,志愿者与非志愿者两组人群存在明显差别,由他们组成不同的观察组,其研究结果无疑会产生偏倚。

6.现患-新发病例偏倚

现患-新发病例偏倚(prevalence-incidence bias)又称奈曼偏倚(Neyman bias)或存活病例偏倚或幸存者偏倚。指研究对象中因现患病例与新病例的构成不同或只研究典型病例而排除轻症或非典型病例以及现患病例暴露状态发生改变等导致研究结果偏离真实的偏倚。

如在病例对照和现况研究中,研究对象一般是某病的幸存者,而不包括死亡病例、痊愈者,且轻型和亚临床型病例经常被忽视,出现研究对象选取的幸存者偏倚。而在队列研究中,可以观察到各种临床类型的病例,因此,前类研究选择的是现患病例,后类研究选择的是新发病例。同时现患病例与新发病例的差别还体现在另一种情形,即某病的幸存者因疾病或其他因素改变了生活习惯,从而降低了某危险因素暴露水平或在调查时夸大和缩小了病前生活习惯上的某些特征。因此进行现况研究或病例对照研究,选择现患病例为研究对象,所获得的某危险因素的暴露就可能不代表过去的情况,队列研究是客观地观察暴露于危险因素的频率和程度,故能代表观察期间新发病例的暴露情况,他们的研究结果出现差异可能是由于研究对象的现患-新发病例偏倚引起的。

例11.6

Friedman等人做的高胆固醇水平与冠心病关联研究,在队列研究中,高胆固醇患冠心病的相对危险度为2.4,而在病例对照研究中,高胆固醇者患冠心病的比值比为1.16。进一步分析发现,在队列研究中,高胆固醇者占冠心病新发病例的42.3%,而在病例对照研究中,高胆固醇者只占冠心病现患病例的25.1%。这说明冠心病的存活病例改变了病前生活习惯,故根据他们的观察结果所获得的胆固醇水平与冠心病无明显关联的结论就是不真实的。

7.易感性偏倚

由于研究对象存在对疾病易感性或对预防、治疗措施易感性的差异。在研究对象选取和分组中由于易感性分布的不均衡而引起的偏倚称之为易感性偏倚(susceptibility bias)。易感性差异主要指下面几方面。

(1)研究对象的疾病易感性的差异,近年来的分子生物学研究表明个体之间对疾病的易感性存在着较大差异,如儿童对麻疹易感性高,而中青年对麻疹的易感性低;如MTHFR多态性是食管癌和贲门癌的易感性因素,即部分人携带某病的易感基因,在相同危险因素暴露程度下,发病可能性远大于不携带该病易感基因者。

(2)研究对象对预防或治疗措施易感性的差异,如相同的预防或治疗措施对每个人的效应是不一样的,同时处于同一疾病的不同阶段或同一疾病的不同临床类型的病人的治疗效果也会有差异;这种差异可能不是药物疗效的不同,而是由于疾病的不同阶段或不同的临床类型对药物治疗的敏感程度不同或个体差异而引起的差异。

(3)每个研究对象接触的环境、生活习惯、教育、社会经济状况不一,这些因素都可能影响疾病结局或治疗反应。

这类偏倚在传染病研究或职业毒物危害研究中最为常见。有人在进行某种有毒物质对工人健康危害的队列研究时发现,暴露组的死亡率反较非暴露组为低。如何解释这一现象?这是因为从事于接触有毒物质的工人,一般都经过了挑选,其初始健康状况比一般工人为好,从业后又给予营养补助或某些特殊的保护措施等,因而降低了暴露人群对该病的易感性,其结果偏离了一般人群的真实情况,对此,称之为健康工人效应(healthy worker effect)。在横断面调查时则可能因一些敏感者因患病而调离,剩下的人大多是对此毒物耐受性较强者,也会影响调查结果。其他如年龄、性别、种族等不同,疾病易感性也不同,两组分配不均也会造成易感性偏倚。因此在确定研究对象时应尽可能避免这种偏倚,保证两组的研究对象的易感性应相同或相似时,才能得出正确的结论。

例如观察麻疹在成人和婴儿中的发病率,由于婴儿普遍对麻疹易感,故无论观察何种暴露因素,都会出现婴儿组发病率高的现象,这是典型的易感性偏倚造成的误差,有时会被忽视。

8.成员偏倚或团体成员偏倚

由于研究对象组成的成员与一般人群在各方面,尤其是健康状况有差异所导致的系统误差称为成员偏倚(membership bias)或团体成员偏倚(membership bias)。与易感性偏倚有类似之处。

例11.7

加拿大有学者进行了体育锻炼与心肌梗死关系的队列研究,得到参加规律的体育锻炼能减少心肌梗死复发的结果,如表11-4。

表11-4 体育锻炼与心肌梗死复发的队列研究

参加规律体育锻炼	心肌梗死复发	无心肌梗死复发	合计
是	7	59	66
否	18	46	64
合计	25	105	130

相对危险度=0.38

之后,美国有学者进行了体育锻炼与心肌梗死的随机对照试验,否定了二者之间的关联,见表11-5。

表11-5 体育锻炼与心肌梗死复发的随机对照研究

随机参加耐力训练	心肌梗死复发	无心肌梗死复发	合计
是	28	359	387
否	21	345	366
合计	49	704	753

相对危险度=1.26

经过对两种研究的分析,发现在队列研究中因不能控制参加体育锻炼的条件,故健康状况较好的对象更愿意参加体育锻炼。而在随机对照试验中,用随机的方法决定对象是否参加耐力训练,由于成员偏倚所致的体育锻炼对心肌梗死复发有保护作用的错误结果就不存在了。

9.排除偏倚

在确定临床试验研究对象的过程中,排除标准规定不明确,或研究者未能按规定标准排除不合格研究对象而导致的偏倚,称为排除偏倚(exclusive bias)。进行病例对照研究时这种偏倚容易产生。

例如,一项抗高血压药利血平与乳腺癌关联的病例对照研究显示两者存在因果关系,对照组排除了心血管疾病的患者,而病例组并未排除,导致了利血平与乳腺癌的虚假因果联系。而后的一项研究中避免了排除对象的不一致性,结果证明利血平与乳腺癌并无因果关联。

10.非同期对照偏倚

由于不是采用同一时期内所获取的资料进行组间比较所产生的偏倚称为非同期对照偏倚(non contemporary bias)。

随着医学的发展,疾病的定义、诊断标准、临床表现、治疗方法,以及疾病的危险因素均会随着时间的推移而发生变化,以不同时期的两组作为研究对象,他们的资料缺乏可比性,将导致非同期对照偏倚。

例如,当前口服红霉素治疗猩红热,其治愈率优于40年前青霉素等的综合治疗,并发症也很少。而事实上这种现象并非由于红霉素的疗效真正优于青霉素,而是因为猩红热的病原体乙型溶血性链球菌的毒力减弱,患者病情也随之减轻,并发症亦减少,而不是药物的主要作用。若不考虑不同时期疾病的变化而直接进行比较,就会因非同期对照偏倚而影响结果的真实性。

11.迁移性偏倚

在队列研究或干预研究中,一个队列中的病人离开原有队列或观察组迁移到另一队列或观察组中,如果发生的例数足够多,将影响预后结果的真实性,称为迁移性偏倚(migration bias)。

造成迁移性偏倚的原因是纳入队列研究和干预试验的研究对象自身情况是不断变化的,不可避免地发生一些成员退出原队列,进入另一队列。如观察吸烟与某疾病联系的队列研究,严重吸烟者可能因身体不好,减少吸烟量或戒烟,从暴露组进入了低暴露组或非暴露组;同样开始纳入非暴露组的研究对象也可能因生活习惯等的改变而吸烟进入暴露组。如某新药与标准疗法的疗效比较的临床治疗试验,试验组的病人可能因病情加重、药物副作用等原因退出而进入观察组。由于两队列或观察组迁移出成员的数目是非随机不均衡的,将破坏原来设计较好的队列或观察组的均衡性,从而降低二者的可比性,影响了最终的观察结果。

例 11.8

一项劳动强度与心血管疾病关系的队列研究,近 4 000 名码头工人按劳动强度分为高、低劳动强度两组进行观察,追踪观察 22 年比较两组的冠心病发病率。但在观察期间,高劳动强度的码头工人自动向低劳动强度的职业迁移,若直接将两组进行比较,必然受到迁移偏倚的影响。为避免迁移偏倚的作用,研究者对研究对象重新分组,调整其他因素,并每年定期检查一次,最后得出了较为真实的结论:低劳动强度工人的心力衰竭发病率为高劳动强度工人的2倍。

12.诊断机会偏倚

诊断机会偏倚(diagnoetic enter bias)与入院率偏倚相类似,即罹患某种疾病的病人,由于各方面的原因,如疾病的严重程度、经济状况、医疗条件、地理条件等的差异,使得获得诊断的机会不同。例如,边远山区的农民,由于医疗条件差,交通不便及经济水平低下,他们获得诊断的机会与城市居民有明显差别,其疾病的早期诊断与治疗的机会无疑是不同的,若二者进行比较,则诊断机会偏倚会影响研究对象的纳入差异,从而影响研究结果的真实性。

13.分组偏倚

对比研究中最主要的是保证组间在相似的条件下进行比较,即齐同对比。如某种对结果有影响的因素在用作对比的两组人群中分配不均,则会产生误差,称之为分组偏倚(misclassification bias)。有的研究人员为了突出其研究成果,有意识地将轻症患者或疗效较好的病人归于试验组,而将重病人、难治的病人归于对照组,就必然会产生分组偏倚使结果失真。

不同时间、不同地区疾病的临床表现、病情轻重、治疗反应、预后及诊断标准都可能有所不同,若选择他们作为研究对象并在各组中分布不均匀,也可导致偏倚,有人称之为非同期、非同地偏倚,也属分组偏倚性质。

14.领先时间偏倚

假如某病自临床表现出现并被诊断、治疗后平均存活期为2年。在健康人群筛检,使病人在出现症状前3个月被检出、诊断、治疗,平均存活期为2年3个月。筛检延长了该病生存期3个月,以筛检出的研究对象来研究治疗效应就可能出现领先时间偏倚(lead time bias)。

(二)选择偏倚的控制

选择偏倚种类繁多,但都是发生在研究对象的确定的设计和实施阶段,导致研究对象代表性差或者组间可比性差而导致的系统误差。只有在设计阶段严格对选择偏倚进行控制,并严格按设计实施,选择偏倚才会被有效控制。这需要科研设计人员能够预见或估计到课题研究可能出现哪些偏倚,在设计阶段一定要细致和全面地预防选择偏倚的发生,保证研究对象的代表性、组间可比性,其主要措施有下面几点。

1.制定严格的研究对象纳入和排除标准

2.对研究对象要随机分配、随机分组

结合专业知识确定研究对象样本量,应尽可能采取随机抽样方法选择研究对象并进行分组,以保证两个比较组除研究因素以外其他各种条件都保持均衡性,且有代表性,可用随机数字表、单纯随机化(simple randomization)、区组随机化(block randomization)和分层随机化(stratified randomization)等方法使每个研究对象进入各比较组的机会均等。将不同病情、不同特征的研究对象均衡地分配在各比较组中,避免采用非随机方法进行研究对象选择和分组。

3. 多设对照组

在临床科研中,有条件应尽可能多设对照组。

如在临床试验中,可设立两个或多个对照组,其中之一应来自一般人群,其他对照组可以来自医院不同类型的病人,这样研究对象才具有较好的代表性。然后对试验组和不同对照组的主要基线状况进行比较,以判断是否有选择偏倚存在。如果采用各种对照组所获得的结果无明显差别,即可表明选择偏倚存在的可能性比较小。同时还要注意考察不同对照组获得相似的结果是否会由于各对照组的选择偏倚程度相同所致,以免影响结果的真实性。

再如病例对照研究,可以一个对照组来自社区人群,其他对照组来自多个医院。不论对照组来自哪里,都要求病例和对照的研究对象都是同一个时期的、同地区的,保证组间的可比性。

4. 严格诊断标准

尽量选用疾病诊断金标准和国内外一致公认的诊断标准,并根据纳入和排除标准严格选择研究对象。在研究实施阶段,要严格遵守,不能轻易改动。

5. 提高应答率、依从性

在临床研究中应该采取各种措施鼓励应答,尽量提高应答率,防止或减少失访。如果出现了无应答或失访,要针对产生的原因采取补救措施。如果无应答率或失访率超过10%,研究结果的推论就应慎重。如有可能,应在无应答者或失访者中进行随机抽样调查以获得应答,并将抽样结果与应答者的结果相比较,若结论一致,则表明无应答或失访对结果影响不大;若差异明显,则出现选择偏倚的可能性很大。此外,也可在资料分析时加以处理,即对试验组无应答或失访对象作为无效或阳性事件发生者,再经统计学分析,假设两者的结果相近而无显著差异,则无应答或失访对研究无明显影响。

三、信息偏倚及其控制

(一)概念

信息偏倚又称为观察偏倚(observation bias)或测量偏倚(measurement bias),是在资料收集、观察过程中,对比较的各组的研究对象的获取信息的方法不一致造成的系统误差。信息偏倚产生的主要原因有:研究对象与研究者各自的倾向性;诊断或结果判断的标准不明确,不统一;收集与观察的方法不恰当,不一致;测量仪器和方法的缺陷,型号不同,标准不一致;既往资料不准确或遗漏等。

(二)信息偏倚类型

1. 诊断怀疑偏倚

当研究者事先已经知道了研究对象的某些情况,如具有某种已知的暴露因素,怀疑他们已患有某种疾病,因此在诊断或判定治疗效果时,主观上作出对预期结果有利的判断,故而对暴露者使用多种诊断手段,进行详细的检查,并提高方法的灵敏度,使暴露组的诊断率和检出率提高,而对于非暴露组则因不怀疑他们患有某种疾病而对诊断和检查不够认真,这样各比较组的资料就会出现系统误差,影响结论的真实性,即为诊断怀疑偏倚(diagnostic suspicion bias)。

诊断怀疑偏倚多见于队列研究和临床试验,在病例对照研究中也可见到;在诊断亚临床病例或鉴别是否存在药物的毒副作用时,还有临床上有关特殊检查的检查者,如放射科医生、病理科医生对结果的解释会很大程度上受他们已知的临床情况的影响,对某种不太肯定的现象,做出符合临床诊断的解释。主要靠临床印象作出诊断的疾病,尤其容易发生这种偏倚。

例 11.9

美国弗明汉心脏研究(framingham heart study)有一项规定,即病人若在发病后几分钟内死亡,医师未发现其他病因或既往病史不能提供其他病因,则可确定为冠心病猝死。而事实上蛛网膜下腔出血、某些代谢病和呼吸系统疾病也可引起突然死亡。同时,由于公认心血管危险因子与猝死有关,尤其是患者亦应具备这些危险因子时,医生在填写死亡证明书时就会将死因归入冠心病。进一步考察发现,只有38%的死亡病例生前有冠心病症状。这说明心血管危险因素与猝死的关联由于诊断怀疑偏倚而被人为地夸大了。

2.暴露怀疑偏倚

暴露怀疑偏倚(exposure suspicion bias)多见于病例对照研究。当研究者事先知道研究对象患有某种疾病,可能在资料收集过程中会更主观、主动、更仔细地对患病者收集相关暴露因素,而对未患病者未必如此,这样产生的偏倚,称为暴露怀疑偏倚。若调查表设计不完整、一问多答、调查的深度和广度不一致、暗示性启发式询问、记录不完整等,均可出现暴露怀疑偏倚,夸大可疑因子与疾病的联系。

例如采用病例对照研究方法研究父亲吸烟与幼儿白血病的联系,研究者对白血病幼儿比对照组更仔细收集父亲吸烟暴露史和暴露强度,最终就人为夸大了父亲吸烟暴露与幼儿白血病的联系。

3.回忆性偏倚

回忆性偏倚(recall bias)指各比较组的研究对象回忆以往发生的事或经历,在准确性和完整性方面存在的系统误差。回忆性偏倚在病例对照研究中最常见。

产生回忆性偏倚的主要原因是:①由于调查询问的因素或事件发生的频率很低,未给研究对象留下深刻的印象;②或者因调查发生久远的事件而研究对象对此已记忆模糊或遗忘;③病例组的病人因患病而对过去的暴露史反复思索,甚至家属也帮助提供线索,以至于夸大了暴露情况,而对照组的非病人对调查不够重视,未认真回忆暴露史,因此使病例组和对照组提供的既往史的准确性和完整性差异较大;④可能由于特殊原因,有的研究对象故意夸大或降低致病因素的暴露水平。以上种种原因都会导致回忆性偏倚,影响结果的真实性。临床实践表明,当询问病人既往病史时,回答的真实性和完整性随发病时间与调查时间的间隔加大而降低。

例 11.10

Stewart发表的一项关于幼儿白血病与母亲孕期接受X线照射联系的病例对照研究,结果显示多数白血病患儿的母亲于本次孕期接受X线照射的比例大于正常儿的对照组,且以X线检查腹部和骨盆的差别最明显(如表11-6所示),作者认为幼儿白血病与母孕期接受X线照射有关联。

表 11-6　白血病患儿母孕期 X 线照射史比较

X 线照射史	X 线照射腹部			X 线照射其他部位		
	病例	对照	比例	病例	对照	比例
婚后至本次怀孕前	109	121	0.90∶1	213	184	1.16∶1
本次怀孕	178	93	1.91∶1	117	100	1.17∶1

上述结论引起了一场以是否存在回忆性偏倚为焦点的争论。有人认为上述两组妇女孕期 X 线照射史可能不同,但不能排除两组妇女回忆上的差异。因为幼儿患白血病以至死亡会给母亲心理带来创伤,调查时她们会比较认真地回忆孕期各方面的情况,常常有主观性。对照组母亲则无上述经历,可能漫不经心地回忆,于是回忆性偏倚就使幼儿白血病与母孕期 X 线照射的关联被人为地夸大了。

4.检查偏倚或测量偏倚

检查偏倚(detection bias)是指因检查方法和检查仪器的准确性、精确度等的差异或对检查的重视程度不同造成的偏倚。尤其需要依靠调查者的视觉、听觉、嗅觉和触觉等感官测量的指标容易出现检查偏倚。

由于检查者技术不过硬、不熟练、判断标志不明确、标本数量大、判断速度过快、检查者的重视程度以及所用仪器、设备校正不准确、试剂不同批次或不符合要求、使用方法的标准或程序不统一、分析和测试条件不一致等均可导致不准确的信息,是检查偏倚出现的主要原因。

5.临床资料遗漏偏倚

由于临床资料未作记录或记录不完整所造成的临床资料遗漏,与完整的临床资料之间存在系统的差异,称为临床资料遗漏偏倚(missing clinical data bias)。例如,在统计分析病历资料时,某项内容未记录或记录不完整,以此资料分析显然就存在误差。

6.家庭信息偏倚

向某研究对象的家庭成员调查其既往病史或暴露史,若该研究对象是新发患者或久病不愈的患者,则倾向于提供更多的阳性信息;而被调查对象是健康者,则可能提供更多的阴性信息,其中一部分可能为假阴性,这就产生了家庭信息偏倚(family information bias)。

例 11.11

Schull 在研究风湿性关节炎的家庭聚集性研究中,以健康人为对照组。对比风湿性关节炎患者和风湿性关节炎患者的健康同胞兄弟姐妹提供的父母患风湿性关节炎的家族史,结果是:本应相同的家族史,但患病的家庭成员比健康的家庭成员提供了更多的阳性信息(见表 11-7),若不考虑到家庭信息偏倚,就会得出错误的结论。

表 11-7　风湿性关节炎患者与其同胞提供家庭遗传信息的对比

家族患病情况	风湿性关节炎病例组		患者同胞对照组	
	人数	%	人数	%
父母均未患病	11	27	20	50
父母一方患该病	23	58	17	42
父母双方患该病	6	15	3	8
合计	40	100	40	100

7.顺序偏倚

当研究按一定时间顺序进行,季节、气候、温度,以及研究对象或研究者机体状况发生系统的变化,即由于顺序规律而发生的系统误差,称为顺序偏倚(sequence bias)。例如,用药物治疗慢性支气管炎,有时治疗试验要持续几个月,则季节的变化可影响治疗效果,如从冬季开始治疗到夏季,其结果就会优于从夏季开始治疗到冬季。

8.不接受测量偏倚

由于测量方法会造成损伤、羞辱、侵犯个人权利和隐私,则研究对象逃避和拒绝检查,若这种情况在病例组和对照组发生且不均衡,则会产生不接受测量偏倚(unreceptive measure bias),影响结果的真实性。

9.不敏感测量偏倚

当某试验的检测结果不足以测出临床有意义的变化或差别,即假阴性带来的误差,称为不敏感测量偏倚(non-sensitive bias)。

例如,用免疫电泳法测定乙型肝炎表面抗原的灵敏度较低,容易出现假阴性,导致不敏感测量偏倚的产生。

10.报告偏倚

报告偏倚(reporting bias)指由于研究对象有意地夸大或缩小某些信息而导致的偏倚,因此亦被称作说谎偏倚。如当调查涉及研究对象收入、婚育史、婚外性行为等隐私或涉及其他利益时,研究对象会因种种原因隐瞒或编造虚假信息。

11.诱导偏倚

诱导偏倚(induce ment bias)是由于研究者的询问技术不当,或为了取得阳性结果,诱使研究对象作出某一倾向性的回答而产生的偏倚。在病例对照和临床干预实验中,只对病例组(实验组)诱导而对对照组不做诱导是诱导偏倚产生的主要原因。

12.错分偏倚

由于检测的方法偏离了金标准,而产生了对研究对象的暴露、测量信息或疾病状态错误分类的情况,就会产生错分偏倚(misclassification bias)。多数情况下错分时会发生错分偏倚。

13.沾染偏倚

沾染偏倚(contamination bias)发生于对照组成员意外地接受了实验组的实验措施,而使得两组的最终结果差异缩小的情况。如观察阿司匹林预防血栓性疾病的队列研究中,曾因对照组患者由于感冒多次服用阿司匹林,从而对最终结果产生了影响。

14.干预偏倚

干预偏倚(intervention bias)指在临床干预实验中,由于研究者自觉或不自觉地偏袒试验中的某一组(多是干预组);或由于对照组病人有可能由于受干预组病人的影响,自己去药店购买与干预组相同或相似的药物;或由于对照组未采用安慰剂,实验组病例的心理精神因素的作用(即安慰剂效应)导致两组的疗效差异;或由于病人的依从性较低(依从性偏倚)等原因导致干预的实际效果偏离真实情况的现象。

(三)信息偏倚的控制

信息偏倚是在资料收集阶段中获得了不真实的信息而产生的偏倚,可由研究者、研究对象以及测量仪器、方法等引起。为防止信息偏倚产生,通常应采取以下方法:

1.在研究设计阶段应对各种暴露因素做出严格、客观、可操作的定义,并力求指标的定量化

2.研究者对拟进行的研究要制定明细的资料收集方法和严格的质量控制方法

为保证研究人员的科学态度,研究开始之前要对调查人员进行统一的培训,统一调查方法、技巧,强调调查方法的一致性。研究开始以后要严格按照调查工作手册收集资料,不能轻易更改标准,操作技术应熟练,记录要准确且最大限度地保证资料的真实性,同时研究者还要定期检查资料的质量,并设立资料质量控制程序。

3.尽可能采用盲法收集资料

采用盲法收集资料可以消除研究者和研究对象主观因素的影响,研究和临床试验中让观察者不了解研究对象的暴露情况和分组状态,以此收集和测量到的阳性结果就能保证其真实性。此外,尽可能在作出诊断前收集资料,亦可有效地减少信息偏倚。

4.尽可能采用客观指标的信息

在实际工作中使用盲法收集资料有时不可行,因此尽可能收集客观的定量指标,如利用实验室方法,避免开放式问题,以及查阅病历等医学记录,以此减少收集资料中的系统误差。

5.广泛收集各种资料

在可能的情况下,收集资料的范围尽可能有意识地扩大,这不但可以收集详细的疾病资料,还可以收集一些虚变量,即与疾病和暴露因素关系不密切的资料,借以分散调查者和研究对象对某因素的注意力,减少主观因素造成的误差。

6.研究中使用的各种仪器、试剂、方法应当标准化。尽量采用金标准进行分类判断

7.其他

一定的调查技巧可以在一定程度上避免信息偏倚,如可选择一个与暴露史有联系的鲜明的记忆目标帮助其联想回忆等技巧以减少回忆偏倚。

此外,对在条件允许时询问到的暴露史,尽可能与客观记录核实。敏感问题可通过调查知情人或相应的调查技术获取正确的信息。

科研用的测量仪器要精准度高,使用前必须校准;采用的测量方法要敏感度、特异度均较高。

四、混杂偏倚

(一) 概念

在评价研究因素与疾病或某一现象之间的关系时,可能存在一个或多个外来因素(extraneous factor),如果这个外来因素与前二者之间均有联系并且可以增加或减少所研究的效应,导致研究因素的效应与外来因素的效应混合在一起,从而全部或部分地缩小或夸大了所研究因素与疾病之间的真实联系,将导致研究结论发生系统误差。这种外来因素就成为混杂因素(confounding factor)。因混杂因素导致的系统误差称为混杂偏倚。混杂偏倚不能通过增加样本例数来减小或消除。

作为混杂因素必须满足两个条件:①该因素可影响结局,如可能促进或阻止阳性结局的发生,即其是独立危险因素;②该因素不均匀地分布于比较组之间。若该因素是研究因素与疾病病因链上的中间环节或中间步骤,即是因果关系中的中间变量,则其不是混杂因素。

混杂因子特点见下图11-2:

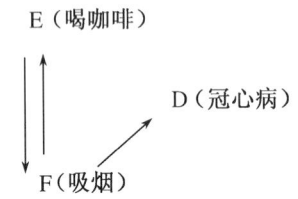

E(喝咖啡) ⇌ F(吸烟) → D(冠心病)
当研究E与D的关系时,F为混杂因素,因F与E、D都有关系

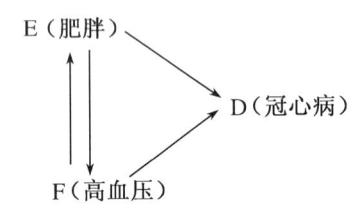

E(肥胖) → D(冠心病) ← F(高血压),E ⇌ F
当研究E与D的关系时,F为混杂因素
当研究F与D的关系时,E为混杂因素
E、F互为混杂因素

图 11-2 混杂因子的特点

例 11.12

以饮酒与肺癌因果联系的病例对照研究来说明混杂偏倚对研究结果的影响,初步结果见表 11-8。

表 11-8 饮酒与肺癌的关系

	肺癌例数	对照例数	共计
饮酒	60	60	120
不饮酒	200	520	720
合计	260	580	840

$$cOR = \frac{60 \times 520}{60 \times 200} = 2.6$$

提示:饮酒者患肺癌的危险性是不饮酒者的2.6倍,说明饮酒可能是肺癌的危险因素。但若按老年和青年分两组分别统计,则结果完全不同,见表 11-9。

表 11-9 青年和老年饮酒与肺癌的关系

	青年			老年		
	肺癌例数	对照例数	共计	肺癌例数	对照例数	共计
饮酒	10	50	60	50	10	60
不饮酒	100	500	600	100	20	120
共计	110	550	660	150	30	180

$$aOR(\overline{F}) = \frac{10 \times 500}{100 \times 50} = 1 \qquad aOR(F) = \frac{50 \times 20}{10 \times 100} = 1$$

这表明无论青年或老年,饮酒并不增加患肺癌的危险性。又若按饮酒、不饮酒分层统计,分析年龄和肺癌的关系,结果见表 11-10。

$$aOR(F) = \frac{50 \times 50}{10 \times 10} = 25 \qquad aOR(\overline{F}) = \frac{10 \times 50}{100 \times 20} = 25$$

本例初步分析的粗优势比(cOR)为 2.6,提示饮酒有可能是肺癌的危险因素。但经不同年龄组分层后,无论是青年组或是老年组其校正优势比(aOR)均为 1,即不支持饮酒与肺癌的发生有联系的可能。提示本研究有可能受年龄因素的影响发生了混杂作用。进一步再按饮酒与否进行分层分析,两个优势比均为 25,即老年人不管饮酒与否其发生肺癌的危险性是年轻人的 25 倍。进一步说明年龄才是发生肺癌的真正的危险性因素。

表 11-10 饮酒与不饮酒者年龄与肺癌的关系

	饮酒			不饮酒		
	肺癌例数	对照例数	共计	肺癌例数	对照例数	共计
老年	50	10	60	100	20	120
青年	10	50	60	100	500	600
共计	60	60	120	200	520	720

在该项研究中外部因素年龄因素与所研究的肺癌及研究因素饮酒均有关系,即本例中,年龄因素就是一种独立的变量,并非作者原计划研究的暴露因素,但年龄与饮酒有一般的关系(老年人中饮酒比例是青年人的 3.67 倍),且肺癌组老年人所占比重是非肺癌组的 11.6 倍,因此年龄是饮酒的混杂因素,且是本研究中肺癌发生的真正危险因素。该研究存在影响结果真实性的混杂偏倚。

混杂偏倚与选择偏倚和信息偏倚不同,混杂偏倚可以在结果分析时进行评价,通过分析暴露与疾病的关联发生改变而说明混杂作用的存在。混杂作用并不是"全或无"的,它可在不同研究中产生不同的作用。

(二)正混杂偏倚和负混杂偏倚

1.正混杂偏倚

指由于混杂因素的作用,使暴露因素与疾病之间的关联被夸大。

例 11.13

以性格类型与冠心病关系的病例对照研究加以说明。在 257 名冠心病患者中,A 型性格者有 178 人,占 69%,而在 514 名对照中,A 型性格者有 243 人,占 47%。粗比值比(OR)为 2.50。结果表明 A 型性格者较 B 型性格者易患冠心病。然而吸烟的作用不容忽视,于是将上述资料按是否吸烟分为两层,结果见表 11-11。

表 11-11 性格类型与冠心病关系的分层分析

分组	吸烟			不吸烟		
	A 型性格	B 型性格	合计吸烟	A 型性格	B 型性格	合计不吸烟
冠心病	168	34	202	10	45	55
对照	189	38	227	54	233	287
合计	357	72	429	64	278	342
aOR		0.99			0.96	

按吸烟与否分层分析后,校正比值比(aOR)小,均不到1。说明性格类型与冠心病的关联由于吸烟的混杂作用而夸大。

2.负混杂偏倚

指由于混杂因素的作用使暴露因素与疾病的关联被人为地减弱。

例11.14

以接触粉尘与慢性呼吸道疾病关联的病例对照研究为例加以说明。在600名慢性呼吸道患者中接触粉尘者为200名,占33%,而对照组的5 400名对象接触粉尘者有1 800人,占33%,cOR为1.00。该结果提示接触粉尘与慢性呼吸道疾病无关联。进一步考察年龄的作用,将研究对象分为小于50岁和大于50岁两组进行分层分析,结果见表11-12。

表11-12　接触粉尘与慢性呼吸道疾病关系的分层分析

分组	小于50岁 接触粉尘	未接触粉尘	合计	大于50岁 接触粉尘	未接触粉尘	合计
慢性呼吸道疾病	110	380	490	90	20	110
对照	390	2 620	3 010	1 410	980	2 390
合计	500	3 000	3 500	1 500	1 000	2 500
aOR	1.94			3.13		

由此可见,按年龄组分层后,校正比值比(aOR)均大于1,说明接触粉尘与慢性呼吸道疾病的关联由于年龄的混杂作用而减弱。

(二)混杂偏倚的识别

对混杂偏倚的识别可以根据混杂偏倚产生的机理,结合专业知识,并运用定量分析的方法进行判断和控制。一般来说识别混杂偏倚的方法有下面几种。

1. 根据专业知识提出研究中可能存在的混杂因子

常见的混杂因子分为两类,一类是人口统计学指标,如年龄、性别、种族、职业、经济收入、文化程度等;另一类是除研究因素以外的危险因素,如研究氡气与肺癌关系时,吸烟就是一个可能的混杂因素。

2. 利用分层分析进行判断

表11-13　分层分析示意

	分层前 D	$\overline{D}$		分层1 D	$\overline{D}$		分层2 D	$\overline{D}$
E	a	b	有F　E	a_1	b_1	无F　E	a_2	b_2
$\overline{E}$	c	d	$\overline{E}$	c_1	d_1	$\overline{E}$	c_2	d_2
	cRR			aRR_1			aRR_2	

对整理如上表的资料,在未分层的资料中用cRR来描述E与D的联系强度,此时的cRR未考虑混杂因子的作用。假定在此研究中,存在一个可疑混杂因子F,则cRR含有被混杂因子F的效应在内。为了去除因子F的作用,对是否有F因子进行分层,然后对各层的E与D

的联系进行考察。按一般的逻辑,如果可疑混杂因素 F 不起作用,那么分层前后的效应值应是一致的。因此,我们可以通过对分层前后的 RR 值的比较来判断是否存在混杂。

总的来说,当外来因素符合混杂因素的三个基本条件,且在各比较组中分布不均衡时,高度怀疑其为混杂因子,当 $cRR(cOR) \neq$ 分层后的 $aRR_i(aOR_i)$,各分层 $RR_i(OR_i)$ 相等或相近,则混杂偏倚存在。

但外来因素的作用并非仅为混杂,$cRR(cOR) \neq$ 分层后的 $aRR_i(aOR_i)$ 也可以是由于因素间的交互作用所致。在 $cRR(cOR) \neq$ 分层后的 $aRR_i(aOR_i)$ 的情况下,理论上,当样本足够大时,如各分层的 $RR_i(OR_i)$ 相等,则主要是混杂所致;如果分层的 $RR_i(OR_i)$ 不等,则以因素间的交互作用为主。

3. 采用多元分析模型

例 11.15

当分层分析由于分层较细,或样本量较小无法进行分层分析时,可以考虑采用多元分析模型进行分析。

在饮酒与食道癌的病例对照研究中,考虑到年龄可能是混杂因素,按年龄分层后整理资料如表 11-14。

表 11-14 饮酒与食道癌按年龄分层后的分布

年龄组	病例 饮酒	病例 不饮酒	对照 饮酒	对照 不饮酒
1(25~34)	1	0	9	106
2(35~44)	4	5	26	164
3(45~54)	25	21	29	138
4(55~64)	42	34	27	138
5(65~74)	19	36	18	88
6(75~85)	5	8	0	31
合计	96	104	109	665

对此资料,如果不考虑年龄的混杂作用,可以简单地估计饮酒与食道癌的优势比 $OR = (96 \times 665)/(104 \times 109) = 5.63$。如果考虑年龄的混杂作用,就要分层估计 OR,但本资料的第一组和第六组都出现频数为 0,显然不能估计 OR,分层后这部分资料的信息将丧失。运用 logistic 回归模型就可以很好地利用所有信息,校正混杂作用,估计排除年龄影响后饮酒与食道癌的关系。

设 $X=1$ 表示饮酒,$X=0$ 表示不饮酒,对上述资料作饮酒与食道癌的 logistic 回归分析可得方程 $\text{logit}(P) = -1.855 + 1.728X$,从而,饮酒与不饮酒的优势比为 $OR = \exp 1.728 = 5.63$。将年龄看成无序多分类变量,用 5 个哑变量 age1,age2,age3,age4 和 age5 分别表示年龄组 2~6;若年龄在以上 5 组中的某一组,则相应的哑变量取值为 1,其他哑变量取值为 0。若年龄在 25~34 组,则 5 个哑变量均取值为 0。再拟合 logistic 回归方程得到:

$\text{logist}(P) = 5.053 + 1.542 \text{age1} + 3.198 \text{age2} + 3.717 \text{age3} + 3.966 \text{age4} + 3.961 \text{age5} + 1.667X$

结果显示校正年龄后,饮酒者与非饮酒者相比,患食道癌的优势比 $OR = \exp 1.667 = 5.30$,比未校正时的优势比 5.63 稍有下降,说明年龄有混杂作用。

从上例我们可以看出与经典的分层分析方法相比,运用 logistic 回归模型可以充分利用资料中的信息,特别是混杂因素较多,需要分层数目较大,而总样本量不是很大时。尤其是现在复杂的多元分析方法都可以在计算机中方便地实现。因此在研究分析阶段控制混杂的影响应该更多地考虑采用多元分析方法。

(三)混杂偏倚的控制

1.在研究设计阶段可以采用下列方法控制混杂

(1)对研究对象进行限制

指对研究对象的选择条件加以限制。将已知存在混杂因素的对象不纳入研究,规定各比较组在人口学特征上近似或在疾病特征上相同。如已知吸烟是冠心病的危险因素,在研究饮酒与冠心病关系时,排除吸烟者。研究服用避孕药与心肌梗死关系时,考虑到年龄是混杂因素,而只选取35~44岁年龄段的妇女进入研究。采用限制的方法在病例来源广泛时,最为方便,但这种方法只能针对最重要的混杂因子,并且不能研究混杂因素与暴露因素间的交互作用。但如果严格限制研究对象,则会影响研究对象的代表性,使研究结果在一般人群推论受到限制。

(2)配比

是较常用的控制混杂因素的方法。将可疑混杂因素作为配对因素,使各比较组同等分配具有同等混杂因素的对象,以此来消除混杂作用。各种流行病学研究都可用配比的方法消除混杂因素的影响。就是采用个体配比或频数配比的方法使可能的混杂因素在各比较组中分布均衡,从而达到控制混杂的目的。

配比可分为个体配比(pair matching)和频数配比(frequency matching)。前者是每一个暴露组或病例组的对象选择一个或几个非暴露或非病人的对照人群的对象作为对照,组成对子,每个对子具有某些相同的特征,在资料分析时亦不拆开对子。后者亦称为成组配比,即在获得暴露组或病例组后,根据可疑的混杂因素在暴露组或病例组中的分布情况,选择与其相同或相似的对照组,使混杂因素在两组中均衡分布以消除其影响。在临床流行病学研究中可根据研究目的和专业知识选择可疑的混杂因素进行配比,但注意在一项研究中配比因素不能过多,其原因一是会增加获得符合条件对象的难度,二是配比因素不能在研究中加以分析,可能会损失信息。近年来有学者认为配比会造成无法分析混杂因素与暴露因素的交互作用,而不主张在研究中使用配比。

(3)分层抽样

在进行人群调查时,先按可能的混杂因素进行分层,然后在各层内进行随机抽样,这样可以较好地控制混杂。

(4)随机分配或抽样

在实验性研究中,将研究对象随机分配到各组中去,可以提高各组的均衡性,使混杂因素在各组间分配均匀。而对于大样本的研究中,采用随机抽样可以增加各组间的均衡性。

2.在分析阶段可以采用下列方法控制混杂

(1)分层分析

将已知的或可疑的混杂因素按其不同水平分层,然后分别就暴露与疾病的联系做分析。这种方法适合于设计和实施阶段出现误差,已无法更改资料,经过分层分析,可以控制混杂因素的影响。分层有单纯分层分析法和Mantel-Haenszel分层分析法。分层分析的缺点就在于当因素分得较细或样本量较小时,分层分析就会十分困难,这时人们不得不进行层合并,或者直接采用多因素分析方法。

(2)标化的方法

当不同暴露强度组间混杂因素分布不均匀时,按照统计学标准化的方法,将需比较的两个率进行调整,使可疑的混杂因素在两比较组中得到同等加权从而获得有可比性的标准化率,再计算相应的效应值 RR 或 OR,以此避免混杂因素的影响。

(3)多因素分析方法

可以采用 logistic 回归、Cox 模型、对数线性模型等方法进行分析,以此可以有效地消除混杂因素的影响。具体做法可以参考相关书籍。

第三节 机 遇

一、机遇的概念

机遇是指在随机抽样过程中由于抽取样本的随机变异而引起的误差。所以机遇又称抽样误差或称为随机误差。在临床科学研究中,我们观察的患者病例,只是该病总体的一小部分,一般不可能是该病的总体;在总体中,由于各个个体之间存在着差异,在随机抽样时样本的均数与总体的均数总是存在差异的;而样本的观察值总是落在总体值的两侧,是围绕在总体值周围而分布的,当观察的数量达到一定水平时,观察值高于或低于总体值的可能机会一般来说是相似的,所以称抽样误差为机遇。

对于一个假定完全避免了偏倚的样本作观察时,所得的结果仍会与真实情况有一定差异,这就是由于抽样的研究对象的随机变异而引起的误差,换言之是由于机遇引起的差异。

机遇是某种结局可能出现的概率,而非观察本身的原因引起的,非人为因素造成的,与系统误差的性质不同。其特点是每次测量结果总是在真实值上下波动而始终不能消除与真实值的差异。现以测量血压这一十分常见的医疗活动为例来说明。每位医生都会有此体会,同一医生同一病人,在同一段短时间内连续测量血压 10 次,其结果不会完全一致。又如由 5 名医生来测量,虽然仍然是同一病人、同一段时间,其误差要比上述同一医生测量者更大一些。如果在不同时间、不同生理状态下测量,误差会更大。再如对一组人群调查其血压的分布,其结果必然更为离散。除测量器械的准确度,人体生理因素差异及各测量人判定终点的不一致因素外,抽样中的随机变异是造成此现象的重要原因。

在临床研究中,无论何种设计,都不可能在整个人群和全部病例中进行,而只能从中抽取一部分样本进行研究。因此就会不可避免地产生抽样误差,一项临床研究结果提示说研究的两组存在差异,这种差异可能是真实的,也有可能是由于抽样误差引起(即机遇造成)而不是真正的差别,只能通过统计学分析才能加以判别这两种本质不同的差别。有些临床研究无法重复,机遇是主要原因之一。研究和应用机遇的规律,了解其在研究设计、测量和评价中的影响,是临床流行病学的重要内容之一。

影响机遇发生的重要因素是样本量,若在研究中反复抽样,假定没有偏倚影响,随着样本量增加,测量值会越接近真实值。尽管理论上讲为尽可能减少机遇的影响,样本应越大越好,但实际上样本不能无限制地扩大,因此要在机遇的影响减少到容许接受范围内决定样本量。样本量的决定因素主要为观察对象个体间的差异、研究结果的差异及 P 值、α 和 β 错误的大小。如果研究对象个体差异小,研究结果各比较组间相差较大,则需要较少的样本量;反之,就需要较大的样本量。

二、机遇与偏倚的关系

1.机遇的特点

样本的观察值是分布在总体值(即真实值)的两侧,而不是偏向一侧,服从正态分布;采用统计方法只能是抽样误差尽量减小,但不能完全消除。增大样本数量可以减小随机误差,随着样本数量的加大,其样本均数越靠近总体的平均水平,但随机误差是无法被彻底消除的。抽样误差可通过显著性检验、可信限等统计方法加以识别和计算、估计其大小。

2.偏倚的主要特点

偏倚是属于系统误差,是人为的误差,可以消除;其样本值是偏向总体值的一侧,其误差的向量方向是一致的。

3.机遇与偏倚的关系

机遇和偏倚都是影响结果可靠性和真实性的重要因素,都是临床研究中经常会碰到的误差;两者之间并非是相互排斥的,在多数情况下,它们是共存的。但由于它们产生的原因不同,应该加以区别。偏倚应该消除,而机遇只能使其减小,而不可能被消除。

偏倚和机遇的关系和区别见图 11-3,以动脉导管直接测定血压可以得到血压真实值,但通常只能使用袖带式血压计测定以获得体外血压的间接测量值,它与真实值之间的差异是由于检测方法引起的,即为偏倚。当用袖带式血压计测量血压时,尽管认真控制条件,反复测定,但所获得的测量值总有差异,都围绕均数上下波动,在一个范围内变化,这就是机遇的影响。

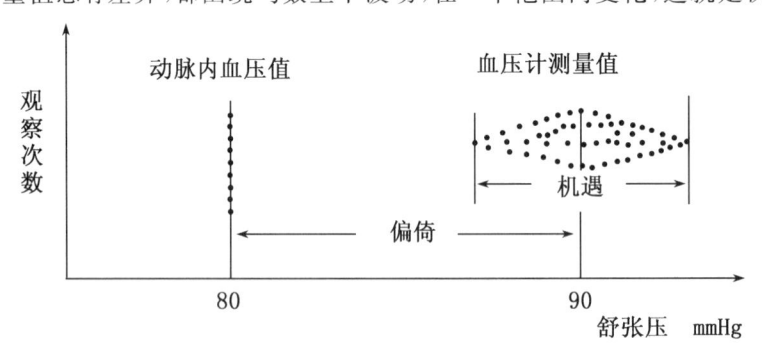

图 11-3 偏倚和机遇的关系图解

(资料来源:《临床流行病学》,2000)

从理论上讲,偏倚是研究设计不正确以及实施中的不规范等因素所造成的人为误差,因此可以通过完善的研究设计、正确客观的测量方法和适当的分析方法加以控制和消除,使其影响减少到最低程度。这也是认识分析偏倚的原因并进行处理的目的。对于已知的偏倚可以通过一系列方法加以控制,而对于未知的偏倚,只有通过严格的随机化加以控制,并在资料分析阶段采取有效的方法加以处理,以使偏倚的影响减弱到最小。机遇是所有抽样研究固有的误差,只要不是以全部人群为研究对象,不可能纳入全部被研究的患者,机遇总是不可避免地存在。

三、机遇的控制方法

由于在总体中各个样本之间存在着差异,因此在随机抽样中由于样本的差异而引起的差异误差是客观存在的,是不可避免的。机遇的大小受总体样本变异程度、抽样方法和样本大小有所影响。总体样本变异程度是客观存在的,可以用统计指标来表示,我们可以通过合理的科研设计,在设计中采用随机抽样的方法和适合的样本大小来尽量减少抽样误差,将抽样误差限制在能够接受的范围之内。

(一)合适的样本含量

在抽样调查中,首先需要根据研究目的与假设,确定 α 和 β 错误的概率大小等因素来确定样本量。避免样本太大浪费人力和物力;样本太小,则难以获得正确的研究结果。

例如,一项临床研究比较两种药物对抑制肿瘤生长的效果。预期新药疗效为 40%,高于老药 10%,要求有 80% 的检验效能,即把握度 $(1-\beta)$,故 β 错误为 20%,且单侧检验 α 为 5%,以此条件计算出每组最少需为 280 例,共 560 例病人。因为两比较组差异较小才需要这样大量的样本数。反之,如果两比较组差异较大,或提高 α 和 β 错误的水平,就可适当减少样本量。关于样本量的计算,应参阅有关统计学书籍。

(二)随机抽样和随机分组

从总体研究对象中抽取样本进行研究时,必须遵守随机化原则,尽量采用随机性好的抽样方法,进行随机抽样和随机分组,以保证样本有较好的代表性和组间可比性,使研究结果具有较好的内部真实性和外部真实性。具体抽样的方法详见相关书籍。

(三)严格控制测量

为控制机遇的影响,应在研究实施阶段使用准确度高的仪器(方法),保证实验试剂、药剂等的质量,严格控制测量条件(包括人、机、环境等因素),尽量使每次测量时的各种因素保持齐同,提高研究结果的可靠性。

(四)统计学处理

在资料分析阶段,对研究结果进行统计学处理分析,可获得不同的假阳性和假阴性值,并计算 95% 可信限,准确地估计机遇影响的范围。例如诊断学试验,应详细计算诊断试验的真实性、可靠性、实用性等相关指标供评价和参考。

第四节 交互作用

临床研究中一般涉及多个因素,由于因素与因素间存在相互影响而表现出彼此间的相互作用,多个因素的平均影响效应决定了最终研究结果,分析影响研究结果的各因素作用以及它们之间的相互作用是临床科研工作中的一项重要工作。

一、概念

不同学科、不同学者对交互作用(interaction)的概念定义存在差异。在流行病学研究中交互作用的一般含义指两个或多个因素相互依赖发生作用而产生的一种效应。当两个或两个以上的因子共同作用于某一事件时，其效应大于或小于两因子或多因子单独作用的效应时，表明因子间存在交互作用。McMahon 对流行病学交互作用的定义为："When the incidence rate of disease in the presence of two or more risk factors differs from the incidence rate more risk factors differs from the incidence rate expected to the result from their expected to the result from their individual effects."（译文：当两个或更多危险因子存在时疾病的发病率不同于它们独立作用所期望的发病率。）

交互作用包括统计学交互作用(statistical interaction)、生物学交互作用(biological interaction)和公共卫生交互作用(public health interaction)三类。统计学交互作用指采用数学模型研究暴露单个风险因素作用的总和或乘积是否等于同时暴露两个或多个风险因素的作用以评价交互作用，虽不涉及生物学机理，但有助于探索病因。生物学交互作用指采用生物作用机制模型或抽象生物模型评价交互作用，与生物作用机制有关。公共卫生交互作用应用统计学模型，更加关注公共卫生效果评价。在实际研究中，人们常常将前两者混淆，在分析中采用统计交互方法，而将结果解释为生物交互现象。我们这里主要介绍的统计学交互作用即专指两个或两个以上的因素作用于同一对象时，其效应可能大于或小于两个单独作用效应之和。生物学上称为增效(synergism)或拮抗(antagonism)作用，与上述偏倚、混杂、机遇均不同，它不发生质的误差，只是夸大或缩小了联系强弱的程度。交互作用广泛存在于医学研究中，如临床治疗中常遇见的食物和药物、药物与药物间的交互作用，病因研究中各种暴露因素间的交互作用等。需要注意的是有统计交互不一定意味着有生物学意义，下结论要慎重。

二、统计学交互作用的一般理论

X：因素 X。$X=1$：暴露于 X 因素；$X=0$：未暴露于 X 因素

Z：因素 Z。$Z=1$：暴露于 Z 因素；$Z=0$：未暴露于 Z 因素

R：效应。R_{11}：同时暴露 X 与 Z 时的效应；R_{10}：暴露 X 与未暴露 Z 时的效应；R_{01}：暴露 Z 与未暴露 X 时的效应；R_{00}：X 与 Z 均未暴露时的效应。

（一）交互作用的类型

当两个或两个以上的因子共同作用于某一事件，其效应明显大于这些因子单独作用的和或积时，称这些因子间存在"协同作用"或正交互。假定 X 与 Z 两个因子间存在交互作用，X 与 Z 的联合作用大于 X 和 Z 的单独作用之和或积，或者 X 存在时，Z 的作用增强了，或 Z 存在时 X 的作用增强了，则称 X 与 Z 之间存在协同作用。在有些地方也称之为超可加性。

而当两个或两个以上的因子共同作用于某一事件时，其效应明显小于这些因子单独作用的和或积时，称这些因子间存在"拮抗作用"或负交互。假定 X 与 Z 两个因子间存在交互作用，X 与 Z 的联合作用小于 X 和 Z 的单独作用之和或积，或者 X 存在时，Z 的作用减弱了，或 Z 存在时 X 的作用减弱了，则称 X 与 Z 之间存在拮抗作用。在有些地方也称之为亚可加性。

(二)交互作用的模型

交互作用的判定与其选用的模型有关,交互作用的模型有两类,加法模型和乘法模型,分述如下。

1.加法模型

相加模型假定若交互作用不存在时,两个或两个以上的因子共同作用于某一事件时,其效应等于这些因子单独作用时的和,即具有可加性。

如果测量的效应为率差,X 与 Z 无交互作用的条件为:

$Z=1$ 时的率差$(R_{11}-R_{01})$等于 $Z=0$ 时的率差$(R_{10}-R_{00})$:

$$R_{11}-R_{01}=R_{10}-R_{00} \quad \text{(公式 11-1)}$$

可以把这个等式写成:$R_{11}-R_{00}=(R_{10}-R_{00})+(R_{01}-R_{00})$ （公式 11-2）

如果符合公式 11-2,表明 X 与 Z 符合以率差为测量指标的加法模型。

如果测量的效应为率比,X 与 Z 无交互作用的条件为:

将公式 11-1($R_{11}-R_{01}=R_{10}-R_{00}$)等号两边均除以 R_{00},则:

$$R_{11}/R_{00}-R_{01}/R_{00}=R_{10}/R_{00}-1 \quad \text{(公式 11-3)}$$

公式 11-3 也可写成:$R_{11}/R_{00}-1=(R_{10}/R_{00}-1)+(R_{01}/R_{00}-1)$ （公式 11-4）

如果符合公式 11-4,表明 X 与 Z 符合以率比为测量指标的加法模型。

2.乘法模型

相乘模型假定若交互作用不存在时,两个或两个以上因子共同作用于某一事件时,其效应等于这些因子单独作用时的积。

X 与 Z 无交互作用的条件为:如果$(R_{11}-R_{01}=R_{10}-R_{00})$成立,意味着危险度的可乘性,等式两边均乘 R_{01}/R_{00},则

$$R_{11}/R_{00}=(R_{10}/R_{00})(R_{01}/R_{00}) \quad \text{(公式 11-5)}$$

即 X、Z 均暴露时的效应等于二者分别暴露时效应的简单相乘。

公式 11-5 两边取自然对数得到等式:

$$\ln(R_{11}/R_{00})=\ln(R_{10}/R_{00})+\ln(R_{01}/R_{00}) \quad \text{(公式 11-6)}$$

如果符合公式 11-5、公式 11-6,表明 X 与 Z 符合乘法模型。

3.假设的例子

例 11.16

如表 11-15 的假设数据。

表 11-15 吸烟和石棉暴露与肺癌发病的关系

吸烟	石棉暴露 是	石棉暴露 否
是	40	8
否	5	1

如果吸烟为 X 因素,石棉暴露为 Z 因素,则从上表数据可得 $RR_{00}=1$；$RR_{11}=40$；$RR_{10}=8$；$RR_{01}=5$。

采用相加模型以危险差为指标时,$R_{11}-R_{00}=40-1=39$ $(R_{10}-R_{00})+(R_{01}-R_{00})=8$

$-1+5-1=12$,则吸烟与石棉暴露之间存在交互作用。

采用相乘模型时,$R_{11}/R_{00}=42/3=14=(R_{10}/R_{00})(R_{01}/R_{00})=(8/1)(5/1)=40$,则吸烟与石棉暴露之间不存在交互作用。

(三) 评价交互作用的指标

(1) 交互作用超额相对危险度(Relative excess risk of interaction, RERI)

$RERI=RR_{11}-(RR_{10}+RR_{01})+1$

(2) 交互作用归因比(Attributable proportion of interaction, API)

$API=[RR_{11}-(RR_{01}+RR_{10})+1]/RR_{11}$

(3) 交互作用指数(Synergy index, S)

$S=(RR_{11}-1)/(RR_{10}-1)+(RR_{01}-1)$

以上各指标均是依据加法模型计算的,所反映的重点不同,均可做区间估计(请参考统计学)。

三、交互作用与混杂的区别

交互作用是因子间的一种客观联系,是研究中需要寻找和进行描述的客观现象,它的存在与否与研究设计无关。而混杂,是对研究真实性的歪曲,是在研究中必须尽量避免和防止的,它的存在与否取决于研究设计,可以通过设计的更改进行防止。对交互作用来说,暴露于两个或两个以上因素所产生的效应是恒定的,从数学上来说是常数,研究交互作用可帮助人们了解这些因素的生物学特性。但是混杂并不是一个因素的固定不变的特性,即在一项研究中它起混杂作用,在另一项研究中可能不是混杂因子。交互作用判定的主要根据为 $aRR(\overline{F});RRdf|E \neq aRRdf|\overline{E}$。病例对照研究则以 OR 代替 RR。

例 11.17

如病毒性肝炎继发感染与皮质激素治疗的因果关系的研究结果见表 11-16。

表 11-16 皮质激素治疗与医院感染的联系

组别	发生感染病例数	未发生感染病例数	合计
使用组	102	90	192
未用组	50	520	570
合计	152	610	762

$\chi^2=174.16$ $P<0.01$ $cRR=6.06$

初步分析提示皮质激素治疗是促使病毒性肝炎继发感染的危险因素。因用皮质激素者发生继发感染者为未用者的6倍,差异有非常显著的意义。

为分析病情轻重是否可能是导致继发感染的混杂因素,进一步进行了分层分析,结果见表 11-17、表 11-18。

表 11-17 病情轻重与感染联系的分层分析

组别	重型 感染	重型 未感染	中等严重 感染	中等严重 未感染
使用组	96	30	6	60
未用组	20	60	30	460

$\chi^2=50.06$ $P<0.01$ $\chi^2=0.43$ $P>0.05$

$aRR(F)=3.05$ $aRR(\overline{F})=1.48$

表 11-18 皮质激素治疗与感染联系的分层分析

病情	用皮质激素组 感染	用皮质激素组 未感染	未用皮质激素组 感染	未用皮质激素组 未感染
重型	36	30	6	60
中等严重	6	60	30	460

$\chi^2=75.64$ $P<0.01$ $\chi^2=23.81$ $P>0.01$

$RRdf|E=8.38$ $RRdf|\overline{E}=4.08$

结果提示：

(1) 无论重型或中等严重程度的患者,是否用皮质激素与感染的联系强度(aRR)均显著地低于未分层前,分别下降了 50% 与 76%。因分层后两个 aRR 均小于 cRR,其最高值为 3.05,它们的加权平均数不可能大于 3.05,故确定 $cRR>aRR$。提示存在正混杂。

(2) 无论是否使用皮质激素治疗,重型患者的感染发生率均显著高于中等严重程度者。

$2\times2\times2$ 表显著性检验,得 $\chi^2=9.32,P<0.01$。由此可见确定病情轻重才是决定肝炎病人是否容易发生感染的重要危险因素。

本例符合前文所述判定混杂因素的三个条件。故可确定病情轻重是混杂因素,即病情轻重是导致病毒性肝炎继发感染的危险因素。但另一个问题是否存在交互作用。从表 11-16 可看出 $aRR(F)\neq aRR(\overline{F})$,$2\times2\times2$ 表显著性检验 $\chi^2=9.32,P<0.01$,提示可能有交互作用的存在。若加上 $RRdf|E\neq RRdf|\overline{E}$,相关也有显著性意义,提示混杂因素(F)与暴露因素(E)两者的存在与否均对结果有影响。如果 $aRR(F)=aRR(\overline{F})$;$RRdf|E=RRdf|\overline{E}$,就只存在混杂而无交互作用。

混杂与交互作用,可以单独存在,也可以同时存在。当 $aRR(F)>aRR(\overline{F})$ 时定为正交互;$aRR(F)<aRR(\overline{F})$ 时定为负交互。当 $cRR>aRR$ 时定为正混杂;$cRR<aRR$ 时定为负混杂。强交互作用存在时,混杂已不是什么重要问题了,同交互作用相比已无关紧要了。

例 11.18

下面队列研究也反映出交互作用与混杂现象的区别。

表11-19 某队列研究资料的分层分析

分层前				分层 1				分层 2		
	D	$\overline{D}$			D	$\overline{D}$			D	$\overline{D}$
E	200	800	有	E	194	706	无	E	6	94
$\overline{E}$	50	950		$\overline{E}$	21	79		$\overline{E}$	29	871
$cRR=4.75$				$aRR_1=1.03$				$aRR_2=1.92$		

结果显示,分层后 aRR 均小于 cRR,说明因素 F 的存在夸大了 E 与 D 的联系,存在混杂现象,但是在有无 F 的情况下,E 对 D 的效应也有差别,即各层间的效应值也不等,如果这种差别超出了随机误差的范围的话,就可以认为有交互作用的存在。

表 11-20 列出的是用分层分析混杂和交互作用的例子。

表11-20 分层分析混杂现象与交互作用

例	cRR	aRR_1	aRR_2	结果判定
1	2.36	2.48	2.33	无混杂、交互作用
2	2.36	3.56	3.49	负混杂、无交互作用
3	2.36	1.08	1.16	正混杂、无交互作用
4	2.36	1.13	5.06	无混杂、负交互作用
5	2.36	2.63	6.23	负混杂、负交互作用
6	2.36	0.56	0.64	正混杂、无交互作用
7	2.36	0.58	3.89	无混杂、负交互作用

四、交互作用的识别

(一)分层分析

分层分析是识别交互作用比较经典的方法,可以通过比较按照可疑的交互因素分层后层间的效应测量值和相对危险度或率差来判断是否产生交互作用。交互作用判定的主要根据为 $aRR(F) \neq aRR(\overline{F}); RRdf|E \neq RRdf|\overline{E}$,病例对照研究则以 OR 代替 RR。但是鉴于各层的效应测量值的差异可能是随机误差所致,因此必须进行统计学检验才能作出判断,常用的方法有:Mental-Haenszel法、Wolf法、直接分层分析、最大似然比检验等。具体做法可以参见有关书籍。

(二)多因素分析模型

我们可以采用 logistic 回归模型、多元回归分析识别因素间的交互作用是否存在。但需要说明的是在这些模型中,一般是以相乘模型为基础估计因素间的交互作用,对数据要求严格,对结果的解说也存在一定问题。

(三)采用交互作用指标进行估计

由于多因素分析模型中采用因子乘积项分析交互作用存在许多不足,有学者提出构造交互作用指标进行估计的方法(参考统计学)。

(四)广义相对危险度模型

在了解所研究资料的联合作用时,通常可以通过广义相对危险度模型加以拟合,然后采用与研究资料最接近的模型来确定交互作用。由于这种模型分析方法无需像目前所用的多元分析方法那样事先假定研究资料的模型(这些方法一般假定为相乘模型),所以能够比较客观地分析因素之间的关系(参考统计学)。

(林　辉　朱才众)

参考文献

1. 熊鸿燕,易东.医学研究方法——设计、测量与评价.重庆:西南师范大学出版社,2005
2. 王蓓.临床流行病学.东南大学出版社,2004
3. 王家良.临床流行病学.北京:人民卫生出版社,2000
4. 徐德忠.临床科研方法与实例评价.第四军医大学出版社,2006
5. 刘建平,冷泰俊.临床科研方法——理论与实践.北京:军事医学科学出版社,2000
6. 耿直,胡永华.交互作用的统计推断.北京:中华流行病学杂志,2002,23(3):221~224
7. 任涛,詹思延,沈霞.流行病学研究中的偏倚与混杂.中华流行病学杂志,2004,25(9):811~813

第十二章 循证医学概述

循证医学(evidence-based medicine，EBM)指医护人员依据最新研究证据和临床经验，结合病人情况和要求，提出和实施最佳诊治方案并加以评价的医疗实践活动。循证医学所指的实践活动不仅仅是临床上对个体病人的诊治，还包括医疗卫生法规和政策的制定、公共卫生和预防策略的制定、医疗卫生服务组织和管理、医疗卫生技术准入、新药审批、医疗保险计划的制订、临床指南和统一式服务流程的制定、病人对服务项目的选择、医疗事故法律诉讼等一切与医疗卫生服务有关的活动和行为。其基本原理是通过全面、系统地收集质量可靠的客观证据，联合起来进行 Meta 分析，得出简明的综述结论，以电子出版物或其他形式交流系统评价资料。临床医生通过查阅资料提供的客观依据，结合个人经验，兼顾经济效益和价值取向，对患者个体作出合理的临床决策并处理病人。

第一节 EBM 产生的背景

一、临床治疗实践的需要

由于历史的原因，目前临床治疗实践中治疗方案的选择主要根据基础研究结果的推论、动物实验的结果、个人临床经验、零散的研究报告等，病人不参与选择。但随机对照试验发现：一些疗法理论有效但实际无效或弊大于利，而一些似乎无效的疗法实际上利大于弊，这可能是一些疗效的机制当前尚无法在理论上解释清楚。例如：通过系统综述后发现，利多卡因是纠正室性心律失常的有效药物，但增加心脏病死亡风险，Beta-阻滞剂纠正室性心律失常不如利多卡因，但可显著降低心肌梗塞的死亡和再发；心痛定具有较好的降血压效果，但却增加心肌梗塞和死亡风险；钙拮抗剂能有效减少脑梗死体积，但增加病死率。可见，临床治疗方案的选择只凭理论是不够的，还需要临床实践来检验，通过一系列的临床试验检验后才能作出客观、科学的评价，从而指导临床医疗实践。

二、卫生决策和合理分配卫生资源的需要

当今世界上绝大多数国家的卫生决策是根据政治、社会经济、文化和传统、专家意见以及零散的研究报告等因素确定的,对决策的合理性缺乏系统、客观的评价,势必造成许多有害或浪费卫生资源的现象。例如,一些有效的疗法长期得不到推广,而一些无效或有害的疗法却被广泛使用。一些制药厂家和医院为了追求高额利润造成医疗费用不断高涨,医疗质量却没有相应的提高;全球卫生资源目前均不同程度面临供不应求的挑战。由于疾病谱的变化,慢性疾病消耗了大量的卫生资源,人口老龄化对医疗保健的需求不断增加,一些发达国家医疗花费虽然很高,但质量仍然不高,存在资源分配不当,药物滥用和误用等问题。在有限的卫生资源中,满足社会所有的医疗卫生服务需求是不可能的。如何正确地进行卫生决策从而合理地利用有限的资源,是迫切需要解决的问题。

三、医学相关技术发展的产物

医学相关技术的发展为 EBM 的产生奠定了基础。如医学统计学的发展,提供了 Meta 分析方法,使系统综述成为可能;临床流行病学的发展,提供了大量具有规范设计的临床随机对照试验研究报告,使可靠的研究依据不断增加,使得 EBM 有证可循。而计算机的普及、互联网的广泛应用以及相关信息技术和通讯技术的发展使人们获得信息的途径和速度不断增加,使得 EBM 有证可依。由此看来,EBM 的产生和发展是这些相关技术发展的必然产物。

第二节　实施循证医学的步骤

传统医学在诊疗实践中以理论推导和个人经验为依据,医疗决策的确定程序中病人不参与选择。而促进医学实践从经验型转变为科学型的循证医学在医学实践中以可得到的最佳研究证据为依据,并且采用公认的判断指标对多种治疗选择进行分析比较,同时,医疗实践中重要的一环就是病人参与治疗的选择。

在实施循证医学的过程中,通常分为下面四个步骤:

一、确定临床实践中的问题

可将临床实践中遇到的诊断、治疗、预防、预后、病因等方面的情况转换为一个可以回答的问题形式,常见的问题有下面几个。

(1)病史和查体:怎样准确和快速地采集病史和查体,怎样恰当地解释这些资料的发现?

(2)病因:怎样准确地识别疾病的原因?

(3)临床表现:疾病临床表现的频率和时间,怎样应用这些知识对病人进行分类?

(4)鉴别诊断:怎样鉴别出那些可能的、严重的并对治疗有反应的原因?

(5)诊断性试验:怎样基于精确度、准确度、可行性、经济及安全等因素来选择和解释诊断性试验,以确定或排除某种诊断?

（6）预后：怎样估计病人可能的病程和预测可能的并发症？

（7）治疗：怎样为病人选择利大于弊和有确定疗效的治疗方法？

（8）预防：怎样通过识别和纠正危险因素来减少疾病的发生及通过筛查来早期诊断疾病？

临床问题的提出，往往涉及多个领域和多种层次，有可能是一般性的问题，适用于很大的群体，也有可能是非常特殊或是个别患者的问题。因此，在多种多样的问题中，我们最好能构建成统一格式的问题，目前国际上常采用 PICO 格式。（P：population，特定的患病人群；I：intervention，干预措施；C：comparator，对照组或另一种用于比较的干预措施；O：outcome，结局。）

例 12.1

一个 43 岁的男性，将要经历一次 12 小时的长途飞行，他想得到一些关于在这次长途飞行中如何防止深静脉血栓的建议。医生认为穿上长筒袜是目前最有效的预防方式。根据这一临床问题，我们构建一个 PICO 格式的问题。P：长途飞行的人；I：采用长筒袜压迫；C：不采用长筒袜压迫；O：预防深静脉血栓。经过这样的整理，形成的临床问题是：在长途飞行中，长筒袜的压迫能够预防深静脉血栓的发生吗？

二、检索有关医学文献

提出问题后，第二步就是要检索文献，也就是循证医学中的证据，可以采用各种方式检索，如上网、图书馆检索、会议资料和专家通讯等。

在检索到的文献类型中，可以按照不同的文献类型分为 5 个等级，它的可靠性依次递减，见表 12-1。

表 12-1 循证医学证据分级水平

推荐分级	证据类别	病因、治疗、预防的证据
A	1a	RCTs，系统综述
	1b	单项 RCT，95% 可信限较窄
	1c	全或无（传统治疗全部无效）
B	2a	队列研究的系统综述
	2b	单项队列研究及质量差的 RCT
	2c	结局研究
	3a	病例对照研究的系统综述
	3b	单项病例对照研究
C	4	病例分析或质量差的病例对照研究
D	5	没有分析评价的专家意见

（资料来源：《循证医学与临床实践》，2006）

检索到的文献主要分为原始文献和二次文献。目前常用的主要有下面几种。

（一）原始研究文献

1. MEDLINE（医学在线索引）

由美国国立医学图书馆建立，为国际上最大的医学数据库，共收录了 1996 年以来世界上 70 多个国家出版的 4 000 余种期刊的引文，主要涉及医学和健康及其相关的领域。其中，收录的中文医学杂志有40余种。

2.中国期刊全文数据库

中国期刊全文数据库(CJFD)是我国最大的期刊全文数据库,能每日更新。已收集了国内公开出版的6 100余种核心期刊的全文。自1999年以来积累了800余万篇文献,题录1 500余万篇,分为医药卫生、理工、农业、教育与社会医学、电子技术和信息科学等9大专辑,126个专题库。

(二)二次研究文献

1.Cochrane 图书馆

是由国际 Cochrane 协作网建立。Cochrane 图书馆是关于医疗卫生干预措施效果的可靠且最新信息的主要来源。

2.循证医学杂志

循证医学杂志(evidence based medicine,EBM)是双月刊,由 BMJ 和美国内科医生学院联合主办,为医疗卫生工作者从大量的国际性杂志中筛选和提供全科、外科、儿科、产科和妇科方面的研究证据。

3.美国内科医师学会杂志俱乐部

美国内科医师学会杂志俱乐部(ACP journal club)是双月刊,二次出版物,由 ACP 和美国内科协会联合主办。通过严格按照临床流行病学标准,筛选和提供已出版的研究报道和文献综述的详细文摘,使医疗卫生工作者掌握治疗、预防、诊断、病因、预后和卫生经济学等方面的重要进展,以结构摘要形式进行二次出版,约为原有文章的2%。

三、严格评价文献

检索到的证据,不能拿来就用,要通过严格的文献评价。只有高质量的文献,才能提供准确可靠的决策信息。

四、指导临床决策

循证医学的中心是证据,但是决不排除临床经验。使用证据一定要与临床实践密切结合,因为世界上没有两个相同的人,自然也没有两个相同的病人。一定要慎重考虑手中的证据是否适用于当前的病人。只有正确地使用证据,循证医学才能真正地为临床实践服务。

第三节 Cochrane 协作网

已故英国流行病学家和内科医师 Archie Cochrane1972 年发表《疗效与效益,保健服务中的随机反映》一书,论述了临床决策与文献进展的关系,发现临床决策往往落后于文献进展数年至数十年。1979 年正式提出 EBM 概念并认为"没有由专业人员定期地对所有相关的随机对照试验进行严格总结是我们职业上的一个大失误"。Cochrane 协作网是后人以他的名字命名的一个国际性、非赢利的民间学术团体,其宗旨是通过制作、保存、传播医疗卫生领域干预措施效果的系统评价,提高医疗保健干预措施的效率,帮助人们制定遵循证据的医疗决策。

一、组织机构

协作网是系统评价的组织生产单位,几乎涵盖临床医学的各个方面。它以中心为单元存在,中心的建立和发展有近 10 年的时间。1992 年 Cochrane 中心在英国牛津大学成立。1993 年中心第一次年会成立 Cochrane Collaboration。1992~1997 年,中心收集整理研究依据,建立资料库——Cochrane 图书馆。1998 年起,中心同时深入进行方法学研究,提高研究依据的质量,将研究依据及时应用于临床实践及医疗决策,使循证医学变为现实。1999 年,全球已有 15 个中心成立,遍布巴西、加拿大、荷兰、法国、意大利、西班牙、德国、挪威、南非、英国、澳大利亚、中国和美国,其中美国有三个中心。

目前,Cochrane 系统综述的结果正作为许多发达国家卫生决策的依据,影响着这些国家医疗实践、卫生决策、医疗保险、医学教育、医疗科研和新药开发,促进 21 世纪的临床医学从经验医学向循证医学的转变。

二、工作原则

Cochrane 协作网的每一个中心和每一个成员,都共同遵循以下原则。

(1)通力合作。Cochrane 协作网是一种全球性的合作,鼓励对内、对外的充分交流、公开决策和团队工作。网络中的成员各自完成自身研究领域的系统综述,将研究结果汇总到 Cochrane 图书馆,资源可以互享。

(2)热心奉献。吸收和支持具有不同技能和背景的人员参与合作。中心仅提供培训和工作指导,参与者的工作没有任何报酬。

(3)避免重复。通过良好的管理和协调,最大限度地提高工作效益。中心具有严格的注册登记系统,每一研究领域只允许一人或一综述组进行检索和系统综述,有效地避免了重复性工作。

(4)减少偏倚。为了减少偏倚,中心制定了一系列有关避免偏倚的措施。例如,严谨的科学设计,确保广泛的参与,统一判断随机对照试验的标准,数据库建立和资料分析的专用软件,以及避免因利益对结果产生的偏倚。

(5)及时更新。由于临床治疗研究在不断更新,经常有新的随机对照文献出现。已经进入 Cochrane 图书馆的系统综述随时需要增加新的内容。通过约定,作者在完成系统综述后需要随时关注研究动态,收集新的文献资料,对系统综述的内容定期进行更新,确保 Cochrane 系统评价随着有关新研究依据的出现而不断更新。

(6)力求相关。尽管系统综述完全建立在客观研究依据的基础上,但临床决策是一个复杂的过程,除了公认的一些疗效标准外,还涉及患者的经济承受能力、患者的不同需求等。如一些患者可能将延长寿命作为主要的期望疗效,而另一些患者则可能将提高生命质量和减轻痛苦作为主要的期望疗效。因此,Cochrane 协作网提倡采用能真正帮助人们选择医疗决策的疗效评价指标。

(7)促进普及。通过广泛传播 Cochrane 协作网的研究成果,发挥联合策略的优势,采用适当的价格、内容和媒体以满足全球用户的需要。

(8)保证质量。通过开放性运作,接受批评,采用先进的方法学和开发能改进质量的支持系统,以不断提高质量。

(9)持续发展。通过责任制,确保对评价、编辑处理和主要功能的管理与更新。

(10)广泛参与。促进不同阶层、语言、文化、种族、地区、经济和技术水平的国家和人民参与合作。

三、研究领域和方法学工作组

Cochrane 协作网所有注册的机构包括 Cochrane 中心、协作评价组、方法学组、领域和网络组,它的研究领域有:肿瘤网络、辅助医学(complementary medicine)、老年医疗保健、健康促进、初级保健、康复医疗及相关治疗、疫苗等七个方面,目前正在筹措的有儿童保健、护理和药品研究。已建立的方法学工作组有:适用性和推广性、代码与分类、经验方法学、卫生经济学、信息学、安慰剂作用、个案报告评价、筛查和诊断试验和统计方法。正在筹措综合干预、药物安全性、非随机对照试验、前瞻性 Meta 分析、定量信息、生存质量、培训与支持等工作组。随着网络的发展和研究工作的不断加深,研究的领域也将拓宽,相应的方法学工作组也将诞生。

四、主要任务

我国于 1999 年 3 月 31 日经国际 Cochrane 协作网指导委员会正式批准注册成为国际 Cochrane 协作网的第 15 个中心,中心设于四川省成都市的华西医科大学第一附属医院(现四川大学华西医院)。中心的主要任务有下面几方面。

(1)负责收集、翻译本地区发表的和未发表的临床试验报告,建立地区性临床试验资料库,并提交国际临床试验资料库,为本国和世界各国提供本地区的临床研究信息。

(2)开展系统评价,为撰写系统评价的本地区协作者提供支持和帮助,为临床医生、临床科研和教学、政府的卫生决策提供所需依据。

(3)培训循证医学骨干,提供高质量的骨干人才,推动循证医学在本地区的发展。

(4)翻译和编写循证医学知识,宣传循证医学学术思想,使之成为一个卫生技术评价、临床研究及教育的中心。

(5)组织开展高质量的随机对照试验及其他临床研究,并进行相应的方法学研究,提供培训咨询、指导和服务,促进临床医学研究方法学和质量的改善。

五、Cochrane 图书馆的实践应用

Cochrane 图书馆以光盘(CD-ROM)形式发表电子出版物,每年四期,是临床医学各专业防治方法的系统评价和临床试验的资料库,是国际 Cochrane 协作网的产品,由英国牛津 Update Softwre 公司出版,适用于临床医生、临床科研和教学工作者,医疗卫生行政部门,医药生产、经销部门以及医疗保险等有关单位和人员。Cochrane 图书馆是目前全世界最全面的系统评价资料库,发行的资料包括下面几方面。

(1)Cochrane 系统评价资料库(the Cochrane database of systematic review,CDSR),它收集了各 Cochrane 专业组在统一工作手册指导下完成的对各种疗法的系统评价。目前主要是对随机对照试验进行的系统评价,并将随着新临床试验的出现不断补充、更新。以电子出版物的形式发表易于更新和接受评论、修改错误,从而保证质量,增强结论的可靠性,这是一般 Meta 分析不具有的独特之处。

(2)疗效评价文献库(the datebase of abstracts of review of effectiveness,DARE),它由英国约克大学的国家卫生服务部(NHS)评价和传播中心提供,主要收集了 Cochrane 系统以外的其他 Meta 分析。与前者不同之处是只收集了评论性摘要、题目及出处,没有全文。

(3)Cochrane 注册临床对照试验资料库(The Cochrane Controlled Trials Register,CCTR),它包括了由全世界 Cochrane 协作网成员从有关医学杂志、会议论文集和其他来源中收集到的单个随机对照试验,其中很大部分是不能从 MEDLINE 中检索出来的。

(4)其他资料库,包括 Cochrane 评价方法资料库,Cochrane 协作网,Cochrane 系统评价方法学论文集,Cochrane 系统评价工作手册、术语词典,Cochrane 各实体组织的情况介绍及联络信息以及其他信息。

随着系统评价方法学的发展和 Cochrane 协作网的日臻成熟,政府卫生主管部门、医师和用户已确认 Cochrane 系统评价(CSR)能提供比经验更可靠、更精确、更有针对性的研究证据。循证医学不仅充分体现了科学治病的概念,而且高效价廉,因而正在许多国家成功推广,影响着这些国家的卫生决策、医疗实践、医疗保险、健康促进、医药科研、医学教育、新药开发。

(一)临床实践

(1)英国伦敦 St.George 医院根据 CSR 结果,改变了急性哮喘的治疗方案,预计一年可节约成千上万英镑。

(2)英国伦敦南部全科医师根据抗生素与急性中耳炎的 CSR 结果,降低了治疗费用。

(3)加拿大政府根据某医院关于多学科治疗急性中风效果的 CSR 结果,修正了原定降低中风治疗费用、裁减职业治疗人员的计划。

(4)丹麦卫生部根据孕妇例行超声波检查效果的 CSR 结果,取消了要求孕妇进行例行超声波检查的不合理建议。

(5)在印度 Mysore,一位身为公务员的经济学家利用 CSR 的有关信息,建立了防治失明国家项目的评价标准。

(6)一篇因广泛为低血容量、烧伤和低血浆蛋白血病病人补充白蛋白,导致了在英格兰和威尔士每年增加死亡 1 000~3 000 人的 CSR,被广泛转载并引起极大关注。临床医师、科研人员和卫生决策者呼吁,应禁止盲目地使用白蛋白。

(二)医学科研

(1)澳大利亚国家医疗卫生研究会正在探讨怎样确保所有临床试验都先经Cochrane注册,以推动澳大利亚循证医学的发展。

(2)英国卫生技术评估项目每年借助英国CSR中"对科研的启示"部分寻找依据。

(3)英国英格兰学院间的指南网采用Cochrane图书馆作为文献检索资源。

(4)北欧的一位科学家根据CSR提供的数据,计算每年需要接受治疗的高血压患者数量,以预防老年心血管疾病发生。目前,他正在撰写有关的短篇报道,向丹麦全科医师宣传Cochrane图书馆及Cochrane评价的重要结果。

(5)印度儿科杂志已同意发表急性呼吸道感染专业协作组的CSR,广泛征求本国专家对CSR的意见,激发他们收集本国数据的兴趣,以确定基于外国试验结果的评价在印度是否也有效。

(6)两份对全美退伍军人管理局医师和管理人员发行的简报报道了Cochrane图书馆中有关中风和行为改变的证据。

(7)北欧Cochrane中心成功地实施一项规则,要求丹麦每一位科研课题申请者必须对所有相关文献进行评估。

(8)现在英国国家医学研究会(UK Medical Research Council)资助临床试验,首先要求申请者回答是否已做了系统评价及其结论如何,同时要求系统评价的作者参与评价新临床试验的申请书。

(9)许多国家的作者正在使用Cochrane评价来撰写医学教科书的有关章节。

(三)医疗政策

(1)Peter Langhorne关于中风的CSR,影响了苏格兰地区的卫生政策。

(2)英国Oxfordshire的产科医生因在一次午餐讲座中听到有关Cochrane评价证据,修正了产房内对早产妇女使用皮质激素的规定。

(3)最近新组建的乳腺癌Cochrane专业协作组帮助澳大利亚制定了循证的晚期乳腺癌治疗指南。

(4)荷兰Cochrane中心定期与荷兰医学专业学会的支持组织接洽,探讨怎样为制定和完善各种指南提供文献资料。

(5)CSR已被用于制定英国、加拿大、印度和澳大利亚哮喘防治的国家指南,同时被威尔士官方用于制定有效的医疗决策。

(6)在北美,由政府资助的循证医学中心正在使用Cochrane图书馆为撰写自己的论证报告提供信息,同时与Cochrane协作评价组及Cochrane中心保持协作关系。

(7)在英国Cochrane评价已被用于制定防治骨质疏松的国家指南。

(8)澳大利亚制药公司在国家保险赔付系统中越来越多地使用CSR。

(9)英国国家卫生事业局(NHS)在官方文件中明确指出:希望NHS Trusts及卫生委员会在制定医疗保健政策时,利用Cochrane图书馆寻找证据;要求NHS的工作人员培训图书管理人员和其他用户如何使用Cochrane图书馆。

(10)英国国立生育协会力主使用CSR推荐的一种缝合材料,以减少会阴修复过程中的疼痛。

(11)在荷兰,Cochrane 协作者已协助制定了有关踝关节扭伤的多科性防治指南。

(四)医学教育

(1)在美国,Cochrane 评价正被用于直观信息科学研究,以支持正在斯坦福大学试验的临床医疗决策。该项目将用于网上继续教育,帮助社区医师解答针对每个病人的问题。

(2)许多国家都涉及信息科学计划,包括 Cochrane 图书馆信息,以及其他旨在为临床决策提供循证信息的科学计划。

(3)巴西 Cochrane 中心正在协助孵化循证医学文化,目前已制作 550 个有关循证医学的电视节目在全国广播电视网广为宣传。

(4)英国皇家医学院已同意宣布:所有接受检索科研证据技能培训和评估的医生均由 UK Cochrane 中心所推荐。

(5)为积极推行循证医学实践,意大利 Cochrane 中心与 Emilia Romagna 地区卫生机构合作,共同制定卫生指南和推动地区循证医学实践。

(6)一些使用 Cochrane 图书馆的医疗卫生组织已指派中心循证医学专职官员,不断更新组织内其他工作人员的循证医学知识。

(7)英国医学期刊和美国医师学院在其计划的临床疗效指导中使用了 Cochrane 评价。该指导将作为全科医师治疗方法的纲要。

(8)英国培训班教材采用 Cochrane 评价和有效评价摘要资料库的信息,以说明证据如何产生,医师及用户如何共同为了制定循证的卫生决策而展开讨论,还根据用户意见修改系统评价。

(9)英国国家卫生评价及宣传服务中用 Cochrane 评价为妇女提供了一系列各式单行宣传材料。

(10)中国将为临床医师、信息专家、政策制定者和本国医学杂志的编辑提供各类培训项目,其中包括如何寻找及应用证据,如何严格评价证据。

(译自"Cochrane News,1998")

第四节 系统综述

系统综述(systematic review)是针对某一具体的临床问题系统全面地收集全世界所有已发表或未发表的相关临床研究文章,用统一的科学评价标准,筛选出符合标准的高质量文献,用统计方法进行综合,得到定性或定量的结果,并加以说明,得出可靠结论。同时,随着新的临床研究结果的出现及时更新。

一、目的和意义

临床医生的工作紧张而忙碌,无暇顾及大量的文献,每天有 55 个临床试验问世,Medline 每天有 1 500 篇文献上传。有人估计,若每天阅读 19 篇文献,至少需要 1 年的时间才能将本领域中的进展阅读完。可是,有多少医生能每天抽出阅读 19 篇文献的时间呢?而系统综述恰好能够满足临床医生的需要,它是二次文献,是全世界所有已发表或未发表的相关临床研究文章中针对某一具体的临床问题综合而准确的表述。

同时,临床干预或治疗效果的研究和评价目的是为了更好地指导临床医师的科研和医疗实践,然而,每项研究由于各种条件的限制,易存在分组方法不当、样本量不足等问题,因此,有关干预和治疗效果的评价研究结果报告常有不一致甚至相互矛盾的现象。临床医师在高度分散和结论不一致,甚至矛盾的文献报告中较难得出有效或无效的肯定结论。系统综述的目的是将所有单个试验汇合起来进行分析,增大了样本量,减少了某些偏倚和随机误差,增加了检验效能,较易得出肯定或否定而且更为可靠的结论,从而提供单个研究无法提供的新信息。

二、适用范围

系统综述可广泛用于各种疾病的临床研究和医疗决策,但在现阶段,系统综述主要限于疗效和干预效果评价。概括起来,EBM 在如下几个方面比较适用。

(1)某种疗法的多个临床试验的疗效程度和方向不一致或相互矛盾时。
(2)单个临床试验样本量偏小,难以得出可靠结论时。
(3)受经费和时间限制,不可能开展大规模的临床试验时。
(4)在计划进行新的临床试验时,首先进行系统分析,有助于课题的选定。
(5)需要进行亚组分析时。

三、与传统综述的异同点

综述的目的均是为某一领域提供大量的新知识和新信息,以便读者在最短的时间内了解这一领域中最大限度的信息,是一个方便而又快捷的获取知识的通道。系统综述与传统的文献综述(即叙述性文献综述),在这一点上是完全相同的。但是,两种综述在很多方面又有着较大的差异。

在叙述性文献综述中,研究涉及的范畴常常比较广泛,常常涵盖以关键词为中心的几乎所有内容,如关于乙肝的综述,可能会包括病毒学、流行病学、临床诊断、治疗和预后等诸多方面的内容,而系统综述常集中于某一问题,如某种药物对某一人群某一类型的乙肝是否有效。在收集文献过程中,尤其在这一领域的研究存在争议时,叙述性文献综述在收集文献时往往带有一定的倾向性,而且没有明确的检索方法和途径,而系统综述涉及以评价研究为目的的全面的检索策略,从而保证最大限度地纳入发表和未发表的相关研究。在提交论文时,论文中明确有多渠道的检索途径,这样,系统综述就具有传统综述无法比拟的客观性,它不受主观影响,任何人沿着这一途径检索,均能够得到相同的结论。不仅这样,系统综述在检索到文献后,首先对文献进行科学性和可靠性评价,然后根据评价结果决定是否纳入研究,对任何研究的纳入或排除有明确和合理的标准,而传统的综述则没有这一筛检过程。综上所述,系统综述更具有科学性,不易产生偏倚,并且随着某一领域新研究的不断问世,还及时进行更新,这一点也是传统的文献综述不具备的,见表 12-2。

表 12-2　文献综述与系统综述的区别

特　　征	叙述性文献综述	系统综述
涉及的范畴	常较广泛	常集中于某一问题原始文献
来源	常未说明、不全面	明确,常为多渠道
检索方法	常未说明	有明确的检索策略
原始文献的评价	评价方法不统一	有严格的评价方法
结果的合成	多采用定性方法	多采用定量方法
偏倚的发生	容易产生	可重复性好
发表形式	综述	论著
结果的更新	未定期更新	定期根据新试验进行更新

四、基本方法

(一)基本格式

Cochrane 的系统综述有标准的格式,并有专用的 RevMan 软件用于制作系统综述,格式如下。

(1)封页

题目、评价者及联系地址、资助来源、制作时间、标准的引录格式。

(2)概要

主要以非专业形式面向普通用户简要介绍该系统综述。

(3)摘要

以结构式摘要的形式介绍系统综述,包括背景、目的、检索策略、资料收集与分析、主要结果、结论。

(4)正文

包括绪言(背景与目的)、材料与方法(试验的选择标准、检索策略、资料提取与分析方法)、结果(对鉴定的研究进行综合描述和方法学质量评价及系统综述结果)、讨论及评价结论(对临床实践进一步研究的意义)。

(5)致谢

(6)图表

列表说明纳入研究的特征、排除研究的理由、正在进行尚未发表的研究特征,图示干预的比较及其结果,并附加表格进行说明。

(7)参考文献

包括纳入、排除、待评估及正在进行的试验的参考文献和其他引用的参考文献。

(二)确定研究方案

和任何科研方法一样,系统综述也应进行课题设计,阐明研究目的,制定研究方案。例如,评价溶栓疗法治疗急性心肌梗塞的系统综述分析时,溶栓疗法对急性心肌梗塞是否有效和安全性可作为主要内容,同时也可以根据需要,定出次要目的。例如,对不同溶栓剂治疗心肌梗塞疗效的评价。

一般来说，系统综述的目的是为解决研究结果不一致的问题和尚无确切答案的问题。立项时具体应该注意：

(1)所评价的结局对临床工作必须有重要意义,这是立题的根本。

(2)提出的问题是临床医生在临床决策时面对的问题,并应确保尽可能提供最佳决策证据。

(3)评价者应明确如何权衡利弊。

(4)应全面收集全世界各个语种的文献。

另外,Cochrane 的系统综述要求方案先发表后,再开始进行系统综述的工作。

(三)形成系统综述的问题

形成问题时应包括：研究对象、干预类型或暴露因素、评价的结局及研究设计的类型。

首先要明确研究的疾病,然后考虑对象的代表性,即根据什么样的因素选择什么样的人群;其次,选定所要比较的干预措施,如不同药物之间的干预或药物与安慰剂之间的干预;最后,明确结局测量的类型和评价内容。

(四)收集文献资料

全面、系统地收集文献资料是进行系统综述的基本步骤。为避免"发表偏倚"(publication bias),收集的文献应包括已发表的和未发表的。资料的来源主要有如下几个方面。

(1)计算机检索,如 The Cochrane Library、Medline、Embase 及中文医学文献计算机检索数据库等。

(2)人工检索有关专业杂志。

(3)从临床试验报告论文或综述的参考文献中追踪。

(4)查阅学术会议论文集。

(5)请国际、国内的临床试验资料库提供资料。

(6)药厂收集的临床试验资料。

(7)从临床试验研究者或其他人员处获得信息。

(五)资料整理与统计分析

1.建立数据库

目前评价小组应用的文献处理程序有 Reference Manager 和 ProCite。针对特殊检索和 CRG 文献管理需要的软件正在开发,程序软件如 QuatroPro、Excel 和 Lotus 及数据库程序如 Foxpro DataEase 均可作为计算机收集模式。如果 RevMan 不能进行数据分析,DBMSCOPY 可将数据文件转换为可作数据分析的文件。在设计资料收集表和建库时要考虑的因素有：有关研究的参考文献和评价者的信息、核实研究的合格性、研究方法、试验对象、干预措施、结果测量方法及结果等。

2.分析并报告结果

统计方法在评价中可能非常有用,分析中最基本的要素是对定量和定性的因素应充分考虑。应该弄清楚需要比较什么,每一比较中需要采用哪些结果,每一比较中各个研究的结果是否相似,每一比较中最佳的总结疗效的方法是什么,总结的可靠性如何等问题。确定了比较内容后,分析的下一步是设置资料汇总表。对于采用二分法的变量资料(即结果为有或无),需要汇总的资料是每一组中发生某种事件或结局的人数和每组的总人数。对连续资料需要收集的数据包括每组的人数、研究结果的均数及其标准差。在确定比较的内容及用于比较的资料后,RevMan 可自动地检验要合并起来的各项研究结果的同质性。在解释结果时应持谨慎态度,注意有无间接的证据支持观察到的差异,差异在各研究间是否一致,差异的大小有无实际意义,以及差异有无统计学意义等。

(六)改进和更新原有的评价

Cochrane 系统评价资料库(CDSR)中的评价文章,在方法学质量上存在不同的差异。系统评价仍将继续作为"金标准",并在协作小组的主持下进行,使包含有新近文献结果、更加完善的评价能够及时进入 Cochrane 图书馆。为此,协作网制定了如下保持和提高 Cochrane 评价标准的机制:

(1)吸引有献身精神的参加者并避免利益冲突。
(2)用户参与。
(3)保证得到研究结果。
(4)保证未发表资料的获取工作。
(5)组织并制定标准及指南。
(6)采用严格的评价方法。
(7)软件和信息学的支持。
(8)培训。
(9)继续开展同行评议。
(10)保持评价的新颖性。

五、结果解释

系统综述的结果用比值比图展示,可以给决策者直观的结果。图 12-1 所示是一个简化了的比值比图,该图表示的是中风病房与普通病房比较的比值比图。对每一单个的试验,比值比结果用方框表示。横穿方框的水平线代表其结果的可信区间(confidence interval,CI)。

Meta 分析结果用菱形表示,其菱形的宽度也代表可信区间。水平轴表示比值比。垂直线代表比值比等于1,并称为"无效线"(line of no effect)。

比值比图中应包括以下内容:图表标题中给出待干预措施的性质;图表标题下给出被测定的后果(疗效判定指标);每一结果是否好/阳性(有利)或坏/阴性(有弊);比值比综合结果是否大于或小于1(是在无效线的右边或是左边);可信区间是否横穿垂直线(无效线)。

如果疗效判定指标采用坏/阴性结果,如死亡,比值比小于1或结果落在垂直线的左边,表示治疗措施有效,即与对照组相比,治疗组中发生坏结果的比例较小。如果疗效判定指标采用好/阳性后果,如存活或痊愈,则比值比大于1或结果落在垂直线的右边,表示治疗措施有效。如果可信区间横线穿过垂直线,其结果就表示尚不能得出清楚结论,即两组之间的差异无统计学意义。

以特殊病房与普通病房住院中风病人治疗情况评价为例,通过计算机国际互联网,进入

Cochrane 图书馆。

在 Cochrane 图书馆的主屏幕上通过检索"Stroke Units"找出主题词题为"Stroke Units"的评价。

选择评价并进入分析概要栏,屏幕显示了所有中风治疗系统评价的比值比。

在分析概要栏中选择标题为"specialist inpatient care vs general words",将展示被纳入这一主题 meta 分析试验的全部详情。表中上半部分为康复疗法疗效评价,下半部分为中风病房的疗效,如图 12-1 所示。

比较:专科病房与普通病房

后果:死亡或中风后一年内仍住在医院

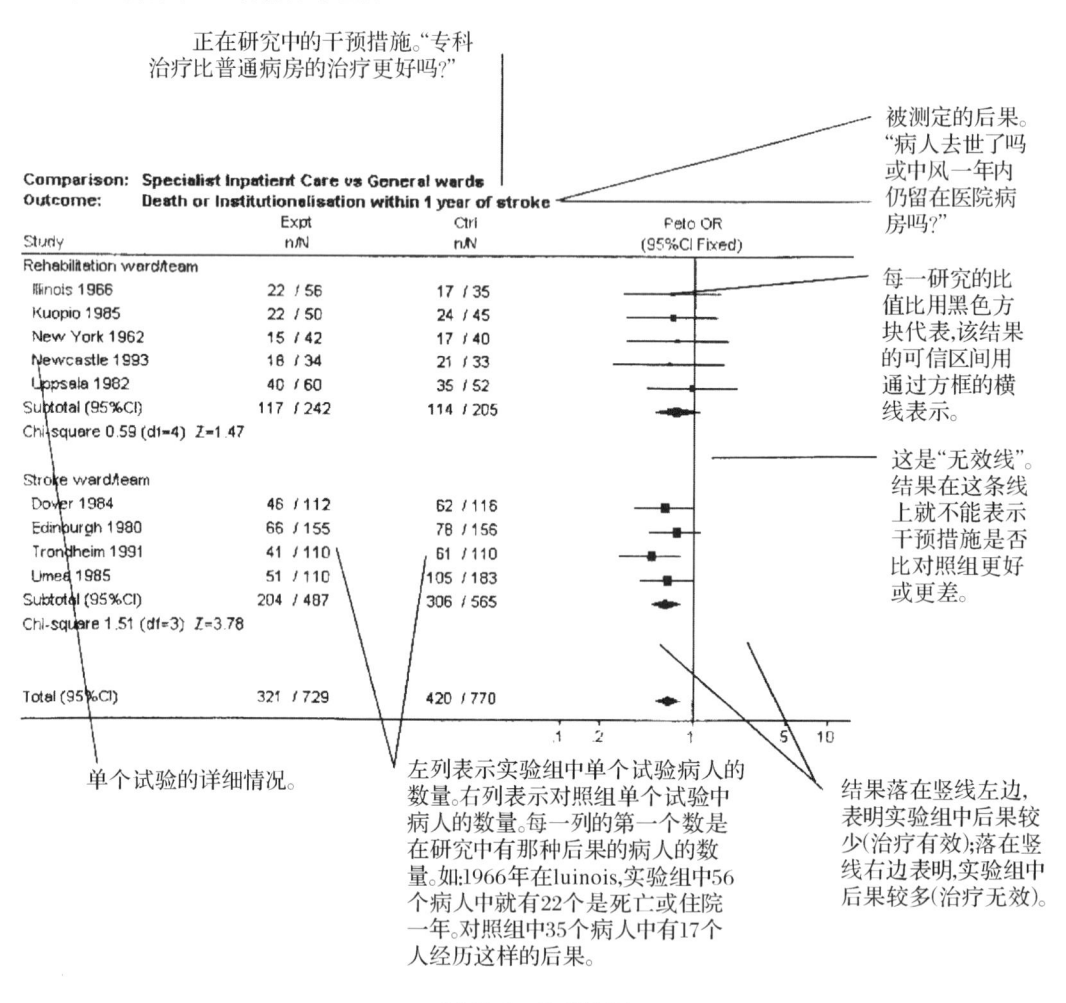

```
Comparison:  Specialist Inpatient Care vs General wards
Outcome:     Death or Institutionalisation within 1 year of stroke
                        Expt        Ctrl         Peto OR
Study                   n/N         n/N        (95%CI Fixed)
Rehabilitation ward/team
  Illinois 1966         22 / 56     17 / 35
  Kuopio 1985           22 / 50     24 / 45
  New York 1962         15 / 42     17 / 40
  Newcastle 1993        18 / 34     21 / 33
  Uppsala 1982          40 / 60     35 / 52
  Subtotal (95%CI)     117 / 242   114 / 205
  Chi-square 0.59 (df=4)  Z=1.47
Stroke ward/team
  Dover 1984            46 / 112    62 / 116
  Edinburgh 1980        66 / 155    78 / 156
  Trondheim 1991        41 / 110    61 / 110
  Umea 1985             51 / 110   105 / 183
  Subtotal (95%CI)     204 / 487   306 / 565
  Chi-square 1.51 (df=3)  Z=3.78

Total (95%CI)          321 / 729   420 / 770
                                              .1  .2    1   5  10
```

正在研究中的干预措施。"专科治疗比普通病房的治疗更好吗?"

被测定的后果。"病人去世了吗或中风一年内仍留在医院病房吗?"

每一研究的比值比用黑色方块代表,该结果的可信区间用通过方框的横线表示。

这是"无效线"。结果在这条线上就不能表示干预措施是否比对照组更好或更差。

单个试验的详细情况。

左列表示实验组中单个试验病人的数量。右列表示对照组单个试验中病人的数量。每一列的第一个数是在研究中有那种后果的病人的数量。如:1966 年在 Iuinois,实验组中56 个病人中就有22 个是死亡或住院一年。对照组中35 个病人中有17 个人经历这样的后果。

结果落在竖线左边,表明实验组中后果较少(治疗有效);落在竖线右边表明,实验组中后果较多(治疗无效)。

图 12-1 比值比图

观察的终点指标是死亡,即该主题的系统综述为中风病人在专家病房和普通病房治疗死亡情况的比较。

图中显示的是康复病房和中风病房治疗的研究,各有 6 篇已发表的研究论文,并且按组分别进行了 Meta 分析,最后进行了两组 12 个研究的组合 Meta 分析。图中的黑色菱形代表 Meta 分析结果。

表中的12个研究,除第2个研究无死亡病例,无法估算比值比外,其余11个研究均横跨无效线,无法确定是否有效。康复病房的6个研究被综合为271个病人的治疗组,其中有50人死亡;对照组288个病人也有50人死亡。Meta分析结果(图中菱形所示)比值比为0.81,95%可信区间为0.49至1.33。但结果是不肯定的,因为可信区间跨越了无效线。中风病房的6项研究,联合起来治疗组有947例病人,其中228例死亡;对照组有979例病人,其中297例死亡。Meta分析结果比值比是0.77,95%可信区间为0.62至0.95,在无效线的左侧,为有效。所有12项研究的Meta分析结果显示:比值比为0.77,95%可信区间为0.63至0.96,在无效线的左侧,也为有效。

经过系统综述,其结论为:康复疗法的效果不肯定,中风病房可降低病死率,特殊治疗也可降低病死率。

第五节　临床应用实例

例12.2

患者女性,77岁,独居,因非风湿性房颤及左心室轻度心衰而就诊。既往有高血压病史,但控制较好。心脏B超检查左心室有中度功能障碍。患者平时很活跃,并切望保持生活自理。翌日查访时谈及给予华法林(warfarin)长期抗凝治疗的好处和风险。

一、问题

(1)77岁老年妇女,患非风湿性房颤及左心室中度肥大,如不给抗凝治疗,发生脑梗塞的危险性有多大?(年发病率)

(2)这样的病例经warfarin治疗,中风危险性能下降多少?(reduction of relative risk, RRR; absolute risk reduction ARR),治疗发生重要出血的风险有多大?

二、文献检索

分别检索有关预后及治疗文献,时间为1990~1994年。

检出相关文献8篇,预后2篇,随机对照治疗试验6篇,并以review为关键词再检索1992~1994年的文献,得系统综述一篇。

三、评价

预后2篇,符合要求(真实性,实用性),据此得知:

此病例若不治疗,其中风发生率为18%,应用warfarin治疗,中风发生概率降为5%,

$$RRR = \frac{0.18 - 0.05}{0.18} = 70\% \qquad ARR = RR_1 - RR_2 = 0.13$$

warfarin治疗,重要的出血风险为1%,效益风险比=13∶1。

NNT为减少一例风险所需治疗的病人数(number needed to treatment),NNT愈小,表示疗效愈高。

四、决策

经查房讨论,并与患者讨论后,患者决定采用 warfarin 治疗。其家庭医生要求将文献评价结果复印附于出院证后,同意监测治疗。

例 12.3

女性,82 岁,2 天前在家中摔倒,导致左髋部粗隆骨折,急诊收入创伤病房。患者有高血压史,8 年前腕关节骨折,3 年前曾发生心肌梗死。健康状况中等。在公寓独住,丈夫已故。

(一)问题

1. 如何急诊处理?
2. 如何进行治疗:是否进行手术? 手术的方式? 使用何种内置物?
3. 如何进行术后处理和护理?
4. 今后如何预防再骨折?

(二)文献检索

1.检索的文献库种类

(1)光盘两种:Cochrane 图书馆;最佳证据(Best Evidence);

(2)网址 6 种:Medline,英国国家医疗卫生服务体系(NHS)回顾及发布中心(NHS Center for Reviews and Dissemination; nh2scrd.york.ac.uk),全美骨科医师协会(the American Academy of Orthopedic Surgeons; www.aaos.org),Omni (www.omni.ac.uk),旅行数据库(the Trip Database; http://www.ceres.uwcm.ac.uk/frameset.cfm? section=trip),苏格兰院际指南网络(the Scottish Intercollegiate Guiderlines Network,www.show.scot.nhs.uk/sign/home.htm)和 Bandolier (www.jr2.ox.ac.uk/Bandolier)。

2.检索词

主要为"髋部骨折(hip fracture)"。

3.检索策略和步骤

首先检索 Medline,在以往 3 年内,发现有 48 项随机试验(randomized trial,RT)的研究;其次,检索的目标主要为 RT 的系统综述(systematic review,SR);再次,查阅其他综述和临床指南(clinical guideline.,CG)作为补充。

五、评价和决策

(一)初步处置

1.研究证据

来自 Cochrane 图书馆:(1)患肢:放舒适的位置,不使用牵引;(2)止痛:可用镇痛剂和局部神经阻滞。

2.网络指南(非科学研究证据)

来自 SIGN:(1)对患者的病情、社会和精神状态及其生活自理能力等进行评估;(2)对躯体受压区的护理,进行补液并注意水电平衡等问题。

(二)手术或保守治疗方式的选择

研究证据(Cochrane 系统综述,4 项随机对照试验)显示:虽然手术治疗和牵引保守治疗两种疗法在病死率方面无明显差异,但前者可改善病人的康复效果。所以,应优先考虑手术,病人也同意。

(三)手术时机

论及手术时间的问题,Cochrane 图书馆无相关的系统综述和随机试验。以"髋部骨折和时机"检索 Medline 发现近 8 年内发表了 9 篇论文。但后者均非随机研究,仅为比较性研究或普通综述。这些论文指出,此类手术应在入院后 48 小时内,最佳时机是在 24 小时内进行。故安排病人在入院的次日上午做手术。

(四)其他有关治疗措施

1.内置物种类

此类报告很多。综合多项随机试验的 Meta 分析指出:(1)滑动髋部螺钉最好;(2)查询放置内置物的操作技术中,罕见随机试验的报告,但仅有的试验表明不宜进行截骨复位,术中也不应在骨折部位加压。

2.麻醉

研究证据表明,腰麻稍优于全麻,故用前者。

3.抗感染

证据显示,手术前后均需使用抗菌素。

4.预防性抗凝治疗

随机试验报告已有 50 多项。作者查阅并比较了 Cochrane 图书馆有关肝素与机械装置抗凝法的系统综述和 SIGN 后,决定皮下注射肝素进行预防。

5.术后护理和康复

Cochrane 系统综述和 SIGN 的意见不太一致,可能因为对此进行客观的科学研究难度大。权衡之下,采取如下措施:①患肢早期活动和负重;②吸氧、营养支持、止痛、计算液体和注意水电平衡以及受压皮肤护理;③尽早出院进行家庭病房(hospital at home)式的社区服务。

(五)预防再骨折

按照已有的研究证据和病人情况,作如下的预测和进一步的评估。

(1)护髋器对长年待在家中的人们和已有髋部骨折的病员均无优越性。

(2)补充钙和维生素D能减少此病人再骨折的危险。若补充3年,再骨折减少的概率为5%,即避免1例骨折需治疗的病人数(NNT)为20。但钙和维生素D尚不能作为常规用药,因为对此尚无一致意见。

(3)由多学科小组评估此病人易摔的概率及其家庭环境中易摔的危险因素。

(4)转归:病人手术顺利,9天后平安出院,接受社区家庭病床服务。

该案例源自2000年的文献报告(Parker MJ. BMJ 2000;320:102~103)。此类老年骨折,在我国目前也很常见。Parker在办公室应用循证医学方法,用不足4个小时的时间,经计算机查询最新研究证据,结合自身的临床经验和病人的情况,提出了最佳治疗和处置方案。

近年来,EBM在全球范围内得到较快的发展和广泛的推广应用,Cochrane协作网和Cochrane中心等学术组织机构也日臻健全,其发挥的作用和潜在的功效已受到广泛关注。但EBM毕竟是一个近年来才发展起来的新兴学科,在发展的过程中难免存在某些问题。

首先,提供的服务范围有限。第一个Cochrane中心成立至今才10余年的时间,Cochrane协作网的历史更短,其组织机构需要在发展的过程中摸索经验,不断完善,学术团体需要发展和扩大,提供的信息需要不断充实。尤其是Cochrane图书馆所收集的系统综述,目前发行的仅限于干预和治疗效果评价的随机对照试验,对分析性流行病学有关病因研究,诊断试验评价以及其他一些研究方法的系统综述尚未组织进行。现有的随机对照试验系统综述研究数量还有限,质量也有待提高,在很大程度上还不能满足用户的需求。因此,还需要协作网中各中心的成员共同努力,为广大用户提供更全面、更优质的服务。

其次,适用范围有待提高。临床医疗实践是一个复杂而具体的过程,在干预和治疗过程中不仅涉及病人的个体化特征,还与不同国家和地区的卫生资源、所能提供的医疗服务以及患者本人医疗费用的承受能力等因素密切相关。凭经验指导干预和临床治疗决策固然存在某些缺陷,但循证医学的适用范围也受到一定限制。建立在群体医学研究基础上的系统综述,在有时难以适用于指导个体化的治疗。如何在充分利用临床医师经验的基础上有效利用系统综述所提供的信息,有效指导临床决策,提高EBM的适用范围,是Cochrane协作网乃至全体成员未来亟待解决的重要问题。

此外,针对系统综述在应用过程中出现的问题,已有一些学者对EBM的作用提出不同见解。例如:由于发表偏倚的存在,所得结果虽精确但不一定真实;系统综述中随机对照试验所选择的样本不一定能代表临床医生面临的患者。但一般认为,作为一种临床新的科学方法学,其方向正确,方法经充实完善后也更可行,值得关注、参与,应促进其完善,以利临床诊治水平提高。

(闫永平　龙　泳)

参考文献

1. 张鸣明,邓可刚编译. 中国循证医学/Cochrane培训中心教材,Cochrane图书馆培训指南. 中国循证医学中心,1999
2. 李幼平. 中国循证医学/Cochrane培训中心教材(之二). 中国循证医学中心,1999
3. Sackett DL Richardson WS Rosenberg W and Haynes RB. Evidence-based Medicine

How to Practice and Teach EBM. New York：Churchill Living stone 1997

4. Smith DG. Evidence-based medicine：Socratic dissent. BMJ 1995;310 1126~1127

5. Rosenberg W and Donald A. Evidence-based medicine：an approach to clinical problem-solving. BMJ 1995;310;1122~1125

6. Sackett D Rosenberg WM Gray J et al. Evidence-based medicine：what it is and what it isn't BMJ 1996;312;71~72

7. Mcquay HJ and Moore RA. Using numerical results from systematic reviews in clinical practice. Annals of Internal Medicine 1997;126;712~720

8. Cook DJ Mulrow CD and Haynes B. Systematic review：Synthesis of best evidence for clinical decisions. Annals of Internal Medicine 1997;126；376~380

9. Badgett RG O' keefe M and Henderson MC. Using systematic reviews in clinical practice education. Annals of internal medicine 1997;126;886~891

10. Misakian AL and Bero LA. Publication bias and research on passive smoking comparison of published and unpublished studies. JAMA 1998;280；250~253

11. Callaham ML Wears RL Weber EJ et al. Positive-outcome bias and other limitations in the outcome of research abstracts submitted to a scientific meeting. JAMA 1998;280;254~257

12. Jadad AR Cook DJ Jones A et al. Methodology and reports of systematic reviews and meta-analyses A comparison of Cochrane reviews with articles published in paper-based journals. JAMA 1998;280;278~280

13. ParKer MJ. Managing an elderly patient with a fractured femur. BMJ 2000;320；102~103

14. Muir Gray,唐金陵.循证医学.循证医疗卫生决策.北京大学医学出版社,2004.11

15. 王吉耀.循证医学与临床实践.北京:科学出版社,2006

16. 徐德忠.循证医学入门.北京:第四军医大学出版社,2006

第十三章　逻辑思维方法与医学科学研究

医学科学研究的任务就是要认识人类生命活动及疾病发生、发展的基本规律,探讨人类健康与外环境的相互关系,并制定和评价防治疾病、促进健康的策略与措施。要从事医学科学研究,医学工作者不仅要具有丰富的专业知识和良好的科研设计能力,还必须有正确的逻辑思维方法。可以说,逻辑思维作为科学研究方法的核心,对于指导医学科学研究具有重要的作用。

一、思维和逻辑的概念

人们对事物的认识过程可分为感性认识阶段和理性认识阶段。所谓的感性认识阶段,是指人们在实践的基础上通过感觉、知觉和表象来认识事物。所谓的理性认识阶段,是指人们在感性认识的基础上,形成概念,并用其构成判断或进行推理、论证的阶段。在理性认识阶段,人们通过思考,对感性认识材料进行了改造和综合处理,认识到事物的本质和内部联系。这种认识的理性阶段就是人们所说的思维。因此,简单地说思维就是认识的理性阶段。它是人们在感性认识的基础上,通过思和想,经过头脑加工对客观世界直接或间接的反应过程。

思维是反映事物及其本质属性的,思维具有内容和形式两个方面。事物及其性质、关系、规律反映在思维中就构成了思维内容。如高血压、糖尿病等慢性疾病都与多种危险因素的暴露有关,这一事物情况反映在人们的思维之中,就形成了"所有慢性病都是与多种因素有关的"这一思维内容,此即逻辑学中的判断或命题。思维的形式就是思维在抽象掉具体内容之后所具有的共同结构图。如"所有慢性病都是与多种因素有关的"与"所有传染病都是与特定病原体感染有关的"具有不同的具体思维内容,但它们都有共同的形式结构,即"所有 A 是与 B 有关"。

我们可以这样理解,所谓思维的形式结构是指思维形式(概念、判断、推理)的组成要素之间一定的联系方式,是其内容各不相同的各种具体思维形式中最一般的共同的东西。在思维形式结构中由其构成的固有因素或是框架分子,也就是逻辑常项和逻辑变项。所以,思维形式结构可以说是由逻辑常项和逻辑变项构成的。

逻辑常项是思维形式结构中的不变部分,它决定思维的逻辑内容,如公式"所有 A 是 B"中的"所有……是……",无论其中 A 和 B 是什么具体内容,它都保持不变,因而它是区分各种不同种类的逻辑形式的唯一依据。逻辑变项是指思维的形式结构的可变部分,它容纳思维的具体内容。如公式"所有 A 是 B"中的"A"和"B",它们在思维的形式结构中可以表示任意内容,不管人们用什么具体内容去代替它们,都不会改变其确定的逻辑形式。

二、逻辑学及其研究对象

在逻辑学的发展过程中,对逻辑的定义也经历了多次改变,现在普遍认为逻辑学是研究思维形式、思维规律和思维方法的学科。有人认为逻辑学好比是"思维的语法",即只有遵守逻辑学的规律和规则,才能使思维具有条理,并且容易使人理解和应用。它是人类获得正确知识的必要条件,也就是说人们在实践中必须遵循思维的形式及规律,一旦违反了思维的形式与规律,就不可能得出正确的结论。因此,我们在医学科学研究活动中,也必须运用正确的逻辑思维方法,才能保证研究结果的真实性。

可以说,逻辑学的研究对象就是思维的形式结构。任何思维过程中,形式与内容都是不可分割的,但逻辑学不是去研究各种各样具体科学内容的概念、判断、推理,而是去研究思维的形式与方法框架。在前面提到的"所有 A 是与 B 有关"就是一种判断或命题的逻辑结构与逻辑形式。再如:"所有慢性病都是与多种因素有关的,高血压是一种慢性病,所以高血压也是与多种因素有关的",作为此推理过程而言,其逻辑结构可表达为"所有 A 是与 B 有关,C 是 A,所以 C 是与 B 有关的"。

另外,要注意的是由于判断或命题本身就是推理形式的组成部分,因此在逻辑学中对推理形式的研究是最主要的。逻辑学的重要任务之一就是要揭示推理中各个判断形式之间必然的合乎规律的关系,以便人们能在思维过程中正确运用这种逻辑形式。因此,对思维的形式结构尤其是推理形式的研究,就是逻辑学的主要研究对象。

三、逻辑学的性质

(一)基础性

逻辑学的主要内容是人们在认识客观世界的过程中,如何进行思维的基本方法,具有很强的基础性。人类的一切思维活动和知识领域包括医学研究工作都要应用逻辑学基本方法。在西方文明最早的发祥地古希腊,人们一经了解这门学科的本质后,就把它列为最基本的科目。在中世纪,逻辑、语法和修辞学被列为神学院的三大基础课之一。在现代科学分类中把逻辑与数学并列为基础学科。在联合国教科文组织编制的学科分类中,逻辑学与数学、天文学和天体物理、地球科学和空间科学、物理学、化学、生命科学并列为七大基础科学。

(二)工具性

人类的思维、认识和表达交际都要借助于逻辑,以逻辑为必要手段。自逻辑产生之日起,它就被当作工具性的知识。亚里士多德的逻辑论文被编辑为《工具书》一书,即把逻辑视为思维、认识、辩论的工具。英国哲学家弗兰西斯·培根的逻辑著作名为《新工具》,他把逻辑视为发现真理的工具。

(三)全人类性

逻辑学是没有阶级性或种族性的。各阶层的人们、各种人种、持各种语言的人们均可应用。无论人们所属的国家、民族、阶级等有何不同,只要是一个正常的人,要进行正常的思维,要表达和交流思想,就必须遵守逻辑学的规律。如果没有遵循逻辑学的基本规律,人的思维就会紊乱。这一点不会因人的不同而不同,是在全人类普遍适用的。虽然思维内容可以有阶级性、民族性的差异,但逻辑思维的形式及其规律却没有阶级性、民族性的差异。

四、逻辑学在医学科学研究中的重要作用

(一)掌握逻辑思维方法是正确认识人类疾病与健康客观规律的重要基础

人类疾病的表现特征具有很大的复杂性和个体变异性,医学研究需要透过大量纷繁复杂的表面现象,去揭示疾病或健康的客观规律。在这一过程中,只有运用各种科学的逻辑思维方法,才能使思辨的过程不会错乱,才能理智、高效地获取新知识。只有经过科学的、严密的思考后,才能总结出疾病发生发展的本质规律。

(二)学习逻辑学有助于提高对医学证据的论证能力,也有助于反驳医学研究中的谬误

在医学科学研究中,不仅要论证已知的东西,还要不断地批判和揭露错误的东西。只有掌握了逻辑学的基本内容,才可以应用正确、有效的逻辑形式,合乎逻辑地论证正确的思想和观点,做到论点明确、条理清楚、论证严密。同时,也有助于人们正确运用逻辑规律和规则,去揭露和批判各种逻辑谬误和诡辩。因此,应用逻辑学可以科学有效地论证医学证据,反驳医学研究中的错误证据。

(三)学习逻辑学有助于提高逻辑思维能力,准确表述医学研究结果

只有系统地掌握现代逻辑学知识,才能使思维严密而敏捷,使推理能力大大提高。在撰写科学论文、表述研究结果时,就能够做到概念表述明确、判断恰当、推理严密、条理清晰,就能准确、严密地表述医学研究结果。

(四)学习逻辑学有助于创新性思维能力的培养

医学研究如同任何其他领域的研究一样,创新是永恒的追求。我们要在医学研究工作中,不断提出关于疾病病因、疾病诊疗等方面的新问题、新思想、新方法与新技术,这就需要具备创新性思维能力。创新性思维能力包括敏锐发现问题的能力、统摄思维活动的能力、侧向思维和形象思维的能力、评价能力等多方面,这些能力无一不与人们的逻辑能力有关。因此,学习逻辑学有助于创新性思维能力的培养。

五、归纳推理

(一)归纳推理的含义

任何个别都是单独的、特殊的、具体的,都有它特有的属性。而任何一般都存在于个别中,是个别事物的共性。个别不能脱离一般而存在,一般必须通过个别而存在。这种个别和一般的辩证学关系就是进行归纳推理的依据。所谓的归纳推理就是由个别或特殊性认识为前提,推出一般性认识作为结论的推理方法。也可以说是由已知为真的命题做前提,引出可能真实的命题做结论的推理方法。

例如,人们知道"人最终是要死亡的,猴子最终是要死亡的,老虎最终是要死亡的,鸟最终是要死亡的……","人、猴子、老虎、鸟都是动物",因此可以推理认为"动物最终都是要死亡的"。这就是一个归纳推理的例子。归纳推理的一般形式可以表示如下:

A_1 是(或不是)B,
A_2 是(或不是)B,
A_3 是(或不是)B,($A_1 - A_n$ 是 B 类的全部或部分对象)。

所以,凡 A 都是(或不是)B。

公式中的"A"表示一般性的事物类,"$A_1 \sim A_n$"表示个别事物或特殊事物类,可以是 B 类的全部或部分。

此过程就是由个别或特殊到一般性的过程。

(二)归纳推理的类型

按照前提中是否考察了一类事物的全部对象,可以将归纳推理分为完全归纳推理和不完全归纳推理。而不完全归纳推理又可按照是否以对象和属性间的必然联系为依据,把它分成简单枚举归纳推理和科学归纳推理。

1. 完全归纳推理

完全归纳推理是根据某类事物中每一对象都具有或不具有某种属性,推出该类事物的全部对象都具有或不具有某种属性的推理。例如:已知北京市建立了传染病报告网络,天津市建立了传染病报告网络,上海市建立了传染病报告网络,重庆市建立了传染病报告网络,同时,我们得知,北京、上海、天津、重庆是中国所有的直辖市。因此,我们就可以得出一个推论:中国的直辖市都建立了传染病报告网络。这就是完全归纳推理,其推理形式表示为:

A_1 是(或不是)B,
A_2 是(或不是)B,
……
A_n 是(或不是)B,
($A_1 \sim A_n$ 是 B 类中的全部对象)。

所以,所有的 A 是(或不是)B。

完全归纳推理的特点是：在前提中逐一考察一类事物的全部对象，在此基础上进行结论的概括，结论所断定的范围没有超出前提的断定范围。因此，前提和结论之间的联系是必然的。如果完全归纳推理的前提都是真实的，结论也将是真实的。

正确运用完全归纳推理要做到：①前提必须考察完某类事物的全部对象；②前提中对每一个对象做的判断都是真实的，如果前提中有一个判断是不真实的，那么结论就是虚假的。

完全归纳推理的作用体现在下面两方面：①它具有认识作用。它能使人们的认识从个别上升到一般，让人们的认识得到进一步的深化。比如，某乡的三个村中，第一个村的居民有碘缺乏疾病，第二个村的居民有碘缺乏疾病，第三个村的居民有碘缺乏疾病，那么该乡的所有村都有碘缺乏疾病。②它具有论证作用。完全归纳推理的结论与前提的联系是必然的，因此常用于论证。

完全归纳推理的局限性：应用完全归纳推理必须要考察某类事物的全部对象，如果有些事物的对象数量极大，或是无限的，那么完全归纳推理就无能为力了。在这样的情况下，就要使用不完全归纳推理。

2. 不完全归纳推理

不完全归纳推理是根据一类事物中的部分对象具有（或不具有）某种属性，推出该类事物的全部对象都具有（或不具有）某种属性的推理。

不完全归纳推理的前提只是断定了某类事物中部分对象具有某种属性，而结论却超出了前提所断定的范围。所以，前提与结论之间的联系具有或然性。

根据前提中是否考察了事物对象与其属性间的内在联系，不完全归纳推理又可分为简单枚举归纳推理和科学归纳推理。

(1) 简单枚举归纳推理

简单枚举归纳推理也常称为简单枚举法，其基本原理是：如果观察发现一类事物中部分对象具有某种属性，并且没有观察到反例，从而就推出该类事物的所有对象都具有某种属性。它的特点是推理主要依据经验和一般性观察，不对结论作科学性分析。例如"某药物对 A 病人有效，某药物对 B 病人有效，某药物对 C 病人有效，某药物对 D 病人有效，A、B、C、D 都是高血压病人，那么此种药物对所有高血压病人都有效。"此观察过程只涉及部分高血压病人，他们的治疗效果均为有效，没有观察到无效的，由此推导出对所有高血压病人都有效。此过程并未对药物为什么有效进行科学分析。

简单枚举法用公式可以表示为：

A_1 是（或不是）B，
A_2 是（或不是）B，
……
A_n 是（或不是）B，
（A_1、A_2、…、A_n 是 B 类中的部分对象，并且没有遇到相反的情况）。

所以，所有的 A 是（或不是）B。

简单枚举法以经验为主，在考察该类部分对象的过程中没有遇到反例，从而推出该类对象全部具有或不具有某种属性。这种推理不分析事物情况出现的原因，因此它的结论不是很可靠。因为，在人们的经验认识中，可能没有遇到反例，但不代表没有反例存在。例如：

带鱼只能在水里存活,
鲫鱼只能在水里存活,
草鱼只能在水里存活,
……
带鱼、鲫鱼、草鱼都是鱼。

所以,所有的鱼只能在水里存活。

事实上,有一种叫攀鲈的鱼,鳃上器非常发达,能呼吸空气,当水体缺氧、离水时或在稍湿润的土壤中都可以生活较长时间。因此,这个推理的结论是错误的。简单的枚举法的结论虽然不可靠,但它在日常生活中、工作中以及科学发现中仍有一定的作用。

在医学科学研究中,简单枚举法有助于医学问题的发现或提出,是开展医学科学研究常用的辅助手段。在具体的医疗实践中,医务工作者通过大量临床案例的观察,取得个别经验材料,然后用简单枚举法进行概括,就可以提出初步的"猜想"或"假设",以指导人们去进行进一步的研究和证实。如前述实例中提到,临床观察到部分高血压病例服用某药后是有效的,就可以提示我们此药物对治疗高血压病人可能是有效的,以促使人们去进一步地研究和证实。在实际应用时,还要注意运用一些方法或手段来提高简单枚举法结论的可靠程度。例如:①尽可能提高观察对象的数量,一类事物中被观察对象的数量越多,观察覆盖面越广,结论就越可靠;②注意收集反例,如果始终没有发现反例,结论的可靠性就比较高。

(2)科学归纳推理

科学归纳推理又称科学归纳法,其基本原理是如果某类事物中部分对象与某种属性间具有因果联系,就可以推断该类事物都具有某种属性。它的特点是以科学分析为主要依据。例如:1960年在英国的某个农场有10万余只鸡、鸭因为进食了发霉的花生而发生癌症死亡,另外,用这种饲料喂养的其他动物如羊、猫等也先后患癌症而死亡。1963年,某研究者在实验室里也观察到白鼠食用了发霉的花生后也发生了肝癌而死亡。科学家们对霉变花生进行了化学分析,发现其含有黄曲霉素,而黄曲霉素就是强烈的致癌物质。由此,可以推论动物食用了发霉的花生后就会发生癌症而死亡。此推理也是只观察某类事物中的部分对象,但所推导的结论需要进行严格的科学分析,具有科学的依据,而不是一般性的经验观察。科学归纳法是医学科研工作中常常使用的推理方法。

科学归纳法的推理形式表示为:

A_1 是(或不是)B,
A_2 是(或不是)B,
……
A_n 是(或不是)B,
(A_1、A_2、…、A_n 是 B 类中的部分对象,并且 A 与 B 有因果联系)。

所以,所有的 A 都是(或不是)B。

(三)科学归纳法和简单枚举法的联系与区别

二者的联系:①两者都属于不完全归纳推理,都只观察了某类事物的部分观察对象;②结论所断定的范围都超出了前提所断定的范围。

二者的区别:①推理依据不同。简单枚举法是以经验为依据,科学归纳法是以科学分析为主要依据,前者是某种属性在某类部分对象中不断重复,并且没有观察到反例;后者不是仅停留在这种依据上,而是在进一步深入分析现象之间的因果联系后得出结论。②前提数量的多少,对结论的意义不同。对于简单枚举归纳推理来说,前提所考察的数量越多,结论的可靠性就越大。而科学归纳推理法不要求前提所考察的数量(甚至可以是考察一两个典型案例),只要真正认识对象及其属性间的因果联系,就可以得出相对可靠的结论。

六、演绎推理及其与归纳推理的关系

(一)什么是演绎推理

人们的认识过程是由个别到一般,又由一般到个别的过程。这个过程非常丰富和复杂,既包含归纳推理,也需要应用演绎推理。所谓的演绎推理是从一般的原理、原则出发,推导出关于个别事物的结论。

(二)归纳推理与演绎推理之间的关系

在人们认识事物的过程中,归纳推理和演绎推理是交替使用的。没有归纳,演绎的前提就无法形成,没有演绎,归纳的成果将无法扩大和深化。正如恩格斯所言:"归纳和演绎,正如分析和综合一样,是必然相互联系着的,不应当牺牲一个而把另一个捧到天上去,应当把每一个都用到该用的地方上去,要做到这一点,就只有注意它们的相互联系和它们的相互补充。"

1.两者的相互联系

(1)演绎推理离不开归纳推理。因为演绎推理是以表达一般性知识的判断为前提,然后推出特殊的判断作结论的推理,而一般性知识的获得往往是归纳推理的结果。而且,演绎推理的各种形式和推理规则,也是人们对思维活动进行归纳的产物。因此,可以说没有归纳推理就没有演绎推理,演绎推理依赖于归纳推理;(2)归纳推理离不开演绎推理。因为归纳推理的前提是一些表达个体属性的命题,而要获得这些表达个体属性的命题,人们就要用观察、实验、调查等方法收集资料,然后进行分析、分类,这些都离不开演绎推理的指导。

2.两者的相互区别

①思维方向不同:归纳推理和演绎推理的思维方向刚好相反。归纳推理是从个别到一般,而演绎推理是从一般到个别。②结论的可靠性不同:不完全归纳推理的结论所推断的范围超过了前提所断定的范围,因此结论具有或然性,即结论不一定是真实的;而演绎推理是从一般到个别,其前提包含了结论,结论断定的范围没有超出前提,其结论是必然的,只要前提真实,推断形式正确,结论就是真实的。

七、探求因果联系的逻辑方法

无论是临床诊断或治疗,还是公共卫生领域进行疾病的预防与控制,都需要弄清楚疾病的病因或发病机制。对疾病病因的研究,对某个或某些因素与疾病之间因果联系的探讨始终是医学科学研究的重要内容之一。

（一）什么是因果联系

事物现象之间的因果联系是普遍存在的,任何现象或事件都有其产生或存在的原因。概率论的因果观认为所谓的原因就是使结果事件发生概率升高的因素。由此,可以将病因理解为使人群中的疾病发生概率升高的因素。

（二）因果联系的重要特征

1. 事物现象间的因果联系普遍存在

2. 事物现象间的因果联系具有明确的时间先后顺序

因总是在前,果总是在后,这是一个确定的时间先后顺序,但要注意的是因前果后的时间顺序只是判断因果关系的一个必要条件,并不意味着有因前果后时间先后顺序的事物现象间都存在因果联系。

3. 事物现象间的因果联系具有复杂性

某一现象发生的原因可能是另一现象所引起的结果,某一现象的结果可能又是引起另一现象的原因。事物间的因果关系既可以是一因一果,也可以是多因一果、一因多果,甚至多因多果。

（三）探求因果联系的逻辑方法

在传统逻辑中,有五种探求因果联系的逻辑方法,简称"求因果五法"。由于它是英国人穆勒在总结培根等人归纳方法的基础上提出来的,也常称之为"穆勒五法"。

1.求同法

求同法是指考察几个出现某一被研究现象的不同场合,如果各个不同场合除一个条件相同外,其他条件都不同,那么这个相同条件就可能是某被研究现象的原因。

例如前面提到的黄曲霉素与动物肝癌的事例中,英国某农场的鸡鸭、喂食相同饲料的羊猫、实验室的大白鼠等动物,它们都先后患癌症而死,是不同场合下癌症的高发对象。在这些动物患癌症的前提条件中,对象、时间、环境都不同,唯一共同的因素就是吃了发霉的花生。于是,人们推断吃了发霉的花生可能是这些动物得癌死亡的原因。后来确实通过化学分析证明发霉的花生内含黄曲霉素,黄曲霉素是致癌物质。这个推断就是通过求同法得出的。

求同法的逻辑形式用图示表示如下:

场合	相关情况	被研究现象
①	A,B,C	a
②	A,D,E	a
③	A,F,G	a
…	…	…

所以 A 是 a 的原因

但要注意求同法的结论是具有或然性的。为了提高其结论的可靠性,应注意以下两点。

(1)结论的可靠性和考察的场合数量有关。考察的场合越多,结论的可靠性越高。

(2)有时在被研究的各个场合中,共同的因素并不止一个,因此要注意除了已经发现的共同情况外,是否还有其他共同情况存在。人们运用求同法时,往往把发现的一个共同情况,当成被研究现象的原因或是结果,而没有发现另一个隐藏的共同情况,而事实上这个比较隐藏的共同情况,恰恰是被研究现象的真正原因或是结果。例如:某大学有4个学生食堂,某天这4个食堂进餐的同学中都有食物中毒的病例发生,且这些食物中毒的病例都进食了同一种大米做成的米饭。但事实上此次事件很有可能并不是该大米造成的食物中毒,而是由另外某种共同食用的食物如未煮熟的四季豆等引起的。

2. 求异法

求异法是比较某个现象出现的场合和不出现的场合,如果这两个场合除一点不同外,其他情况都相同,那么这个不同点就可能是这个现象的原因。

例如:在研究鱼肝油与佝偻病之间关系的实验中,实验对象一半作为实验组,服用适量鱼肝油;另一半作为对照组,不服用鱼肝油。结果发现,实验组佝偻病的发生率低于对照组。由此可以得出,服用适量的鱼肝油可以减少佝偻病的发生。其实鱼肝油中的维生素 D 可以促进钙的吸收,有预防佝偻病发生的作用。

求异法的逻辑形式用图示表示如下:

场合	相关情况	被研究现象
①	A,B,C	a
②	$-,B,C$	$-$

所以 A 是 a 的原因

运用求异法进行比较的两个场合一定要只有一点不同,其他情况都相同。这种条件在通常情况下是少见的,往往要在人工控制的条件下才能满足,因而求异法常和实验直接联系。运用求异法应注意以下两点:①必须注意排除了某研究因素外的其他一切差异因素。如果相比较的两个场合还有其他差异因素未被发觉,结论就会被否定或出现误差。因此在实验性研究中,运用此法所得的结论较为可靠。在描述性研究中,在描述分布的基础上,也可运用此法观察因果联系,但由于无法控制其他非研究因素,只能提供病因线索。②应注意两个场合唯一不同的情况是被考察现象的全部原因还是部分原因。如果是部分原因,还应当继续寻找其他原因。尤其是在表面的差异背后是否还有真正的差异情况被掩盖着。

3. 求同求异法

求同求异法是指如果某个被考察现象出现的各个场合(正事例组)只有一个共同的因素,而这个被考察现象不出现的各个场合(负事例组)都没有这个共同因素,那么这个共同的因素就是某个被考察现象的原因。该法的步骤是两次求同一次求异。

例如中国古代著名的医学家孙思邈发现,得脚气病的往往是富人,穷人很少得这种病。通过他的大量观察发现,穷人虽然生活方式和经历差异很大,但是有一个相同的情况就是他们的食物中粗粮居多。富人的生活方式也各不相同,但是他们的食物中多是细粮。于是得出结论:粗粮可以治疗脚气病。现在营养学已经阐明了脚气病的发生主要是缺乏维生素 B_1,而此种维生素主要存在于粮谷类食物的表层,长期食用研磨过细的大米就容易发生此病。

求同求异法的逻辑形式用图示表示如下:

	相关情况	被研究现象
正面场合	(1) A,B,C	a
	(2) A,C,D	a
	(3) A,D,E	a
负面场合	(1) $-,B,C$	
	(2) $-,C,D$	
	(3) $-,D,E$	

所以 A 是 a 的原因

应用求同求异并用法应注意以下两点：①正反两组事例的组成场合越多，结论的可靠程度就越高；②所选择的负事例组的各个场合，应与正事例组各场合在客观类属关系上较近。

4. 共变法

共变法指的是在其他条件不变的情况下，如果某一现象的强度水平发生变化，另一现象也随之发生相应变化，那么前一现象就可能是后一现象的原因。其实质就是两事件间存在剂量反应关系。

例如在吸烟与肺癌的调查中发现，每日吸烟量越大的人群肺癌的死亡率就越高，两者间存在明显的剂量反应关系，因此可以认为吸烟是肺癌的危险因素。

应用共变法时应注意：

(1) 有共同变化关系的不一定是因果关系。

有时两种现象共变，但实际并无因果联系，可能二者都是另一现象引起的结果。如随着年龄的增长，高血压患病的机会升高，同时白发的比例也越高。因此，我们可以看到随着白发的增多，患高血压的也越多。但白发与高血压间并无真正的因果联系。

(2) 共变法通过两种现象之间的共变，来确定两者之间的因果联系，是以其他条件保持不变为前提的。

(3) 两种现象的共变关系只在一定剂量范围内存在。

超过这一剂量范围，可能就观察不到两种现象间的共变关系。药物剂量与疗效的关系只在一定的剂量范围内体现出来，当药物剂量达到一定水平后，即平台期后，再增加药物剂量，效应的变化也不会明显。

5. 剩余法

剩余法指的是，如果某一现象的发生假定有多种原因可以引起，经过调查和分析，将已有假设逐一排除，在现有知识或信息条件下，尚不能排除的假设是原因的可能性就较高。

例如20世纪70年代上海市暴发了不明原因的皮炎，当时提出了可能的病因包括某工厂排放的工业废气、植物花粉、臭虫、桑毛虫等，经过实地调查和分析，将工业废气、植物花粉等假设逐一排除，最后成功查明是桑毛虫幼虫毒毛所引起。

医学研究需要有严密的推理、清晰的思路，逻辑学的基本方法与逻辑学基本规律对病因的探索与论证、临床诊疗措施的评价、疾病预防控制措施的制定与评价等医学研究工作都具有普遍的指导意义。本章节所述内容仅是肤浅之谈，但愿能起到抛砖引玉的作用，促使医学研究人员去学习和应用一些基本的逻辑思维方法。

(钟朝晖)

参考文献

1. 周艳玲,冯婕.逻辑学与思维训练.北京:化学工业出版社,2006
2. 何向东.逻辑学教程.北京:高等教育出版社,1999
3. 路宁,刘跃进.攀登理性的阶梯—逻辑方法谈.上海:上海交通大学出版社,2006
4. 吴家国.普通逻辑原理.北京:高等教育出版社,2003
5. 中国人民大学哲学系逻辑教研室.逻辑学.北京:中国人民大学出版社,2002

第十四章　医学科研常用的研究方法

流行病学调查和分析是宏观认识疾病流行特征和规律的两个阶段,其密切联系、不可分割。因为只有及时、深入、客观、全面、细致地进行流行病学调查,才可能有正确的流行病学分析;分析又是调查的继续,可以为进一步调查提供线索;同时,调查中也有分析。只有将调查和分析有机结合,才能查明疾病发生的原因和条件,阐明流行过程的规律,提出切实有效的预防和控制疾病的措施。

流行病学调查分析方法可根据设计类型进行如下分类。

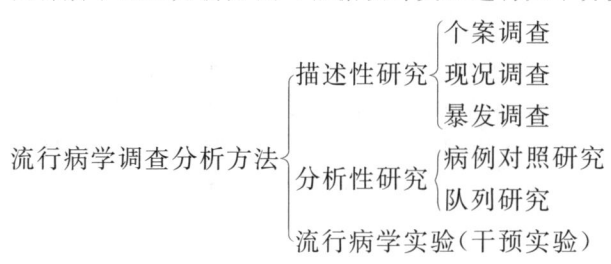

$$
\text{流行病学调查分析方法}\begin{cases}\text{描述性研究}\begin{cases}\text{个案调查}\\\text{现况调查}\\\text{暴发调查}\end{cases}\\\text{分析性研究}\begin{cases}\text{病例对照研究}\\\text{队列研究}\end{cases}\\\text{流行病学实验(干预实验)}\end{cases}
$$

第一节　描述性研究

一、个案调查

个案调查(case investigation)是指对个别发生的病例、病例的家庭、班组、房室及周围环境所进行的流行病学调查。个案调查一般无对照人群的资料,不易分析各种因素与发病的关系,一般只能提供发病原因线索和积累发病资料,不能得出病因结论。

（一）个案调查的目的与应用

1.疫源地处理

对于急性和重要的传染病,即使发生单个传染病病例时,也应对疫源地进行调查。调查的目的是从了解单个病例发生的原因着手,采取相应防疫措施,降低传染病的发病率。

2.某疾病分布特点总结

通过经常性个案调查所获得的资料,可以总结某疾病在人群中分布的特征,例如总结一年来艾滋病个案调查资料,结合当地人口资料来分析某地艾滋病分布的特征。

3.对基本控制的疾病进行监测

某疾病如果已经基本控制或局部消灭,当又发现病例时,即应当作个案调查,以便决定是新病例还是老病例,是输入性病例还是本地病例。分析病例发生的条件,以便进一步采取措施。

4.特殊病例调查

某些特殊病例,例如不明原因的严重病例或预防接种后发生较严重反应者,有时虽然是1～2例,亦需进行个案调查,以便收集有关资料进行初步分析。

(二)调查方法及步骤

在进行此类调查时,工作人员应当迅速通过检索已有的数据资料,了解该社区、单位及其附近地区在过去和近来有关该病的流行情况,然后携带必要器材,如体检、化验及标本采集用具和必要的药品到现场进行调查。

1.询问座谈

询问座谈对象为患者、患者家属、同事、邻居、单位负责人,以及了解情况的有关人员。询问座谈内容为:发病和治疗经过,现在的病情,最长与最短潜伏期间,发病前后的有关生活、生产劳动及交往情况。通过提问尽量为寻找发病原因提供线索,如从何而来?又传给谁?周围还有哪些人患病?哪些人没有病?为什么如此?现已采取哪些措施?等等。

2.查看现场

根据不同病种及了解的情况,有重点地查看饮食、饮水、居住和劳动条件,有关传播媒介与鼠类的孳生,家畜、家禽的饲养管理情况,以及施放的危害物品和施放危害物品场所的情况,并判断与该病发生或流行的关联程度,估计病原因子或有害理化因子可能散播的范围,对施放的危害物品及场所进行照片拍摄或录像。

3.样本检验

对患者、可能的传染源、接触者及传播媒介应立即进行必要的检查或检验,现场不能进行的检测或检查,应采取标本(血、粪便、呕吐物、鼻咽分泌物、脓、食品和水等),带回实验室检查。在人为生物恐怖攻击事件中,对可疑被污染物(空气、树叶、泥土、用品、水和食物等)的样本采集要特别注意避免再污染发生,要妥善运送,带回实验室检查。

4.检查资料

应查阅患者的病历、门诊登记、请假单、化验单、疾病登记、死亡报告,以便进一步确诊病例。应尽量避免漏诊和误诊,因为这些措施有助于找出发病原因。

5.提出措施

条件可能时,应立即执行必要的治疗及预防措施。如卫生宣传教育,病人的救治隔离,环境的消毒,周围人群的药物预防等。

6.继续观察

一次调查不一定完善,接触者可能发病,所采取的治疗、预防措施的效果也应不断观察。因此,相关的调查应当连续进行,直至疫源地无传染性,即病人痊愈或隔离,并进行终未消毒,所有接触者已经过一个最长潜伏期而未发病。

7.提交调查报告

根据调查的目的以及获得的调查检测资料,对个案调查作出小结,描述重要的调查和分析资料,回答相应的问题。

二、暴发或流行调查

暴发调查(outbreak investigation)是指在一个局部地区或集体单位中,在短期内突然发生大量相同症状病人事件时所进行的调查。因为暴发的病例发生集中,而且一般有共同的传染源及传播途径,必须迅速查明,采取适当措施,以制止其影响扩大和引起更多病例,所以暴发调查在时间上是紧迫的。

(一)调查目的

(1)及时建立有效措施,以防止疾病蔓延。
(2)证实病例的诊断,确定暴发。
(3)描述疾病暴发的分布特征。
(4)找出暴发的病因。
(5)查明病因的来源、传播方式与途径。
(6)找出已暴露于病因的易感人群并采取相应的措施。

(二)调查方法与步骤

暴发调查的内容均围绕其目的进行,主要包括以下步骤。

1.核实诊断

诊断的正确或错误对调查结果的可靠性有着决定性的影响,所以必须根据病史、临床、流行病学特点和实验室检查结果对诊断进行核实,特别要注意鉴别诊断。若怀疑是传染病,应及早做病原体分离,对部分病人采取双份血清检测有关抗体。在暴发调查中,对于一时尚不能确定诊断的疾病,也须规定明确的诊断标准:具备什么样的综合征,才可以定为病例?以统一认识和便于统计。

2.确认暴发的存在

一种疾病是否已发生暴发,要根据暴发的定义来判断。判断是否发生暴发要看病例数是否超过常年同期水平。一般以超过常年发病率的 3 倍标准误或超过常年发病率 95% 可信限的上限为准。在确定是否为暴发时,要特别注意发现漏诊和误诊的病例,同时还应注意收集轻型病例或非典型病例,以准确计算罹患率。

3.初步调查

对全部病例或选择其中一部分进行一次快速调查,借以了解暴发发生的时间、地点和病例的主要人群特点(年龄、性别、职业、生活情况等),以便对病例的共同特点获得一个初步印象。注意并了解暴发时的环境情况,同时还要统计病例数和暴露人口数。可根据需要进行分组,例如根据性别、年龄、职业、居住地点、就餐地点或某种暴露史进行分组,以便计算并比较各组罹患率,作出分布描述,以寻找暴发病因的线索。

4.构成初步假设

根据已知有关病例分布及致病时的环境资料,作出关于因果联系的推测性解释。这一阶段的假设是初步的。由于对一系列事件的因果联系的解释往往不止一种,因此初步假设可以不止一个。在调查过程中,应根据积累起来的资料不断对假设进行检验、修正或否定,建立新的假设。

一般通过求同法、求异法、共变法(见病因研究)的推理途径寻找建立假设的线索。

5.详细调查

(1)病例调查:采用特定设计的暴发调查表对全部病例进行访问、检查。主要内容包括:一般情况(如姓名、性别、年龄、职业等),发病时间,主要症状,体征,与诊断有关的实验室检查结果,居住、饮食、生活饮用水及其他劳动、生活情况,近期娱乐社交活动,暴露于可疑病源的历史和暴露程度等。如暴发与膳食有关,还要根据初步调查中认为最可能的潜伏期,列出在此期内的可疑食品,逐项询问病人。

(2)对照调查:对同一人群中未患病的人也应进行调查,调查内容与病例相同,目的是与病例组作比较。特别要注意和发现那些未接触或接触了可疑暴露因素的人群。必要时,还要调查同一环境中,如水源、食物来源相同而没有发生暴发的单位或地区的情况,作为对比。

(3)人口调查:检索、调查相关人群的暴露人口数,计算单位人群的发病率和不同观察组的发病率。

6.检查资料

在分析资料前,必须先审查资料是否齐全和正确,如有缺失或错误,应立即补查、更正、剔除或作相应处理。

7.整理资料

根据调查目的及所要解决的问题,将所得的资料进行分组、汇总及计算统计指标,并将所得的结果绘制成统计图表,以便进一步分析。

(三)流行病学资料分析

分析疾病暴发的调查资料,主要是判断暴发强度与流行趋势,阐明传染源、传播途径和引起流行的各种因素,从而针对具体情况采取防疫措施,迅速控制流行。

1. 发病时间分析

发病时间分析是指根据疾病的种类和发生速度,按小时、日(或数日)、周或月统计发病人数、发病率或发病百分比,作成统计表或图,从而找出患者发生的时序变化。这种分析可判断传播途径,追溯传染源,评价防疫措施效果。

流行曲线一般可有潜入期、上升期、高峰期和下降期(或消失期)四个阶段。流行曲线的形态取决于流行环节、流行因素的特点和防疫措施的质量。

侵入期的长短、流行曲线上升的快慢同传染病潜伏期的长短、传染源的数量及其积累的速度、传播途径实现的难易、易感人口的多少以及防疫措施是否及时、严格和有效等因素有关,而传染源的积累速度又同病原体传染力的强弱有关。

(1)暴发型:当流行是由共同媒介引起时,患者集中发生于该病的最短与最长潜伏期之间,流行曲线呈单峰型,流行高峰与该病的常见潜伏期基本一致,常见于由食物或水源污染而发生的细菌性食物中毒、痢疾、病毒性甲型肝炎等,见图14-1。由于流行性感冒的传染性强,潜伏期短,传染源的积累很快,同时由于飞沫传播容易实现,人群易感性高,所以流行过程发生、发展很快,流行曲线迅速上升,也常表现为暴发型。

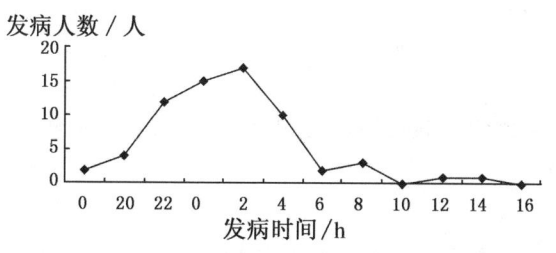

图14-1 某单位食物中毒发生时间分布图

潜伏期较长的传染病,由共同媒介传播时,流行经过较长,再加上通过日常接触传播所发生的继发病例,其暴发形式常有"拖尾"现象。

(2)散发型:当疾病的传染源数量不多,潜伏期长,疾病以隐性感染为主要表现形式,传播途径实现比较困难或人群免疫力相当高时,其疾病发生的人群表现通常为散发型。表现为在较长时间内,患者间断或连续出现,病例间无明显的联系。肠道传染病在日常生活接触传播时常出现这种情况。

2. 患者地区分布分析

按患者的工作单位、居住区域或其他条件,如不同职业、街道、就餐单位,分别计算发病率或作出患者分布的点状图,对比分析发病的差异和病例分布特点。据此判断传播途径,追溯传染源,找出发病同环境条件的关系。如伤寒病人均集中于乙水井的周围,提示乙水井可能与发病有关。

3. 患者特性分析

在一次流行病暴发时,比较不同人群的某病发病率,结合工作和生活特点,可以判断其传播方式、追溯传染源、查明影响暴发等因素。

4.潜伏期推算

有些疾病暴发若属于一次暴露的同源流行,而且继发病例很少,则能较准确推算其最短、最长和平均潜伏期。例如,由一次接触有钩端螺旋体的疫水而发生暴发时,可从暴露日期至最后一例病人发病日期推算出最长潜伏期,而平均潜伏期可用几何平均数中位数求出,因为一般暴发病例的发病时间呈偏态或呈对数正态分布,故不用算术平均数表示。

5.暴露日期推算

对于潜伏期较短的疾病,当暴露日期不清楚时,由于其流行曲线一般呈对数正态分布,据此特点,有时能推算出暴露的日期。

按病人数累积起来,设 m_1 为发生 16% 病例数的时间,m_0 为发生 50% 病例数的时间,m_2 为发生 84% 病例数的时间。若 $m_0-m_1=a$,$m_2-m_0=b$,暴露时间至 m_0 为 X,是平均潜伏期。由于曲线成对数正态分布,则

$$\log X - \log(X-a) = \log(X+b) - \log X$$

即 $\dfrac{X}{X-a} = \dfrac{X+b}{X}$,则

$$X^2 = (X-a)(X+b) = X^2 - aX + bX - ab$$

简化得 $(b-a)X - ab = 0$,有

$$X = \frac{ab}{b-a} = \frac{(m_2-m_0)(m_0-m_1)}{(m_2-m_0)-(m_0-m_1)} \tag{公式 14-1}$$

本公式适用于潜伏期比较短的疾病,包括非传染性疾病。对病例分布不呈对数正态分布者不适用。

例 14.1

有一次痢疾暴发,其发病日期及人数资料经归纳整理,结果如表 14-1。试推算其共同暴露日期。

表 14-1　痢疾暴发发病日期及人数归纳整理表

月　日	新病例数	积累病例数	占总病例(%)
3月2日	0	0	0
3月3日	13	13	6.5
3月4日	54	67	33.5
3月5日	47	114	57.0
3月6日	25	139	69.5
3月7日	15	154	77.0
3月8日	16	170	85.0
3月9日	9	179	89.0
3月10日	8	187	93.5
3月11日	7	194	97.0
3月12日	6	200	100.0
3月13日	0	200	100.0

求出病人累积 16%,50% 及 84% 点的日期为

$$16\%点(m_1) = 4 + \frac{16.0-6.5}{33.5-6.5} = 4.35$$

$$50\%点(m_0) = 5 + \frac{50.0-3.5}{57.0-33.5} = 5.70$$

$$84\%点(m_2) = 8 + \frac{84-77}{85-77} = 8.88$$

将 m_0, m_1, m_2 的值代入上述公式,有

$$平均潜伏期(X) = \frac{(8.89-5.70)(5.70-4.35)}{(8.88-5.70)-(5.70-4.35)} = 2.34$$

$$推算暴露日期 = m_0 - X = 5.70 - 2.34 = 3.36$$

即3日早8点钟,疑为3月3日早餐前后感染。

大量研究表明,由一次共同原因引起的暴发,患者集中发生于该病最长、最短潜伏期之内,即最长潜伏期减去最短潜伏期。流行曲线呈单峰型,曲线高峰与该病常见潜伏期基本一致。利用上述特点,从首批(例)病例发病时间向前推算一个最短潜伏期,或从曲线高峰向前推算一个该病的常见潜伏期,即大致为暴露时间。

6.暴发因素分析

根据以上所得资料可分析暴露时间、感染地点、引起暴发可能的来源、传播途径及影响因素,并着重分析传染源、传播途径。

(1)传染源的分析:在确定暴发调查的传染源时,调查分析结果应当满足以下条件:传染源的发病时间早于其他病例;传染源与其他病例间存在一定的"有效"联系;血清学或分子生物学检测试验显示,从传染源和其他病例分离所得的病原体有同源性;传染源消除后暴发趋势被阻断。

(2)传播途径的分析:在确定传播途径时,调查分析结果应当满足以下条件:疾病暴发的分布特征符合传播途径特征;从相关传播途径中分离的病原体与从传染源、其他病例分离所得的病原体有同源性;针对传播途径进行有针对性的防疫措施后暴发趋势被阻断。

通过以上进一步的调查和分析,如果分析结果与初步的调查假设相符合,则表明调查的发展方向是基本正确的。

7.提出控制暴发措施并观察控制效果

在整个暴发调查过程中,调查与实施防治措施是紧密结合的。即边调查,边分析,边采取措施。对于传染病,如果实施防治措施后,经过一个最长潜伏期,不再有新病例发生,则可以认为防疫措施正确;相反,则说明措施无效,真正的病因还未找到。防治措施的效果也是检验暴发调查成功与否的指标。

根据发病下降趋势与速度分析,应注意流行终止有两种情况:一种情况如肠道传染病的接触传播、呼吸道传染的飞沫传播等,如果不采取措施,发病自然需要较长的时间;另一种情况是引起流行的因素是一次性的,如肠道传播病经水或食物的一次性污染,洪水型钩端螺旋体病流行等。当因一次偶然的污染水自行净化、食物吃完、洪水消退后,流行便自行终止,则往往是在采取措施时流行条件已不存在。因此,如果采取防疫措施后的一段时间内(该病的潜伏期)仍有发病,但以后明显下降,则可能是防疫措施的效果;如果防疫措施一开始,发病曲线就立即下降,或已开始下降才采取措施,则不一定是防疫措施的效果,而很可能是流行的自然停止。

8.写出暴发调查总结并提出改善卫生和加强预防工作的意见

对暴发调查的总结,一方面要按照规定报送有关部门备案,更重要的另一方面是要及时就有关问题向发病地区、机构和部门发送和反馈信息,总结经验和教训,防止类似事件的再发生。总结报告的内容主要包括下面几点。

(1)简要介绍暴发调查工作情况。

(2)暴发地区卫生及相关状况:主要介绍与疾病暴发相关的自然和社会环境因素。

(3)疾病暴发的特点:主要阐明疾病诊断和确定暴发的根据,描述疾病暴发在时间、空间及人群分布上的特点。

(4)暴发原因分析:主要分析暴露时间、感染地点、引起暴发的可能来源、传播途径及影响因素。

(5)防治措施:包括组织措施、技术措施及防治效果评价。

(6)结论与建议:对暴发的原因、传播途径、流行特点、防止措施的效果,存在的问题等作出结论,并就相关问题提出有针对性的建议。

三、现况调查

现况调查(prevalence study)是研究特定时间与特定空间内人群中的有关变量与疾病或健康状况的关系。由于所获得的资料是在某一特定时间内收集的,好似时间的一个横断面,故又称其为横断面调查(cross sectional study)。

(一)现况调查的目的

第一,了解疾病或健康的人群分布。

第二,弥补疾病监测和常规登记报告的不足。

第三,考核防治措施的效果。在大规模防治前后,分别作现况调查,根据患病率差别的比较,评价该防治措施的效果。

第四,提供病因研究线索。了解人群的某些特征与疾病或健康状态之间的联系,以逐步建立病因假设。

(二)调查对象的选择

根据研究目的选择不同的调查对象。可以采用某地区普查或抽样调查,如调查有代表性的人群来估计全体,或调查某职工人群、某少数民族、某特殊生活习惯人群或某些不同地理结构地区的人群等。

(三)现况调查的种类

1.普查

普查(census)是指对特定时间、特定范围人群的全面调查。特定时间应该较短,甚至指时点,可以是1~2天或1~2周,大规模普查不宜超过2~3月,不宜太长;特定范围是指某个地区或某种特征的人群。

普查能发现人群中几乎全部病例,使其能及早得到治疗。普查的资料能较全面地描述疾病的分布与特征,为分析病因提供线索。普查不适用于发病率很低、尚无简单易行诊断方法的疾病。

2.抽样调查

抽样调查(sampling survey)是指调查某人群中一部分有代表性的样本人群,根据这种调查结果可估计出该人群某病的患病率或某些特征的情况。这是以小窥大、以局部估计总体的调查方法。其优点是省时、省人力与物力,并因调查范围小,工作容易仔细进行。缺点是设计、实施与资料分析比较复杂,不适用于个体变异过大的材料。

(1)单纯随机抽样(simple random sampling):这是最简单的随机抽样,抽样前应有一份研究对象的总名单。在该名单中对每个个人或单位均编号。然后决定样本大小,根据样本大小利用随机数字抽取研究对象。例如,从1 850人中随机抽取300人以了解睡眠障碍。首先将1 850人编号,然后在随机表上取300个4位数,将大于1 850者或重复者弃去,再按顺序补充,达到300个即停止。

(2)系统抽样(systematic sampling):先决定按什么样的比例抽样以及从哪个单位开始抽起,例如,总体有250 000个单位,决定抽取1 000个单位,比例为每250个中抽1个。这时可从1~250中随机抽出1个作起点,以后每隔250号再抽1个,直至抽满为止。

(3)分层抽样(stratified sampling):指先将欲调查的总体按不同特征,例如性别或疾病的严重性等分成不同层次,在各层做随机抽样。分层抽样不但可以减少由各层特征不同而引起的抽样误差,而且对各层情况有清晰的了解,在不同层里抽样的比例可以不同,例如对单位很少的层次抽样的比例可以大些。

(4)整群抽样(cluster sampling):指从要调查的总体中抽出一个群体(如城市的某个街区,某些住宅或某些特殊人群)的抽样方法。从许多群体中抽出一些样本群体,并对样本群体的对象全部进行调查称整群一级抽样。若对每个群体再随机抽取其中的个体做调查,称整群二级抽样。分级若在二级以上,则称为多级整群抽样。例如,先从某市抽出若干街区,这些街区里各抽若干居屋,再从各居屋中抽查若干对象等。

整群抽样比单纯随机抽样的抽样误差要大。因此,抽样时应当多抽几个小的整群,这样的结果比少抽一些大的整群更接近总体。

整群抽样的顺应性较高,在实际工作中易于执行,而且可以特别了解某种特殊群体的情况,例如,调查因吸毒而导致的艾滋病毒携带情况,因此在流行病学调查中应用率很高。

抽样误差(sampling error):尽管使用了随机抽样的方法,随机样本与总体仍存在差异,此差异称抽样误差。抽样误差的计算公式为:

$$\sigma_x = \frac{\sigma}{\sqrt{N}}$$

(公式14-2)

式中:N为样本大小,σ为标准差,σ_x为标准误。减少σ_x的方法有:首先减少调查材料的差异,如在抽样时采用分层抽样,各层内的样本差异越小越好,则各层内部的标准差可减少,标准误亦减少;其次可增大样本量,当样本量增为4倍时,标准误可减少一半。但若样本含量增加到100倍时,抽样误差可减至原来的1/10,所以还必须考虑增大样本量所需消耗的资源、时间等,因此样本量不可超过一定限度,否则得不偿失。此外,如果调查对象单位选定适当,也可减少抽样误差。从理论上讲,单位越小,正确性越高,如以个人为抽样单位要比以户为抽样单位好。

抽样调查的样本大小：这是在设计任何一次抽样调查时必须考虑的问题。样本量过大，浪费人力、物力，且因工作量过大，造成调查不细致；样本量过小，可能导致所抽出的样本代表性不够。因此样本量大小主要取决于两个因素：①预期现患率或阳性率，若其高，则样本量可以小些；②对调查结果精确性的要求，要求精确性越高，即容许误差越小，则样本量要大些。样本量大小可按下式计算：

$$N = t_a^2 pq/d^2 \qquad \text{(公式 14-3)}$$

式中：N 为样本量大小；p 为样本预期现患率或阳性率；t_a 为 $a=0.05$，自由度为无限大时的 t 值，$t=1.96\approx 2$；d 为样本现患率或阳性率与总体的差异。令 $d=0.1p$，其中 0.1 为容许误差，q 为 $1-p$，则有

$$N = 2^2 pq/(0.1p)^2 = 4pq/0.01p^2 = 400q/p$$

若容许误差为 0.15，则 $N=178q/p$；同理 $d=0.2p$，$N=100q/p$。

例 14.2

某单位有 10 000 余名职工，现需估计全体职工 HBsAg 的携带状况。该地区 HBsAg 携带率为 10%，现采用抽样调查，分别要求 $d=0.2p, 0.15p, 0.1p$，请计算所需调查人数。

$$d=0.2p, p=0.1, q=1-0.1=0.9, N=100\times 0.9/0.1=900(人)$$
$$d=0.15p, N=178\times 0.9/0.1=1\ 602(人)$$
$$d=0.1p, N=400\times 0.9/0.1=3\ 600(人)$$

从以上计算可见，不同的容许误差，调查人数有很大区别。上述公式只适用于二项分布性质的资料，阳性率以 20%～80% 适用此公式计算样本含量。若阳性率小于 20% 或大于 80%，则可用下式计算样本含量：

$$N = \{57.3\times t_a/\arcsin[d/\sqrt{P(1-P)}]\}^2 \qquad \text{(公式 14-4)}$$

例 14.3

某地区某病的感染率为 0.4%，现拟调查邻近地区感染率，要求误差为 0.04%。若 $a=0.05$，问应调查多少人数。因 $t_a=1.96=2$，有

$$N = \{57.3\times 2.\arcsin[0.000\ 4/\sqrt{0.004\times(1-0.004)}]\}^2$$
$$= (114.6/0.363)^2$$
$$= 99\ 668(人)$$

现举例说明怎样估计分层随机抽样的样本含量。某地区 10 万人 (N)，分为三层，每层人数 (N_i) 及过去的患病率 (P_i) 如表 14-2 所示。现共抽出 1 000 人 (n)，问每层应抽多少人 (n_i)？

表 14-2 某地某病分层随机抽样表

层次	人数(N_i)	过去患病率(P_i)	$\sqrt{q_i P_i}$	$N_i\sqrt{q_i P_i}$	$n.N_i\sqrt{q_i P_i}$	n_i
1	60 000	0.004	0.063	3 786	3 786 000	578
2	10 000	0.002	0.044 7	447	447 000	68
3	30 000	0.006	0.077 2	2 316	2 316 000	354
共计	100 000		0.185 0	6 549	6 549 000	1 000

因为 $q_i=1-P_i$，$n_i=n$，而 $N_i\sqrt{q_i P_i}/\sum N_i\sqrt{q_i P_i}$，所以经计算每层应分别抽 578 人、68 人及 354 人。

(四)现况调查中常见的偏倚及其预防

现况调查中下列几种偏倚较为常见。

1.无应答偏倚

对访问调查或通信调查获得应答的比例称为应答率。若应答率低,则很难以调查结果来估计总体的现患率。一般要求应答率在95%以上。

2.回忆偏倚和报告偏倚

被调查者对暴露史回忆不准确或不愿意提供真实情况,如中学生吸烟,涉及隐私等。

3.测量偏倚

由于仪器不准、试剂不统一、实验条件不同等因素造成测量结果不正确。

4.调查人员偏倚

如调查者有意识地对一些对象进行深入、仔细的调查,对另一些对象则相反,采取敷衍、马虎的态度,此时不同调查者的衡量标准不同;有时,甚至同一人在不同情况下对某结果的理解不同也可造成系统误差。

对上述偏倚的预防方法如下。

(1)在设计中明确规定为随机抽样的调查,必须严格遵守随机化的原则;尽量提高抽查对象的受检率;及时分析无应答的原因以便补救。

(2)选用精良的仪器设备,并事先做好校准。在整个调查中力求试剂、方法一致。

(3)统一训练调查人员,并对其进行监督和质量控制。

(五)现况调查的资料分析

按下列步骤进行资料整理与分析。

第一,检查和核对原始资料,对资料的准确性、完整性进行检查、填补或删去缺漏,纠正错误。

第二,按已明确规定好的标准,将全部调查对象分组归类。

第三,制作统计图表,将原始资料分组进行比较,了解疾病或某种状况在不同地区、不同时间以及不同人群组中的分布。

第二节 分析性研究

一、病例对照研究

病例对照研究(case-control study)属于回顾性研究,是分析流行病学的研究方法之一。这一方法主要用于探索疾病的危险因素,在描述流行病学工作基础上,对形成的病因假设进行初步检验。病例对照研究也可应用于提出病因假设。

(一)定义及有关概念

病例对照研究是选定患有某病的病人(病例组)与未患该病的人群(对照组),分别调查两组过去暴露于某个(或某些)危险因素的情况及程度,以判断某暴露危险因素与某病有无关联及其关联程度大小的研究方法。

设计模式如图 14-2 所示。

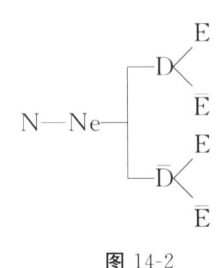

图 14-2

其中 N 为总人群,Ne 为纳入研究对象,D 为病例组,$\bar{D}$ 为对照组,E 为有暴露,$\bar{E}$ 为无暴露。

"暴露"是流行病学所使用的术语,是指曾经接触过某种研究因素或具备某种特征。如接触过某化学物质或物理因素,食用过或饮用过某食品、饮料和药物,具备性别、年龄、职业、身高、体重的某种特征,处于什么疾病状态,从事何种体力劳动等。

(二)特点

病例对照研究有以下几个基本特点。

(1)属于观察性研究方法。研究者不给被研究对象任何干预,也不主动控制研究因素的变化,只是客观地收集研究对象的过去暴露情况,这是分析流行病学的共有特点。

(2)设立对照组。对照组由未患所研究疾病的人组成,供病例组作对照用。

(3)观察方向是由果及因。其研究方向是回顾性的,在研究疾病与暴露因素的先后关系时,是先有结果,再由结果推论病因。

(4)不能确定暴露因素与疾病的因果关系。因受回顾性观察的限制,只能推测判断暴露与疾病是否有关联,而且只限于统计学上的关联。

(三)用途

1. 广泛探索疾病的可疑危险因素

如在冠心病的病因研究中,在病因尚不明确的阶段,可广泛地从机体内外诸多因素中筛选可疑的危险因素,它可包括家族遗传史、个人患病史、饮食、吸烟、饮酒、体力活动情况及职业史、经济情况和居住地区等,从以上因素中,探索可能的致病因素。

2. 初步检验病因假说

经过描述性研究形成的病因假说,可以利用精心设计的病例对照研究加以检验。例如,对吸烟是肺癌的病因假说,可通过调查病例组(肺癌)与对照组(非肺癌)过去的吸烟量、吸烟年限、吸烟方式、吸烟种类或戒烟历史、被动吸烟等有关吸烟的暴露情况,以验证吸烟与肺癌有关联的假说。

3. 为队列研究提供明确的病因线索

利用病例对照研究提供的或初步检验的病因假设的结果,进一步进行队列研究及实验流行病学的现场研究,以便进一步研究病因假说。

(四)病例与对照的配比分类

1.病例与对照不匹配

在设计所规定的病例和对照人群中,分别抽取一定数量对象,不要求对照组与病例组在某些分布特征方面相似。

2.病例与对照匹配

匹配就是要求对照组在某些因素或特征上与病例组保持相似,目的是在进行两组比较时排除匹配因素的干扰,是一种限制手段。如以年龄作匹配因素,在分析比较两组资料时,可免除由于年龄差异而引起发病率高低的影响,因而可以更清楚地说明其他因素与疾病的关系,能增加分析时的流行病学检验能力或流行病学效率。匹配可分为群体匹配和个体匹配。

(1)群体匹配:也叫成组匹配。在选取对照时,按所要求的匹配因素,在比例上与病例组一致。如病例组中男女各半,各年龄组分布均匀,而对照组中人群也是如此。

(2)个体匹配:以病例和对照的个体为单位进行匹配叫个体匹配,又称配对(pair matching)。如病例与对照以 1∶1,1∶2,1∶3…1∶M 比例配对。1∶1 配对最为常用。若病例较少,而对照易得时,可以 1∶2,1∶3,1∶4 配对,但多于 4 个以上对照时,则效率提高不明显。

(五)病例对照研究实施步骤

1.明确研究目的

明确本研究是为了检验病因假设还是为了探索可疑危险因素。

2.拟定研究计划

(1)病例的要求、选择病例方法、病例来源及病例与对照的比例(成组或配对)。
(2)对照的要求、选择对照的方法及对照组的来源。
(3)根据 OR 和暴露率的估计,确定样本量。
(4)调查暴露因素的种类及其定性或定量的规定。
(5)设计调查表。
(6)确定调查方法和时间。
(7)确定调查人员并对其培训。
(8)可能发生的偏倚及其控制方法等。

3.实施研究计划

根据研究计划,展开实验研究,落实相关调查,检测工作。

4.检查、整理与分析资料

首先检查资料是否齐全和可靠,并做必要的补充或修正,然后整理、归纳、列表,比较病例组和对照组差别有无统计学显著意义,判断所调查因素与疾病有无关联,计算比值比及其可信限,判断关联的强度。

5.写出研究报告

根据研究目的和研究结果,以科学报告的形式撰写报告。

(六)研究对象的选择

1.病例的选择

主要是确定病人的诊断标准和怎样获得符合诊断标准的病人。

(1)对病例应有明确的诊断标准:尽量采用国际通用或国内统一的诊断标准,还要有研究样本的纳入标准和排除标准,以保证病例的标准可靠。

(2)尽量选用新病例:因其回忆比较可靠,医疗或职业记录较易获得,故得到的信息较可靠;而老病例因时间久远,且由于生活方式及环境的改变,收集的信息可靠性较差。

(3)避免选用夹杂病例或死亡病例:不选用病情复杂或具有明显综合征的病例;除非研究死亡原因,否则尽量不用已故病例。

(4)所选病例组要有一定的代表性:尽量选取某一人群在一定时期内发现的全部病例,以便推论及全体人群。

2.病例的来源

(1)从一个或多个医院门诊、住院病人来源的病例:此来源比较容易实现,但易产生偏倚。

(2)最好来自一定人群的普查或抽样调查中查出的所有病例;或从特定社区选择所有确诊的病例。此来源样本的代表性好,但实际执行较困难。

(3)选自一定地区、一定时期的病例报告或死亡报告,但要注意诊断的准确性和漏诊。

3.对照的选择

对照的选择往往比病例的选择更困难。对照最好选自与病例来源相同的人群中,用相同的诊断方法确认为不患所研究疾病的人,包括健康人和其他病人。但患有与研究因素有关的疾病的病人不得选作对照,如研究吸烟与肺癌的关系时,不应选患慢性支气管炎的病人作对照。

4.对照的来源

(1)同一或多个医疗机构(多为医院或门诊部)中诊断的其他病例:此来源方便,资料可靠,但易产生选择性偏倚。

(2)病例的邻居或所在同一居委会、住宅区内的健康人或其他病人。

(3)社会团体人群中非该病病人或健康人群中的抽样。

(4)病例的配偶、同胞、亲戚、同班同学、同事等:此来源易使病例和对照达到均衡,但如果研究的因素属于生活习惯、膳食、遗传等,不宜用此种对照,因为亲属、配偶、兄弟姊妹的生活习惯、饮食、遗传大多相同。

(5)社会人口的非该病病例或健康人群的抽样。

以上研究对象的选择以第5种来源为最好,因为它接近全人口的代表性样本;第1种来源使用最多;在实际调查中常常同时选用第1和第5两种对照,如研究结果一致,则会增强评价效果。

(七)样本含量

病例对照研究只适用于少发疾病的病因研究,且往往从医疗机构和社区中选取全部病例,所以一般不存在抽样问题。如在不匹配、成组匹配或某些个体匹配中选择病例与对照需要抽取样本时,其抽样方法可用单纯随机抽样和系统抽样方法。

1.样本含量大小的取决因素

样本含量大小取决于以下四个数值。

①欲研究因素在对照人群中的估计暴露率(P_0);②估计该因素与暴露的比值比(OR);③第一类错误的概率 α 或准确度($1-\alpha$);④第二类错误的概率 β 或把握度($1-\beta$)。

2.样本含量的计算方法

计算样本含量可用查表法或公式法。

(1)查表法:按表14-3查出所需的样本量,十分简便,宜多利用。

表14-3　病例对照每组样本数(非匹配的,两组人数相等,$\alpha=0.05,\beta=0.10$)

OR	P_0						
	0.01	0.1	0.2	0.4	0.6	0.8	0.9
0.1	1 420	137	66	31	20	18	23
0.5	6 323	658	347	203	176	229	378
2.0	3 206	378	229	176	203	347	658
3.0	1 074	133	85	71	89	163	319
4.0	599	77	51	46	61	117	232
5.0	406	54	37	35	48	96	194
10.0	150	23	18	20	31	66	137
20.0	66	12	11	14	24	54	115

(2)计算法:在病例组与对照组人数相等,但不匹配时,可用下列公式计算样本含量。

$$N=\frac{(Z_\alpha\sqrt{2\overline{p}\overline{q}}+Z_\beta\sqrt{p_0q_0+p_1q_1})^2}{(p_1-p_0)^2}$$

(公式14-5)

式中:N 为病例组或对照组样本含量,Z_α 和 Z_β 可从表14-4中查出。p_1、p_0 为估计两组某因素的暴露率,且 $p_1=\dfrac{OR\times p_0}{1-p_0+OR\times p_0}$,$q_0=1-p_0$,$q_1=1-p_1$,$\overline{p}=(p_0+p_1)/2$,$\overline{q}=1-\overline{p}$。

表 14-4　标准正态分布的分位数表

α 或 β	Z_α（单侧检验）Z_β（单侧和双侧）	Z_α（双侧检验）
0.001	3.090	3.290
0.002	2.878	3.090
0.005	2.576	2.807
0.010	2.326	2.576
0.020	2.058	2.326
0.025	1.960	2.242
0.050	1.645	1.960
0.100	1.282	1.645
0.200	0.842	1.282

例 14.4

在一次吸烟与肺癌关系的研究中，已知一般人群中有吸烟史的人所占比例（p_0）为 20%，比值比（OR）为 2，设 $\alpha=0.05$（单侧），$\beta=0.1$，求样本量（N）。

$p_0=0.2, p_1=2\times 0.2/(1-0.2+2\times 0.2)=0.333, q_0=1-0.2=0.8$

$q_1=1-0.333=0.667, \bar{p}=(0.2+0.333)/2=0.267, \bar{q}=1-0.267=0.733$

$Z_\alpha=1.96, Z_\beta=1.282$

$$N=\frac{(1.96\sqrt{2\times 0.267\times 0.733}+1.282\sqrt{0.2\times 0.8+0.33\times 0.667})^2}{(0.333-0.2)^2}=230$$

即每组需 230 人。而查表 14-3，得 $N=229$，与公式法相接近。

利用上述方法求得的样本量是设想研究的是单一暴露因素，但研究中往往要同时探索多个因素，而每个因素有各自的 OR 及 p_0 值，从理论上讲，估计样本含量时，应以它们中最小的 OR 值最适宜的 p_0 为准。

（3）1∶1 配对样本含量估计

由于个体配对时，病例与对照暴露情况不一致的对子数才比较有意义，因而其样本量估计就应建立在这个基础上。这时可参照下面公式进行计算。

$$m=\frac{[Z_\alpha/2+Z_\beta\sqrt{P(1-P)}]^2}{(P-1/2)^2} \qquad P=\frac{OR}{1+OR}\approx\frac{RR}{1+RR} \qquad (公式 14-6)$$

式中：m 为需要结果不一致的对子数。令 P_e 为配对结果表现为暴露与非暴露不一致对子数出现的概率，M 为需要的总对子数，则

$$M=m/P_e \qquad P_e\approx p_0 q_1+p_1 q_0 \qquad M\approx m/(p_0 q_1+p_1 q_0)$$

式中：p_0 为目标人群估计暴露率，p_1 为病例组的估计暴露率，且 $q_1=1-p_1, q_0=1-p_0$。

例 14.5

研究口服避孕药与婴儿先天心脏病的关系。1∶1 配对，需要多少样本量？

设 $\alpha=0.05$（双侧），$\beta=0.1$。

对照组暴露率 $p_0=0.3$，估计 $OR=2$，而 $P=\dfrac{OR}{1+OR}=\dfrac{2}{1+2}=2/3$，

$p_1=0.3\times 2/[1+0.3(2-1)]=0.46$

$$m=\frac{[1.96/2+1.282\sqrt{2/3(1-2/3)}]^2}{(2/3-1/2)^2}=90$$

$$M \approx \frac{90}{0.3 \times 0.54 + 0.46 \times 0.7} = 186$$

即186对。

(八)调查因素的选择及调查方法

1.调查因素的确定

调查因素即为暴露因素,是指真正的致病因子或可能与患病有关的因素。如环境因素包括与生物的、化学的、物理的有害物质接触,也包括保护因子或某些因子的缺乏等;个体因素包括生活方式、行为、免疫、遗传等。这些因素在调查表上列出后,即可进行调查。

2.调查表的设计

根据调查内容,制订调查表。调查表应包括:①一般项目,如姓名、性别、年龄、职业、居住地、婚否、民族、文化程度、经济水平等。②暴露因素即研究因素,在调查中宁可多调查几个因素,以避免将真正的发病因素漏掉,最好将暴露因素定量分级,如吸烟为暴露因素时,可分为不吸烟、吸烟、吸什么烟、开始吸烟年龄、吸烟年数、平均每天吸的支数、每天最多吸几支、深吸或浅吸、戒烟年龄及戒烟年数等因数,以便分析该因素与患病的剂量效应关系。如果是通信用的调查表,则调查的提问要简单易懂。

3.调查的方法

调查要通过良好的组织工作进行,可采用通信、访问或电话的方式,结合查阅记录资料,如医疗记录、工作记录、化验记录等进行。最好以盲法进行调查,即调查者和被调查者都不知道谁是病例组或谁是对照组。两组调查的内容相同,调查时间相近,不要先调查病例组,然后再调查对照组。一个调查者,不只调查病例组,也调查对照组。调查员要经过培训,遵守一定的规定,调查技术熟练程度应相差不大。

(九)资料整理和分析

流行病学资料整理分析的程序及方法和统计学相似,但偏重于暴露因素的效应估计和因果关联的分析。

1.一般整理分析步骤

(1)检查、核对调查资料:对获得的资料进行检查、核对、纠正、归纳和编码。保证资料的完整性和高质量。

(2)整理资料:按病例组与对照组分别将编码的原始资料输入计算机,使原始资料系统化、条理化。在此基础上计算各项指标,描述分布特征。不用计算机时,先设计整理用表,手工计数填表。

(3)分析暴露因素与疾病的联系:即病例组与对照组的暴露率有无显著意义,一般用χ^2检验。然后求出暴露因素与患病的联系强度,即比值比(odds ratio,OR)及OR的95%可信限。

(4)分析并控制混杂因素:若怀疑存在混杂因素时,应按混杂因素进行分层分析(stratified analysis)或计算标准值比,如SMR。必要时可进行多因素回归分析。

2. χ^2 检验及 OR 和 OR 95% 可信限计算

(1) 成组病例对照资料：先按暴露因素整理成四格表形式，如表 14-5。

表 14-5 病例对照研究资料

	疾病		合计
	病例	对照	
有暴露	a	b	a+b
无暴露	c	d	c+d
合计	a+c	b+d	N

$$\chi^2 = \frac{(ad-bc)^2 N}{(a+b)(c+d)(a+c)(b+d)}$$

求 P 值。

OR = 病例组暴露率比值/对照组暴露率比值

$$= [a/(a+c) \div c/(a+c)]/[b/(b+d) \div d/(b+d)] = ad/bc \quad (公式 14-7)$$

OR 值的意义见表 14-6。

表 14-6 OR 值在暴露与疾病关联上的意义

OR(RR) 值范围	意义
0~0.3	高度保护
0.4~0.5	中度保护
0.6~0.8	微弱保护
0.9~1.1	无 影 响
1.2~1.6	微弱有害
1.7~2.5	中度有害
≥2.6	高度有害

估计 OR 的可信限区间：上面计算出的 OR 表示一个点的估计值，即用一次研究的样本人群计算的一次 OR，并未顾及抽样误差。这一缺陷可用区间估计来弥补，即按一定的概率（可信度）来估计总体的 OR 在哪个范围，这个范围叫 OR 可信区间。其上、下限的数值可信限通常用 95% 的可信限。用 Miettinen 法，计算出 OR 95% 可信限 = $OR^{1 \pm Z/\sqrt{\chi^2}}$，Z 为 1.96（双侧）。

例 14.6

在某地区有男性 85 万人，1 年半内共诊断膀胱癌病例 507 例，从中随机抽样调查 375 例。以病人同年龄组的男性为对照，调查制革、染料、化工等职业与患膀胱癌的关系。见表 14-7。

表 14-7 某些职业与膀胱癌的关系

可疑致癌职业史	病例人数	对照人数	合计
有	118(a)	69(b)	187(a+b)
无	257(c)	299(d)	556(c+d)
合计	375(a+c)	369(b+d)	743(N)

$$\chi^2 = \frac{(118 \times 299 - 69 \times 257)^2 \times 743}{187 \times 556 \times 375 \times 368} = 15.92 \quad df=1 \quad P<0.01$$

$$OR = \frac{118 \times 299}{69 \times 257} = 1.99$$

OR 95% 可信限 = $1.99^{(1 \pm 1.96/\sqrt{15.92})} = 1.42, 2.79 (OR_L, OR_R)$

结论：有无可疑致癌职业史患膀胱癌的危险性相差非常显著。说明制革、染料、化工等职业人群患膀胱癌的危险性为其他职业人群的 1.99 倍，有 95% 的把握说明制革、染料、化工职业人群患膀胱癌的危险性是其他职业人群的 1.42~2.79 倍。

(2)1∶1 配对资料:配对资料的整理表和分析指标的计算公式约有不同,下面以实例予以说明。

$$\chi^2 = \frac{(|b-c|-1)^2}{b+c} \qquad OR = b/c \qquad (公式 14-8)$$

例 14.7

研究使用雌激素与患子宫内膜癌的关系。选取 317 个病人,并按诊断年份及年龄选 317 个对照,配成 317 对。如表 14-8。

表 14-8 使用雌激素与患子宫内膜癌的关系配对调查

		对照组用雌激素 +	对照组用雌激素 −	合计
病例组 用雌激素	+	39(a)	113(b)	152(a+b)
	−	15(c)	150(d)	165(c+d)
合计		54(a+c)	263(b+d)	317(N)

$$\chi^2 = \frac{(|113-15|-1)^2}{113+15} = 73.51 \qquad df=1 \qquad P<0.01$$

$OR = 113/15 = 7.5$

说明使用与不使用雌激素患子宫内膜癌有非常显著的差异。使用雌激素患子宫内膜癌的危险性是不使用雌激素的 7.5 倍。

对于配对资料,分析时不应将对子拆开,不应按成组资料分析,因为这会使效率降低。

配对资料 OR 的可信限计算公式与成组资料相同,$OR_R, OR_L = OR^{(1 \pm z/\sqrt{\chi^2})}$。按上述例子,计算 OR 95% 可信限。95% $OR_R, OR_L = 7.5^{(1 \pm 1.96/\sqrt{\chi^2})} = 7.5^{(1 \pm 0.2286)} = 4.73, 11.89$。说明有 95% 的把握说,使用雌激素妇女患子宫内膜癌的危险性是其他人群的 4.73~11.89 倍。

(十)常见的偏倚及其控制

病例对照研究容易产生偏倚,但对其产生的各种偏倚可以通过严谨的设计和细致的分析来减少、防止和识别。

1.选择偏倚

选择偏倚(selection bias)是指在选择研究对象的过程中,由于非随机取样、诊断不明确或样本进入率不同等导致选择的研究对象与参照人群之间的特征存在系统差别,使研究结果偏离真实情况。如当利用医院的住院病人作病例和对照时,由于各种疾病的入院率不同,使病例组和对照组因此研究结果难免产生偏倚。这种由住院率不同而导致的偏倚也称为 Berkson 偏倚。

控制选择性偏倚的方法是:尽量采用随机取样的方法从目标人群中选择研究对象;避免完全选用住院病人进行病例对照研究,否则在下结论时应慎重;对病例组和对照组应当建立严格的诊断标准、纳入标准和排除标准。

2.观察偏倚

观察偏倚(observational bias)又称信息偏倚。此种偏倚是指在收集资料阶段,由于测量暴露因素不准确,使各比较组之间产生了系统误差。观察偏倚又可分为以下类型:

(1)回忆性偏倚：由于暴露事件发生久远，回忆起来难免记忆不清，使调查资料不准确或提供了虚假信息。此外，调查时也容易受分组的影响，对病例组更为关注，回忆时偏向多提供"暴露"信息。这些结果将影响资料的真实性，导致分析结果的不准确。

(2)因果顺序颠倒的偏倚：有时暴露事件的发生很难判断是在发病前或发病后，尤其是当某种疾病的早期表现未被及时发现或不易发现时，更易于将疾病引起的结果误认为是原因。如肝癌的早期未被发现，常有肝或腹部不适，使病人服用某些药物，后来询问此肝癌患者暴露史时，很可能就把服用某些药物当作特殊暴露史加以分析。

(3)调查偏倚：在调查暴露因素时，资料不全，病例组与对照组准确性不一致，调查者水平不一致，调查质量有差异，掺杂主观意愿等，容易导致调查资料和分析结论出现误差。

此外，调查时如果需某些仪器测量，而测量不准确，得出的数值不真实，也属于观察偏倚。

避免观察偏倚的方法是：尽量选用新发生的病例，避免选用死亡病例；加强调查者的培训，提高和统一调查方法及技术；尽量采用盲法进行观察。

3.混杂偏倚

混杂偏倚(confounding bias)是指混杂因素(confounding factors)在病例组和对照组中分布不均匀引起的偏倚。所谓混杂因素是指所研究的致病因素以外的因素，该因素与所研究的疾病有关(即该病的危险因素)，也与所研究的致病因素的暴露有关。

如果能明确判断哪些变量为混杂因素，选对照时可以按这些变量配对，混杂偏倚即可得到控制。如果不能配对，只能在资料分析时进行判断。

下例是在某调查中得到的资料(表14-9～表14-13)，现进行混杂因素分析判断。

表14-9 某调查资料1

危险因素		病例	对照	合计
	+	260	200	460
	-	60	160	220
合计		320	360	680

$$OR = 260 \times 160 / 200 \times 60 = 3.47$$

这里的 OR 为粗 OR，分析性别是否为混杂因素的方法就是按性别分层，求各自的 OR。

表14-10 某调查资料2

男性危险因素		病例	对照	合计
	+	10	150	160
	-	10	150	160
合计		20	300	320

$$OR = 1$$

表14-11 某调查资料3

女性危险因素		病例	对照	合计
	+	250	50	300
	-	50	10	60
合计		300	60	360

$$OR = 1$$

未分层时 $OR=3.47$,说明暴露危险因素与疾病存在联系,按性别分层后各自均为 $OR=1$,此联系消失,说明原来的联系可能是虚假的,是由于性别作为混杂因素造成的。此时可进一步检验性别与疾病和暴露的关系

(1)性别与疾病的关系,即以性别作为暴露因素来分析。

表 14-12　某调查资料 4

	病例	对照	合计
女	300	60	360
男	20	30	50
合计	320	90	410

$OR=7.5$

即女性患病的危险性为男性的 7.5 倍(可做卡方检验)。

(2)性别与暴露的关系,用对照中危险因素计算。

表 14-13　某调查资料 5

	对照中危险因素 +	对照中危险因素 −	合计
女	50	10	6
男	150	150	300
合计	200	160	360

$OR=5$

$\chi^2=22.5 \quad df=1 \quad P<0.01$

女性暴露的危险性是男性的 5 倍。

从上述分析可看出,性别既与疾病有关,又与暴露有关,且不是暴露的结果。因而可得出以下结论:性别是本研究中的混杂因素。

控制混杂因素的方法是:进行研究设计时,按照确认的混杂因素配对选择对照;分析资料时,进行分层调整,分层调整可用 Mantel-Haenszel 法和 Woolf's 法(见统计学)。

(十一)病例对照研究的优点与局限

1.优点

(1)因为需要的样本量少,故特别适用于罕见病的研究,往往是罕见病检验病因的唯一研究方法。

(2)省时、省钱、省力,并易于组织实施,可较快得出结果。

(3)此法既可检验有明确假设的危险因素,又可广泛探索尚不够明确的众多因素,且失败机会少。

2.局限

(1)容易产生偏倚:如通过回忆得来的资料,可靠性稍差,易产生偏倚;选择研究对象时,难以避免选择性偏倚;混杂因素的影响较难控制;暴露与疾病的时间先后,有时难以判断。

(2)病例组和对照组都不能代表总体,其结论不能推论全体。

(3)大多不能计算发病率或死亡率,故只能计算相对危险度(relative risk,RR)的估计

值 OR。

（4）只能初步检验病因假说或提出病因线索,不能得出暴露与某疾病的因果关系。

嵌套病例对照研究

嵌套病例对照设计(nested case-control study),又称巢式病例对照设计,或者队列内病例对照设计(case-control study within cohort)。它是在1977年由Thomas等探索、建立的一种改良的病例对照研究方法。其针对的问题是,在病因研究的实际工作中,有时所研究疾病的发生很稀少,如果要进行队列研究,就要求所考察的队列样本量要很大。在这种状态下,队列的随访、暴露资料的收集、发病或死亡资料的登记等方面都比病例对照研究复杂得多。如果需要采集研究对象的血、尿等样品,会使检测指标的费用更加昂贵,队列研究就将耗费巨大的人力和物力,甚至使研究的质量难以保证。嵌套病例对照设计是在队列研究的基础上开展病例对照研究的。其基本思想是将病例对照研究与队列研究的设计思路重新组合。与传统的病例对照研究一样,研究对象为病例和对照。与传统的队列研究一样,首先根据研究目的确定一组人群为研究队列,对整个队列进行随访观察。随访一段事先规定好的时间后,将发生在该队列内的某病(即所要研究的疾病)的新发病例全部挑选出来,组成病例组,同时在队列中随机抽样,为每个病例选取一定数量的研究对象作为对照组。对照应为在其对应的病例发病时尚未发生相同疾病的人,并且按年龄、性别、环境因素等进行匹配(即危险集抽样),然后分别抽出病例组和对照组的相关资料及生物标本进行检查、整理,最后按病例对照研究(主要是匹配病例对照研究)的分析方法进行资料的统计分析和推论。巢式病例对照研究的设计原理见图14-2。

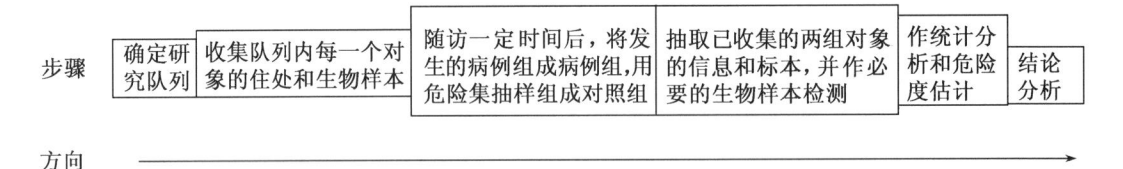

| 步骤 | 确定研究队列 | 收集队列内每一个对象的住处和生物样本 | 随访一定时间后,将发生的病例组成病例组,用危险集抽样组成对照组 | 抽取已收集的两组对象的信息和标本,并作必要的生物样本检测 | 作统计分析和危险度估计 | 结论分析 |

方向 →

图14-2 巢式病例对照研究的设计原理示意图

与传统的病例对照研究相比,嵌套病例对照研究有以下优点:①病例与对照来自于同一队列,降低了效应估计时的选择偏倚且可比性好;②暴露资料是在疾病诊断前收集的,如果研究结果显示暴露与疾病存在关联,那么该关联与因果推断的时间顺序相符合,而且回忆偏倚小或可以避免,因果联系的推断更有力;③统计效率和检验效率高于病例对照研究,而且可以计算疾病频率。其缺点是:①其效率比队列研究略低;②探索病因的能力依赖于回顾性地评价研究因素水平的能力,可能出现测量偏倚或遗漏而导致偏倚。

采用巢式病例对照研究的情况是:①在前瞻性队列研究的随访开始后又出现了一种新的病因假设,而这种因素未被测量或测量队列中每个成员的暴露水平太昂贵时;②在研究某些生物学前体(biologic precursors)与某些疾病的联系时,生物学前体的检测费时、费钱。

二、队列研究

队列研究(cohort study),也称群组研究或定群研究,属于前瞻性研究,它同病例对照研究一样,属于分析流行病学研究方法。由于这种方法可以直接观察到人群暴露于病因的情况及其结局,从而确定危险因素与疾病的关系,故其论证强度高于病例对照研究,可以进一步检验病因假设和防治效果评价。它是一种介于病例对照与人群实验研究之间的一种方法。

(一)定义及有关概念

队列研究是指将特定人群按暴露和未暴露于某因素(包括危险因素、致病因素或保护因素)分为两组,然后追踪观察一定时间后,比较两组发病或死亡的结局,从而判断暴露因素与疾病的关联及关联强度的一种研究方法。

按研究对象来源及进入队列时间可分为:

1. 同期同群体队列研究

是指研究对象的两组样本来自同一群体,同期进行追踪观察。此类研究的论证强度较高。

2. 不同群体同期队列研究

是指研究对象来自不同群体,但同期进行追踪观察。在这类研究中,由于不同群体的暴露因素差异较大,两组样本可比性较差,其论证强度低于同群体队列研究。

3. 不同群体不同时期队列研究

是指两组来自不同群体,而且观察时期不同的队列研究。这类研究中两组样本的可比性更差,故其论证强度又低于不同群体同期队列研究。

4. 历史性队列研究

是指根据过去已有记载的资料作出队列组成及分组,研究时结局已经产生,可不再观察。如果既要应用历史队列的结果又继续(从现在开始)随访至将来,这种研究称双向性队列研究。此类研究的缺点是:前期资料的可靠性受到一定限制,容易产生回忆性偏倚,使研究结果可靠性降低。因此,历史性队列研究适用于过去有可靠记录或可以通过一定措施弥补记录的情况。

队列研究的模式如下:

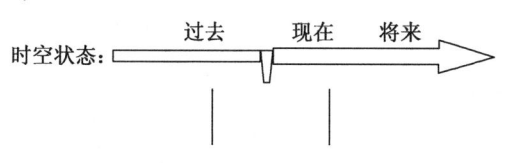

```
时空状态:        过去      现在      将来
                              ▼────────►

组队时间:     组成队列   组成队列
              ─────────────────────►
观察方式:      回顾性      前瞻性(继续随访)
```

队列人群可分为两种形式:一种叫固定队列,是指人群都在一固定时间或一个短期之内进入队列,并对他们随访观察,直至观察期终止,不再加入新成员;另一种叫动态人群,即根据某时期确定的队列后,可以随时增加新的观察对象。

(二)同期、同群体队列研究设计模式

设计模式如图14-3所示。

$$N—N_e— \begin{cases} E —\|— \begin{cases} D \\ \overline{D} \end{cases} \\ \overline{E} —\|— \begin{cases} D \\ \overline{D} \end{cases} \end{cases}$$

图 14-3

其中 N 为总体人群,N_e 为纳入对象(合格研究对象),E 为暴露组,$\overline{E}$ 为非暴露组,——‖—— 为随访观察时间,D 为病人,$\overline{D}$ 为非病人。

队列资料整理模式见表 14-14。

表 14-14 队列研究资料整理模式表

队列	发病人数(D)	未发病人数($\overline{D}$)	合计	发病率
暴露组(E)	a	b	a+b	a/(a+b)
非暴露组($\overline{E}$)	c	d	c+d	c/(c+d)
合计	a+c	b+d	N	

比较 $a/(a+b)$ 与 $c/(a+b)$，若 $a/(a+b)$ 显著大于 $c/(c+d)$，则认为某暴露因素与发病有关联，甚至为因果关系。

(三)特点

1. 观察性研究

暴露因素不是人为给予而是客观存在的。研究者不主动控制研究因素，这一点与流行病学实验研究不同。

2. 具有可比性

设立了对照组即非暴露组。与描述流行病学不同，队列研究设计了有可比性的对照组进行研究。对照组可以同暴露组来自同一人群，也可来自不同人群。

3. 前瞻性研究

可以由因及果地进行病因推论。在探索暴露因素与疾病发生先后的关系上，先确定其危险因素，再纵向观察其发生结果，这一点与实验研究方法是一致的。

4. 可推断绝对危险性的强度

能计算发病率或死亡率，从而求出危险程度，即相对危险度(RR)和归因危险度(attributable risk,AR)。

(四)用途

1.检验病因假设

经过病例对照研究初步检验的病因假设，可用队列研究进一步检验。通常一次队列研究只检验一种暴露因素与一种疾病的因果关联。但有时也可同时检验一种因素与多种疾病的关联，如吸烟与肺癌，同时与慢性支气管炎、心脏病的关联。检验多个假设的研究设计与资料分析相对比较复杂。

2.评价治疗和预防的效果

队列研究的暴露组可以暴露于某一自发选择的有治疗或预防作用的因素下，与非暴露组比较，可以评价其保护因素的预防效果。如研究吸烟与肺癌的效应时，有一部分吸烟者自动戒烟或减少吸烟剂量，一定时间后，比较戒烟(或减少吸烟剂量)人群和不戒烟人群肺癌的发病率，即可验证吸烟与肺癌的关系。

3.描述疾病的自然史

疾病自然史是指疾病自然发生、发展的全过程,包括起病到痊愈或死亡。疾病自然史是基础医学和临床医学的重要研究内容,是医务工作者认识疾病、掌握预后、正确指导临床实践的理论基础。队列研究可以弥补临床研究的不足,系统地同时观察、分析个体或群体的疾病自然史。

(五)研究步骤

队列研究设计、实施较为复杂,难度较大,要事先周密考虑以下因素:①拟检验的因素是否找准;②所研究的疾病的发病率或死亡率不宜太低;③有无把握获得观察人群暴露、非暴露资料,能长期随访,并获得可靠完整的资料;④是否有明确规定的结局变量,及获得结局变量的简便而可靠的手段;⑤有无足够的人力、财力和时间,以保证长期随访工作;⑥历史性队列需考虑历史资料的完整可靠。

1.确定研究目的

队列研究的目的通常是进一步验证经病例对照研究初步检验的病因假设和评价某项防治措施的效果。

2.拟定研究计划

研究计划包括确定研究因素、暴露组与非暴露组来源、要求及两组的划分、样本大小、调查内容、调查时间及调查分析方法,分析可能发生的偏倚及其控制方法,拟定调查员培训、器材准备计划,预测预期结果等。

3.检验两组的均衡性

暴露组与非暴露组除研究的暴露因素不同外,其他主要特征,如年龄、性别、职业、住地等要均衡可比。

4.追踪观察

追踪观察的目的是收集资料,这关系到研究的成败。要登记暴露因素及暴露程度,观察其中两组的发病日期、诊断日期,并用国内或国际统一诊断标准核实诊断。如果死亡,也要核实死亡诊断、死亡日期、地点和死因。要登记人口迁移、外出、返回及出生等情况。追踪结局不仅限于发病和死亡,还可以同时收集各种化验结果和多种结局资料,如血清抗体的滴度、血脂、尿糖等。在队列研究中,非预定结局的疾病、死亡信息也要收集。此外,对基础资料(信息本底)和与生产混杂有关的因素也要注意收集。规定收集资料的间隔时间,要多次收集。在收集资料时,由于研究者易带主观的偏性,因此最好用单盲或双盲法追踪。

在追踪观察中要注意保证所收集资料的质量,建立收集资料人员的严密组织系统,严守规定的制度。要保证抽样检查调查结果的一致性,实行资料核查验收制度。

5.核对、整理、统计与分析资料

要对调查资料进行认真核对整理,并计算以下指标:人年数(person year)、发病率(死亡率)及其两组差异显著性、相对危险性(RR)、归因危险性(AR)、人群归因危险性(population attributable risk,PAR)及标化死亡比(SMR)等。

6.撰写研究报告或论文

根据研究目的和研究结果,按照科学论文的格式撰写报告。

(六)研究对象的选择

1.暴露组的选择

(1)要求:暴露组必须处于所研究的暴露因素之中,并对所研究因素有较高的暴露率,或特殊的暴露史,或某种特殊职业暴露。如研究联苯胺的致癌作用时,应选择染料工人为暴露组;研究放射线与白血病关系时,选择接受放射治疗的人群为暴露组。所选被研究人群的流动性小而稳定,并愿意合作。所研究的疾病有较高的发病率或死亡率,同时便于观察。

(2)来源:①一定地区或单位内具有一定特征的全部人口或其样本。例如一个区、镇、乡或工厂、机关、团体的全部人口,或从其中抽选一定年龄或职业的人群做研究对象。如从某市教师人群中选择吸烟和不吸烟人群作吸烟与肺癌队列研究对象。②暴露于某特殊因素的人群。其暴露率高,所需样本小,易发现暴露与患病之间的关联。例如,研究某杀虫药与患病的关联时,应选择制造或使用某杀虫剂的工人或农民,因为他们有较长时间的接触史。研究先天畸形的病因时,可选孕妇为研究对象。③有关因素的职业人群。如研究某职业人群中肺癌的病因时,可选石棉工人、炼焦工人或锡矿工人为研究对象。④国外经常使用医疗或人寿保险的人群为队列研究对象,因为他们有详细可靠的记录,如健康检查记录,治疗、诊断、化验、痊愈及死亡记录,有利于追踪观察。

2.非暴露组的选择

(1)要求:非暴露组(对照组)的基本要求是有尽可能高的可比性,除了所研究的因素外,非暴露组与暴露组的主要特征及可能的混杂因素,如年龄、性别、地区、民族、文化水平等应一致,并进行两组均衡性检验,做到齐同对比。

(2)来源:①内对照:在同一对象的人群中,将其中有所研究的暴露因素的对象选出来,作为暴露组,其余为非暴露组。也就是说,在选定的一群研究对象内部已经形成了对照组,而不需另外去找,这样选择比较容易。它可以无误地反映研究对象的发病率情况,也可在同一人群中按暴露水平不同,分成若干档次,以最低档次人群为对照组。如人的血压、血清胆固醇及尿糖含量以及水中氟含量、蔬菜中硝酸盐含量等都可这样做。②外对照:也叫特殊对照。以一特殊人群为暴露组,以另外一人群为非暴露组。例如,研究放射线的致病作用时,以放射医生为暴露组,另找其他科不接受放射线的医生作对照组(外对照)。③多重对照:可选几种非暴露人群同时作对照组。分析时将他们分别与暴露组比较,这样会增加结论的可靠性,减少可能产生的偏倚。

(七)暴露组与非暴露组的均衡性

和病例对照研究一样,暴露(或保护)组与非暴露(非保护)组在主要特征或混杂因素方面应进行均衡性比较或检验,并作必要的调整。

(八)样本大小估计

队列研究因观察时间较长,难免发生失访。因此在估计样本量时,预先估计一下失访率,以扩大样本量,防止在研究后期因数量不足而影响结果分析。通常以 10% 为估计失访率,故需增加 10% 的实际样本量。

样本量计算公式同病例对照研究样本含量公式,也可用查表法进行计算,不过 P_0 为非暴露组估计发病率,P_1 为暴露组发病率。

例 14.8

研究孕妇服某药物与其婴儿先天性心脏病关系。若已知非暴露组(未服药组)孕妇的婴儿先天性心脏病发病率 $P_0=0.008$(双侧),$\alpha=0.05$,$\beta=0.10$,则能查出相对危险性$(RR)=2.2$,所需样本量计算如下:

$q_0 = 1 - 0.008 = 0.992$　　　$P_1 = RR \times P_0 = 2 \times 0.008 = 0.016$

$q_1 = 1 - 0.016 = 0.984$　　　$P = (0.008 + 0.016)/2 = 0.012$

$q = 1 - 0.012 = 0.988$　　　$Z_\alpha = 1.96$　　$Z_\beta = 1.282$

$$N = \frac{[Z_\alpha\sqrt{2Pq} + Z_\beta\sqrt{P_0 q_0 + P_1 q_1}]^2}{(P_0 - P_1)^2}$$

$$= \frac{[1.96 \times \sqrt{2 \times 0.012 \times 0.988} + 1.282 \times \sqrt{0.016 \times 0.984 + 0.008 \times 0.992}]^2}{(0.008 - 0.016)^2}$$

$$= 3\,892$$

即每组各需 3 892 人。考虑失访的可能性,尚需加 10% 样本量,故实验所需样本量为 $(1+0.1)N = 1.1 \times 3\,892 = 4\,282$。

(九)资料统计分析

与病例对照研究数据的整理分析步骤基本一样,但着重于率的计算,特别是人年龄的计算、暴露组与对照组率差的显著性检验及暴露因素与发病关联的各项指标的计算等。

1. 暴露人年的计算

队列研究计算发病率或死亡率的分母有两种方法。一是若研究对象比较固定,观察期间无明显变化,则用暴露人群或非暴露人群数作分母即可;二是研究对象不太固定,由于加入或退出队列时间不同和失访或死亡的发生,使人口数不断变化,则分母须用暴露人年。由此计算的发病率也叫发病率密度(incidence density)。

暴露人年 = 暴露人数 × 暴露年数

例如,100 人暴露 1 年,则暴露人年数为 100。若某人从 1970 年 2 月 1 日开始加入队列,至 1984 年 12 月 12 日死亡,则此人至 1984 年底暴露人年数为 14;若从 1984 年 2 月 1 日至 12 月 12 日共暴露 9 个月 12 天,相当于 9/12 + 12/365 = 0.75 + 0.03 = 0.78 人年,则此人共暴露 14.78 人年。

队列人数多时,常将暴露期间分成若干小段,再根据各小段进入人口数计算该月暴露人月数,并将每月增加及因发病、死亡或迁出而减少者均按暴露半个月计算,则暴露人年计算如表 14-15。

表 14-15　暴露人年计算方法

月份	月初人口 A	月内减去人口 B	月内加入人口 C	暴露"人月"数 A+C/2－B/2
1	80	8	14	83
2	86	2	10	90
3	94	0	9	98.5
4	105	3	17	112
5	119	4	29	130
6	141	11	22	146.5
7	152	9	8	151.5
8	151	14	5	146.5
9	142	3	11	146
10	150	6	18	156
11	162	7	13	156
12	168	1	9	172
合计	1 550	68	162	1 597

月内减少人口（B）包括发病、死亡及迁出人口。

$$\text{平均暴露"人年"数} = \sum \frac{(A+C/2-B/2)}{12} = \frac{1\,597}{12} = 133$$

2. 相对危险度（RR）计算

相对危险度（relative risk，RR），又称危险比（risk ratio，RR）或率比（rate ratio，RR），它是反应暴露与发病（死亡）关联强度的指标。

$$RR = a/(a+b) \div c/(c+d) = 暴露组的发病率（或死亡率）/非暴露组发病率（或死亡率）$$

（公式 14-9）

RR 表明暴露于某危险因素的人群中疾病的发病或死亡危险是未暴露于该危险因素的人群中发病或死亡危险的多少倍。RR 值说明的关联强度同 OR 值。

以上求出的 RR 是估价暴露与疾病关联的一个点的估计值，是一个样本值。若用以估计此值的总体范围，应考虑到抽样误差的存在，故应用区间估计，以便按一定概率（通常为 95%）来估计总体范围。其计算方法同 OR 的 95% 可信限。

3. 归因危险度

归因危险度（attributable risk，AR）又称特异危险度或超额危险度。

$$AR = a/(a+b) - c/(c+d) = 暴露组发病率（或死亡率）- 非暴露组发病率（或死亡率）$$

（公式 14-10）

式中：AR 表明暴露于某危险因素的人群与未暴露于某危险因素的人群发病（或死亡）危险相差的绝对值，即危险特异地归因于某暴露因素的程度。RR 与 AR 同为估计危险度指标，彼此关系密切，见表 14-16。

表 14-16　吸烟者与非吸烟者死亡与不同疾病的 RR 与 AR

疾病	吸烟者 (1/10 万人年)	非吸烟者 (1/10 万人年)	RR	AR (1/10 万人年)
肺癌	48.33	4.49	10.8	43.84
心血管疾病	294.67	169.54	1.7	125.13

从表可见，吸烟对每个受害者来说，患肺癌的危险性比患心血管病的危险性大得多。但就

整个人群来看,吸烟引起的心血管疾病的死亡率比肺癌高,前者有病因学意义,后者更具疾病预防和公共卫生意义。RR 是反映某危险因素对个体作用大小的指标,说明暴露于危险因素对个体来说比未暴露情况下能增加相应疾病(或死亡)发生的危险是多少倍;AR 则是反映某危险因素对人群作用大小的指标,表明暴露于某危险因素比未暴露于某危险因素增加超额疾病的数量,如暴露因素消除,则减少这个数量的疾病。

归因危险度百分比 $AR\%$ 计算:

$$AR\% = [AR/a(a+b)] \times 100\% = [(RR-1)/RR] \times 100\% \quad \text{(公式 14-11)}$$

$AR\%$ 是指暴露人群中发病归因于暴露成分占全部病因的百分比。按表 14-12 的例子,计算出

$$AR\% = \frac{48.33 - 4.49}{48.33} \times 100\% = 90.7\%$$

说明吸烟者中的肺癌并不是百分之百由吸烟者所致,而是 90.7% 归因于吸烟。

人群归因危险度(population attributable risk,PAR)与人群归因危险度百分比($PAR\%$):人群归因危险度又称人群特异危险度,有

$$PAR = 全人群发病率或死亡率 - 非暴露者发病率或死亡率$$

假设全人群肺癌死亡率为 0.000 5,非暴露者肺癌死亡率为 0.000 176,则

$$PAR = 0.005 - 0.000\ 176 = 0.000\ 324$$

说明人群中因吸烟所致的肺癌死亡率为 0.032 4%。

AR 是用研究样本计算出来的,PAR 则代表目标人群的归因危险度,有

$$PAR\% = \frac{全人群发病率或死亡率 - 非暴露者发病率或死亡率}{全人群发病率或死亡率} \times 100\% \quad \text{(公式 14-12)}$$

用以上假设计算:$PAR\% = \dfrac{0.000\ 5 - 0.000\ 176}{0.000\ 5} \times 100\% = \dfrac{0.000\ 324}{0.000\ 5} \times 100\% = 64.8\%$

说明人群中死于肺癌者有 64.8% 是由吸烟引起的。

4. 标准化死亡比

对大量人群进行队列研究时,暴露组与非暴露组的人群在年龄构成上可能存在一定差别,在此情况下进行率的比较就要进行标化处理,计算标准化死亡比(standardized mortality ration,SMR)。

(十)队列研究的优缺点

1.优点

(1)资料由研究者通过前瞻性观察来看,比回忆可靠,偏倚少,因果现象的时间顺序合理。

(2)可以获得两组人群的发病率或死亡率,可计算 RR 和 AR 等反映疾病危险关联的指标,可以充分而直接地分析病因的作用,论证强度高。

(3)可估计全体人群的发病率或死亡率,不同地区的人群可以进行比较。

(4)有助于了解人群疾病的自然史,有时还可获得多种预计以外疾病的结局资料。

(5)因所需样本量不是太大,较适于研究常见病的病因。

2.缺点

(1)不适于发病率很低的疾病的病因研究,因为它需要的样本量最大,难以达到。

(2) 需随访很长时间,容易失访,并因容易改变暴露水平而产生偏倚。
(3) 研究费时、费财、费人力,组织工作难。
(4) 设计科学性要求严密,资料收集分析难度大,特别是暴露人年计算繁重。
(5) 每次只能研究一个或一组因素,不适于多种病因研究;若得不出预期结果,则损失大。

(十一)队列研究的常见偏倚及其控制

1.失访偏倚

由于队列研究时间较长,其间难免发生研究对象变动(如迁出、外出、不合作或死亡)而造成失访。一般失访人数不宜大于5%。失访后与未失访组的主要特征经χ^2检验不应有显著差别,否则偏倚将会太大。故应尽量减少失访人数。

2.选择性偏倚

主要是研究对象选择的偏倚。由于暴露组与非暴露组划分时的分级不明确或执行不严或在观察过程中暴露与否及其程度发生改变,而未及时发现,或者对患早期疾病的病人,如早期肿瘤病人在分组时未能发现等,都会造成选择性偏倚,而降低关联强度。

控制选择性偏倚,必须严格按规定的标准选择研究对象。

3.测量偏倚或信息偏倚

在观察中,通过测量以取得暴露或结局信息时,所出现的系统误差或偏性,叫信息偏倚。由于检测方法不当,仪器不灵敏,技术不熟练,测量不准确,诊断标准不统一,医生掺杂主观意愿,致使发病者未能确诊或误诊,都会造成此种偏倚。

提高测量的精确性及诊断标准和诊断技术,可防止测量偏倚。

4.混杂偏倚

见病例对照研究章节中的相关描述。

第三节 流行病学实验研究

流行病学实验,也叫实验流行病学(experimental epidemiology)。它与一般基础学科的实验不同,不是通常所说的实验室检查,而是人群现场实验。人群现场是流行病学研究的大实验室,现场实验在病因研究和评价预防或治疗措施效果方面,是必不可少的手段。任何预防或治疗的新药物、新方法,最后都要通过人群现场加以验证,即进行流行病学实验研究。

一、概念及特点

(一)概念

流行病学实验是将选定的人群随机分为实验组和对照组,对其人为的施加或减少某种处理因素,然后追踪随访观察这种处理结果,比较两组人群的结局及效应上的差异。实验流行病学对病因假设可作出可靠的验证,是病因研究的重要步骤。

(二)特点

流行病学实验与描述性研究和分析性研究不同,主要有三个特点。

第一,是实验法,有人为的干预措施,如某种治疗的新药物、新方法或预防措施的临床实验研究;在病因研究中,要去除或加上某个因素等,因此又称干预实验。

第二,有严格的平行对照组。

第三,由于实验对象是人,要求实验对象的选择及实验方法都要有严格的条件限制,且对象要有良好的依从性。

关于流行病实验的分类,目前尚不统一。通常分为临床实验研究(clinical trial study)和社区试验研究两大类。前者以临床病人为研究对象,对某种治疗或预防药物或方法的效果进行检验。后者是以某人群整体为对象,进行病因研究或进行某预防药物或方法的考核。

二、实验内容、步骤和方法

(一)确定实验目的

流行病学实验研究方法可用于多种医学课题的研究,可根据具体研究目的而定,且实验研究的目的必须明确。只有目的明确,才能围绕目的制订出可行的研究计划。

(二)确定研究对象

确定目标人群,即打算将实验组和对照组的实验结果推论的总体人群(N),其数量可以设想大到全体人群,小到某地区、某单位,也可到某性别、某年龄组。再从 N 中确定有代表性的研究对象,即指符合研究要求条件的人群(Ne)。然后将 Ne 随机分成实验组及对照组。

如果是为某种药物进行临床试验,其试验对象应是以该药物治疗的某种疾病的病人;如果是病因实验研究,研究对象要求从预期发病率较高的人群中选择;如果是评价某项预防措施效果的研究,如某种疫苗效果,则要求在该病高发区进行。

(三)样本量计算

1. 样本量的决定因素

第一,某病在一般人群中发生率大小,小者需要样本量大;反之,则小。
第二,实验组、对照组比较数值差异的大小,差异小,样本量大;反之,则小。
第三,检验的显著性水平 $\alpha、\beta$ 的大小,$\alpha、\beta$ 定得越小,所需样本量大;反之,则小。
第四,单侧或双侧检验。

2. 非连续变量样本量计算

当流行病学实验的评价指标是非连续变量(如发病率、感染率、阳性率、死亡率、病死率等)时,可按下列公式计算样本量:

$$N=\frac{[Z_\alpha\sqrt{2P(1-P)}+Z_\beta\sqrt{P_0(1-P_0)+P_1(1-P_1)}\,]^2}{(P_0-P_1)^2}$$ (公式 14-13)

式中:N 为一组样本量,P_1 为实验组发生率,$P=(P_0+P_1)/2$,P_0 为对照组发生率,Z_α 为 α 水平相应的标准正态差,Z_β 为 β 水平相应的标准正态差。

3. 连续变量样本量计算

当流行病学实验的评价指标是连续变量(如身高、体重、血压、血脂、血糖和胆固醇等)时,可按下列公式计算样本量:

$$N=\frac{2(Z_\alpha+Z_\beta)^2\sigma^2}{d^2} \quad (公式14-14)$$

式中:N 为一组样本量,Z_α 为 α 水平相应标准正态差,Z_β 为 β 水平相应的标准正态差,σ 为估计标准差,d 为连续变量之差。

(四)随机分组

研究对象的样本量确定之后,下一步是用随机分配(randon allocation)方法将研究对象分配到实验组与对照组。随机分配是使每个研究对象都有可能被分配到两组中的任何一组中去,使已知和未知的混杂因素在两组分布相等,从而提高两组的可比性。

随机分配的方法很多,通常选用的方法有:掷硬币、查随机数字表、从计算器中取出随机数,也可用区组随机和分层随机分配方法。

研究对象分组后,实验组接受干预措施,如预防或治疗措施,对照组给予安慰剂或某种标准处理。

(五)应用盲法

盲法是对开放试验而言。所谓开放试验是研究者与研究对象都了解分组情况,从而易产生偏倚。但有些试验是可以用开放试验的,如新的手术方法,以可以测量的血压、血脂、血糖等为指标的研究。盲法试验避免了来自研究对象及研究者的主观偏见而产生的偏倚,故在研究的实施中应采用盲法。

1. 单盲法

单盲法即研究对象盲。研究对象不知道自己属于哪一组,而研究者知道分组情况,即知道每个研究对象接受的是实验处理还是对照处理。单盲法可以更好地观察了解研究对象,可以及时处理意外情况,保障研究对象的安全。但研究者对实验组和对照组可能有自觉不自觉的偏见,如重视实验组,轻视对照组,喜欢阳性结果等,使两组处理不均衡,结果不真实,产生偏倚。

2. 双盲法

双盲法研究者和研究对象都不知道分组情况,都不知道谁接受实验措施,谁接受对照处理,而由第三者来执行整个试验。双盲法多用于某种药物的临床治疗试验研究。采用双盲法可以避免研究者及研究对象的主观因素带来的偏倚,但方法复杂,较难实行,所以必须事先严密设计,认真执行,防止失密。

在流行病学实验的研究方法中,随机对照双盲试验的论证强度最高,其设计模式如图14-3所示。

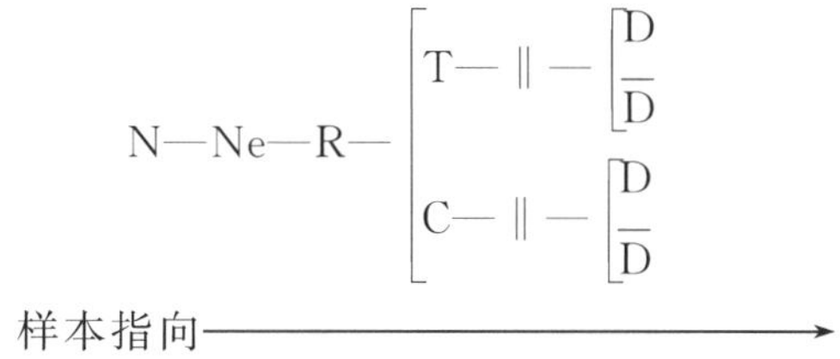

$$N—Ne—R—\begin{bmatrix} T—\|—\begin{array}{c}D\\ \overline{D}\end{array} \\ C—\|—\begin{array}{c}D\\ \overline{D}\end{array} \end{bmatrix}$$

样本指向───────────→

图 14-3

其中 N 为总体人群，Ne 为纳入的合格研究对象，R 为随机分组，T 为实验组，C 为对照组，—‖—为观察时期，D 为发病或阳性结果，$\overline{D}$ 为未发病或阴性结果。

三、资料收集与分析

（一）确定观察期限及随访方法

观察期长短是由所研究疾病的发病率高低及其潜伏期长短而决定的。发病率低、潜伏期长的疾病，观察随访时间要长。一般来说，传染病要观察一个流行季节。研究对象易变动不稳定时，在观察期间内，要保证能获得试验组与对照组显示明显差别的足够数量的病例数。要明确观察多少"人年"。随访次数及随访中应进行的工作要事先安排。随访次数和随访间隔时间，视疾病潜伏期长短和随访期长短而定。一般按最长潜伏期或略长于最长潜伏期时间来安排随访间隔时间。

随访中要进行的工作涉及两个方面问题。一方面是在研究对象中及时发现并诊断病人，了解其活动情况，采集标本做诊断试验，进行准确无误的登记；另一方面，每次随访应注意了解有无死亡、迁出或因某种原因终止试验者，并及时予以登记。例如，乙肝疫苗现场试验，可安排 10 次随访。前三个月每月随访一次，以后每三个月一次。每次要采血，检测乙型肝炎有关指标并了解肝炎症状、体征、生化及血清学变化。如果发现有 ALT 升高，并有症状者，应及时进行临床诊断治疗。最后一次采血时间作为试验结束时间。

在随访中，对于预防、治疗或疫苗注射，必须送药到手，并观察服药和注射情况，注意有无药物反应，做好记录。

（二）对照组的干预方法

对照组使用的安慰剂在感观上、味道上应与试验药毫无区别。如为乙肝疫苗预防进行的试验，在安慰剂中仅含有疫苗的赋形剂，不含 HBsAg。治疗试验的对照组一般不用空白对照，而用常规治疗方法（标准对照），而试验组用某项试验药物。

（三）研究方法的标准化处理

大规模现场试验要有足够的人力、物力及技术设备条件。进行大规模现场实验要制订统一的调查登记表和初步分析统计表，拟定填表细则，统一诊断标准及访视办法、检验方法和试剂的标准化。

（四）资料分析

对于收集的完整的原始资料，要用正确的方法作统计分析处理，才能得出正确的结论。分析中要计算以下指标：

$$有效率 = \frac{治疗有效例数}{治疗的总例数} \times 100\% \quad (公式14-15)$$

$$治愈率 = \frac{治愈人数}{治疗人数} \times 100\% \quad (公式14-16)$$

$$n\text{年生存率} = \frac{n\text{年存活的病例数}}{\text{随访满}n\text{年的病例数}} \times 100\% \quad (公式14-17)$$

$$保护率(\text{protection rate}) = \frac{对照组发病(死亡)率 - 实验组发病(死亡)率}{对照组发病(死亡)率} \times 100\%$$
$$(公式14-18)$$

$$效果指数(\text{efficiency index}) = \frac{对照组发病(死亡)率}{实验组发病(死亡)率} \quad (公式14-19)$$

还可计算病死率、抗体阳转率、抗体几何平均滴度及实施前后的病情变化等。"人年"的计算同队列研究所述。

（熊鸿燕　张　耀）

参考文献

1. 李立民.流行病学.第4版(卫生专业用).北京：人民卫生出版社，1999
2. 赵仲堂.流行病学研究方法与应用.北京：科学出版社，2000
3. 沈福民.流行病学原理与方法.上海：复旦大学出版社，2001
4. 汪启明.军队流行病学.北京：军事医学出版社，2001
5. 陈峰，易洪刚，赵杨等.危险度评价中的非传统病例对照研究.中国卫生统计，2004，21(5)：269~273

第十五章 定性研究

第一节 定性研究简介

定性研究(qualitative research)是指在自然环境条件下,通过现场观察、体验或访谈收集资料,对社会现象进行分析和深入研究,并归纳总结出理性概念,对事物加以合理解释的过程。研究者运用历史回顾、文献分析、访问、观察、参与经验等方法获得研究资料,并用非量化的手段对其进行分析并获得研究结论。与定量研究(quantitative research)这一经典的自然科学研究方法不同,定性研究属于社会科学的范畴,但二者是互补的,相互之间并不矛盾。由于医学科学界于自然科学和社会科学之间,兼有二者的属性,因此,医学的研究方法从本质上说就不应当仅仅限于自然科学的方法。定性研究的目的是要解决定量研究所无法解释和回答的问题。公共卫生等研究领域采用定性研究方法尤为多见。

定性研究起源于20世纪20~30年代之间。最初,人类学家和社会学家将其用于对自然环境下人类的行为和表象的研究,如美国人类学家玛格丽特·米德在南太平洋上的萨摩亚群岛进行的田野研究、美国社会学家威廉·托马斯和波兰哲学家弗洛里安·兹纳涅茨基以生活研究法对移民到美国的波兰农民与其家人的通信所做的研究(《身处欧美的波兰农民》)及其成果。20世纪80年代初,心理学和护理学领域率先引入了定性研究的方法,近10年来开始运用于医疗卫生领域的研究。在医学领域里,对于用定量研究所不能回答的问题,人们将依靠定性研究的方法寻找答案。定性研究同时还能够帮助人们认识到不同的研究问题需要采用不同类型的研究来回答。

定性研究包括几个基本要素:纳入研究的对象必须合理地、有目的性地加以选择,应当与研究问题相关;资料收集的方法必须针对研究的目的和场所;资料收集的过程应当是综合的,能够反映覆盖面和代表性,能够对观察到的事件加以适当的描述,备选的方法包括现场观察、访谈、文献分析等;资料分析的手段恰当,分析结果与多种来源的信息进行整合,确保研究对象的观点得到合理的解释。

第二节 常用的定性研究技术

定性研究从设计到资料的收集、整理和分析,需要运用一些特殊的技术。在设计方面,抽样方法较为丰富,可以根据研究目的及对象的特点进行选择,而资料的收集主要采用专题小组访谈、个人深度访谈以及观察法,资料分析主要采用主题框架法。下面将依次阐述抽样、资料的收集整理以及资料的分析中常用的技术。

一、抽样方法

概率抽样是定量研究中常用的抽样方法,如单纯随机抽样、分层随机抽样、整群抽样等。概率抽样的目的是为了寻求统计上的代表性,即从样本来推论总体。概率抽样可以提高研究结果的可信度,在可能的情况下应当尽可能使用。但是概率抽样有时很难开展,花费也很高,在大规模的现场研究中往往不可能做到严格意义上的概率抽样。非概率抽样方法是由理论或由目的决定的抽样,它首先需要根据研究目的决定抽样的边界,即在有限的时间和方法范围内,决定哪些方面的案例(案例可以是一个个体、一件事、一个地点等)可以作为研究对象,其次要制订一个结构图来描述研究的理论框架。定性研究的特点是侧重于研究的深度,样本量相对不大,样本选择紧紧围绕研究目的和研究者的兴趣,较多采用非概率抽样的技术。非概率抽样可能涉及具有不同特征的小样本人群,进行深入研究,不像定量研究那样要抽取大样本来获得统计上的显著性。样本量的大小遵循"信息饱和"原则,即采访到调查对象不能提供新的信息为止。常用的非概率抽样主要有以下几种。

(1)方便抽样:又叫碰巧抽样,抽中的对象一般都是偶然的机会碰到的或以某种方便的方式抽取的,获得的对象符合研究目的,最接近、最容易接受研究,这种方法实施方便。

(2)最大差异抽样:根据研究目的,确定哪些因素对研究目的影响最大,使被抽中的样本所产生的研究结果能最大限度地覆盖研究现象中各种不同的情况。

(3)识别抽样:研究者根据自己的了解,选取最符合研究目的的对象。

(4)滚雪球抽样:先选取几个符合研究目标的人进行研究,然后由这几个人提供其他符合条件的人,再由新的研究对象继续提供更多有待研究的对象,从而获得很多可以提供研究资料的人。

二、资料的收集

(一)专题小组座谈

1.定义

是指为了了解有关人们行为的信念、态度以及经历等信息,研究者将一群人聚集在一起,就某一特定的问题进行深入的讨论,通过群体成员相互之间的互动对研究的问题进行探讨。

2.方法

研究者首先应确定小组座谈的目的、收集的信息类型及其重要性、对信息如何利用等问题。

研究者应根据研究目的确定参与座谈的人员。小组座谈理论上可以采用6~50个小组,但是考虑到便于研究者控制等因素,大部分定性研究都只采用几个小组,每个小组一般由4~8人组成。小组成员通常具有同质性,可以由具有相似因素的人组成,这有利于在讨论的过程中分享共同的体验和经历;另外,小组也可以由差异很大的成员构成,这有利于激发不同观点的碰撞。在选择参加成员的过程中,应当采取措施控制可能出现的偏差。

研究者应当选择适宜的访谈场所,以便于小组成员参加讨论,环境宜人为佳。为了提高访谈质量,一般选用圆桌,使所有人互相面对,方便交流。研究者还应准备好各种访谈所需的资源。

在小组讨论的过程中,研究者主要起到组织的作用,应采取各种手段来促进小组成员之间的互相讨论和交流,尽量减少自身的观点或立场对此的影响。讨论由一名受过训练的访谈人主持,有时可以有一位助手参加,帮助完整如实地记录讨论的内容以及负责录音。应注意把握访谈人的角色。访谈人并不是一般意义上的提问者,而是访谈的中介和协调者。这个角色要促使每个参与者都积极参与讨论,观察小组成员之间的互动,必要时应进行一定干预。

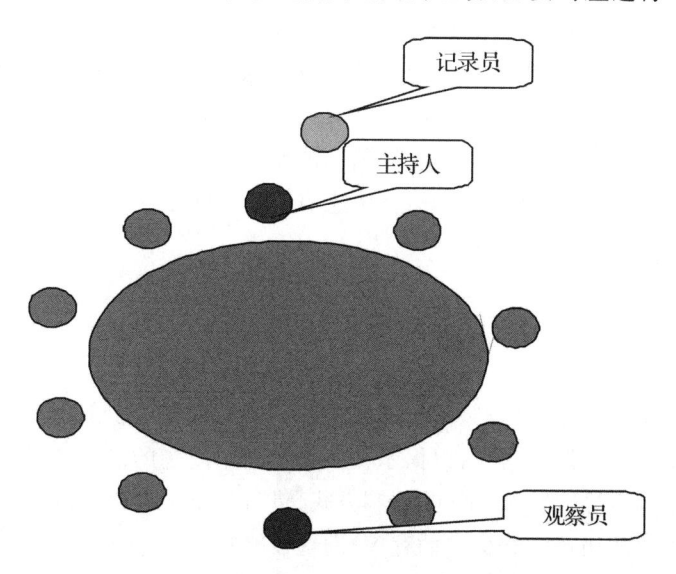

图 15-1 定性研究小组讨论座位图

小组讨论的一般流程图见图15-2。

在访谈中应使用开放式的问题,避免用"是"或"否"回答的问题。问题应当描述清晰,不带歧义。

总的讨论时间一般控制在1~2小时。专题小组讨论所需进行的次数一般按照不同的专题来确定。当同一个专题的讨论不能发现新的线索,或者不能再提供新的信息时,对同一个专题的讨论将不再进行。

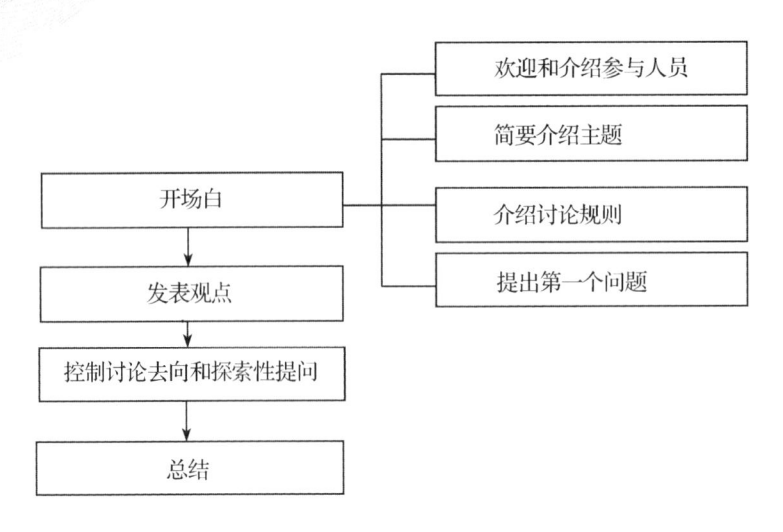

```
开场白 ──┬── 欢迎和介绍参与人员
         ├── 简要介绍主题
         ├── 介绍讨论规则
         └── 提出第一个问题
   ↓
发表观点
   ↓
控制讨论去向和探索性提问
   ↓
总结
```

图 15-2 小组讨论流程

3.适用范围

小组讨论群体共同关心的问题,在较短的时间内可以获得大量信息,还有助于发现人们共有的认识和看法。对于那些不愿意接受个人访谈、进行一对一交流,或是在个人访谈中表达困难的研究对象,小组讨论中其他成员的谈话可以激发他们的参与热情,这是小组讨论的一大优势。有些敏感问题在个人访谈中可能难以深入,但在小组讨论中可能由于某些人率先打破坚冰,从而引起他人的共鸣或参与。但小组讨论这种方式同时也存在一些弊端,如个别人的表述可能具有导向作用,其他人的从众心理会将访谈引向偏离的方向。

(二)个人深度访谈

1.定义

个人深度访谈是一种无结构的、直接的、一对一的访谈。在访谈过程中,掌握高级访谈技巧的调查员对被访者进行深度访谈,以揭示被访者对某一问题的潜在动机、信念、态度和感情。结构性访谈由访谈者主导,其问题形式、回答方式、进行形式等有固定的模式,最终收集得到量化资料。而非结构化的访谈没有标准的程序,问题没有特定顺序,经常以日常生活对话的形式出现,其效果在很大程度上取决于访谈者与被访者的互动程度。

深度访谈使研究者有机会认识、了解当事人的经验及当事人对自己经验的解释,了解当事人的世界观,对周遭的人、事、物的看法以及与周遭人、事、物的关系。

在一个大型项目的实施中,关键人物访谈是非常重要的一个环节。通过对影响局面或熟知内情的关键人物进行访谈,可以得到很多非常有用且不能从其他渠道获得的信息。关键人物访谈的方法与一般的深度访谈并没有很大差异,但研究者一般需要针对关键人物设计专门的访谈提纲以得到特别的信息。

2.方法

深度访谈的一般流程见图 15-3。

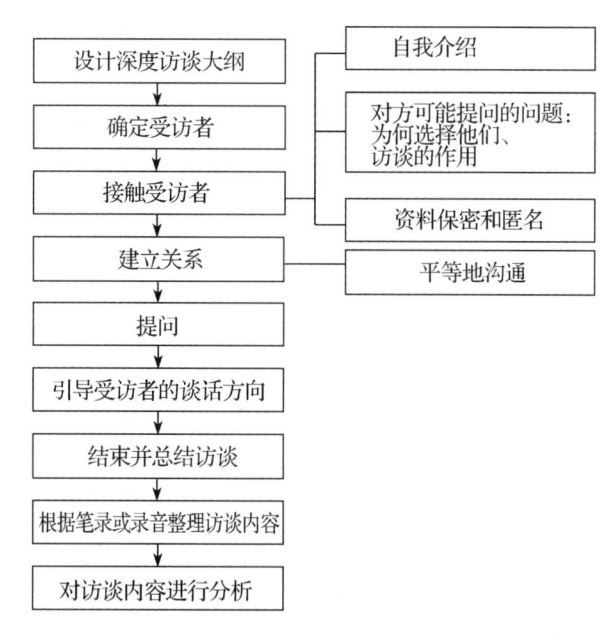

```
设计深度访谈大纲 ──── 自我介绍
        │
    确定受访者      ──── 对方可能提问的问题：
        │                为何选择他们、
    接触受访者      ────  访谈的作用
        │
     建立关系       ──── 资料保密和匿名
        │
                    ──── 平等地沟通
       提问
        │
  引导受访者的谈话方向
        │
   结束并总结访谈
        │
根据笔录或录音整理访谈内容
        │
   对访谈内容进行分析
```

图 15-3 深度访谈流程图

研究者可以事先拟好访谈大纲并以此进行访谈。访谈的问题数目和进行时间应根据研究需要确定。在访谈中研究者可以笔录，也可以用录音，但应事先征得被访者的同意。访谈者应当避免将自己的态度和认识代入访谈中去，对被访者的背景应当有足够的了解。在访谈过程中，可能会出现一些不同于访谈者事先设想的情况，也可能出现由于受访者能力限制，或者访谈者与被访者知识文化方面的差异所造成的理解错误等。这就要求访谈者具有较好的获取信息的能力，较强的记忆力、判断力以及应变力。

个人访谈中的问题在围绕研究目的的同时，还要注意开放、中立和清楚。在访谈中研究者的目的是了解被访谈者的认识和看法，特别要注意的是不要把自己的观点和想法强加给被访谈者，或是想当然地认为被访谈者对某一名词或术语的理解与自己相同，访谈过程中研究者还特别要注意避免具有强烈暗示性的引导式问题，例如"你认为吸烟对健康有什么坏处？"

在访谈的过程中还应注意一些技巧。比如注意提问的速度和口气，给被访者足够的时间来回答问题，注意被访者的情绪变化，照顾问题之间的逻辑关系，保持提问的连续性，看准提问的时机，控制时间和纠正跑题，以及营造轻松愉快的谈话氛围等。

3.适用范围

深度访谈适合于了解复杂、抽象的问题，便于获取对问题的深层理解。这类问题往往不能用三言两语说清，只有通过自由交谈，对所关心的主题深入探讨，才能从中概括出所要了解的信息。由于深度访谈可以与研究对象进行单独的面对面交谈，适合对一些问题的深入探讨，可以充分了解人们对某些事物的感受、体验和看法，能够探讨一些较为敏感的想法或是在公开环境里不便于讨论的话题，尤其适合对政府部门工作人员、专业人士等进行访谈。

深度访谈是一对一的，不需要保持群体秩序，不存在群体压力，访谈对象可以自由地提供真实信息，往往能够激发出新的思路。但是，深度访谈难以确定所选取的受访对象是否具有典型意义。其时间、人力、经济成本较高，一项研究中深度访谈的展开往往有限。另外，深度访谈对访问者的要求很高,其结果的质量在很大程度上依赖于访问者的访谈技巧。

(三)观察

1.定义

指以调查者的视觉为主获得调查对象的活动和行为的信息方法。按照调查者的参与程度,可以将观察法分为参与性观察和非参与性观察。

参与性观察是指研究者参与到研究对象的生活中,观察、收集和记录研究对象在社区中日常生活的信息。研究者不仅要如实地记录发生的事件,还要把自己当时的感受和反应都及时记录下来。这些内容主要包括:研究现场发生了什么?人们在说什么、做什么?他们的行为怎样?他们怎么交流,交流什么?他们使用什么样的身体语言?所观察的活动什么时候发生,持续多长时间?这些活动与其他活动有什么样的联系,等等。研究者在每一个观察地点追踪观察记录,在整个研究中,这些记录将成为一份连续的记录,对研究来说非常有意义。

非参与性观察是指调查者不改变身份,而是以局外人的身份从外围现场收集资料的一种调查方法。一般而言,非参与性观察必须事先制定周密的观察计划,严格规定观察内容和记录方式,如果没有明确的规定,非参与性观察很容易导致观察资料不完整的情况。另外,非参与性观察往往需要配备一定的观测设备和记录设备,比如摄像机、记数仪器、记数表格等,以尽量保障观察的隐蔽性,降低调查人员的记录负担,提高资料的可靠程度。在非参与性观察中,研究者通常扮演旁观者或局外人的角色。

按照调查者对观察环境施加影响的程度,可以分为结构性观察和非结构性观察。

结构性观察与非结构性观察的区别主要体现在观察计划、观察提纲等的逻辑结构是否严密上。一般而言,结构性观察必须按照统一的计划、统一的观察内容、统一的要求和统一的手段进行观察调查。与结构性观察法相反,非结构性观察具有开放性的特点,不预先制订计划、制作观察计划或提纲,只凭调查人员随看、随听、随记,简便操作。这种方法对调研人员的要求很高,只有受过良好训练的调查者才能胜任,但受客观发问限制,此种方法一般只适用于探索性观察。

2.方法

观察法的一般流程见图15-4。

观察法具有显而易见的优点:①研究者直接到现场观察事件的发生,不必通过受访者的口头报告或转述接收信息,避免受访者对信息的筛选或报告不全的影响,比较客观;②不用设计问卷,减少研究设计的工作量;③数据转换的损失最小;④一般人容易接受观察者在旁记录,而较不易接受访谈者在旁干扰与问话。

但是观察法也有一定的缺点:①观察的工作量较大;②观察者的出现可能会影响观察对象的某些因素;③观察者的个人因素使资料的收集受到限制。

3.适用范围

用于有深度的专题调查或社区的群体活动。观察法的一个突出的优势在于可以帮助研究者发现人们所说和所做之间的差异。由于可能存在的回忆偏差、刻意表现积极的正面观点或

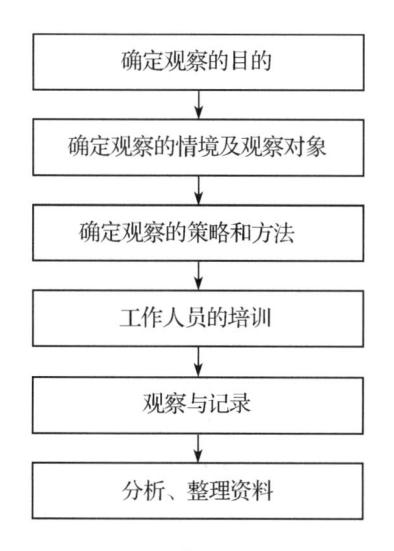

```
┌─────────────────────┐
│   确定观察的目的    │
└──────────┬──────────┘
           ↓
┌─────────────────────┐
│确定观察的情境及观察对象│
└──────────┬──────────┘
           ↓
┌─────────────────────┐
│ 确定观察的策略和方法 │
└──────────┬──────────┘
           ↓
┌─────────────────────┐
│   工作人员的培训    │
└──────────┬──────────┘
           ↓
┌─────────────────────┐
│     观察与记录      │
└──────────┬──────────┘
           ↓
┌─────────────────────┐
│    分析、整理资料    │
└─────────────────────┘
```

图 15-4 观察法的一般流程

态度、选择性阐发自己的观点来迎合研究者等,通过访谈所了解到的人们的观点和态度往往与他们在日常生活中的实际行为存在一定程度的差别。这时,采用观察法会得到更为真实的结果。另外,观察法还可以帮助研究者发现研究对象自身没有意识到的行为习惯。

观察法已经被广泛应用于医疗卫生领域。在卫生服务与项目评价的描述性研究、探索性研究和解释性研究中,都经常需要以观察法获取研究资料。

另外,定性研究还可以采用专家意见法、投影法等方法,但在医学领域中比较少见,在此不作赘述。

三、定性资料的整理分析

(一)调查对象及样本的特征

各种形式的定性调查,如个人式深入访谈、专题小组访谈,都要对调查对象的基本特征进行清楚的描述。描述的内容主要有两个方面:一是基本特征,如性别、年龄、职业等;二是与本研究特别相关的内容。如调查吸烟者,应该知道吸烟者的烟龄,第一次吸烟的时间等。说明调查对象的身份和基本特征,是为了更好地理解他们所表达的含义或深层次的内容。不同身份的人,站的立场不一样,他们考虑问题的角度也不一样。不仅要说明调查对象具有哪些基本特征,而且要说明怎么获得这些对象的,因为定性调查中一般都不是随机抽样。

(二)定性资料的整理

定性调查得到的资料,主要包括在研究现场做的记录,以及从采访和讨论会的录音中转录出来的文字资料。转录需要花大量的时间,注意尽可能把获得的第一手资料一字不漏地原汁原味地整理出来。在整理定性调查的录音和记录时,不仅要注意调查对象所发表的意见、看法或建议,而且要注意记录者对情景的描述和记录者的评述。例如,某人说某句话时很愤怒,或漫不经心;某人进来后,热闹的小组讨论突然变得鸦雀无声。这些内容在现场调查中必须细心地记录下来,它是定性调查中非常有特色、非常重要的部分,是比定量调查优越的部分,它对事物的分析和解释都可能十分有用。这种定性调查的文字记录,相当于定量调查后整理资料时建立的"数据库"。

(三)定性资料的分析

与定量研究的资料分析不同,定性研究的资料分析并不依赖于量化和寻求统计学的联系。对于定性研究的资料来说,研究者本人就是基本的分析工具,他应该更关心收集到的资料所产生的概念或主题及其解释。在分析过程中,研究者利用已有的经验和对研究目标的理解,以求达到对有关的概念或主题进行界定,对发现的概念或主题进行分类整理,寻找它们之间的关系,从而完成对研究假设的解释,获得相关的结论。

常见的定性资料分析方法主要有以下几种:扎根理论或实地理论(grounded theory)、内容分析法(content analysis)、对话分析或会话分析(conversation analysis),以及主题框架分析法(thematic framework analysis)。这几种方法各有其特点,适用于特定的研究主题。其中,主题框架法形成于上世纪80年代,其核心是"主题框架(thematic framework)"的确立。由于是一种建立在表格基础上的分析方法,主题框架法确保了资料整理和分析过程的严密性和透明性,兼顾了科学性和可操作性,故被认为是目前较成熟的定性资料分析方法,已被广泛应用于政策或项目的评估分析。

运用主题框架法对定性资料进行分析时,如果研究对象比较多,内容较复杂时,可以利用专业的定性资料分析软件MAXqda进行分析,在样本量不大时也可采用手工分析。主题框架法包括两个阶段,5个步骤。第一个阶段是整理资料,包括3个步骤,即熟悉资料、形成分析框架、编码。其中熟悉资料包括整理转录录音和笔记以及仔细阅读转录;分析框架可以结合研究目的、访谈提纲和收集到的资料形成;编码,根据分析框架,对原始资料进行编码,即把原始资料进行标记。第二个阶段是解释资料,包括分类和解释。其流程图见图15-5。

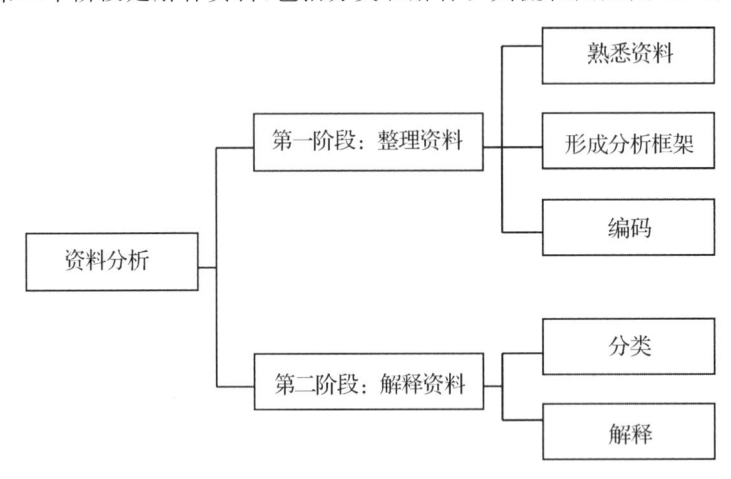

图15-5 资料分析流程图

该方法是严格的、系统的。原始的定性资料可能是广泛和不同类型的,因此必须有对原始资料的整理、归纳的过程。应该系统地整理资料,分析资料过程应被记录下来,以备研究者思考,使分析方法可以被他人借鉴。分析的重点应该放在原始资料上,尊重原始资料,充分挖掘原始资料的内涵。分析是个动态的过程,在分析过程中,研究者可以尝试变换分析的角度,提炼出非常有意义的概念和主题,从而获得对研究问题的更深更广的理解和解释。

在展示定性研究资料分析结果,论证某个论点时,可以适当引用访谈对象的原话作为论据。在对多个不同的主题、概念、过程、原因等因素之间的复杂关系进行分析时,可以用图表帮助人们更好地理解分析结果,从而将这种复杂关系简单化、明晰化。常用的有流程图、联网图、鱼骨图、分类图等,这些图对于组织定性资料和解释研究发现非常重要。下面是一个简明联网图,表示独立因素之间的决定性关系。

冷链失败→疫苗失效→免疫失败→传染病→不信任预防接种

定性资料的分析主要是借助于综合逻辑分析获得结论的,研究者的主观偏性较大。因此在获得结论后需要充分讨论结论的可靠性,对可能的偏性作分析,通过不同来源或互不影响的资料和证据对结论做多维的讨论和肯定。

第三节　定性研究特点及与定量研究的联系

一、优点

(1) 有较好的深度。定性研究方法在微观层面上对社会现象或自然状态的人进行深入细致的描述和分析,能深入研究对象的内心世界,便于了解事物的复杂性。定性研究可以获得定量研究得不到的信息,定性研究有较好的深度。

(2) 方式灵活。采用高度灵活的方式,可以对研究者不熟悉的事物和现象进行探索性研究,研究设计可以随着研究的进展而不断地加以修改。

(3) 有理论创新的可能。通过归纳法自下而上地建立理论,更可能对理论有所创新。

(4) 结合实际。注意事件发生的自然情境,更现实地看待世界,有利于所获得信息的真实可靠性。

二、缺点

(1) 结果不具代表性。由于定性研究通常对小样本人群进行深入调查,采用目的性抽样而不是随机抽样。样本通常不是全部事先指定的,可以随着现场调查的开始而调整,因此所得结果不具备量的意义上的代表性,不能推广到其他地点和人群。

(2) 结果有主观性。定性研究方法重视研究者本人在研究中的重要作用,可能使研究结果不可避免地带有主观性,缺少统一的程序及公认的质量衡量标准,也无法对研究结果的信度和效度进行准确的测量。

(3) 定性研究费时费工,尤其资料的收集、整理与分析阶段更要花费大量的时间和人力。

三、定性研究与定量研究方法的关系

(一) 定性研究可以为定量研究做准备,形成假设

在研究者对所希望研究的领域或问题了解不够,缺乏文献资料可供参考时,可以先通过定

性研究的观察、采访、专题小组讨论等方法,对某一社会现象进行初步了解,积累必要的信息,为定量研究做准备。比如,要研究某项卫生政策对卫生人力资源的影响,可以首先进行一次预调查,用定性的方法收集相关信息,研究者借以了解该政策在哪几个方面影响卫生人力资源的管理,用哪些指标可以反映这种影响等。这些信息将有助于在定量研究中设计调查问卷,使之更加合理、准确、完整。而且,定性研究还可以帮助定量研究设计调查问卷时措辞合理,使之容易被调查对象理解并接受。

(二)定性研究方法可以解决定量研究无法解决的一些问题

卫生服务研究的对象包括人、卫生机构及卫生政策,研究对象的复杂性使得其中许多因素难以定量分析,定性研究显示了不可替代的优势。在卫生服务研究中要了解病人对卫生服务的态度,很难用量化的指标来反映,因为调查对象在填写调查问卷时的心理活动、表情、行为不可能从调查问卷中反映出来。相反,通过对研究对象的细致观察,与其深入交谈,可以逐步深入其内心世界,了解其心理及思想活动。再如,进行卫生政策分析时,由于多种复杂未知的影响因素(如政策因素、社会经济文化因素等)的作用,研究者很难按照流行病学和统计学的原理随机选择干预组和对照组,很难用定量的手段客观评价某项政策的实施效果,而通过采访知情人及各种利益相关群体,收集定性资料,则可能深入客观地了解政策的实施过程及效果。可见,传统的定量研究也有方法上的盲点,只有将定性研究与定量研究有机结合,才能客观、真实地研究解决卫生服务中存在的各种问题。

(三)定性研究与定量研究相结合,从多个角度阐述问题

要表明一项研究结果的可信性,一条重要的检验标准是看用其他方法能否得出同样的结论。如果用三种或更多种研究方法同时运用于某一个研究问题(如问卷调查、专题小组讨论以及观察法相结合),其研究结果一致,则更有力地表明了研究结果的可信性。因此,定性研究可以与定量研究相结合,从多个角度阐述同一个研究问题,增加研究结果的可信性。另外,定量研究的结果有时无法得到解释,如某一时期卫生服务需求量异乎寻常地增加,却找不到合理的解释,此时可以通过定性研究方法了解需求量增加的真正原因。

表 15-1 定性研究与定量研究的比较

	定性研究	定量研究
样本	较小	较大
深度与广度	较好的深度	较好的广度
着重点	探索性研究,形成假设	验证假设
结果是否可以推广	不可以	可以适当推广
逻辑方法	多为归纳法	多为演绎法
研究者主观性	较强	相对较弱

第四节　定性研究在公共卫生领域的应用

在公共卫生领域,很多公共卫生问题的影响因素众多,各因素之间的关系复杂。不同的社会人群中,各种疾病和健康问题产生的原因不一样,解决的方法和措施也不一样。定性研究在公共卫生领域得到很好的运用,如卫生政策研究、社区卫生服务研究、传染病及慢性病预防控制研究等。近年来,在艾滋病防治研究中,采用了较多的定性研究方法。

在艾滋病行为研究领域中,常运用参与观察、个人深入访谈以及专题小组讨论。参与观察是指研究者在干预地点(指高危险行为可能发生或可被激发的地点),用文字描述的形式记录目标人群每天的生活和所发生的事件。它提供了目标人群在特定的地点、特定的文化背景下所发生的事件,能够较为准确地解释定量研究中各指标的意义。在艾滋病的社会行为研究中,经常涉及人们的性行为、性偏好、性心理等诸多敏感问题,很多学者在项目的进行过程中,经常使用个人深入访谈的方法,对不同的目标人群进行研究,为进行有效的预防干预提供重要信息。在艾滋病的行为研究中,如果要探讨性行为、避孕套等问题时,在不同背景下的目标人群中使用专题小组讨论,可以得到非常有用的信息,而这些信息恰恰是行为调查和行为干预中最为重要的资料。很多学者在艾滋病的预防干预研究项目中,多次使用专题小组讨论以了解项目地区人们对艾滋病等性病的知识,及其传播、性伴的情况以及避孕套的使用等问题,为后来的 KABP(知识、态度、信念和行为)调查结果的理解和解释提供了有用的信息。

（汪　洋　曾　缓）

参考文献

1. 詹绍康.现场调查技术.上海:复旦大学出版社,2003
2. 陈向明.质的研究方法与社会科学研究.北京:教育科学出版社,2000
3. 刘建平.定性研究与循证医学.中国中西医结合杂志,2008,28(2):165～167
4. 刘琴,汪洋.私人药店参与结核病病例发现的能力及意愿研究.现代预防医学,2008,35(14):2695～2697
5. Qian Long, Ying Li, Yang Wang, Yong Yue, Cheng Tang, Shenglan Tang, S Bertie Squire and Rachel Tolhurst, Barriers to accessing TB diagnosis for rural－to－urban migrants with chronic cough in Chongqing, China: a mixed methods study BMC Health Services Research 2008,8:202
6. 宋爱华,王宏,汪洋.农村地区妇幼保健卫生资源现状定性分析.预防医学情报杂志,2008,24(2):81～83
7. 曾缓,汪洋,黄睿睿.重庆市某区妇幼保健人力资源的定性研究.中国妇幼保健,2008,23(29):4089～4091
8. 许艳,汪洋.重庆居民与流动人口结核病就诊及诊断延迟因素:隐蔽性观察分析.中国组织工程研究与临床康复,2007,11(39):7761～7763

9. 龙倩,汪洋,李颖.流动人口对结核病相关知识和政策的认知及态度研究.医学与哲学,2006,27(11):26~27
10. 陈静,汪洋.定性研究方法在肺结核病人发现研究中的应用.现代预防医学,2006,33(1):9~11
11. 龙倩,汪洋.观察法及其在卫生服务研究领域的应用.国外医学社会医学分册,2005,22(3):119~123
12. 李颖,汪洋.流动人口结核病知识水平的定性调查.医学与哲学,2005,26(9):52~54
13. 刘晓云,严非,詹绍康.卫生服务研究中的定性研究方法.上海预防医学,2003,15(11):535~536
14. 刘肇瑞,黄悦勤,李爱兰,Nancy Chen.定性研究方法在吸烟调查中的应用.中华流行病学杂志,2003,24(2):143~144
15. 张孔来,刘民.定性研究方法在流行病学研究中的应用.中华流行病学杂志,2000,21(1):72~73
16. 梁万年,刘民,张孔来.艾滋病行为研究中的定性研究技术.医学与社会,1999,12(3):34~36

第十六章 实验室管理及基本要求

实验室是进行科学研究的主要场所。一个管理有序、组织得当、洁净亮丽的实验场所,可以激发你对科学的无穷想象,并充满热情地进行研究;一个融洽的实验室,可以带给你家庭般的心理慰藉!如同所有的功能运行单位一样,实验室有自己的运行模式与规则。在这个体系中,既提倡发挥个人的聪明才智,又需要与工作小组成员协调合作。每一个初入实验室的研究者,需要不断地调整自我,使自己成为其中受欢迎的一员。要做好你的工作,首先必须掌握实验室规则要求以及一些实验仪器的操作要点。不要着急,只要你处理好这些问题,科学研究的乐趣很快会取代由于陌生带来的不安。

第一节 实验室基本管理要求

一、实验室人员组成及管理

实验室成员相比其他群体的人员来说工作更加独立,组织结构更倾向于水平管理。实验室组织形式有多种多样,这里介绍主管研究人(P.I.)制。在P.I.制实验室中,有为之工作的不同人员,他们因不同目的来到同一实验室,这些成员一般包括:

(1)主管研究人(简称P.I.)

这个人可能是实验室(或教研室)的主任、教授或老板。P.I.基本不做实验室的具体工作,主要做实验室的智力支持,他将多数时间花在写课题申请或项目研究报告上,为实验室的研究提供经费。P.I.的人格魅力和领导能力决定整个实验室的气氛——友谊和同志般的互助或是恶性竞争。

(2)博士后

是指获得博士学位后,为寻找更好的职位在大学或企业中进行2~5年科学研究的人。尽管在项目的某些方面与实验室的其他成员相互合作,但博士后一般在自己的项目上独立工作。

(3) 研究生

研究生分为硕士研究生和博士研究生。是为了获得硕士或博士学位而在实验室工作的人。他们研究时间长，有充裕的时间和饱满的热情来进行科学研究，研究生有自己的研究项目（研究项目通常由主 P.I. 来确定），在实验室 3～5 年的工作将使他们的理论水平和实验技能变得更加丰富。

(4) 技术员或研究助手

技术员可能是有一定权利的、有丰富实验技术及经验的人，也可能是刚毕业的医学、生物技术专业的大学生。技术员的工作内容有多种，如订购仪器、试剂、准备或制作教学用具、协助 P.I. 指导研究生、进修生、实习生的实验、管理实验室等，同时也为自己的实验设计方案并进行研究。

(5) 实习学生

实习学生通常是即将毕业的大学生。在实验室的时间从 1 个月到一年不等，常常参加的是短期的项目，实习学生可能被要求配试剂、学习实验基本技术等，最常见是被指定帮助某人完成实验工作。

(6) 进修生

进修生是指那些在一定时间内（1～2 年），一个研究人员到另一个实验室去学习一种新的技术，尝试一个新的领域，或是在某一研究实验中与人合作。

(7) 秘书

实验室秘书又称科研秘书。他们可能负责订购实验所需的材料、书籍，也可能帮助实验成员申请项目，组织实验室学术报告，或仅仅为 P.I. 服务。特别值得一提的是秘书是实验室最重要和最必需的人员之一。

(8) 实验室技工

实验室中的一些工作由实验室技工来完成，他们被聘用来完成一系列琐碎繁杂的工作。这些人通常不被当做科学家来训练，但实验室技工通过做一些沉闷而耗时的工作可以极大地帮助实验室工作顺利进行。例如，专门进行物品消毒灭菌、清洗脏的玻璃器皿和吸管、配制培养基、倒平板等，可能还分发洗净的或灭菌的物品等。

(9) 实验室安全员

在实验室工作比较有经验的某一成员，被指派监督实验室的各项安全。如实验室设备、水电安全、实验室环境安全以及科学技术的保密等。如你发现实验室任何不安全因素，应第一时间向安全员报告，以确保及时排出安全隐患。安全是实验室一切工作的基础。

二、实验室财产管理

(一) 实验室财产管理制度

(1) 实验室财产属公有财产，人人必须爱惜使用。

(2) 实验室财产分两级管理，即实验室管理和课题组管理。

(3) 实验室设专人统一管理仪器设备账目。

(4) 实验室仪器设备实行专人保管，其责任包括对新购置仪器设备的验收、仪器设备的使用维护、建立必要的安全操作规程及使用说明存档，并保证仪器设备的正常运行。

（5）如仪器设备验收不合格，应及时向供货方提出退货，以保障仪器设备的质量。

（6）购买仪器设备后，管理人应先建账建卡后，再行财务报销。

（7）凡无法继续使用的仪器设备，应及时向管理部门提出报废申请，并上缴回收。

（二）仪器设备管理

（1）实验室的仪器设备由实验室（或教研室）主任或主管研究人负责宏观管理，每一仪器设备指定专人负责实施具体管理。

（2）实验室工作人员因各种原因不再管理仪器设备时，应做好仪器设备的交接工作，包括说明书、使用记录、维修记录等资料。接收人要了解仪器设备现状，掌握仪器使用方法，清点仪器备件等。

（3）实验室的大中型仪器必须按要求建立技术档案，保存好说明书、仪器零配件、登记表和维护记录。

（4）仪器设备的登记建档、账目管理、报销管理、报废等工作由实验室技术主管负责；仪器设备负责人负责使用操作、功能开发、维护维修，建立健全岗位责任制度，制定仪器管理制度等具体工作，并督促其他人员按要求操作仪器设备。

（5）实验室大型仪器设备实行专人操作使用和培训使用两种形式，特别贵重及操作复杂的仪器由专人操作使用，一般大型仪器要经过培训后方可使用。中小型仪器设备，使用人经过简单培训后，可自行操作使用。

（6）实验室要建立经常和定期的维护保养制度。仪器负责人和使用人员应对仪器进行定期检查、维护；对不经常使用的仪器，注意防潮，每周通电一次。

（7）仪器设备出现故障，使用人要及时报告实验室主管人员尽快维修，不能自行维修时，要及时联系厂家进行维修。不得无故拖延，以保证仪器的完好率。任何仪器设备在使用过程中均不准私自拆卸。

（8）仪器设备在使用过程中发生重大事故时，有关人员应保留现场并及时报告实验室技术主管，联系仪器负责人，使用者不得自行处理，但要把发生的经过写成书面报告，待实验室处理。

三、实验室一般工作内容及要求

（一）实验室环境

实验室里人们整天忙进忙出，有时会显得混乱，但都是按日常规则和实验室模式运转。在实验室中主动地找到自己的位置，一般要花几周的时间。每一个初入实验室者，应尽快地使自己开始尝试在特定实验室的日常环境下工作。

（二）工作时间

实验研究时间往往与上下班的工作时间不相匹配，实验室工作时间常常是超长的、不可预期的。大多数人允许调整自己的工作时间，最大限度地与学术研究相配合。即使实验室关于工作时间没有任何的规定，但还是有一个期望的时间标准。医疗单位一般有传统的工作日，学术单位可能用更多的夜晚来做实验，总之工作都比想象的多，有时候不可预期的工作时间让新来的人员难以判断适应。找出什么时间工作并尝试着遵守它,是大家期望的。与其他人工作时间一致会使你了解别人以及获得你所需要的帮助。此外,职位影响工作时间。技术员和秘书要求在更规则和预期的时间内工作。假期也因不同的实验室而不同。在许多学术氛围浓厚的地方,人们一般不休假,因为放下手中的研究去休假似乎是错误的,即使项目进展顺利,常常也会有很多不愿出门的理由;如果项目进行得不顺利,在项目走上正轨前去休假,你会充满负罪感而不愿离开。合理利用你的时间,会使你的工作更有成效!

（三）实验室穿着

工作区和实验室的穿戴有严格区分。在工作区人们的穿着往往不受限制,但在实验室,根据不同级别的生物安全实验室,必须穿戴不同的工作服和隔离衣等进行个人防护。

（1）在生物安全一级(BSL-1)实验室,工作人员应穿工作服,戴防护镜,当手上有皮肤破损或皮疹时应戴手套。

（2）在生物安全二级(BSL-2)实验室,除符合BSL-1要求外,还需做到下面几点。①穿隔离衣,离开实验室时,防护衣必须脱下并留在实验室内。用过的工作服应先在实验室中消毒,然后统一洗涤或丢弃。②当手可能接触感染材料、污染的表面或设备时应戴手套。如有可能发生感染性材料的溢出时,宜戴两只双层手套,工作完成后方可脱去手套。③此外,当微生物的实验操作不可能在生物安全柜内进行,而必须采取外部操作时,为防止感染性材料溅出或雾化危害,必须使用面部保护装置,如护目镜、面罩、个体呼吸保护用品等。

（3）在生物安全三级(BSL-3)实验室,除满足BSL-2要求外,还应符合下列条件。①工作人员在进入实验室工作区前,应在专用的更衣室(缓冲间)穿背开式工作服或其他防护服。工作完毕后,不得穿工作服离开实验室。可再次使用的工作服必须消毒后清洗。②工作时必须戴手套。并注意一次性手套必须先消毒再丢弃。③在进行感染性组织培养、有可能产生感染性气溶胶的操作时,必须穿戴个体防护设备。④不能安全有效地将气溶胶限定在一定范围内时,应使用呼吸保护装置。

（4）在生物安全四级(BSL-4)实验室,在满足BSL-3要求外,必须符合以下条件。①所有进入BSL-4实验室的工作人员,都必须换上全套实验室服装,包括内衣、内裤、衬衣或连衫裤、鞋和手套等,所有这些实验室保护服在淋浴和离开实验室之前应在更衣室内脱下。②在进行容易产生致畸、高危险气溶胶的实验时,在使用生物安全柜的同时,还要进行物理防护设备和个人防护器具。

（四）实验室任务和工作

在许多实验室,实验室人员必须从事一些共同的工作,常见的工作包括配制缓冲液、调节恒温箱的温度、添加液氮等。这些工作可以大家轮流完成,也可以指定某人来完成。有时候工作对象是一些特别的仪器,这些仪器通常有指派的人负责维持其正常运转。认真对待给你分派的工作,把它安排在自己的实验前面,因为其他实验人员也许要依靠你配制的缓冲液来完成实验。试着愉快地完成此类工作。

（五）实验室学术活动

实验室学术活动要讨论研究者目前的研究进展,遇到什么问题?如何解决?该领域目前的研究现状和管理问题是什么?这些问题可能会合并成一个或两个会议,许多实验室每周有一个例行的研究例会。在研究会议中,研究者陈述他们的研究数据。有些实验室,所有的实验室人员都进行简短的发言。正式的学术交流要求多媒体。一般在学术活动开始的前几天将交流的论文在张贴栏里列出来,以便让每位参加者能读到交流的内容或至少对该主题有一个初步了解。参加实验室会议的有哪些人呢?大多数是实验室的中坚力量:研究生和博士后、技术员等。当然,如果你想参加但未被要求,可以问一下实验室领导能否参加。

(六)初到实验室

大多数实验室中,空间是真正的荣誉,因此你可能被指派到某一办公室、实验台或是实验室的公共办公区域,被安排的地方如果狭小,不要不愉快。越是成功的 P.I,他的实验室越拥挤,每个人的空间就越少。你也会看到许多人有很大的空间,但不要抱怨,别人是通过多年努力奋斗获得的!

在你到该实验室之前,对实验室的基本背景应主动了解。实验室领导或是负责实验项目的人,可能会与你讨论将要进行的项目。在谈话之前,阅读一些与课题相关的文献,或者了解实验室工作的主题。如果你有与其他人一起工作的机会,你要抓住这种机会,你将会获得比你自己总结得更多的经验,以后你也能够自主与人磋商。如果有些事情不太完美甚至是毫无意义的,也不要气馁,在你做了一些实验之后,所有事情就会变得更为清晰。

(七)初到实验室做什么

(1)首先做个实验。只有做完第一个实验,你才会有效地学习。它会帮助你感觉到你是实验室里有用的成员。

(2)建立你自己的实验台,使之有序、易找、清洁、整齐,这是对你的实验台和实验空间的要求,尽可能根据实验去思考问题。

(3)主动把自己介绍给每一个人。实验室每个人都很忙,他们可能没有时间来热情接待你,不要觉得自己渺小。让每一个人知道你是谁、你是干什么的。请教别人有关他们的课题通常是融洽关系的办法。

(4)做工作笔记。这是科研工作必须要做的基本事情。每天你会接受到很多信息,你不可能记住所有的细节,当你独自在夜间工作却不知道所需的物品放在哪儿,记录的细节会变得非常重要。

(5)熟悉实验室如何运行、物品放在何处以及是什么人在什么时间准备的。在不太打搅别人的情况下观察和询问一些问题,不要在别人做实验的时候询问有关电话之类的事情。

(6)请教。主动请教实验程序、试剂、设备等方面的问题,可以节约更多的时间和经费。如果你做错了,请教你的同事可能使问题得到纠正。询问同事可以避免同样的错误被新来者一次次地重复,可以避免使用许多明显拙劣的实验方法。

(八)初到实验室要发现的事情

(1)化学试剂

化学试剂放在哪里?怎样放置?在哪里称量和测定 pH 值?

(2)计算机的使用

你有机会接触电脑吗?如果有,什么时间?密码是什么?你能收发邮件吗?如何获得电子邮件地址?

(3)急救

出现紧急情况的电话号码是什么？急救箱位置在哪里？灭火器在哪里？是否有专人清洗所有的玻璃器皿,还是每个人负责洗自己的那部分？

(4)图书馆

单位图书馆在哪里？图书阅览证如何办理？实验室电脑如何进入图书馆网页？

(5)工作服

实验室提供工作服吗？实验室负责洗吗？

(6)学术活动

学术活动的时间是如何安排的？张贴栏在哪里？会议的模式是什么？

(7)实验室笔记本

记录试验结果要遵循实验室的规则吗？去哪里领取实验记录本？必须对每天的数据做备份吗？

(九)初到实验室不应做的事

(1)不要总是提过去的实验室或单位,这种语言是不受欢迎的。在实验室工作一段时间后,当你有机会真正评价实验室一些特殊事情的做法时,你再提出一种更好的解决方法或发表你个人的想法。

(2)不要在实验室读报纸、小说或玩电脑游戏。在实验室的每一天,尤其是在早些时候,都有许多不做实验的时间,在其他人努力工作的时候,你阅读娱乐报刊会给别人留下不好的第一印象。应该利用这些时间阅读相关的文献。

(3)不要询问和抱怨金钱和薪水的事情。这些事情是科学天地中的剩余产物,作为一个严肃的科学家,除了工作应该忘掉其他的问题。对金钱的兴趣暗示着这个人不满足于科学发现的美丽。现在的科学家不得不变得更加实际一些,但仍然存在一种共识,就是讨论金钱的事是非职业的。在你到达实验室之前,可以谈论你的薪水和利益,对于不公平的议论仅仅竖起你的耳朵,千万不要以你的朋友在其他实验室的薪水更高为理由把你手头的工作搁置起来。

(4)不要过多地用电话。如果需要,那么尽可能短地结束通话,尤其是在你和其他实验室成员共享一个电话时。

(5)不要表现你在实验室工作的原因超出对研究的热爱。如果有另外的原因,仅仅藏在你的脑袋中,否则你会被认为对你的工作不认真。说一些譬如"我在这里仅仅是为了获得更好的职位"之类的话,就贬低了大多数人在这里工作的意愿。

(十)遵守实验室的礼节

与你的合作者保持一种良好的关系和做好自己的工作一样至关重要。实验室中的每个人都愿意帮助别人,但是都太忙。尊敬能帮助你学会如何搜寻到具有你所需要的知识的同事。这些原则听起来很刺耳,但是它们是这个环境中的常识。在这个环境中,群体的目标在功能上次于个人的成就和责任。

(十一)实验台科研的礼节

(1)未经许可不要使用别人的试剂。别人配制的缓冲液和试剂是有实验安排的,也是私人的物品,这些东西可能要灭菌,没有主人的同意你连 1 mL 也不能用。有些东西可能不是所想象的那种东西,或者不是标签上所标记的东西,使用后还可能会完全破坏你的实验。实验室的某些地方可能有公用试剂,在使用它们之前,你最好知道它们是什么,在什么条件下使用。

(2)如果公用试剂剩下很少或快用完时,不要把空瓶子放回去。应报告实验室主管设法订购这个试剂,可以在试剂架上留张带日期的便签说明该试剂已经订购。

(3)重视设备的破损部分或仪器发出的报警信号。在进实验室的早期,你可能不会处理出现问题的设备,但应该提醒其他实验室成员以采取适当的措施,不要仅仅去使用另外一台同样的仪器,而把问题留给下一个准备实验的人。如果听到仪器发出蜂鸣或报警声,应立即采取行动。忽视它可能造成一场灾难。特别是一个低温冰箱断电或温度控制失灵,液氮罐无液氮会使全部克隆、细胞系、纯化的蛋白质丧失。如果是你的错误所引起,你将不得不离开!

(4)不要移动实验台周围的东西或是改变试管试剂和仪器在公共实验室区域的位置。虽然不是什么有意义的事,但人们通常通过标签和地点来寻找他们所用的试剂,因此尽可能地把它们放到距离原来位置近一点的地方。如果你必须移动什么东西,要提醒物品的主人知道。

(5)不要到处乱放东西,除非是属于你的地方。这意味着不要把三角烧瓶、烧杯等堆放在洗涤槽中,除非是指定的目的地。

(6)如果做错了事,坦白承认。通过很多方式,每个人可能都会知道你所做的事情,因此最好说出真相,这能让实验室的人觉得你很诚实,这在研究工作中不是一件小事。每个人都会犯错,但偷偷地掩盖错误会让人很不舒服。如果可能,尽量弥补错误。

(7)每部分实验做完后(最好在实验期间)立即收拾干净,清理是实验室的一部分。特别要注意保持实验室公共区域的清洁,如洗涤槽、细胞培养箱和生物安全柜。清理你的随身用具和残物,这会帮助他人加快实验进程。

(8)寻求微小的关心。如果你真的要走开,请同事在不影响他工作的情况下帮助你终止或完成实验是可以的,实验室人员通常依赖这种相互间的帮助。但是不要因为你想要参加舞会等娱乐活动而让别人做很多事情。

四、实验须知

(1)经常保持实验室的清洁和整齐是做好实验最基本的条件。室内要做到地面清洁,窗明桌净。使用的仪器试剂分类有序放置,用后及时放回原处。

(2)凡未使用过的仪器,必须请教他人或仔细阅读使用说明书之后才能使用,使用时按要求操作。

(3)一切电源仪器在通电之前,必须弄清楚要求的电压是多少。通电之前将仪器开关置关闭位置,接通电源后,再打开开关;仪器使用完毕后,应先关闭开关,再断电源。

(4)所有放入冰箱内的物品应做好标记。

(5)凡产生刺激性或毒性气体的实验必须在通风橱中进行。若无通风橱时,应在空旷处进行。

(6)试剂瓶上必须贴上标签。标签应标明试剂名称、浓度、配制日期,贴在瓶身的三分之一处。若试剂放置时间较长或有腐蚀性,标签上最好涂上一层石蜡。

(7)同一实验中,使用的器皿应作上标记,不得混淆。不得直接从标准溶液瓶或大试剂瓶中取用溶液,应先倒在小烧杯中再吸取。已取出未用完的液体绝不能再倒回原瓶。取用试剂后应马上盖紧瓶塞。易潮解的药品,取用后马上封蜡。存放浓碱宜用塑料瓶,稀碱液可盛入带橡皮塞的玻璃瓶中。

(8)在使用实验室仪器之前,要首先通过说明书了解仪器使用的基本要求,并在使用前检查仪器功能运转情况。如用带有玻璃活塞的仪器时(如滴定管、分液漏斗、气体分析器等),必须事先检查活塞是否畅通、是否漏气漏液、是否旋转灵活;用标准碱液滴定时,必须用碱式滴定管。用标准酸液滴定时,必须用酸式滴定管。

第二节 实验室常规操作

一、实验室常规仪器的操作

(一)玻璃器皿的洗涤干燥

(1)一般玻璃器皿的洗涤和干燥。玻璃器皿是实验室最常用的实验工具,它的洗涤质量直接影响科学实验结果。一般玻璃仪器如烧杯、烧瓶、试管、量筒等不必使用洗液,按下列程序洗涤:①自来水冲洗;②用肥皂或洗涤剂刷洗;③用自来水冲净肥皂、洗涤剂;④用蒸馏水冲洗三次;⑤倒置在适合的架上滴干。

(2)滴定管、吸管、滴管及容量瓶等不宜刷洗或不易刷洗的玻璃器皿的洗涤程序如下:①普通自来水冲洗;②洗液浸泡;③取出后,用自来水冲净洗液;④用蒸馏水冲洗三次;⑤倒置在适合的架上滴干。

(3)若洗后马上要用,则不必进行倒放滴干。可根据不同情况作不同的处理。若器皿需要干燥,则可用以下方法:①分别用酒精、乙醚洗后,再用热风吹干;②放烘箱中烘干;③若器皿中残存水分只是对试剂或样品的浓度有影响,用原液冲洗3次即可。

(4)吸取过胶态物质如牛奶、血液等的吸管应及时用清水或淡碱液预洗后,再按以上程序洗涤。

(5)做细胞培养、微生物实验后的玻璃器皿应先在清水中浸泡 30 min 以上,然后加少许清洗剂,以超声波洗涤 30 min 左右(如无超声波洗涤器可用软毛刷轻轻刷洗干净),捞出晾干,再在铬酸洗液中浸泡 6~18 h(或过夜)后,自来水清洗 10~15 遍,双蒸水清洗 3~4 遍,晾干,消毒后即可使用。

(二)烘箱的使用操作

烘箱是利用电热丝隔层加热使物体干燥的设备。它适用于比室温高 5~300 ℃ 范围的烘培、干燥、热处理等,灵敏度通常为 ±1 ℃。烘箱型号很多,但基本结构相似。烘箱应安放在室内干燥和水平处,防止振动和腐蚀,同时注意安全用电,使用温度不要超过烘箱的最高使用温度。当一切准备工作就绪后方可将样品放入烘箱内,然后连接并开启电源,红色指示灯表示箱内正在加热。当温度达到所控温度时,红灯熄灭绿灯亮,开始保持恒温。为了防止温控失灵,还必须按时查看。在烘箱中放入样品应注意排列不能太密,且散热板上不应放置样品,以免影响热气流向上流动。禁止烘培易燃、易爆、易挥发及有腐蚀性的物品。当需要观察工作室内样品情况时,可开启外道箱门,透过玻璃门进行观察,但箱门应尽量少开,以免影响恒温。特别是当烘箱内温度在 200 ℃ 以上时,开启箱门有可能使玻璃门骤冷而破裂。此外,有鼓风的烘箱,在加热和恒温的过程中必须将鼓风机开启,否则会影响工作室温度的均匀性和损坏加热元件。取放样品时要用专用工具。

(三)离心机的使用操作

离心机是根据物质的沉降系数、质量、密度等的不同,用强大的离心力使物质分离、浓缩和提纯的设备。离心机的用途十分广泛,可进行生物细胞、病毒、血清、核酸、蛋白质的分离、浓缩、提取等。

由于离心时产生很大的离心力,当转头所带的样品处于不平衡状态时,会产生很大的力矩,轻者引起机器发抖和震动,重者会扭断转轴造成事故,因此要特别注意离心样品的平衡装载。离心管至少要两两平衡,放在转头的对称位置,装管数是6、12、18的转头可3个一批进行平衡。最好是所有的离心管一样重。水平转头不允许有空档,即不挂吊篮的现象,否则会损坏转头。离心转速越高,对平衡的要求也越高。在平衡时不仅要保证静平衡,即对称的两管样品等重,还要保证动平衡。因为离心时产生的力矩不仅与样品的重量有关,还和样品的旋转半径有关。例如,一管水和半管沙子虽然质量相等,但半管沙子的旋转半径要大一些,所以力矩相差很大,转动起来并不平衡,因此处于对称位置的两个离心管必须装载密度相近的样品。例如,要同时离心两个样品,一管是用生理盐水稀释,另一管是用70%的蔗糖配制的。虽然两管重量相等,但不可配成一对离心,而必须另装一管生理盐水和一管70%的蔗糖作为平衡物分别配重,否则离心机不能正常运转。

超速离心是为了减少阻力,在真空状态下运行。所以除了必须使用不锈钢和厚壁聚碳酸酯(PC)离心管外,样品必须装满,否则离心管会因为真空而变形或破裂。如果是水平转头,吊篮盖也要盖紧,否则样品会挥发和浓缩。

使用离心机前必须将其放置在平稳、坚固的地面(台)上,使用时机器要接地线,使用完毕,应将调速旋转键逐挡旋回至"0",然后让它自行停转,严禁在还未停转和开机运转的状态下打开机盖。使用中,如发现声音不正常,应立即关机,并进行检查维修。应定期(一年左右)检查整流子和电刷的磨损情况,有磨损过度的应立即更换。电动机的轴承应定期加注润滑油脂。

(四)冰箱的使用操作

实验室所用冰箱分为低温冰箱和普通冰箱,低温冰箱的温度可达到$-80\ ℃$,是每个实验室必不可少的工具。它可用于储藏、保存各种各样的实验试剂、样品、标本等。在使用时,冰箱内物品不宜塞得过满,否则会导致冰箱内温度不均,影响样品、标本的保质;每年至少对冰箱进行两次清洁、整理。清洁冰箱时先切断电源,用软布蘸上清水或食具洗洁精,轻轻擦洗,然后蘸清水将洗洁精拭去;为防止损害箱外涂复层和箱内塑料零件,请勿用洗衣粉、去污粉、滑石粉、碱性洗涤剂、开水、油类、刷子等清洗冰箱。箱内附件肮脏积垢时,应拆下用清水或洗洁精清洗。电气零件表面用干布擦拭;清洁完毕,将电源插头插好,检查温度控制器是否设定在正确位置;于低温冰箱中取样时,应戴上手套,以防手受伤害。

(五)液氮罐的使用操作

液氮温度可达到$-196\ ℃$。液氮罐是用于提供超低温环境的容器。实验室里液氮罐主要用于储存细胞株、菌株等样品,而不用于储存试剂。液氮罐亦用于运输精子、组织胚胎等,同时用于实验中组织的急冻处理。液氮罐是靠消耗罐中液氮来维持其低温状态的,因此,根据取样的频率,需要不断地添加液氮,一般每半个月添加一次液氮。由于液氮罐的体积有限,将每抽屉储存的标本做好标记,定期进行清理。在液氮罐中取样品时,应戴上手套,以防手被冻伤。

(六)高压灭菌器的使用操作

高压灭菌是对实验材料进行灭菌的最有效、最可靠的方法。不慎使用高压灭菌器会对人体造成很大的伤害。因此,每一个初入实验室的人员掌握好高压灭菌器的使用技术是非常必要的。

在136 ℃、3 min,126 ℃、10 min,121 ℃、15 min,115 ℃、25 min等条件下可以确保正确装载的高压灭菌器的灭菌效果。一般实验室均使用重力置换式高压灭菌器,它既可消毒固体材料又可消毒液体试剂。其原理是蒸汽在压力作用下进入灭菌器,由上而下置换较重的空气,通过灭菌器的排气阀(装有HEPA过滤器)排出,从而达到灭菌的目的。使用高压灭菌器时,技术人员应对高压灭菌器的柜腔、密封性及仪表进行定期维护;检查安全阀是否堵塞,特别是排水过滤器,应每次拆下清洗,以保障安全使用。需高压灭菌的物品应放在空气能够排出并具有良好热渗透性的容器中,灭菌器内装载的物品之间应留有缝隙,以便蒸汽可以均匀作用于装载物品。高压灭菌液体时,应采用慢排式设置,以防液体过热沸腾导致溢出。消毒完毕后,灭菌器内温度下降到80 ℃以下时才能打开腔门,且操作者应戴手套和面罩进行防护。每次消毒前,检查灭菌器的水位是否正常。

(七)生物安全柜的使用操作

生物安全柜是为操作原代培养物、菌毒株、诊断性标本等具有感染性材料时,用来保护操作者本人、实验环境以及实验材料,使其避免暴露于操作过程中的感染性气溶胶和溅出物而设计的安全设备。根据安全保护目的的不同,生物安全柜分为三级:一级生物安全柜可保护工作人员和环境而不保护样品。气流原理和实验室通风橱一样,不同之处在于排气口安装有HEPA过滤器。所有类型的生物安全柜都在排气和进气口使用HEPA过滤器。由于一级生物安全柜本身无风机,依赖外接通风管中的风机带动气流,由于不能保护柜内产品,目前已较少使用。二级生物安全柜是目前应用最为广泛的柜型,通过HEPA过滤器的洁净气流从安全柜顶部垂直吹下,通过工作区域,再到工作人员的呼吸区域前被俘获。气流在放空前将被过滤。所有的二级生物安全柜都可为工作人员、环境和产品提供保护。三级生物安全柜是为4级实验室生物安全等级而设计的,柜体完全气密,工作人员通过连接在柜体的手套进行操作,俗称手套箱,实验物品通过双门的传递箱进出安全柜以确保不受污染,适用于高风险的生物实验。

实验人员在学习国家标准、安全手册和操作手册后方可使用生物安全柜。使用生物安全柜前,每次应先开启柜内的紫外灯照射20分钟后,然后开启其工作电源,关闭紫外灯开始工作。操作必须在柜内工作台面的中后部进行,而且操作者应避免反复伸进或移出手臂,否则会干扰气流循环,同时避免实验物品等阻挡空气格栅,以免干扰气体正常流动,引起实验物品的潜在污染和操作者的暴露。生物安全柜内不能使用本生灯(本生灯是使用天然气、煤气等混合空气燃烧的金属制灯具,用来加热反应物,是实验室常用的中高温加热工具)等高温加热装置,否则燃烧产生的热量会干扰气流并可能损坏过滤器,但允许使用微型电加热器消毒接种环,最好使用一次性无菌接种环。使用前后风机至少运行5分钟,操作完毕后,应使用适当的消毒剂对安全柜的表面进行擦拭。在安全柜内操作时,不能在柜内进行实验记录等文字工作。

(八)超净工作台的使用操作

超净工作台是医药卫生等领域用于无菌、无尘洁净环境的局部净化单元。接种工作量大,需要经常长时间地工作时,超净台是很理想的设备。它具有舒适、操作方便,工作效率高,预备时间短等优点。

超净工作台由三相电机作鼓风动力,工作电压是 380 V、功率 145~260 W 左右。将空气通过由特制的微孔泡沫塑料片层叠合组成的"超级滤清器"后吹送出来,形成连续不断的无尘无菌的超净空气层流,即所谓"高效的特殊空气",能除去大于 0.3 μm 的尘埃、真菌和细菌孢子等等。超净空气的流速为 24~30 m/min,足够防止附近空气袭扰而引起的污染,这样的流速也不会妨碍采用酒精灯或本生灯对器械等的灼烧消毒。工作人员在这样的无菌条件下操作,保持无菌材料在转移接种过程中不受污染。超净台进风口在背面或正面的下方,金属网罩内有一普通泡沫塑料片或无纺布,用以阻拦大颗粒尘埃,应常检查、拆洗,如发现泡沫塑料老化,要及时更换。除进风口以外,如有漏气孔隙,应当堵严,如贴胶布,塞棉花,贴胶水纸等。工作台正面的金属网罩内是超级滤清器,超级滤清器也可更换,如因使用太久,尘粒堵塞,风速减小,不能保证无菌操作时,则可换上新的,超净工作台的滤器每 2 年更换一次。使用超净工作台时,每次应先开启超净工作台内的紫外灯照射 20 分钟后,开启超净工作台工作电源,关闭紫外灯,并用 75% 的酒精或 0.5% 的过氧乙酸喷洒擦拭消毒工作台面;整个实验过程中,实验人员应遵守无菌操作规程,操作结束后,清洁工作台面,收集处理各种废弃物,关闭工作电源,重新开启紫外灯照射 15 分钟。如遇机组发生故障,应立即通知相关人员,由专业人员检修合格后继续使用。

(九)配制试剂和缓冲液

配制试剂和缓冲液是实验室最基本的技术。实验中花费的大多数时间往往不在实验本身,而在配制试剂、准备实验器材和分析实验上。初入实验室的人员通常要被安排配制大量的试剂、缓冲液,这个工作在整个实验过程中都要进行,实验结果在很多程度上取决于你所配制的试剂的质量。

如何配制试剂和缓冲液,需要做到下面几点。

(1)熟习整个实验程序,记录下所需试剂的名称。

(2)确定每一种试剂要配的体积。一般按实验所需用量的 10~100 倍来配制。例如实验程序上要求配制 10 mL 2 mol/L 的 NaOH 溶液,你应计划配制 100 mL。如果估计实验要重复多次,为保证实验能正常进行,最好配制 1 L。当然,如果试剂太贵或者不稳定,最好现配现用。

(3)确定配制直接使用的溶液还是配制高浓度的储备液。多数复杂的缓冲液都配成 5×、10×、20× 或者 50× 的溶液,实验时再稀释。例如,Tris/甘氨酸 SDS 缓冲液(Laemmli 缓冲液),通常用于蛋白质的凝胶电泳,常配成 10× 浓度,因为工作浓度是 1× 的 25 mmol/L Tris、153 mmol/L 甘氨酸和 0.1%SDS,10× 的溶液就是 250 mmol/L Tris、1.53 mol/L 甘氨酸以及 1%SDS,实验时稀释 10 倍即可。

(4)试剂瓶的处理。根据储备液的不同用途,盛装储备液的试剂瓶应该用蒸馏水冲净后烤干或用去离子水冲净后灭菌消毒。

(5)配制试剂前应该注意:确认你需要的试剂在实验室中能找到;如果没有,你应该与实验室相关人员核实后订购。如果急用,可以到其他实验室借用一些,一旦收到订购的试剂马上归还。

(十)无菌操作

无菌操作是保持无菌状态的操作技术。在生物化学、微生物学、细胞生物学、传染病等很多实验室均需进行无菌操作。具体操作如下。

(1)实验进行前,紫外灯照射无菌室及无菌操作台30~60分钟灭菌,以70%酒精擦拭无菌操作台面,并开启无菌操作台风扇运转至少10分钟后,才开始实验操作。实验完毕后,将实验物品带出工作台,以70%酒精擦拭无菌操作台面。操作间隔应让无菌操作台运转10分钟以上后,再进行下一个细胞株的操作。

(2)无菌操作工作区域应保持清洁及宽敞,必要物品,例如试管架、吸管吸取器或吸管盒等可以暂时放置,其他实验用品用完即应移出,以利于气流流通。实验用品用70%酒精擦拭后才带入无菌操作台内。实验操作应在台面的中央无菌区域进行,勿在边缘的非无菌区域操作。

(3)小心取用无菌实验物品,避免造成污染。勿碰触吸管尖头部或是容器瓶口,也不要在打开的容器正上方操作实验。容器打开后,以手夹住瓶盖并握住瓶身,倾斜约45°角取用,尽量勿将瓶盖盖口朝上放置桌面。

(4)工作人员应注意自身安全,须穿戴实验衣及手套后才进行实验。对来自人类或是病毒、感染的细胞株应特别小心操作,并选择适当等级的无菌操作台(至少生物安全二级)。操作过程中,应避免引起气溶胶的产生,小心毒性药品,并避免尖锐针头的伤害等。

第三节 实验室安全

一、水电安全

准确记住实验室供电、供水、供气的总闸和各分闸的位置,开启及关闭方向。实验过程中曾经中断过水、电、气的供应,更应注意关闭有关闸阀。实验室及其附近应设置并注意更新防火、防毒、防爆设施,并注意更新。在发生事故时,应先切断电源、气源,抢救人员、排除事故。工作结束后和离开实验室前,应关闭一切水、电、气闸及门、窗。

二、试剂安全

在使用化学试剂之前,必须对其安全性能,如是否易燃易爆、是否有腐蚀性、是否有毒、是否有放射性、是否有强氧化性等有一个全面的了解。这样在使用时才能有针对性地采取一些安全防范措施,以避免由于使用不当对实验人员及实验设备造成危害。如易燃易爆化学试剂遇热或明火极易燃烧或分解,发生爆炸,使用这些化学试剂决不能直接加热,周围不能有明火;腐蚀性试剂、有毒化学试剂可能对皮肤、黏膜、眼睛、呼吸系统、血液、肺、肝脏、肾脏、胃肠道系统以及其他器官和组织造成不良影响或严重损害,有些还可能对人体健康造成一些不能被立即识别的损伤。

因此,试剂应贴上标签后再存放。挥发性物品应存于通风良好的地方或冰箱内,有毒特别是剧毒物品应设专人专柜加锁保管;易燃、易爆物品应置于远离热源处。实验中严禁使用未知成分与性质的物品;在取用腐蚀性、刺激性物品时,应戴上橡皮手套和防护眼镜。取放加热物品时应用夹子,避免手直接接触,使用完这些化学试剂后,要及时洗手、洗脸、洗澡,更换工作服。

三、仪器设备安全

仪器应妥善放置于平稳的地方。仪器设备有异常响动时,应立即停止使用,待查明原因排除隐患后,再行启动;仪器使用完毕后,先关闭仪器电源开关,然后拔下电源插头;不经常使用的仪器,应按时通电保养。

四、废物的安全

实验室废物一般分为废液、废气、废物。实验室内的物品不可以随便丢弃。物品丢弃原则因实验室而异,因此初入者要认真听取和学习,询问实验室主要研究人、实验室技术主管关于废物丢弃规章制度和注意事项。废物的安全处理原则是:

(1)废液

应根据其化学特性选择合适的容器和存放地点,用密闭容器存放,不可混合储存,容器标签必须标明废物种类,储存时间,定期处理。一般废液可通过酸碱中和、混凝沉淀、次氯酸钠氧化后排放,有机溶剂废液应根据性质进行回收。

(2)废气

一般的有毒气体可通过通风橱或通风管道,经空气稀释排出。大量的有毒气体必须通过氧化,与氧充分燃烧或吸收处理后才能排放。

(3)废物

为防止实验室的污染扩散,一般将其分类收集存放,分别集中处理,尽可能采用废物回收以及固化、焚烧处理,在不同的实验室应选择合适的方法进行检测,尽可能减少废物量、减少污染。废弃物排放应符合国家有关环境排放标准。一次性使用的制品如手套、帽子、口罩等使用后放入污物袋内集中烧毁。可重复利用的玻璃器材如玻片、吸管、玻璃瓶等可以煮沸消毒或用1 000~3 000 mg/L有效氯溶液浸泡2~6 h,清洗后使用,或者废弃;微生物检验接种培养过的琼脂平板应压力灭菌 30 min,趁热将琼脂倒弃处理;尿、血液等生物制品,加漂白粉搅拌后作用 2~4 h,倒入化粪池或厕所或进行焚烧处理。

(黄国荣)

参考文献

1. 庞俊兰,孔凡晶,郑君杰.现代生物技术实验室安全与管理.北京:科学出版社,2006
2. 俞泳霆,里太华,董德祥.生物安全实验室建设.北京:化学工业出版社,2006
3. K.巴克著.王荣,黄伟达译.分子生物学实验室工作手册.北京:科学出版社,2006

图书在版编目(CIP)数据

医学科研方法:设计、测量与评价/熊鸿雁,易东主编.—2版.—重庆:西南师范大学出版社,2010.7
ISBN 978-7-5621-3478-7

Ⅰ.医… Ⅱ.①熊…②易… Ⅲ.医学—科学研究—研究方法 Ⅳ.R-3

中国版本图书馆CIP数据核字(2009)第115445号

医学科研方法——设计、测量与评价
主编 熊鸿燕 易 东

责任编辑:李 红 伯古娟
封面设计:汤 立
排　　版:李 燕
出版、发行:西南师范大学出版社
　　　　　(重庆·北碚 邮编:400715)
网　　址:http://www.xscbs.com
印　　刷:重庆市正前方彩色印刷有限公司
幅面尺寸:185mm×260mm
印　　张:20.5
字　　数:525千字
版　　次:2009年8月第2版
印　　次:2020年8月第4次印刷
书　　号:ISBN 978-7-5621-3478-7
定　　价:56.00元